はじめての心電図

第2版 増補版

兼本成斌　兼本内科・循環器科クリニック院長

医学書院

著者紹介

兼本成斌（かねもとなりあき）

兼本内科・循環器科クリニック院長（〒253-0024　神奈川県茅ヶ崎市平和町 4-26）

慶應義塾大学医学部卒業
慶應義塾大学医学博士
旧西ドイツ Johann Wolfgang Goethe 大学（フランクフルト）医学部へ留学（院内講師）
西ドイツ（当時）留学中，PTCA（経皮的冠動脈形成術）を日本へ最初に紹介した
リオ・グランデ・ド・スール カトリック医科大学客員教授
前東海大学医学部内科助教授

日本内科学会認定医
日本循環器学会認定専門医
日本心臓病学会特別正会員（FJCC）

はじめての心電図

発　行	1991 年 1 月 15 日　第 1 版第 1 刷
	2002 年 5 月 15 日　第 2 版第 1 刷
	2011 年 5 月 1 日　第 2 版第 5 刷
	2014 年 6 月 1 日　第 2 版増補版第 1 刷©
	2017 年 5 月 1 日　第 2 版増補版第 3 刷
著　者	兼本成斌
発行者	株式会社　医学書院
	代表取締役　金原　優
	〒113-8719　東京都文京区本郷 1-28-23
	電話　03-3817-5600（社内案内）
印刷・製本	三美印刷

本書の複製権・翻訳権・上映権・譲渡権・貸与権・公衆送信権（送信可能化権を含む）は株式会社医学書院が保有します．

ISBN978-4-260-02024-4

本書を無断で複製する行為（複写，スキャン，デジタルデータ化など）は，「私的使用のための複製」など著作権法上の限られた例外を除き禁じられています．大学，病院，診療所，企業などにおいて，業務上使用する目的（診療，研究活動を含む）で上記の行為を行うことは，その使用範囲が内部的であっても，私的使用には該当せず，違法です．また私的使用に該当する場合であっても，代行業者等の第三者に依頼して上記の行為を行うことは違法となります．

JCOPY 〈出版者著作権管理機構　委託出版物〉
本書の無断複製は著作権法上での例外を除き禁じられています．複製される場合は，そのつど事前に，出版者著作権管理機構（電話 03-3513-6969，FAX 03-3513-6979，info@jcopy.or.jp）の許諾を得てください．

第2版増補版序

　第2版の大改訂以来，十数年が過ぎました．今回は小改訂ではありますが，文章をより洗練し，より読みやすくするよう書き換えました．さらに，一部の記述は大幅に変えています．それは，心電計が全自動になり特殊な場合を除いて記録者が介入する余地がほとんどなくなったこと，ホルター心電図や人工心臓ペースメーカーなどの機器が大きく変わったことが要因です．また機器の進展だけでなく，この間の医学の進歩も反映しています．"たこつぼ心筋症"も病態がかなり明らかになってきました．

　しかし，どのような機器が開発され，またいかに医学が進歩しても，心電図を正確に解読する意義は，いささかも変わっていません．むしろ"診断の手掛かりとしての重要性"が以前に比べ増しています．

　循環器疾患は，①病歴を詳細に聴取すること，②患者さんの身体所見をしっかり捉えること，③心電図をしっかり記録して正確に診断（心臓の電気的現象の把握）すること，④心エコー図を詳細に観察（心臓の機械的現象の把握）すること，⑤必要があれば胸部X線写真を撮影することで，90%以上は診断可能です．それ以上の諸検査はその診断を確認し，重症度を判定し，さらに治療方法を詳細に考察するために行われます．

　筆者が循環器専門医として臨床に携わって以来，心電図を正確に診断することの重要性を日々の診療で実感しています．心電図を正確に診断できるか否かは，スタート時点で，その実力に100歩以上の差がつきます．大学の先生方とお話をすると，循環器専門医であっても心電計の自動診断をもとに心電図診断を流している現状に対し，危惧を抱いている方が多いようです．自動診断機能が付属していても，捉えているのはほんの一部に過ぎません．

　筆者は学4と卒業後の1年間，心電図を徹底的に学びました．この経験から，とくに心電図は，他の"目で見てわかる画像診断"と異なり，学生時代を含めて若い時期にしっかりと時間をかけて勉強しないと後から取り戻すことが非常に厳しいと感じています．若いときにしっかり学んでください．ある程度以上の実力を身につけると，心電図診断の有用性を真に実感するときが必ず訪れます．それからは毎日の診療で心電図所見を治療の役に立てることができるようになります．本書でその第一歩を踏み出してください．

　末筆ですが，今回も編集や構成にご尽力いただいた編集部の林裕氏に心からお礼申し上げます．

2014年5月

著者

第2版序

　本書が世に出てから早くも10年の歳月が経過しました。この間，医学生や研修医はじめコメディカルの方々から格別のご支持が得られたこと，内外の先輩，同輩および後輩諸先生方の読後感や貴重な意見をいただきましたことを心から感謝します。改訂に際し存分に活用させていただきました。

　今回の改訂では大項目を，Ⅰ．心電図の基本を学ぶ，Ⅱ．心筋梗塞と心電図，Ⅲ．電解質・薬剤の影響を理解する，Ⅳ．不整脈心電図を読む，Ⅴ．その他の心電図検査・人工ペースメーカー，の5本の柱に分類し，頭の中ですっきり整理できるように構成しました。各項には最近10年間に心電学で得られた知見を加筆し，章末には理解度を判定するために〈セルフチェック〉を新設しました。

　「Ⅳ．不整脈心電図を読む」では"不整脈"をより理解しやすいように，16章「不整脈総論」を加えました。また，突然死の予防は世界的にみて緊急の課題の一つです。30章に「危険な不整脈」を加えました。最近注目されているBrugada症候群，植込み型除細動器やAED（automated external defibrillator）を加筆しました。続く31章の「不整脈の治療」では，Sicilian Gambitによる分類も述べてあります。従来は医師の経験という"ブラックボックス"に依存していたものが，不整脈の機序，受攻性因子，標的を明らかにしたうえで，より理論的に不整脈を治療しようという試みです。

　巻末には，本書を自家薬篭中のものにできたかどうかを試すために〈セルフアセスメント〉として医師国家試験問題から心電図関連のものを広く抜粋しました。現時点において越さなければいけない医学水準と思って挑戦して下さい。

　最後に終始，編集や校正にご尽力いただいた医学書籍編集部の林裕氏ならびに制作部の和田耕作氏に心から謝意を表します。

2002年3月

著者

初版序

　心臓の最も大切な生理的特性は，刺激を発生すること(自動性)，刺激によって興奮が生じること(興奮性)，その興奮を末梢まで伝えること(伝導性)，およびこれらの興奮が作業心筋に伝えられて収縮し，循環の中枢として，心拍出量を自在に調節すること(収縮性)の4つです。

　このうち，最初の3つは刺激伝導系の仕事であり，これらが正しく機能しているかどうかは心電図から判定できます。また，2心房2心室の内腔の拡大や壁の肥大の程度，冠動脈に急性の閉塞性機転が起こっているかどうか，などを診断するのに心電図は非常に重要です。さらに，Master 2階段やトレッドミルなどの負荷試験時に心電図を記録することによって，冠動脈に狭窄性病変があるのか，運動耐容能はどうか，などをチェックすることができます。加えて，Holter心電図を記録すれば，患者の主訴と日常労作時の心電図を対比することができ，病態をより一層正確に把握することができます。このように心臓病学において，心電図がカバーする範囲はきわめて広くかつ重要です。

　ところで，ヒトの心電図を初めて記録したのはEinthoven(1903年)です。その当時は双極誘導(Ⅰ・Ⅱ・Ⅲ)しかありませんでした。その後Wilson(1932年)が単極誘導を導入し，Goldberger(1942年)がaV誘導を考案して現在のような12誘導心電図が完成しました。現在では心電計は小型軽量化し，往診先でも簡単にきれいな心電図をとることができるようになりました。

　ハードの面では心電図法は完成しましたが，ソフトの面ではわれわれはまだまだ追随しておらず，開発の余地が大いに残されております。はじめて心電図を学ばれる方が，本書で基本を十分にマスターして，次のステップへ飛翔していただければ筆者として無上の喜びです。

1990年11月

著者

目次

I 心電図の基本を学ぶ

1. 正しい心電図のとりかた ——————————————————————— 1
   心電図のとりかた　1
   きれいな心電図をとるための注意　3
2. 心電波形のよびかた ——————————————————————— 7
3. 心電図の誘導法 ——————————————————————— 13
4. 心筋の興奮と心電曲線 ——————————————————————— 17
   心電図の基礎　17
   心筋の興奮と心電曲線　21
   心室の興奮と心電波形　24
   胸部誘導心電図　25
   心電波形の意味は？　26
5. 正常心電図 ——————————————————————— 29
6. P波 ——————————————————————— 37
   右房負荷 ——— 38
   左房負荷 ——— 40
   両房負荷 ——— 42
   陰性P波 ——— 42
7. 左室肥大 ——————————————————————— 45
8. 右室肥大 ——————————————————————— 53
   圧負荷（求心性）による右室肥大 ——— 53
   容量負荷（遠心性）による右室肥大 ——— 55
9. 両室肥大 ——————————————————————— 58
10. 低電位（差） ——————————————————————— 61
11. ST-T波とQT間隔の異常 ——————————————————————— 65
    ST上昇 ——— 66
    ST下降 ——— 68
    T波の異常 ——— 71
    QT間隔の異常 ——— 74
12. U波 ——————————————————————— 79

II 心筋梗塞と心電図

13. 心筋梗塞 — 83

III 電解質・薬剤の影響を理解する

14. 電解質の異常 — 99
    低カリウム血症 — 99
    高カリウム血症 — 100
    低および高カルシウム血症 — 104
15. ジギタリス中毒 — 107

IV 不整脈心電図を読む

16. 不整脈総論 — 115
17. 洞調律の異常 — 118
18. 上室調律 — 122
19. 洞房ブロックと洞停止 — 124
    洞房ブロック — 124
    洞停止 — 125
20. 洞不全症候群 — 127
21. 早期収縮（期外収縮） — 133
    上室早期収縮 — 135
    心室早期収縮 — 138
22. 心房細動・心房粗動 — 146
    心房細動 — 146
    心房粗動 — 149
23. 発作性上室頻拍 — 155
24. 発作性心室頻拍 — 161
25. 遅い頻拍 — 170
26. 補充収縮・補充調律 — 174
27. 房室ブロック — 178

28. 心室内伝導障害 — 189
  完全右脚ブロック —— *190*
  完全左脚ブロック —— *192*
  左脚前枝ブロック —— *194*
  左脚後枝ブロック —— *196*
  脚ブロックの組み合わせ —— *196*
  非特異的心室内伝導障害 —— *197*

29. WPW症候群 — 201
  WPW症候群 —— *201*
  非定型的WPW症候群 —— *208*

30. 危険な不整脈 — 212

31. 不整脈の治療 — 225

V その他の心電図検査・人工心臓ペースメーカー

32. 運動負荷試験 — 237

33. Holter心電図 — 246

34. 人工心臓ペースメーカー — 252

- 用語解説 — 267
- セルフアセスメント70題 — 273
- セルフアセスメント70題——解答・解説 — 327

- 索引 — 339

I 心電図の基本を学ぶ

1. 正しい心電図のとりかた

心電図のとりかた

まず,実際に**心電図** electrocardiogram を記録してみましょう。略語は ECG よりも,ドイツ語由来の **EKG**(Elektrokardiogramm)のほうが多いようです。では,手順通りにきれいな**心電図 EKG** を記録しましょう。

1) 適当な温度(20〜25℃)の静かな部屋のベッド上に,上半身を裸にして,足首を出して仰向けに寝てもらいます。初めての患者さんには,これから行う検査法をよく説明して,ゆったりとリラックスしてもらって下さい。
2) 心電計の電源スイッチを"on"にしてスイッチを入れます。
3) クリップ電極にペーストをつけて,左右の手首と足首にしっかり安定するように挟みます。
4) 電極に所定のコードを接続します。コードは**右手**(RA)が**赤**,**左手**(LA)が**黄**,**右足**(RF)が**黒**,**左足**(LF)が**緑**と万国共通の色分けがしてあります(図 1-1)。
5) 胸部には 6 個の吸引電極をつけます。その部位は,以下の通りです(図 1-2)。
   肋骨を上からなぞると胸骨柄と胸骨体の連結部に胸骨角(Louis 角)とよばれる突起があります。そのすぐ下が**第 2 肋間**です。心電図を記録するうえでこのポイントを**毎回確認**することは極めて重要です。
   ① V_1 **誘導**:第 4 肋間胸骨右縁
   ② V_2 **誘導**:第 4 肋間胸骨左縁
   ③ V_3 **誘導**:V_2 と V_4 の中間
   ④ V_4 **誘導**:第 5 肋間で鎖骨中線
   ⑤ V_5 **誘導**:V_4 と同じ高さで前腋窩線
   ⑥ V_6 **誘導**:V_4 と同じ高さで中腋窩線
6) これら 6 個の電極に所定のコードをつなぎます。
7) 記録用紙を確認します。
8) **記録速度が 25 mm/秒,感度が 1 mV=10 mm** にセットしてあることを確かめます。
9) 心電図は,I・II・III・aV_R・aV_L・aV_F・V_1・V_2・V_3・V_4・V_5・V_6 の**標準 12 誘導**(standard 12 leads)を記録します。**心電計** electrocardiograph には心電図を記録するチャネルが,3 と 6 のものがあります。
   最近では,心電計のインテリジェント化が進み,セットするとすべて自動的に

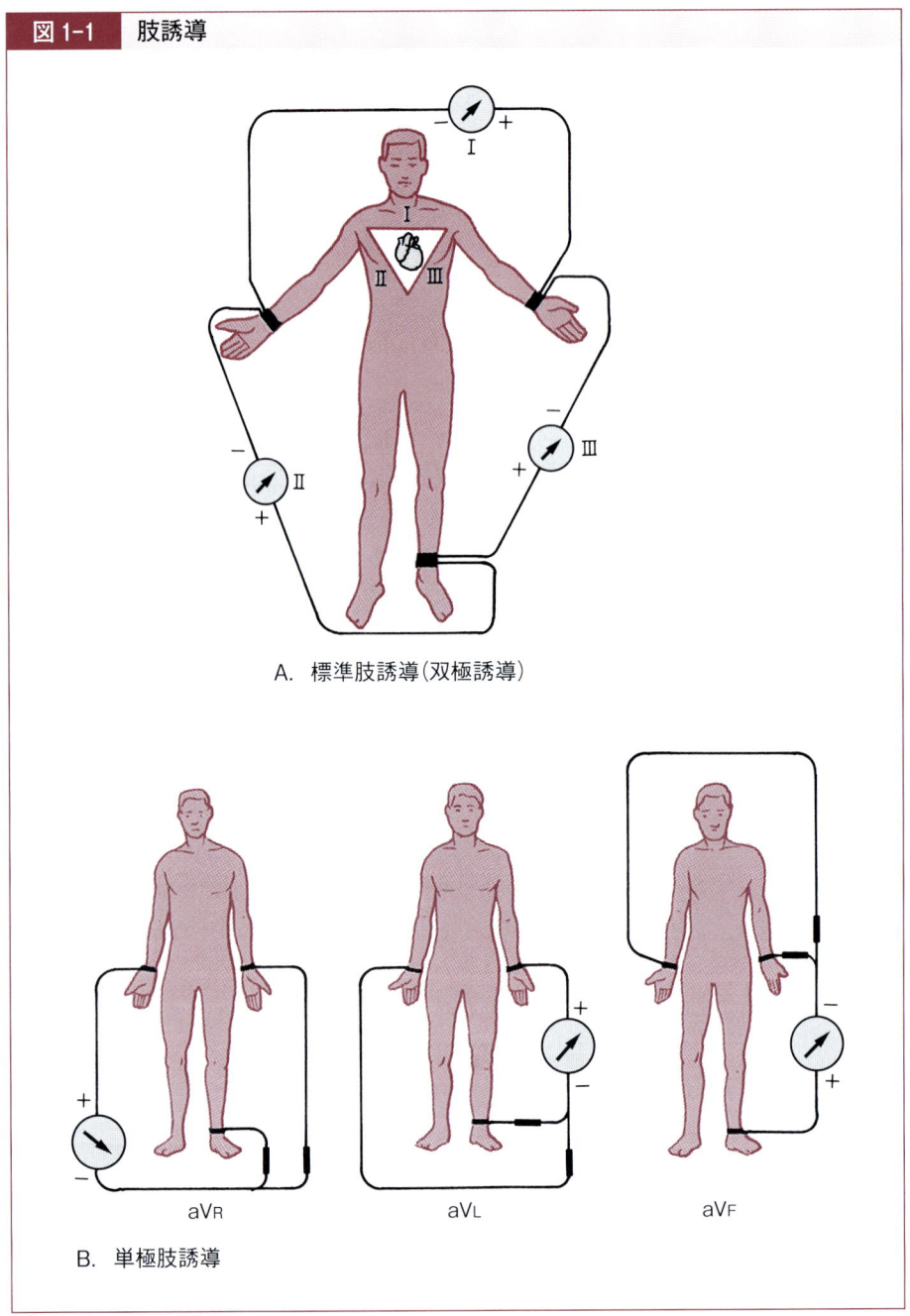

A. 標準肢誘導（双極誘導）

B. 単極肢誘導

図 1-1　肢誘導

記録され，診断まで出てきます。しかし，この診断を鵜呑みにすることは多分に危険です。むしろ自動診断機能が付属していない心電計を使うようにして下さい。**気を引き締めて勉強しましょう。**

10) すべての誘導が終了したら，記録を停止し，電源を切ります。患者さんにつけたペーストをきれいにふき取り，電極は清浄にして保管します。

11) 記録した心電図は，台紙にきれいに整理し，患者の氏名，年齢，ID 番号，記録

図1-2　胸部6誘導の吸引電極をつける部位

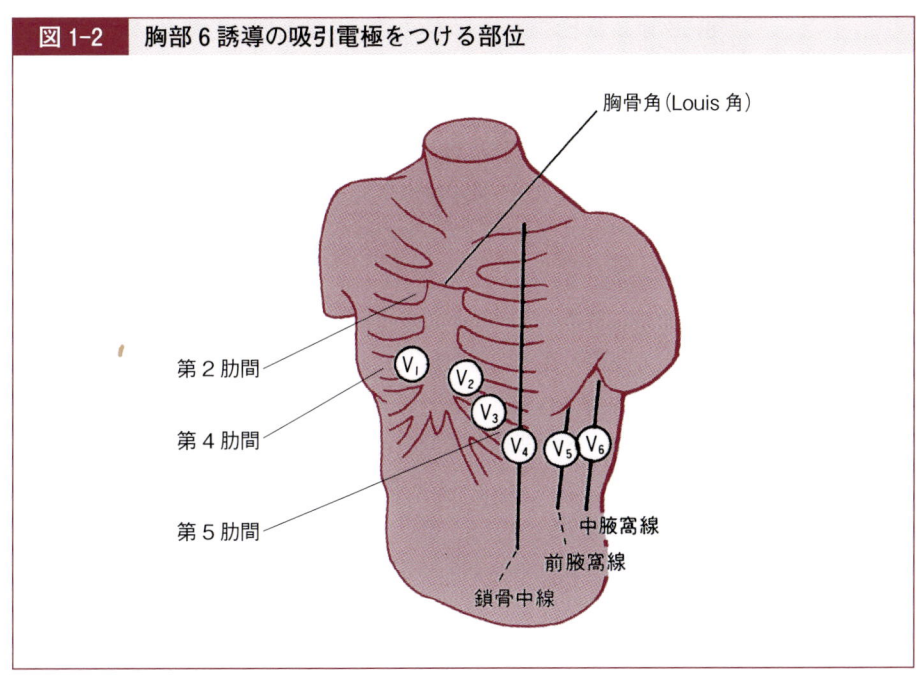

　年月日を書きこみ，正しい診断をつけて，一連の検査が終了したことになります。
12) きれいな心電図とは，基線が安定し，ノイズの入っていないもので5〜6拍を選びます。不整脈があるときは，Ⅰ〜Ⅲ誘導を長めに記録します。**波形が大きいときは1 mV＝5 mm，逆に小さいときは1 mV＝20 mm**とします。指示すれば校正波形は自動的に入ります。
　さあ，きれいな心電図がとれましたか？

きれいな心電図をとるための注意

　心電計は定期的に整備して，常に良い状態にしておかなければなりません。以下に基線が安定し，障害波や波形の歪みのない心電図を記録するための注意を記します（図1-3）。

1. 筋電図
1) 患者さんに検査の意義を十分に説明し，不安や緊張をなくしてもらいます。
2) 検査前は少なくとも数分間は安静にしてもらいます。
3) 裸でも寒くない，適当な明るさの静かなゆったりした部屋で，仰臥位で記録します。
4) 手足に振戦などがあるときは，電極を四肢に近い体幹につけます。
5) 電極を四肢に装着するのに強く締めすぎないよう適当に調節します。

6) タオルなどで覆い，女性の羞恥心は大切にしても，上半身の衣服は十分に脱がせます。

2. 交流障害

50（関東），60（関西）Hz/秒の障害波が入ると基線が規則的に細かくふれて太くなります。この原因は以下のとおりです。
1) アースがよくとれていない。
2) 他の人が被検者に触れている。
3) 心電図室の近くで電気器具や高周波発信器を使用していたり，電気工事をしているとき。
4) 誘導コードの断線，電極の汚れや皮膚への接着が不十分なとき。

3. 基線の動揺

1) 呼吸を小さくゆっくりとしてもらいます。
2) それでも駄目なときは，呼吸を一時止めてもらいます。

4. jitters

基線が大小不規則に動揺するものです。
1) 電極が汚れていたり，皮膚との接触がうまくいかないとき。
2) 電極と衣服が接触しているとき。
3) 毛深い男性では，電極装着部に十分ペーストをつけます。トレッドミル試験を行うときやCCUでは剃毛することも必要です。

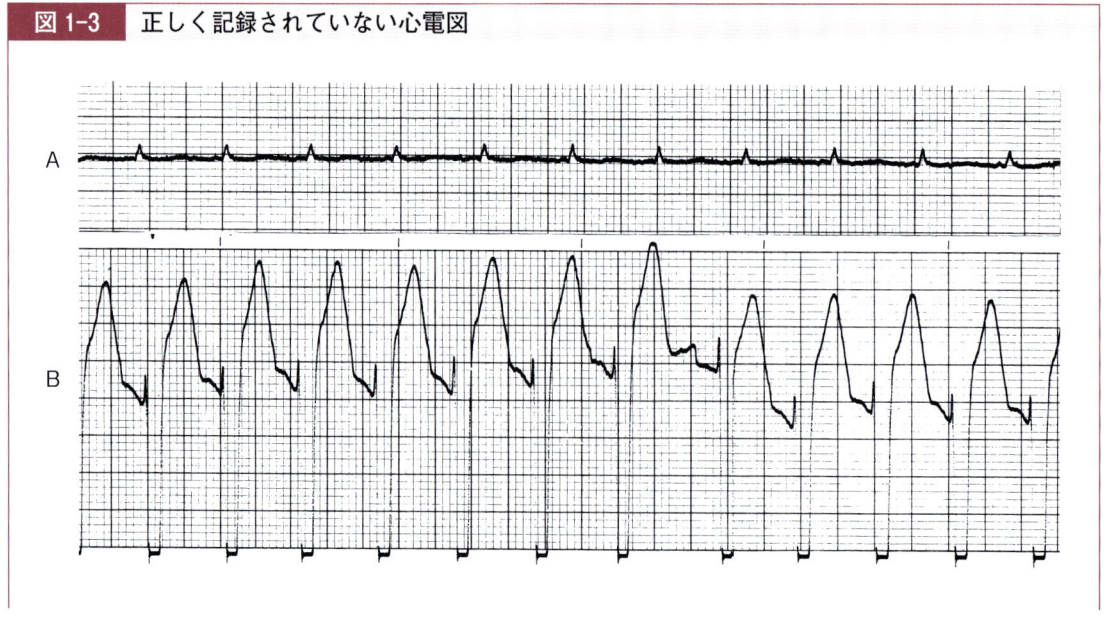

図 1-3　正しく記録されていない心電図

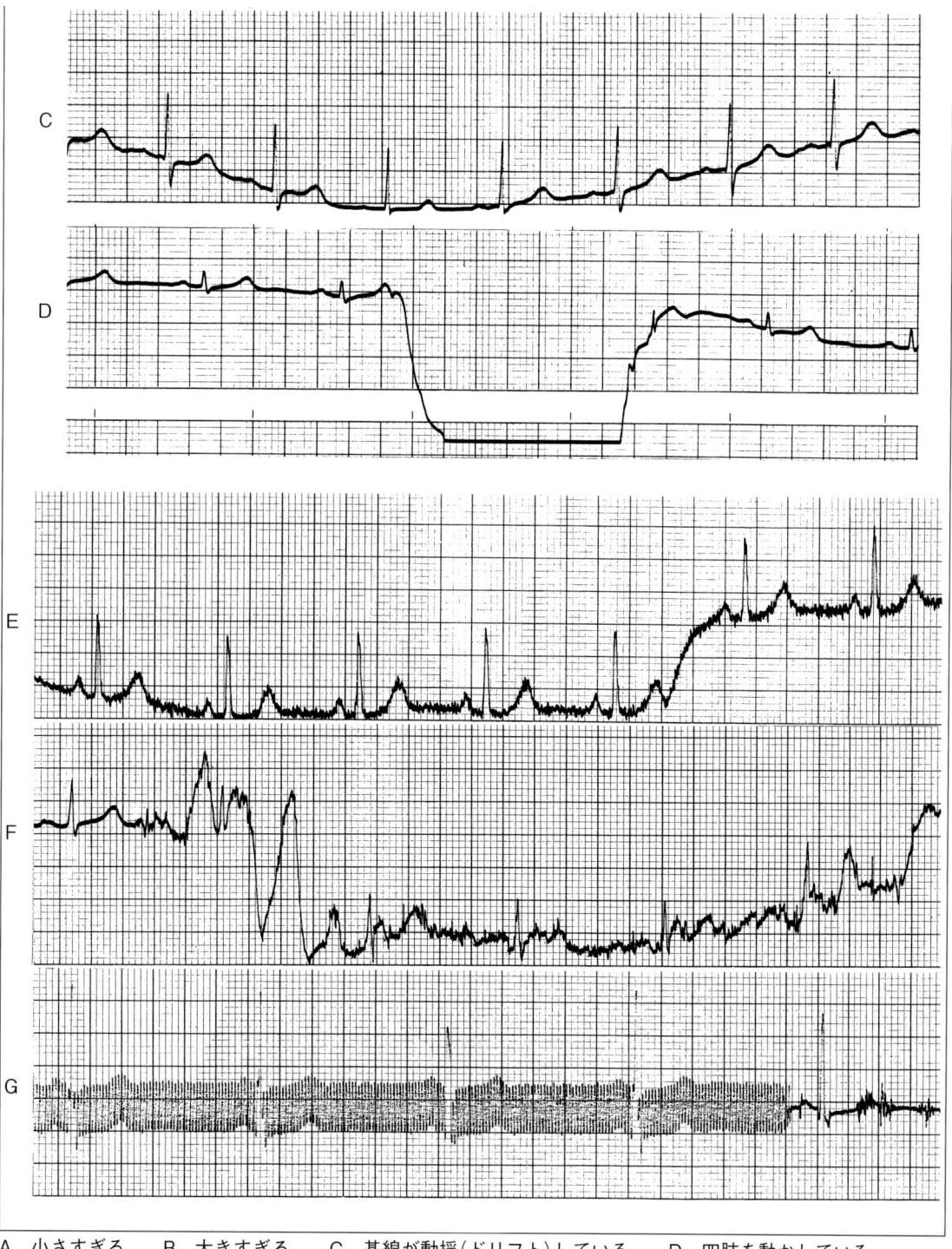

A. 小さすぎる　　B. 大きすぎる　　C. 基線が動揺（ドリフト）している　　D. 四肢を動かしている
E. 節電図が入っている　　F. jitters　　G. 交流雑音が入っている

> **まとめ**

❶ 心電図を記録する手順をよく頭に入れる。
❷ 心電図室の温度，換気，照明に気をつける。
❸ 初めての患者さんには心電図検査の意義を十分に説明し，不安をなくしてゆったりとしてもらう。
❹ 女性には羞恥心を取り除く配慮も必要。
❺ 電極は四肢に4か所，胸部に6か所つけ，**四肢，胸部ともに6誘導ずつ記録する**。
❻ きれいな心電図を記録するために，心電計は定期的に整備していねいに扱い，電極は常に清潔にしておく。また，基線の動揺，筋電図，交流障害，jittersを取り除き，基線が安定し，障害波や波形のゆがみのない心電図を記録する。
❼ 心電図から得られる情報は極めて大である。重ねて強調するが，**循環器の専門医を志す人は心電図を徹底的に学ぶべきである**。心電計はインテリジェント化しているが**自分で正確に心電図診断ができなければ，正しい治療ができるはずがない**ことを銘記する。

セルフチェック 心電図のとり方について正しいものはどれか。

a．V_5誘導は第5肋間の前腋窩線に電極をつける。
b．キャリブレーションとは校正波形のことである。
c．通常は1 mV＝20 mmで記録する。
d．Ⅰ・Ⅱ・Ⅲ誘導は単極誘導である。
e．胸部誘導は双極誘導である。

解説 心電図は通常1 mV＝10 mmで記録する。Ⅰ・Ⅱ・Ⅲ誘導は双極誘導，それ以外の誘導はすべて単極誘導である。〔正解：a，b〕

2. 心電波形のよびかた

　心電図がきれいにとれたので，波形のよびかたを学びましょう。ヒトの心電図を最初に記録することに成功したのは，Willem Einthoven(1903年)です。彼は心電曲線を，アルファベットのPからUまで6文字をとって命名しました。それぞれの波形を詳しくみてみましょう(図2-1)。
　まず，基線から始めます。心電図では基線より上の波形を**陽性波**，下の波形を**陰性波**といいます。

1. 基線
　静止状態では電流が流れませんから，直線になります。これを**基線** baseline(**零線** zero line，**等電位線** isoelectric line)といいます。

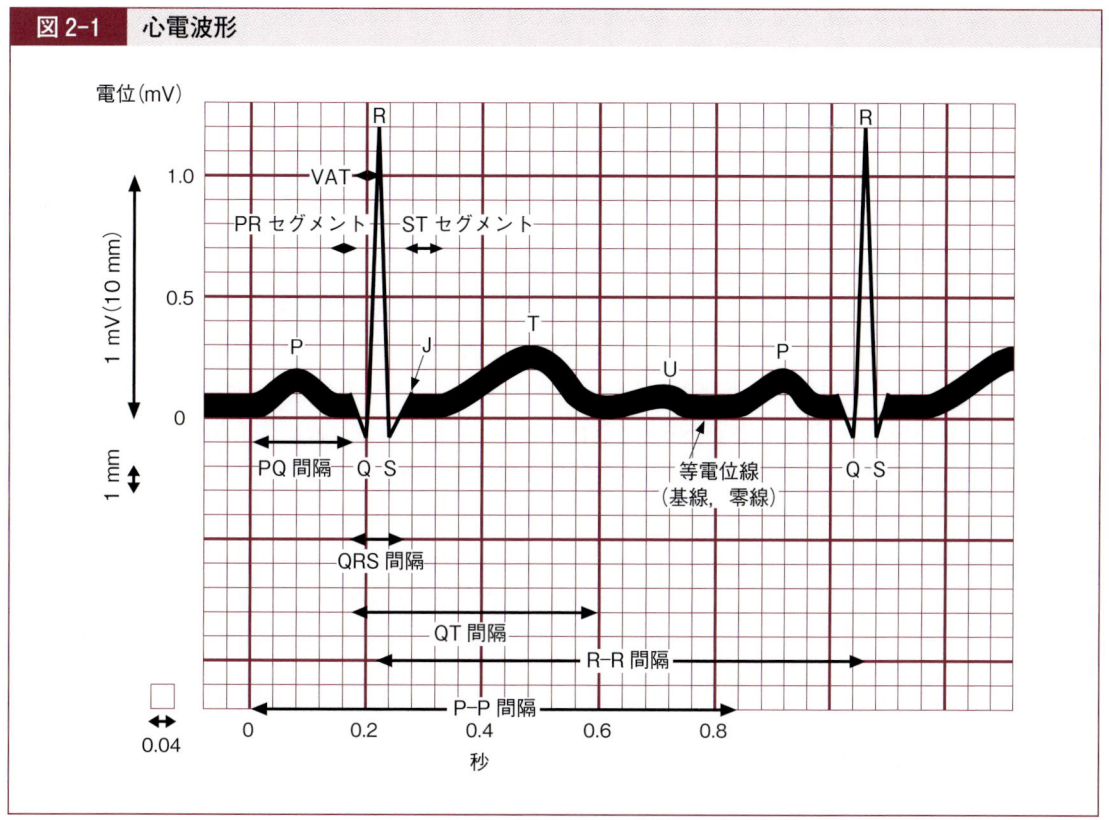

図2-1　心電波形

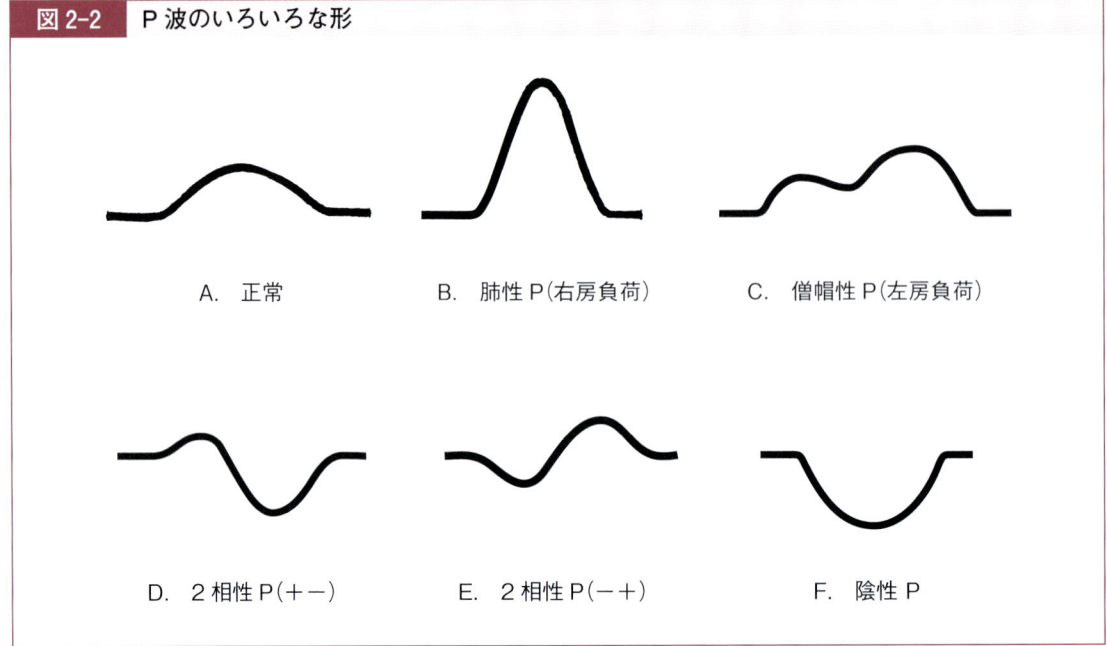

図 2-2　P波のいろいろな形

A. 正常　　B. 肺性P（右房負荷）　　C. 僧帽性P（左房負荷）

D. 2相性P（＋－）　　E. 2相性P（－＋）　　F. 陰性P

2. P波

P波が上を向いているものを陽性P波，下を向いているものを陰性P波，2つの山があるものを二峰性，基線を挟んで波形が上下にあるものを＋－二相性，逆に下と上にあるものを－＋二相性，幅が狭くてとがっているものを尖鋭なP波，平坦なものを平坦なP波とよびます（図2-2）。

3. QRS群

最初の陰性のふれを**Q波**，陽性のふれはすべて**R波**，2番目以後の下向きのふれを**S波**といいます。

QRSの始まりからRの頂点までの時間間隔を**心室興奮到達時間**（ventricular activation time＝VAT）とよび，心室の脱分極に要する時間間隔です。

Q波は最初の下向きのふれですから1つしかありませんが，R波とS波はときに2つ，3つ出ることがあり，2番目にプライム（′），3番目にプライム2つ（″）をつけて区別します。**下向きだけのV字型の陰性波を，とくにQS型**とよびます。目で見た感じで，波形が大きいときは大文字，小さいときは小文字にします。おおよその目安は5 mmです。図2-3に色々な波形をご覧に入れます。

上行脚や頂点あるいは底に"ひっかかり"がみられることがあります。このうち，はっきりとふれに方向があるものを，**分裂**あるいは**ノッチ** notch，ふれの一部が太く見えるものを，**結節**または**スラー** slur といいます（図2-4）。

4. ST部分

健常者では，**ST部分** ST segment は**基線に一致**します。ST部分の偏位には，上

2. 心電波形のよびかた　9

図 2-3　QRS群のいろいろな形

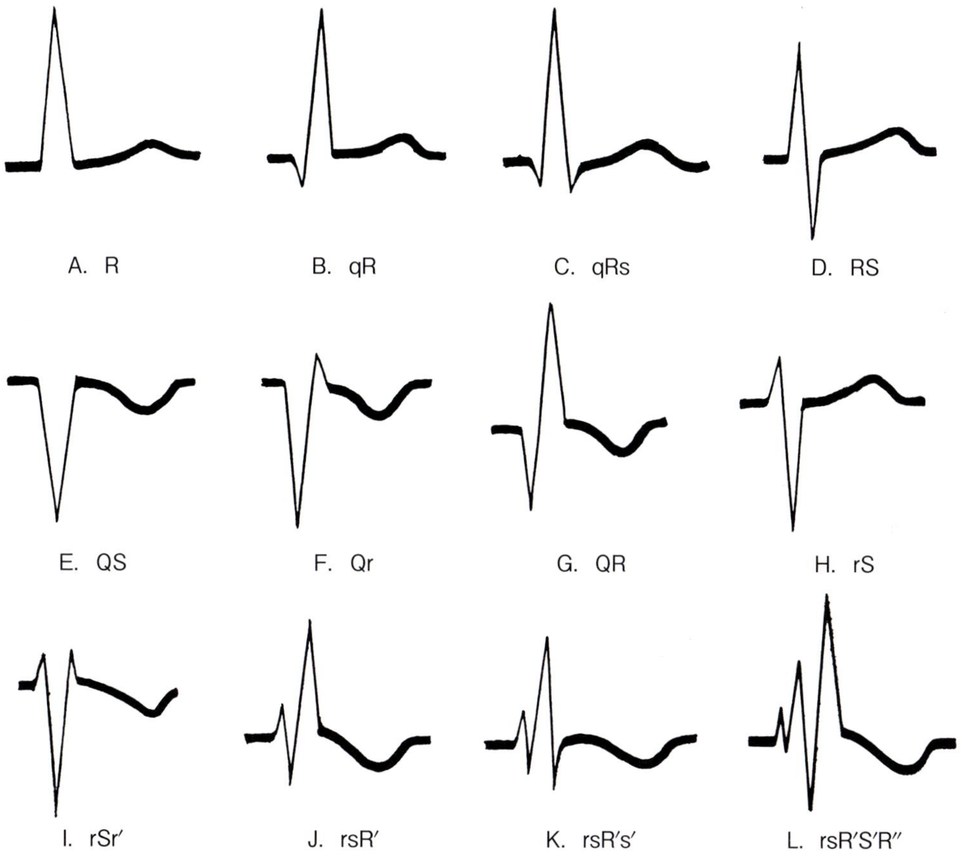

A. R　　B. qR　　C. qRs　　D. RS

E. QS　　F. Qr　　G. QR　　H. rS

I. rSr′　　J. rsR′　　K. rsR′s′　　L. rsR′S′R″

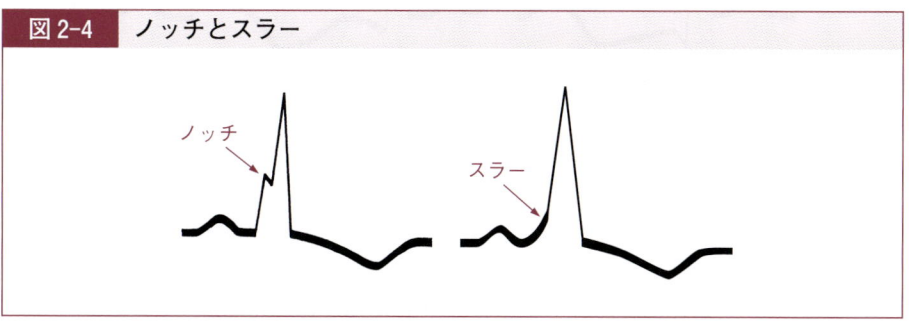

図 2-4　ノッチとスラー

ノッチ　　スラー

昇 elevation と**下降** depression があります（図2-5, 2-6）。下降は低下とよぶこともあります。

5. T波

上向きのものを陽性T波，下向きを陰性T波，基線に一致するくらい小さいもの

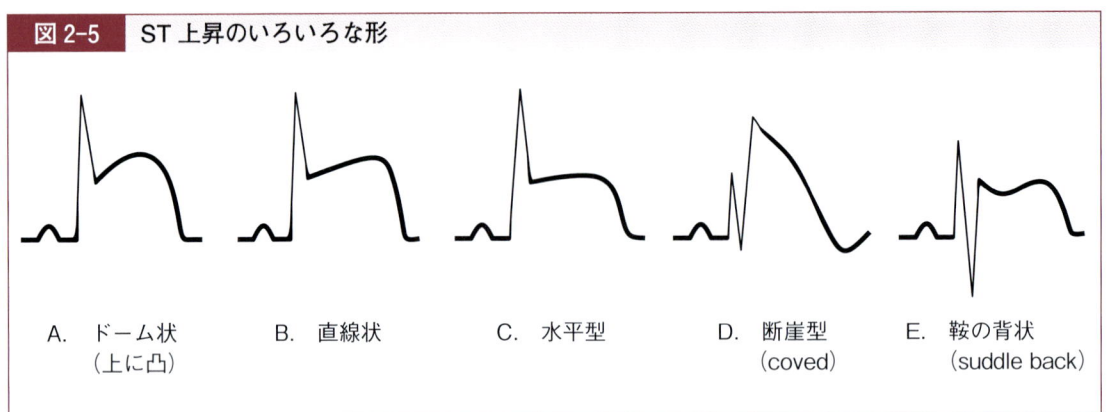

図 2-5　ST 上昇のいろいろな形

A. ドーム状（上に凸）　B. 直線状　C. 水平型　D. 断崖型 (coved)　E. 鞍の背状 (suddle back)

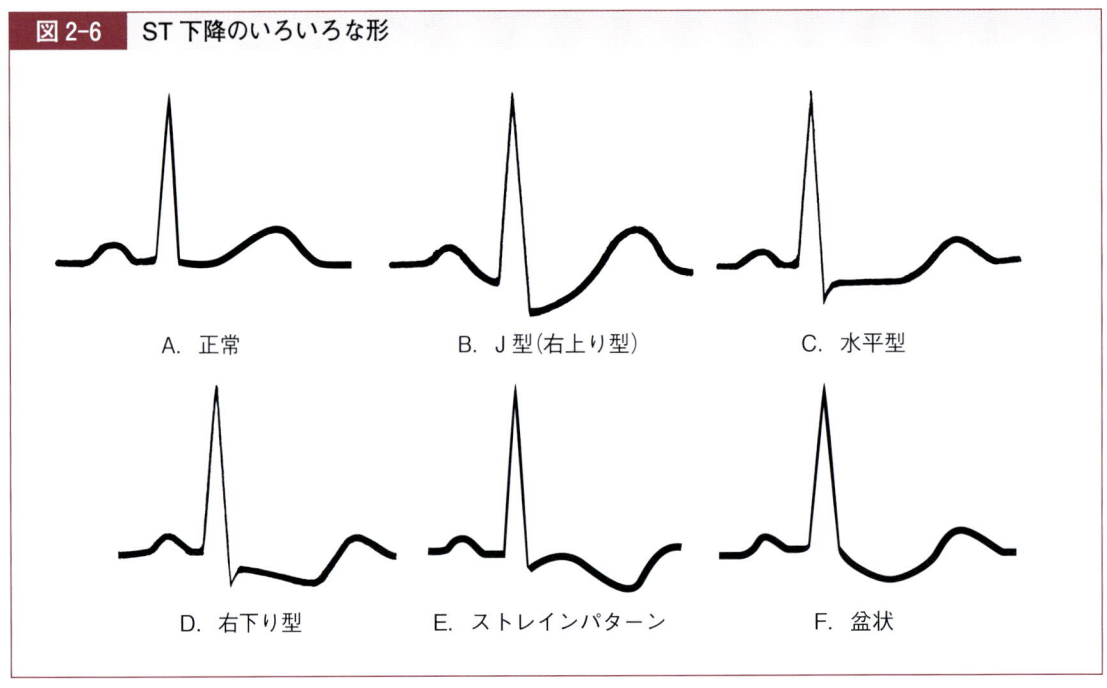

図 2-6　ST 下降のいろいろな形

A. 正常　B. J型（右上り型）　C. 水平型
D. 右下り型　E. ストレインパターン　F. 盆状

を平坦(平低, flat)な T 波とよびます。おおよその目安は R 波の 1/7 以下です。

T 波の形から，左右対称性で尖鋭な T 波を**テント状 T 波** tented T wave，左右対称性で陰性の T 波を**冠性 T 波** coronary T wave，＋－あるいは－＋の**二相性 T 波** biphasic T wave があります(図2-7)。10 mm (1 mV) 以上の大きな陰性 T 波を**巨大陰性 T 波**(giant negative T wave＝GNT)とよびます。

6. U 波

陽性，巨大陽性，平坦，＋－および－＋の二相性 U 波，陰性 U 波，さらに巨大陰性 U 波があります(図2-8)。

2. 心電波形のよびかた　11

図 2-7　T 波のいろいろな形

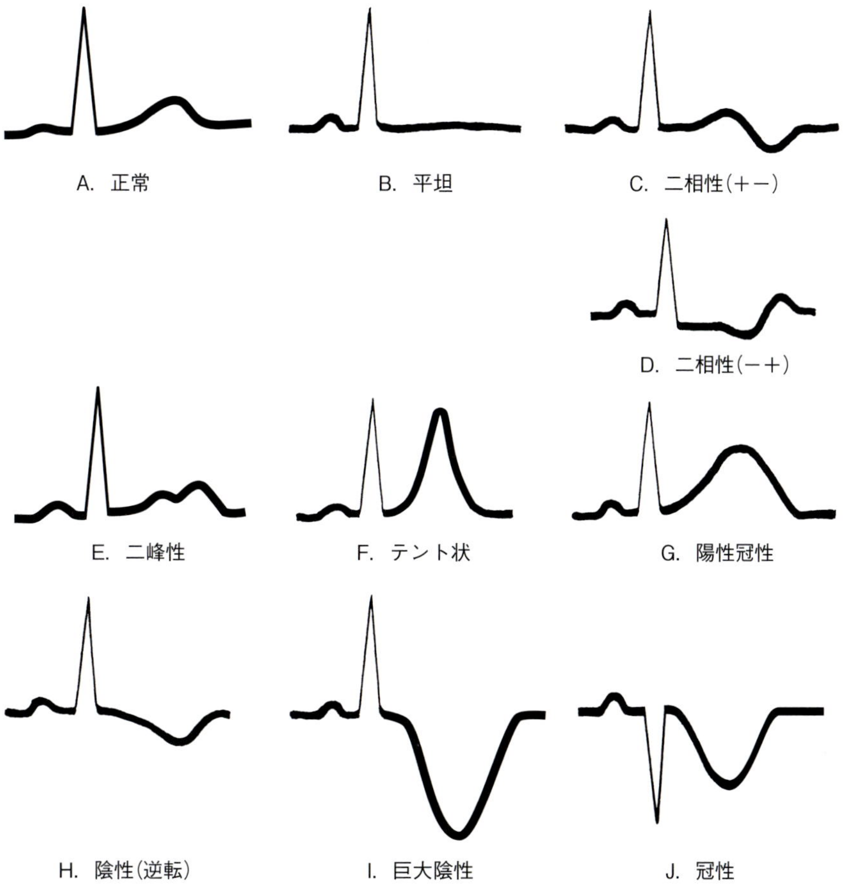

A. 正常　　B. 平坦　　C. 二相性（＋－）

D. 二相性（－＋）

E. 二峰性　　F. テント状　　G. 陽性冠性

H. 陰性（逆転）　　I. 巨大陰性　　J. 冠性

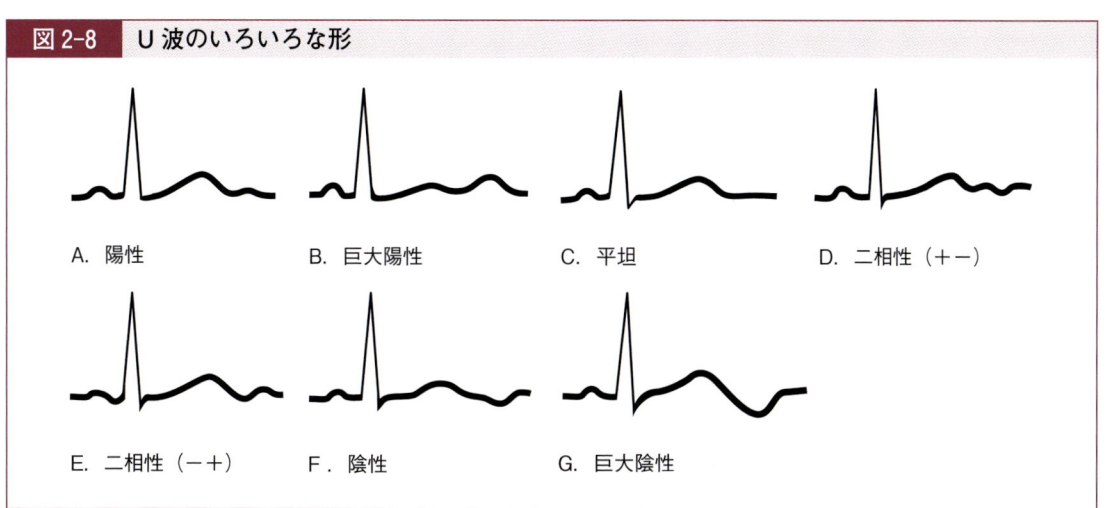

図 2-8　U 波のいろいろな形

A. 陽性　　B. 巨大陽性　　C. 平坦　　D. 二相性（＋－）

E. 二相性（－＋）　　F. 陰性　　G. 巨大陰性

> **まとめ**

❶ 心電曲線は，アルファベットのPからUまで6文字がつけられている。
❷ 基線より上を陽性波，下を陰性波とよぶ。
❸ P波は一番最初の小さな波形で，陽性，陰性，二相性がある。
❹ P波の次の大きな鋭い波形をQRSとよぶ。**最初の陰性波をQ，2番目以後の陰性波をS，陽性波はRとよぶ**。とくにV字型の**陰性のみの波型をQS型**とよぶ。
❺ 目で見た感じで大きければ大文字，小さければ小文字を用いる。
❻ 2番目のR, Sは「′」，3番目は「″」をつける。
❼ QRS群の後に出る幅広いなだらかな波を，T波とよぶ。陽性，陰性，二相性がある。
❽ QRS群とT波の中間に位置する部分を，ST部分とよぶ。基線に一致するか，上昇，下降している。
❾ T波の後に続く小さな波形を，U波とよぶ。陽性，平坦，陰性がある。

セルフチェック 　**心電波形について正しいものはどれか。**

a．P波は二峰性のことがある。
b．QRS波形のなかで陰性のみのV字型の波形をQ波とよぶ。
c．V波はQRS群のなかに含まれる。
d．ST部分は上昇することも下降することもある。
e．QRS群の後のなだらかな波形をU波とよぶ。

解説　左房負荷があるとP波は幅広く二峰性になる。陰性のみのQRS波形はQ型ではなくQS型とよぶ。心電図波形はPからUまでの6文字で，V波はない。QRS群の後のなだらかな波形はT波。〔正解：a, d〕

3. 心電図の誘導法

　つぎは記録法の理論に移りましょう。心臓の電気現象は立体的(三次元)に起こっています。心電図はこれを平面(二次元)に置き換えて記録します。それで，9つの異なった方向から眺めたものに，3つの誘導を加えたものを**標準12誘導** standard 12 leads として，日常診療で用いています。標準12誘導のうち，四肢の電極で記録したものを**四肢誘導**あるいは単に**肢誘導** limb leads，胸部の電極で記録したものを**胸部**あるいは**前胸部誘導** chest or precordial leads といいます。

1．肢誘導

　心臓の電気現象を体の正面(前額面)に投影して眺める誘導です(図3-1)。Ⅰ・Ⅱ・Ⅲの双極肢誘導 bipolar limb leads (あるいは双極標準誘導 bipolar standard leads) と aV_R・aV_L・aV_F の単極肢誘導 unipolar limb leads の計6誘導があります。

1) 双極肢誘導

　双極誘導とは2点間の電位差をみるものです。左手(L)，右手(R)，左足(F)の各2点間の電位差をみます(図3-1)。Einthoven が考案し，選択(1909年)しました。

　電位を V とすると，以下の式になります。

$$\text{Ⅰ 誘導} = V_L - V_R$$
$$\text{Ⅱ 誘導} = V_F - V_R$$
$$\text{Ⅲ 誘導} = V_F - V_L$$
$$\text{ここに，Ⅰ} + \text{Ⅲ} = (V_L - V_R) + (V_F - V_L)$$
$$= V_F - V_R$$

ですから，Ⅰ+Ⅲ=Ⅱとなります。これを **Einthoven の法則**といいます。電極が正しく装着されているかどうか，チェックするのに利用してください。

2) 単極肢誘導

　単極誘導を考案したのは **Frank Wilson**(1932年)です。単極誘導は，ある部位の誘導軸に投影される電位変化をみるものです。つまり，その電極の位置から心臓の経時的(1心周期)な電気現象の変化を眺めた記録です。また，右手，左手，左足の電位の和は心周期を通して0です($V_R + V_L + V_F = 0$)。それで3つの肢誘導を結んだ**中心電極**(結合電極) central terminal は0電位です。

　例えば左手の単極誘導 V_L は，左肩から心臓の電気現象を眺める誘導です。左手を関(陽)電極，中心電極を不関(陰)電極(図3-1)として2点間の電位変化をみると，左手の電位 V_L と中心電極の電位との電位差になりますが，中心電極は0電位なので，V_L だけの電位変化を反映するとみなせます。

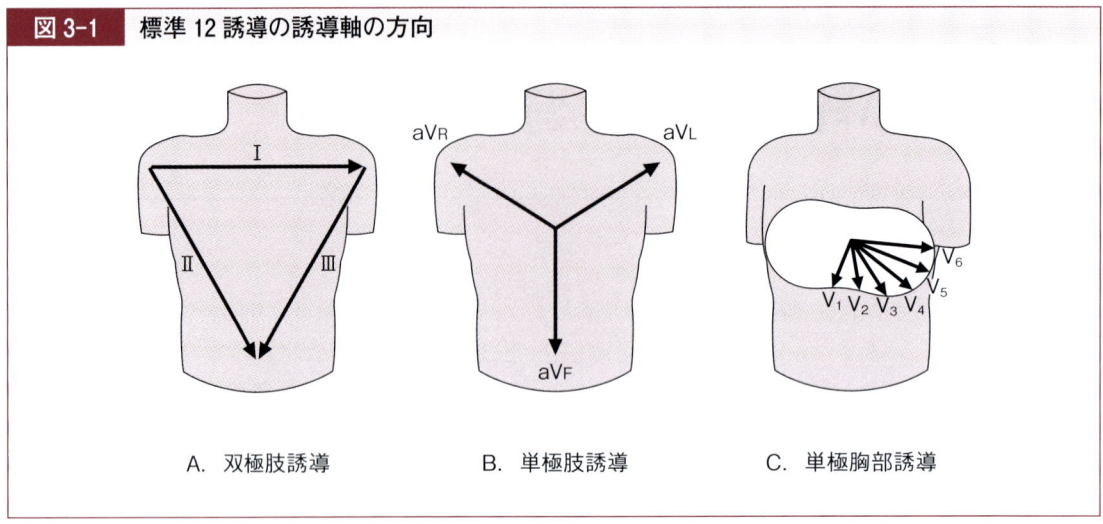

図 3-1 標準 12 誘導の誘導軸の方向

A. 双極肢誘導　　B. 単極肢誘導　　C. 単極胸部誘導

つぎに単極肢誘導と双極肢誘導との関係をみます。

$$V_R + V_L + V_F = 0 \quad \cdots\cdots (1)$$

この式を移動して，

$$V_L = -V_R - V_F \quad \cdots\cdots (2)$$

式(2)に $2V_L$ を加えると，

$$3V_L = -V_R - V_F + 2V_L$$
$$= (V_L - V_R) - (V_F - V_L)$$
$$= \text{I} - \text{III}$$

したがって，$V_L = \dfrac{\text{I} - \text{III}}{3}$

となります。V 誘導の欠点は電位が低いことです。**Emanuel Goldberger**(1942 年)がこの欠点を補いました。例えば V_L を記録するのに中心電極から左手を外すと，電位が 50% 増大することを見い出したのです。これを aV 誘導とよびます。a は augmented 増高したという意味です。

aV_L 誘導を例にとります。aV_L は左手の電位と，右手と左足の電位の平均値の差です。以下の式になります。

$$aV_L = V_L - \dfrac{V_R + V_F}{2} \quad \cdots\cdots (1)$$

中心電極は 0 電位なので，

$$V_R + V_L + V_F = 0 \quad \cdots\cdots (2)$$

$$V_R + V_F = -V_L \quad \cdots\cdots (3)$$

式(3)を式(1)に代入すると，

$$aV_L = V_L + \dfrac{V_L}{2} = \dfrac{3}{2} V_L$$

aV_L は V_L の 1.5 倍になることがおわかりいただけたと思います。

I・II・III と aV 誘導との関係は $V = \dfrac{2}{3} aV$ ですから，以下のようになります。

図 3-2　標準 12 誘導心電図が反映する解剖部位

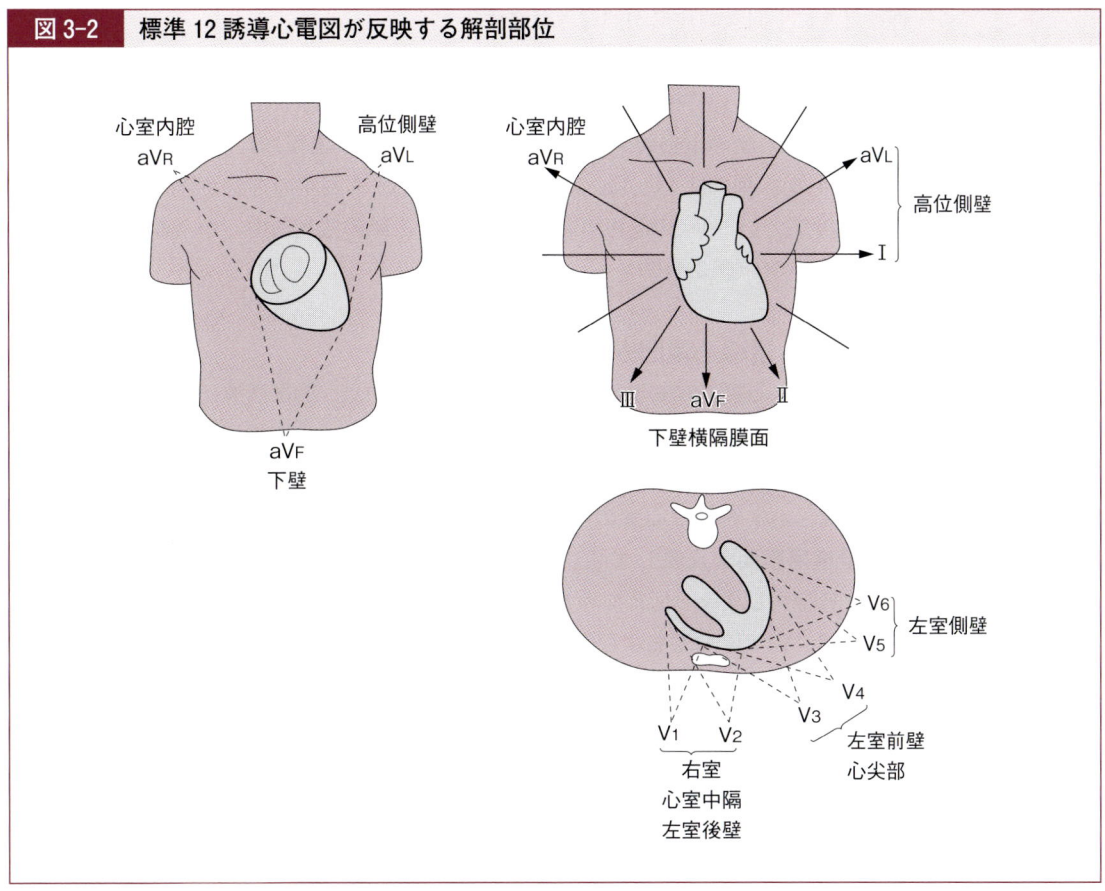

$$\text{I 誘導} = V_L - V_R = \frac{2}{3}(aV_L - aV_R)$$

$$\text{II 誘導} = V_F - V_R = \frac{2}{3}(aV_F - aV_R)$$

$$\text{III 誘導} = V_F - V_L = \frac{2}{3}(aV_F - aV_L)$$

2. 胸部誘導

　胸部の 6 誘導（V_1～V_6）は単極誘導です。電極をつけた部位が関電極（陽極），中心電極が不関電極（陰極）になります。それで単極肢誘導のＶ誘導と同じく，心臓の電気的中心と胸部の電極を結んだ誘導軸に投影される 1 心周期の電位変化がわかります（図 3-1）。

3. 誘導軸（図 3-1）

　I 誘導は右手→左手の方向が**誘導軸** axis of the lead（図 3-1-A）です。左手の電位が右手の電位より陽性の場合に心電計は上向き（正）の波形として記録します。II 誘導は右手→左足，III 誘導は左手→左足の方向が誘導軸です。それぞれ左足の電位がより陽

性のときに上向きの波形が記録されます。

実際的には左手は左肩のつけ根，右手を右肩のつけ根，左足は恥骨結合上部とみなし，この前額面の正三角形を **Einthoven の三角** Einthoven's triangle といいます。

aV 誘導は心臓の電気的中心と，電極をつけた部位（陽極）の方向が誘導軸になります（図 3-1-B）。例えば aV_R は，心臓の電気的中心から右手の方向が誘導軸です。

胸部誘導は V_1～V_6 の電極が陽極ですから，心臓の電気的中心から電極に向かう方向が誘導軸です（図 3-1-C）。

4. 標準 12 誘導心電図が示す心臓部位（図 3-2）

肢誘導は，心臓の電気現象を正面に投影したもので，胸部誘導は，水平面に投影したものです。また，双極誘導はカメラをずっと引いて，単極誘導は各誘導部位にカメラを置いて，心臓の電気現象を眺めたものといってよいでしょう。

それで，**aV_R 誘導は心室の内腔**をのぞきこみ，**aV_L 誘導は高位側壁**を，**aV_F 誘導は下壁横隔膜面**を反映します。そして，Ⅰ誘導は aV_L とほぼ同じ，Ⅱ・Ⅲ誘導は aV_F とほぼ同じ現象を伝えています。

さらに，**$V_{1·2}$ は右室および対岸の左室後壁のほか，心室中隔**を，**$V_{3·4}$ は左室前壁と心尖部**を，**$V_{5·6}$ は左室側壁**の電気現象を反映します。

まとめ

❶ 標準 12 誘導心電図は，6 つの肢誘導と 6 つの胸部誘導を記録する。
❷ Ⅰ・Ⅱ・Ⅲ誘導は**双極誘導**，aV_R・aV_L・aV_F・V_1～V_6 は**単極誘導**である。
❸ 双極誘導は 2 点間の電位差，単極誘導は誘導部位の電位変化を示している。
❹ Ⅰ誘導は右手→左手，Ⅱ誘導は右手→左足，Ⅲ誘導は左手→左足が誘導軸の方向で，単極誘導は中心電極から各誘導部位に向かう方向が誘導軸の方向である。
❺ 標準 12 誘導心電図の QRS 群が示す心室部位を以下にまとめる。

　　　Ⅰ・aV_L：高位側壁
　　　aV_R：心室内腔
　　　Ⅱ・Ⅲ・aV_F：左室横隔膜面
　　　$V_{1·2}$：右室，左室後壁，心室中隔
　　　$V_{3·4}$：左室前壁，心尖部
　　　$V_{5·6}$：左室側壁

4. 心筋の興奮と心電曲線

■ 心電図の基礎

　心電図とは，心臓を構成する心筋細胞が，それぞれの細胞内で興奮に伴って産生する**電気エネルギー（起電力）**の変動を，心臓全体としてまとめて体外で心電計により増幅して記録し，一定の様式に整理したものをいいます。

1. 心臓の筋肉

　心臓は**洞結節**あるいは**洞房結節**（sinus node/sinoatrial node）がペースメーカーとなって刺激を発生します。この刺激が，火縄のように伝わる**刺激伝導系**があります。刺激伝導系を刺激が通過する途中で，心房筋と心室筋をつぎつぎと興奮させて機械的な収縮が起こり，ポンプとしての機能を果たします。

　刺激の伝導路は**特殊心筋** specialized myocardium から構成されており，**刺激伝導系** stimulus conduction system といいます。これに対して，ポンプとして働く心筋は，**固有心筋** ordinary myocardium で**作業心筋** working myocardium ともよびます。

　このように心筋細胞は，**自分で刺激を発生**し，**興奮**するとともに，その興奮が**伝播**し，**作業筋が収縮**するという4つの重要な生理特性をもっています。

2. 刺激伝導系

　刺激伝導系のシェーマを図4-1に示します。

　洞結節→結節間経路→房室結節（田原の結節）→ヒス（His）束→左右脚枝→プルキンエ（Purkinje）線維網という順に刺激が伝播します。結節間経路は，前・中・後と3本あり，心房筋へ電気刺激が伝えられます。さらに，刺激は房室接合部（房室結節とヒス束）を経て，左右の脚を通り末梢の Purkinje 線維網へ到達し，そこから心室作業筋へ興奮が伝えられます。

　刺激伝導系は田原淳先生の造語です。ドイツの Marburg 大学へ留学中の1906年に Das Reizleitungssystem des Säugetierherzens（哺乳動物の刺激伝導系）というタイトルで，ドイツ語で博士論文を発表しました。

3. 作業心筋

　心筋細胞（図4-2, 4-3）は，直径 10～20 μm，長さが約 100 μm で，細胞間は境界膜である**介在板** intercalated disc で支切られています。しかし，介在板は横断面は**細胞**

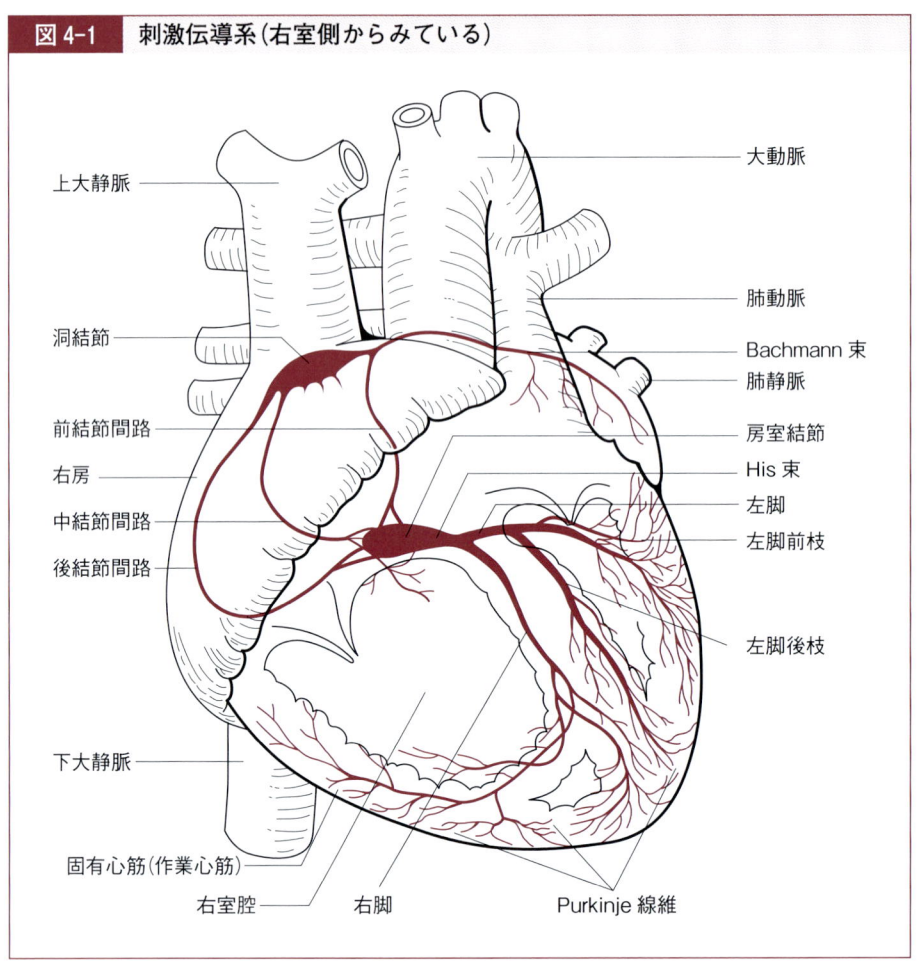

図4-1　刺激伝導系（右室側からみている）

　間橋 desmosome とよばれる組織で，細胞同士が細かく蛇行して密に接しています。また縦断面は**細隙結合** nexus とよばれ，コネキシンが結合したコネクソンという蛋白質で構成され，細孔になっているギャップ連結は電気抵抗がとても低いのです。このような結合構造のために，**構造的・電気的に細胞間の連絡がとても密**で，個々の細胞は分離していても，機能的には心房と心室がそれぞれ単一の機能単位である**合胞体** syncytium として作動します。

　細胞内には，細胞膜が嵌入している**横行小管系**（transverse tubular system＝T system）と，それに連絡する**筋小胞体** sarcoplasmic reticulum が発達しています。

　また，心筋細胞内は**ミトコンドリア** mitochondria が約30％を占めており，収縮に直接関与する蛋白量が，骨格筋に比べて少なめです。収縮蛋白には，**トロポニン** troponin と少量の**カルモデュリン** calmodulin があります。

　特殊心筋細胞に発生した電気的興奮が，作業心筋に伝えられて，機械的収縮を起こさせる一連の過程を，**興奮収縮連関**（excitation contraction coupling＝EC coupling）とよびます。静止時には，筋小胞体が Ca^{2+} を取り込んでおり，細胞内の Ca^{2+} 濃度を低く保っています。ところが，細胞膜に発生した興奮が，T管によって筋小胞体

4. 心筋の興奮と心電曲線　19

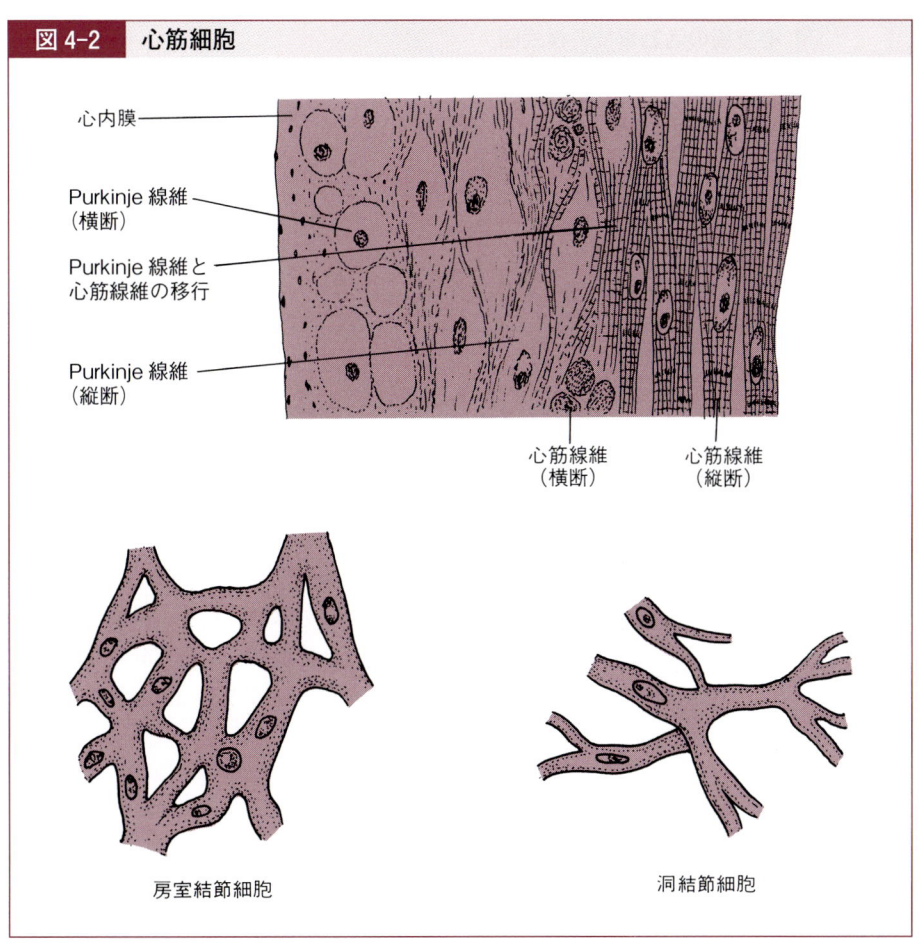

図 4-2　心筋細胞

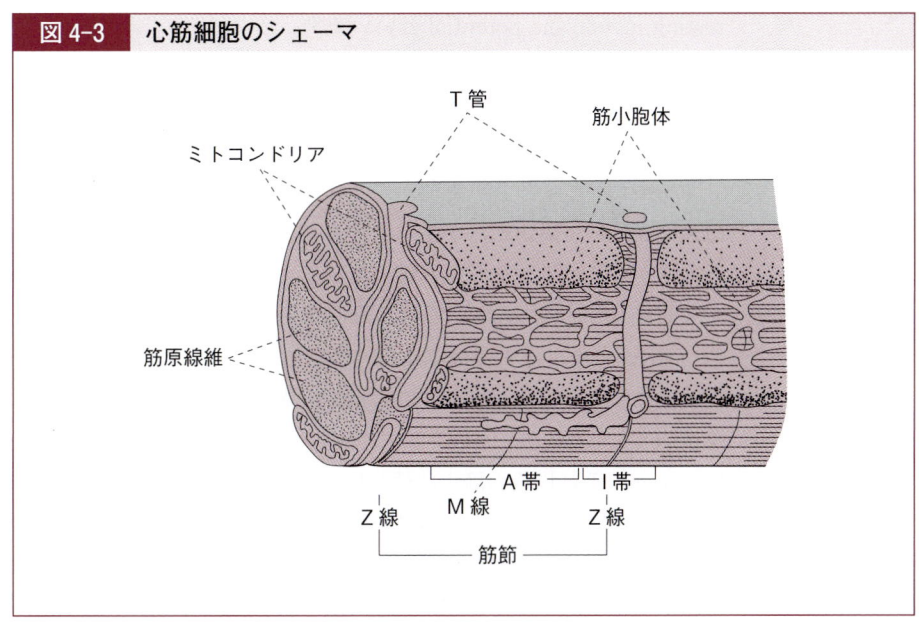

図 4-3　心筋細胞のシェーマ

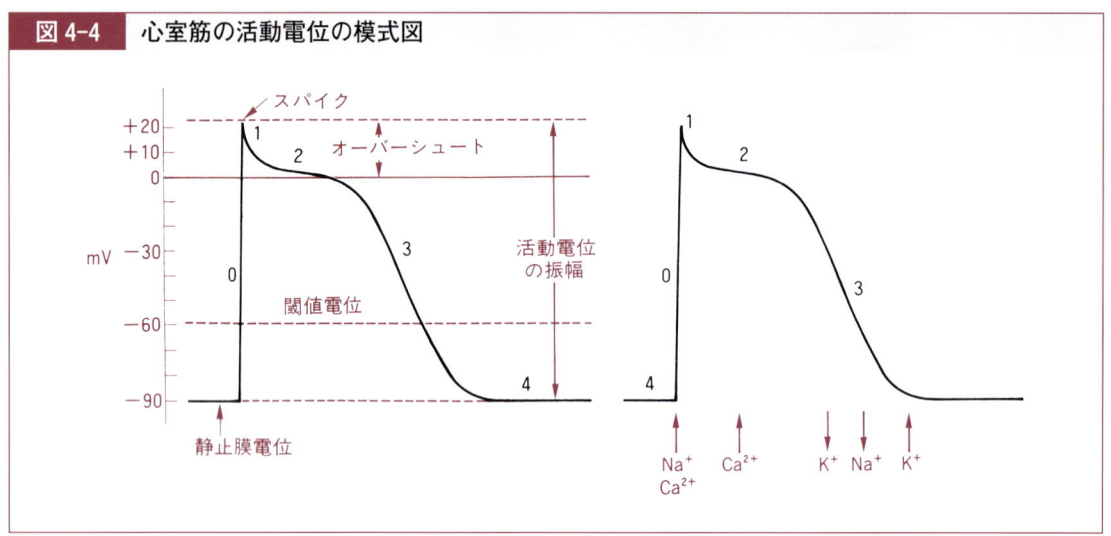

図 4-4 心室筋の活動電位の模式図

に伝えられると，筋小胞体から Ca^{2+} が放出されて，細胞内の Ca^{2+} 濃度が上昇します。この Ca^{2+} は，心筋細胞の収縮を統率している Ca^{2+} 受容蛋白であるトロポニンと結合します。**トロポニンは筋原線維のアクチン** actin **とミオシン** myosin の重合を起こさせ，心筋が収縮します。

4. 細胞内電位

静止状態では，細胞膜の外側が(+)の電荷，内側が同じ数の(−)の電荷があります。この状態を**分極** polarization とよびます。この時期には，細胞膜の抵抗性が高く電流が流れません。それで心室筋では，細胞内に超微小電極を刺入すると，−90 mV の静止(膜)電位が記録されます(図 4-4)。このような安定した膜電位を，**静止膜電位** resting membrane potential といいます。

つぎに，電気的興奮が伝わってくると，細胞膜の電気抵抗が下がって，選択的に Na^+ だけを通すような回路(Na^+ 回路)が開いて，細胞外から Na^+ (少し遅れて少量の Ca^{2+})が急速に細胞内へ流入します。

すなわち，多量の(+)電荷が急速に細胞内へ入ります。この瞬間に，細胞内電位は急速に陽転し，鋭いふれが生じます。これを**オーバーシュート** overshoot とよび，静止電位からスパイクまでを **0 相**とよびます。

その後は，Ca^{2+} 回路が開き，細胞外の Ca^{2+} が細胞内へ流入して，平坦な相(第 1・2 相)ができ，その後は細胞内に多い K^+ が細胞外へ流出してゆっくりともとの静止電位に戻ります(第 3 相)。この過程で描かれる電位変化を，静止電位に対して**活動電位** action potential とよびます。活動電位のうち，0 相の心筋の興奮を**脱分極** depolarization，それ以後の静止状態に回復する過程を**再分極** repolarization とよびます。

心室を例にとると，心室筋に興奮が伝えられると，心室筋全体にわたって，つぎつぎと(+)と(−)の 1 組の電荷が細胞膜を通過して，脱分極させ，脱分極が終わると再分極が始まり，また元の静止状態に戻ります(図 4-5)。

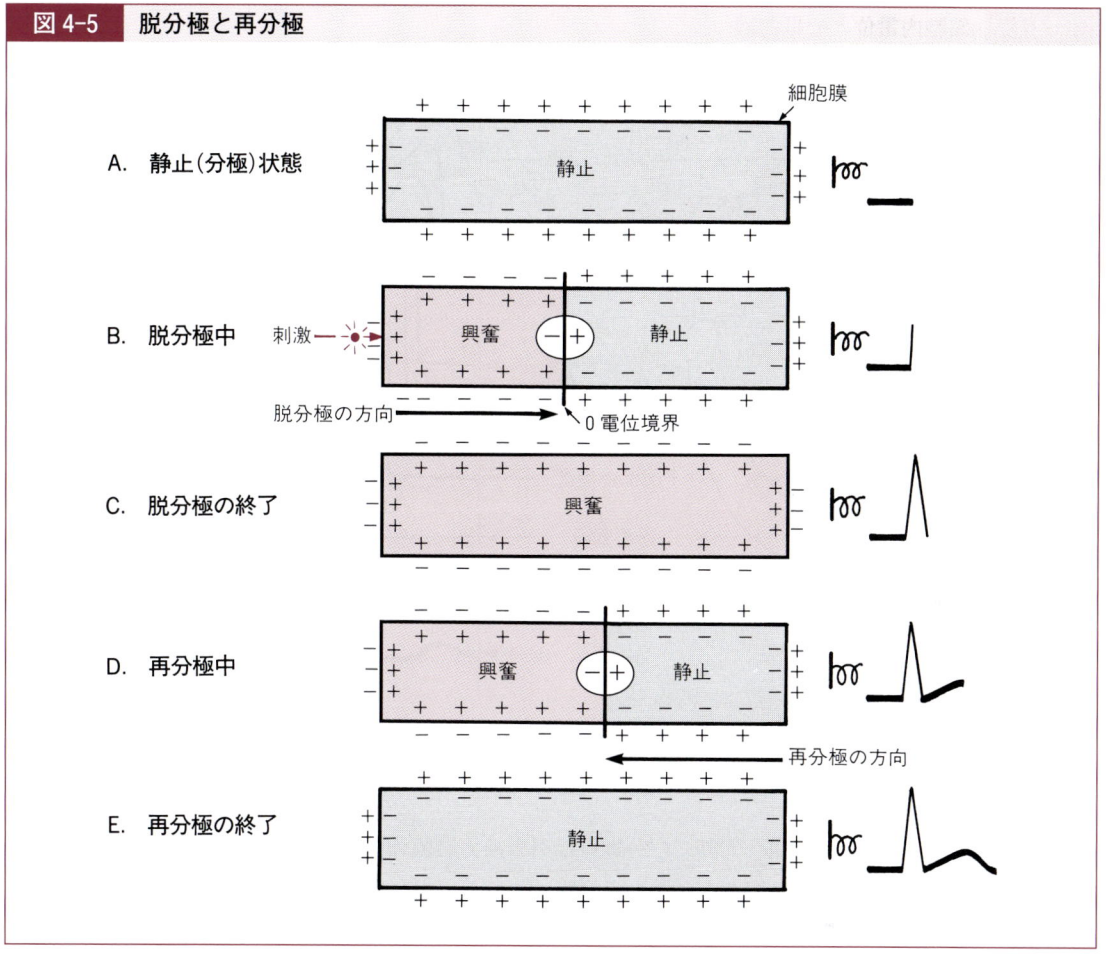

図 4-5 脱分極と再分極

5. 細胞内電位と心電波形

　刺激伝導系と作業心筋の各部位で描かれる活動電位を，図 4-6 に示します。無数の活動電位によって生じる電位変化を，体表面から心電計で記録すると，心曲線(心電図)が記録されます。ここで大切なことは，**刺激伝導系の電位は小さすぎて体表面心電図には記録されず，心房筋と心室筋の電位変化だけが記録される**ことです。

■ 心筋の興奮と心電曲線

　心筋片をモデルにして，電気的に刺激するとどのような電位変化が起こるのかみてみましょう。心筋片は心筋細胞が集まったものです。静止状態(分極状態)のときは，細胞膜の外側に(＋)の電荷が並び，内側に同数の(－)の電荷が並んでいます。この状態では細胞膜の電気抵抗が高く電流は流れませんから，ただの直線が記録され，これを**基線** baseline(**零線** zero line，**等電位線** isoelectric line)です(図 4-5-A)。

　つぎに，一端に電気刺激を加えると，その場所の電気抵抗が下がり，(＋)電荷が膜

図 4-6　細胞内電位と心電曲線

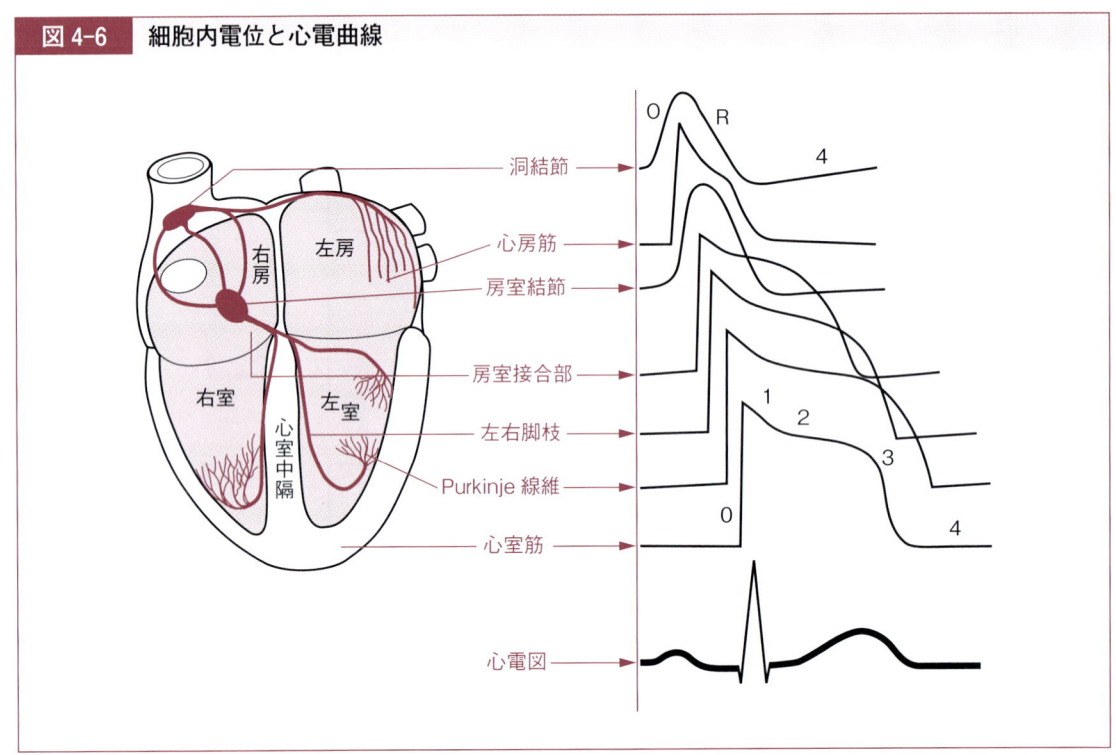

の外から内側へ入り，(−)電荷は引き換えに膜の外へ出るので，膜を通して電流が流れます。この興奮が細胞から細胞へつぎつぎと伝わっていきます。

図 4-5 と図 4-7 のように興奮(脱分極)している部位と静止状態にある部位との境は 0 電位です。その部位では，脱分極側は(−)，静止状態側は(＋)電荷の等価双極子(二重層，あるいは単一双極子)が，ひたひたと静止状態にある細胞群に向かって押し寄せてくると考えて下さい。このようにして，心筋片全体が脱分極します。脱分極によって QRS 群が描かれます(図 4-5-B，C，図 4-7)。

電位変化は，(＋)電荷が電極(記録部位)に向かってくれば上向き(陽性)にふれ，逆に遠ざかると下向き(陰性)にふれるように装置してあります。

それで，図 4-7 のように筋肉片を ⓐ の部位で刺激するとすべての興奮が遠ざかりますから下向きの波形(QS 型)が，ⓖ ではすべての興奮が近づいてきますから上向きの波形(R 型)が描かれます。

電極 ⓐ と ⓖ の間では，向かってくる興奮と見送る興奮の大きさによって色々な波形となります(図 4-7)。また，心筋片が大きければ波形は大きく，小さければ波形は小さくなります(図 4-8)。心筋片の興奮が完了すると等価双極子はなくなるので，電位変化が起こらなくなり，波形は基線に戻ります。これが **ST 部分** です。

つぎに，静止電位に戻ろうとする再分極が始まります。その方向は脱分極のときと逆で，再分極が始まった静止状態側が(＋)電荷，脱分極側が(−)電荷に荷電している等価双極子が移動していきます(図 4-5-D，E)。再分極は時間がかかり，図 4-9 をみ

図 4-7　心筋の興奮（脱分極）と心電曲線の関係を簡略化して示したシェーマ

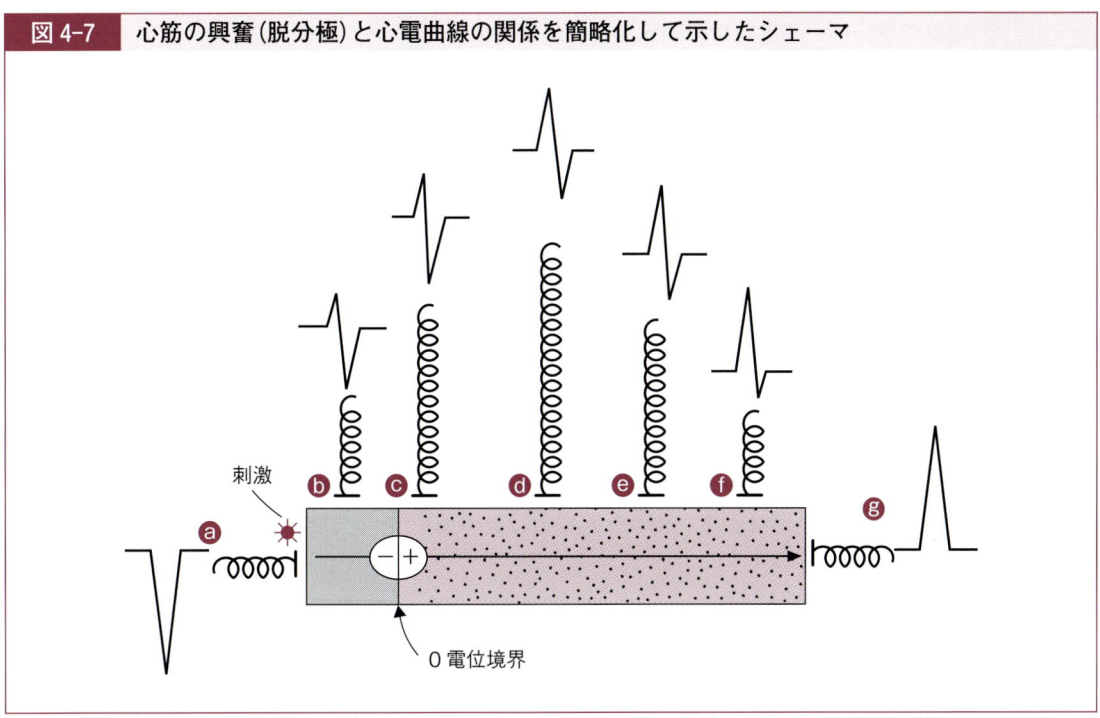

0 電位境界

導子を ⓐ に置くとすべての興奮は遠ざかっていくから QS 型，ⓖ の部位ではすべての興奮が向かってくるから R 型となる。ⓑ～ⓕ の部位では向かってくる興奮と見送る興奮の大きさにより徐々に R と S の大きさが異なる。

図 4-8　心筋片の大きさと心電曲線

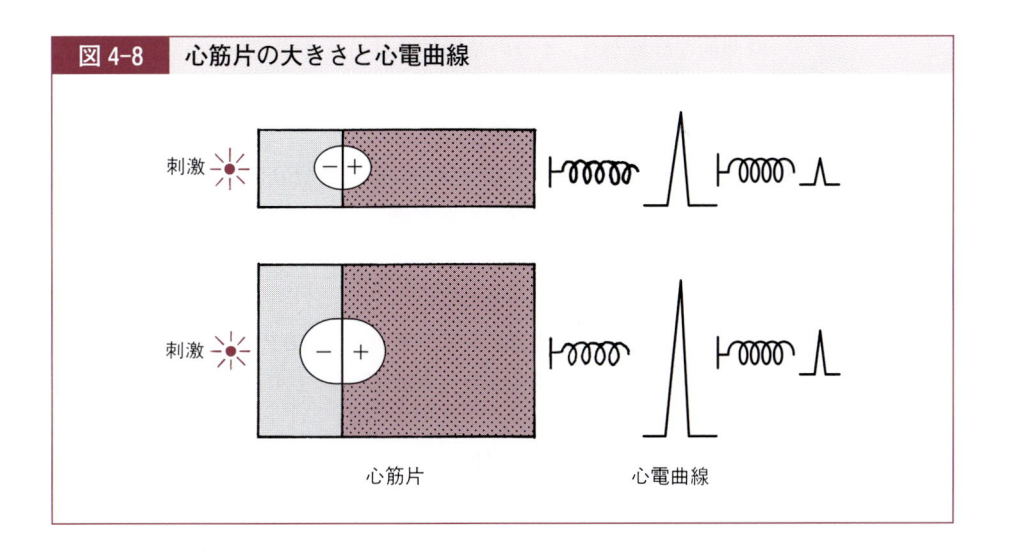

刺激

心筋片　　　心電曲線

ると ⓑ の電極部位では双極子の（−）電荷が遠ざかっていくので上向きの幅広い小さな波（T 波）が描かれます。逆の部位 ⓐ（刺激部位）では双極子の（−）電荷が近づいてくるから下向きの小さな波が描かれます。

　心臓は体の中（容量導体）にあるので，心臓の電位を直接記録することはできません。**心臓の起電力は距離の 3 乗に逆比例**しますから，心臓と電極の距離が離れるほ

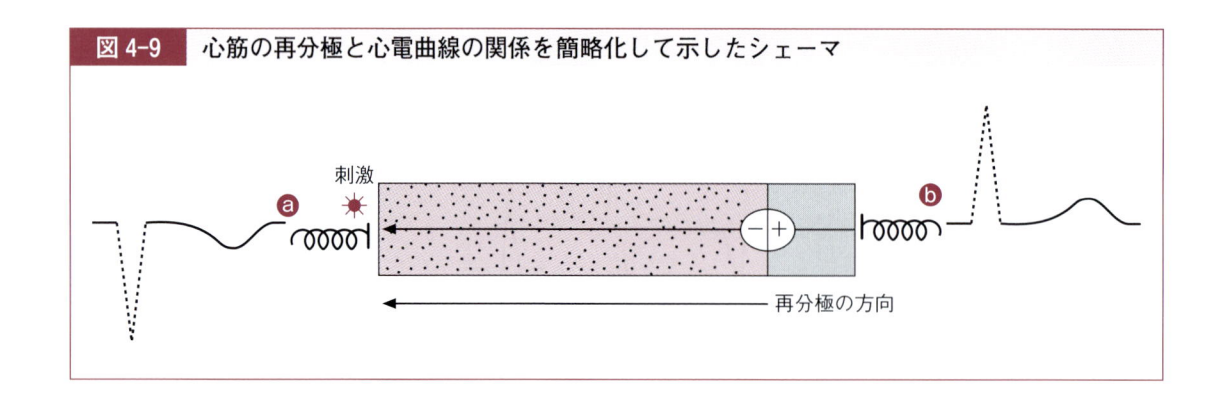

図 4-9 心筋の再分極と心電曲線の関係を簡略化して示したシェーマ

ど，波形が小さくなります(図4-8)。
　また，起電力の方向と，誘導軸の方向が同じときは波形が大きく記録され，起電力の方向と誘導軸が直交すると起電力は最小(0)となって記録されません(⇨62頁)。

　ここまで学んだら，心室の興奮と心電曲線(心電波形)の関係に移りましょう。さあ，これからが本番です！

■ 心室の興奮と心電波形

　心室筋の興奮(脱分極)によって描かれる心電波形が QRS 群です。心室の脱分極は時間的な経過から，4つの時期に分けられます(図4-10)。

1. 第1相(初期0.01秒)
　まず，心室中隔上部の左室側から心室の脱分極が始まります。この興奮の起電力の全体としての大きさと方向が興奮❶をつくります。単極誘導心電図は中心電極(基点)から各電極に興奮が向かってくると**上向き(陽性)**にふれ，遠ざかると**下向き(陰性)**にふれます。
　それで，興奮❶により，V₁誘導では上向きの小さなふれr波の一部が描かれ，V₆誘導では下向きの小さなふれq波が描かれます。

2. 第2相(0.02〜0.04秒)
　つぎに，心室中隔を左右から中央に向かう興奮が起こり，中隔上部から心尖部の方向に進みます。全体としての起電力の大きさと方向は興奮❷のようになります。V₁誘導ではr波が完成し，V₆誘導ではR波の上行脚の一部が描かれます。

3. 第3相(0.04〜0.06秒)
　心室の大部分の脱分極が完了します。左室は右室に比べ壁が4〜5倍厚いため，全体として起電力は左後方に向かいます。このように，全体を総合した起電力の大きさと方向は，左右心室の綱引きによって決まると思って下さい。この興奮❸によって，

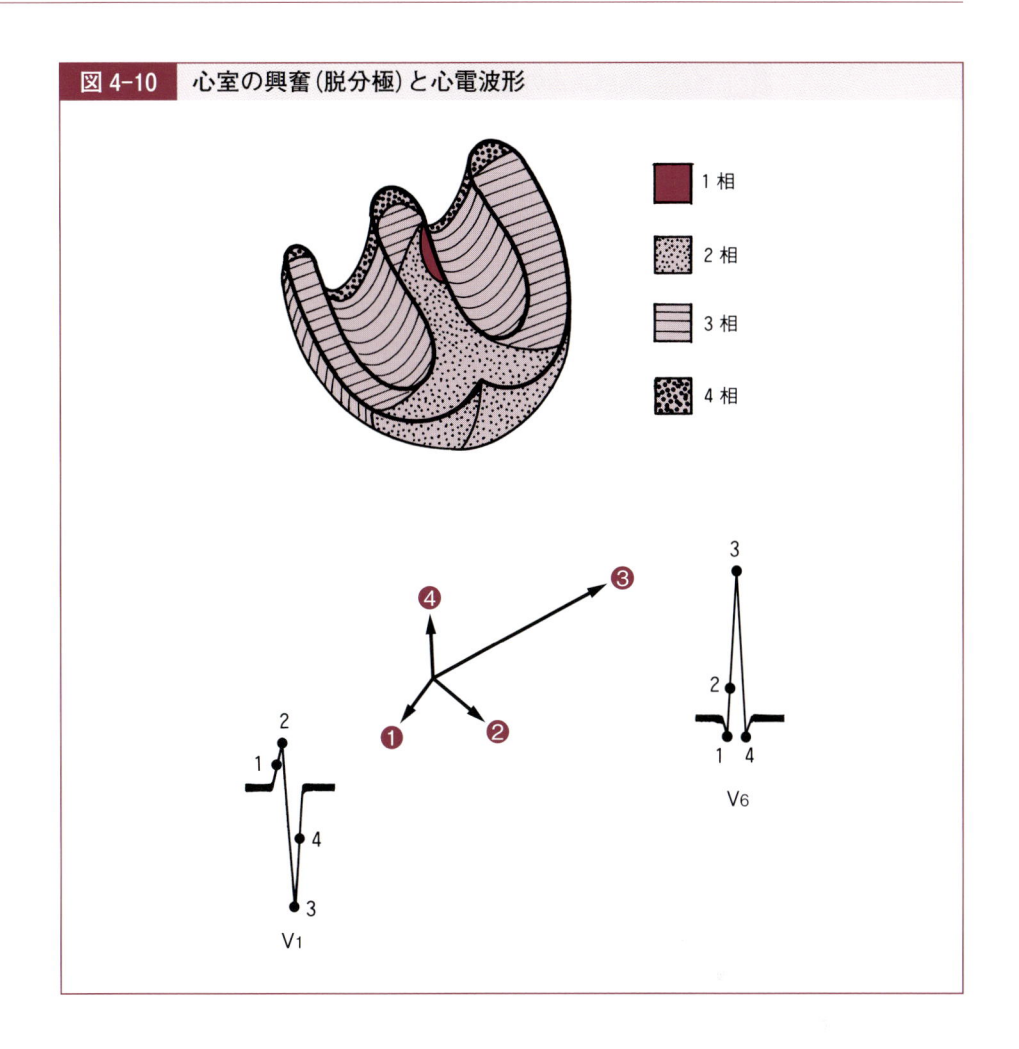

図4-10 心室の興奮（脱分極）と心電波形

V₁誘導ではS波の大部分が描かれ，V₆誘導ではR波が描かれます。

4. 第4相(0.06〜0.08秒)

　最後に興奮するのが，心室中隔の基部，左室の後基部および肺動脈円錐部です。全体としてみると左室後基部の影響が大きく，後方に向かいます。この興奮❹によって，V₁誘導ではS波の終末成分が，V₆誘導では小さなS波が描かれます。

　V₂〜V₅誘導は，興奮❶〜❹によってどのような波形が描かれるのか，ぜひご自分で考えてみて下さい。

胸部誘導心電図

　V₁からV₆誘導までの正常心電図QRS波形を図4-11に示します。このようにR波は次第に大きくなり，S波は逆に順に小さくなります。R波がスムーズに大きくなる現象を**R波の発育** R wave progression といい，R波とS波の大きさが同じ誘導部位を**移行帯** transitional zone といいます。

図4-11　胸部誘導のQRS波形

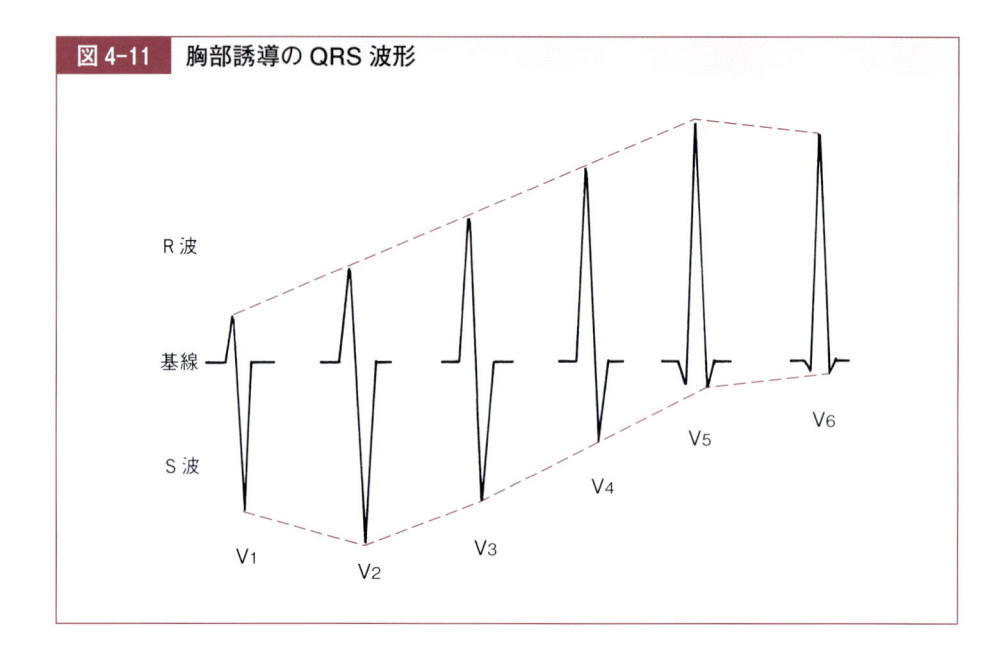

また，V5·6誘導のq波は，第1相の興奮が正しく行われていることを示す重要な波で，**中隔性q波** septal q wave とよびます。

心電波形の意味は？

心電波形のよび方は，すでに学びました。波形の順番に沿って，各波形の意味を説明します(図4-12)。

まず最初に，刺激伝導系の興奮は，起電力がきわめて小さいので，心電波形として現れません。**心電図に描かれる波形は，心房と心室の興奮(脱分極)と，興奮が消退する過程(再分極)**であることを，しっかり頭に入れて下さい。以下に順を追って説明します。

1) 洞結節が第1次のペースメーカーですが，刺激を発生して，その興奮が結節間経路を通り心房筋に伝播するまでは基線上にあります。それで，いつ洞結節に刺激が発生したのかを知ることができません。
2) 心電図の最初の波は，心房の興奮波で**P波**とよばれます。まず，早く刺激が到達する右房が興奮し，つぎに左房が興奮しますが，両方が一緒になってP波を形成します。
3) 結節間経路を通って伝わった興奮は，房室結節で足踏みし，通過に時間がかかります。**PQ間隔の大部分は，興奮が房室結節を通過する時間**にとられます。
4) ついで，His束からPurkinje線維網に興奮が伝播します。
5) Purkinje線維から心室筋に興奮が伝えられると，**心室筋が興奮(脱分極)してQRS群**が描かれます。
6) ST部分は，心室が興奮の極期状態から，再分極が始まりつつある時期です。

図 4-12 　心電波形の由来

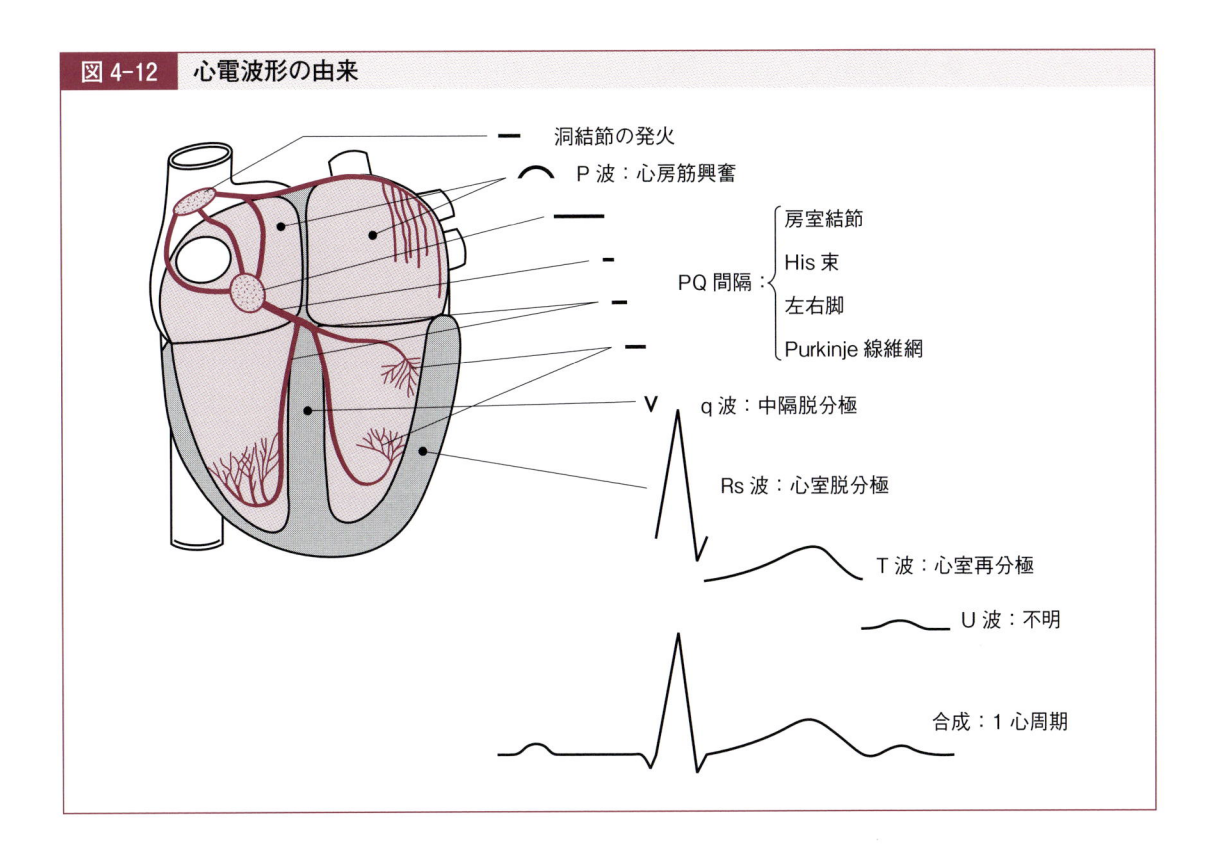

- 洞結節の発火
- P波：心房筋興奮
- PQ間隔：房室結節／His束／左右脚／Purkinje線維網
- q波：中隔脱分極
- Rs波：心室脱分極
- T波：心室再分極
- U波：不明
- 合成：1心周期

7) T波は心室が静止電位に戻ろうとしている状態(再分極)です。
8) U波がどうして描かれるのかはまだわかっていません。

まとめ

❶ 心電図は，個々の心筋細胞がつくり出す活動電位によって生じる電位変化を，体表面から記録したものである。

❷ 心筋には，**特殊心筋(刺激伝導系)**と，**固有心筋(作業心筋)**がある。

❸ 刺激伝導系の刺激発生と興奮の伝導は，12誘導心電図には現れない。

❹ 心電図に描かれるのは，心房筋と心室筋の興奮(脱分極)と興奮消退の過程(再分極)である。

❺ 洞結節に発した刺激は，結節間経路を通って，心房筋を興奮させるとともに房室結節，His束，左右の脚枝，Purkinje線維網へと伝播し，ついで心室作業筋へ興奮を伝え，左右の心室が機械的に収縮を起こす。

❻ 心房と心室筋の興奮は，主として細胞外のNa$^+$がNa$^+$回路を通って急速に細胞内へ流入することによって起こる。その後，Ca^{2+}回路が開きCa^{2+}が流入し相対的にK$^+$が流出してゆっくりと再分極が起こる。この現象によって起こる電位変化を，静止電位に対して活動電位という。

❼ P波は，心房筋の興奮を示す。

❽ PQ 間隔は，大部分が刺激が房室結節を伝導する時間である。
❾ QRS 波は，心室筋の脱分極を示す。
❿ ST 部分は，心室が興奮の極期から再分極に移行する時期である。
⓫ T 波は心室筋の再分極を示す。
⓬ U 波の意味はまだよくわかっていない。

セルフチェック　正しいものはどれか。

a．刺激伝導系は固有心筋，作業心筋は特殊心筋である。
b．特殊心筋は刺激生成能がある。
c．固有心筋は介在板で分かれているので刺激伝導の効率が悪い。
d．心室筋細胞は Na^+ の急速流入によって脱分極する。
e．活動電位の 0 相の興奮を脱分極とよぶ。

解説　刺激伝導系は特殊心筋，作業心筋は固有心筋。固有心筋は介在板とよばれる境界膜で分かれているが，細胞間橋や細隙結合によって細胞同士が密接に連絡しているので，心房・心室はそれぞれ 1 つの筋肉のように作動し，興奮伝達は速やかである。〔正解：b, d, e〕

セルフチェック　正しいものはどれか。

a．P 波は心房の脱分極を示す。
b．QRS 群は左室の脱分極を示す。
c．T 波は左室の再分極を示す。
d．R 波は V_1→V_6 の順に大きくなる。
e．移行帯は V_3 付近にある。

解説　QRS 群は左右両心室の脱分極を示す。T 波は左右両心室の再分極を示す波形である。R 波は V_1→V_5 まで増高し，V_6 の R 波は V_5 より少し小さい。〔正解：a, e〕

5. 正常心電図

人の顔が十人十色なように，健常者といえども心電波形は千差万別です。心電図のチェック項目と，正常と診断される計測値の範囲をしっかり学びましょう。

チェック項目は，以下の10項目です。
① 調律（リズム rhythm）
② 心拍数（heart rate）
③ P 波（P wave）
④ PQ（PR）間隔（PQ/PR interval）
⑤ QRS 幅（QRS interval）
⑥ QRS 波形群（QRS wave complex）
⑦ ST 部分（ST セグメント ST segment）
⑧ T 波（T wave）
⑨ QT 間隔（QT interval）
⑩ U 波（U wave）

1. 調律（リズム rhythm）

洞結節の興奮は，心電図に現れません。洞調律である証拠は，心房が洞結節からの刺激によって脱分極していることから推し量ります（⇨ P 波，37 頁）。

正常洞調律の証拠は，P 波が I・II・aV_F および V_{3~6} 誘導で陽性，aV_R 誘導で陰性なことです。簡便には I・II 誘導が陽性なら洞調律です。 III・aV_L 誘導は陽性，二相性あるいは陰性のことがあります。V_{1・2} 誘導は，＋－の二相性がしばしばみられます。陰性成分を P 波の陰性後成分とよび，あまり大きなものは異常です。

2. 心拍数

1 分間の心臓の拍動数のことです。心電計の紙送り速度は 1 秒間に 25 mm。したがって，記録用紙の 1 mm の升目は 1（mm）÷25（mm/秒）＝**0.04 秒**，5 mm ごとの太い線の間隔は 0.04（秒）×5＝**0.20 秒**です（図 5-1）。心拍数は 60（秒）を R-R 間隔で割って求めます。

心拍数（拍数/分）＝60÷（R-R 間隔）

安静時の正常値は 60〜100/分です。

簡便法として 5 mm ごとの太い升目の数を数える方法があります（図 5-2）。太い升目が 1 つなら 0.20 秒ですから，心拍数は 60÷0.20＝300，以後は 0.20 秒を 1 単位として 2 つなら 0.40 秒で 2 単位なので 300÷2＝150，3 つなら 3 単位なので 300÷3＝100，

30　Ⅰ．心電図の基本を学ぶ

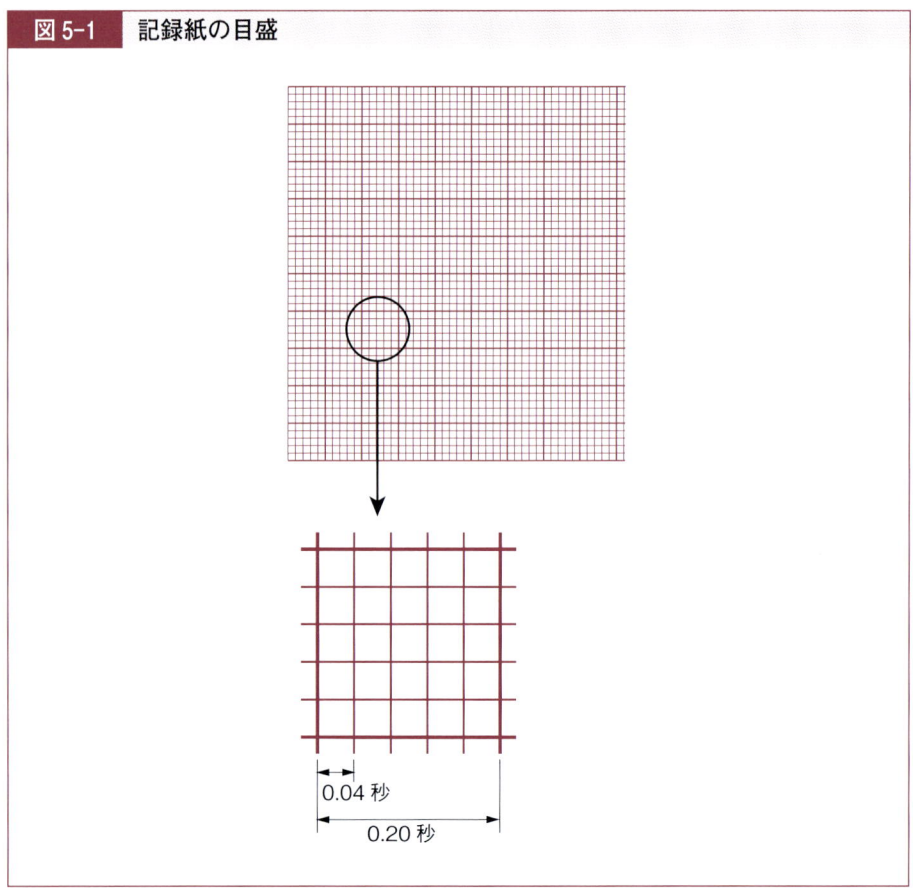

図 5-1　記録紙の目盛

0.04 秒
0.20 秒

心電計の紙送り速度は 25 mm/秒。したがって，1 mm＝0.04 秒，5 mm ごとの太い線は 0.20 秒となる。

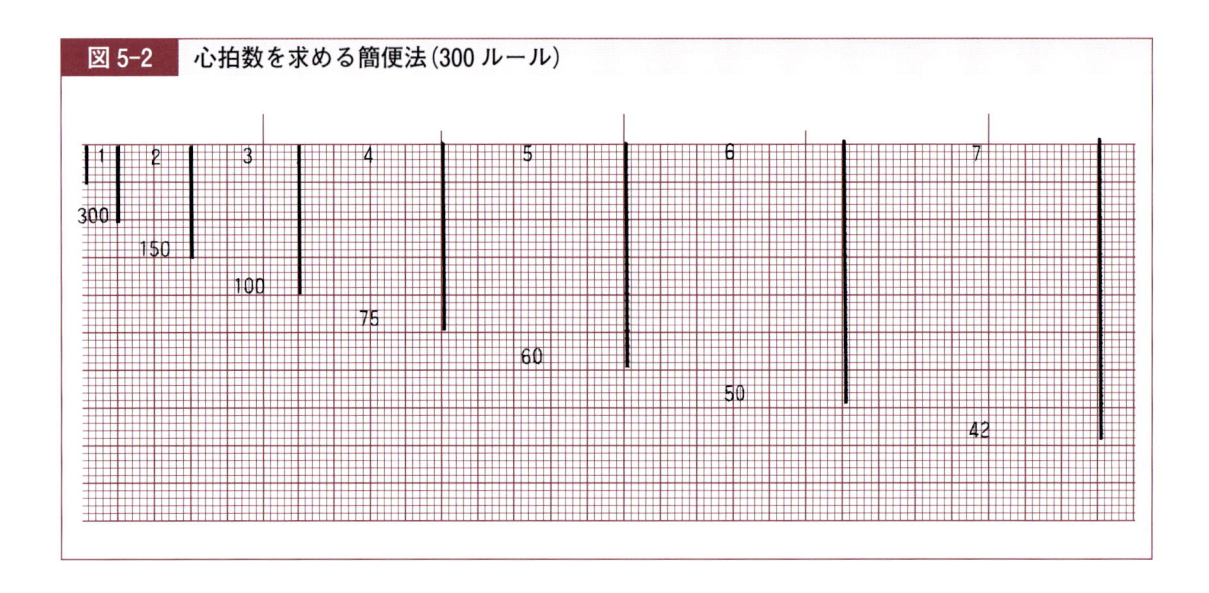

図 5-2　心拍数を求める簡便法（300 ルール）

300
150
100
75
60
50
42

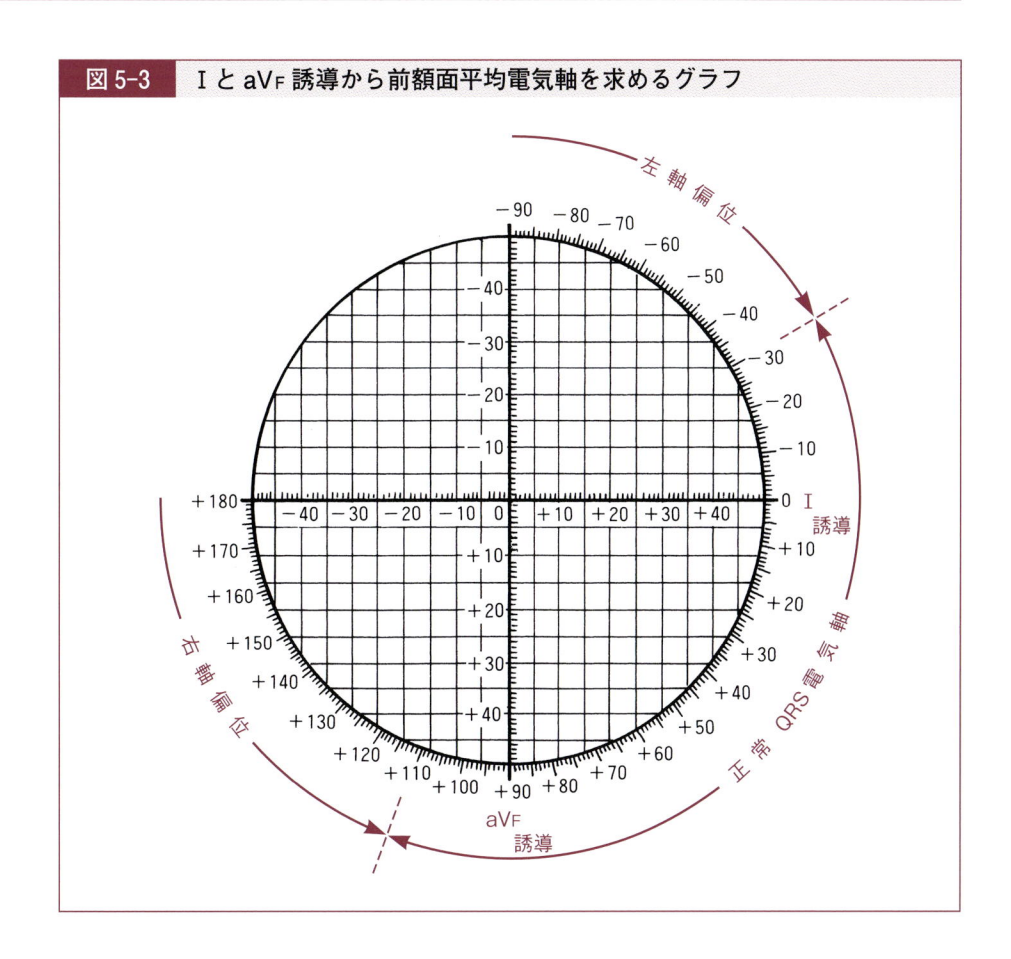

図 5-3　IとaVF誘導から前額面平均電気軸を求めるグラフ

4つなら4単位なので300÷4＝75…となります。**300ルール**といい，大まかに心拍数を知ることができます。記憶の片隅に入れておいて下さい。

3. P波

P波の高さは0.5～2.5 mm，幅は0.11秒までです。

4. PQ(PR)間隔

房室伝導時間。P波の始まりからQRS群の始まりまでの時間間隔で，基準値は0.12～0.20秒です。

5. QRS幅

心室の脱分極に要する時間。0.08～0.10秒が正常です。

6. QRS波形群

1) 平均QRS電気軸（ÂQRSと略す）

正面からみた**主な電気的な興奮が向かう方向**と思って下さい。IとaVF誘導から求めるのが簡単です（**図5-3**）。必ず習得して下さい。紙と鉛筆があれば計算できます。

①中央で直交する2本の線を引き，横軸（x軸）がⅠ誘導，縦軸（y軸）がaV_F誘導です。
②交点が基点となり，誘導軸の方向はⅠ誘導が左から右，aV_F誘導は上から下となります。
③したがって，Ⅰ誘導の右側が陽性（＋），左側が陰性（−），aV_F誘導は上方が陰性，下方が陽性です。
④ⅠとaV_F誘導のQRSを，陽性波と陰性波の総和（R−Q−S）から求めます。
⑤例えば，**図5-4-A**では，ⅠのR(RI)が11 mm，Qが0 mm，Sが0 mmですから（R−Q−S＝(11−0−0)＝11 mm となります。同様にしてaV_Fは（4.5−0−1.5）＝3 mm。
⑥Ⅰが＋11 mm，aV_Fが＋3 mmの部位で垂線を引き，その交点が求めるÂQRS＝＋18°となります。

正常範囲は$-30°<ÂQRS<+110°$です。$-30°$より左方に向くものを**左軸偏位**（left axis deviation＝LAD）（**図5-4-C**），$+110°$より右方に向くものを**右軸偏位**（right axis deviation＝RAD）（**図5-4-B**）といいます。

以下に波形の正常範囲の値を示します。

2）QRSの大きさ

心電図は **1 mV＝10 mm** で記録することが大原則です。本書では波高をmVではなくmmで示します。0.3 mVよりは3 mm，1.5 mVより15 mmのほうが簡便だからです。10 mm＝1 mVであることをしっかり確認しておいて下さい。

a）ⅠのR（これをRIと書きます）とⅢのS（SⅢ）との和（RI＋SⅢ）＜25 mmです。
b）RaV_R≦4 mm，SaV_R≦14 mm
c）RaV_L≦11 mm
d）RaV_F≦20 mm
e）aV_Rを除いて幅が0.04秒以上のQ波はすべて異常です。
f）胸部誘導のQRS群は，RV_1＜7 mmで，R波は順にスムーズに増高し，通常はV_5で最大となりRV_5≦26 mmです。
g）S波は通常V_2で一番深く，7 mm＜SV_2で，しだいに浅くなりSV_{5・6}＜7 mmとなります。
h）RとS波の大きさが等しい移行帯は，V_3が中心です。V_2かそれより右に移行帯があるものを足の方向からみて全体として，QRS群の向かう方向が時計の針と反対方向に回っているという意味で**反時計方向回転**（counter clockwise rotation＝CCWR），逆にV_4より左方にあるものを**時計方向回転**（clockwise rotation＝CWR）とよびます。

7. ST部分（STセグメント）

ST部分はP波の始まりとつぎのP波の始まりを結んだ線上（**基線**）にあります（**図5-5**）。

図 5-4 前額面平均電気軸の実例

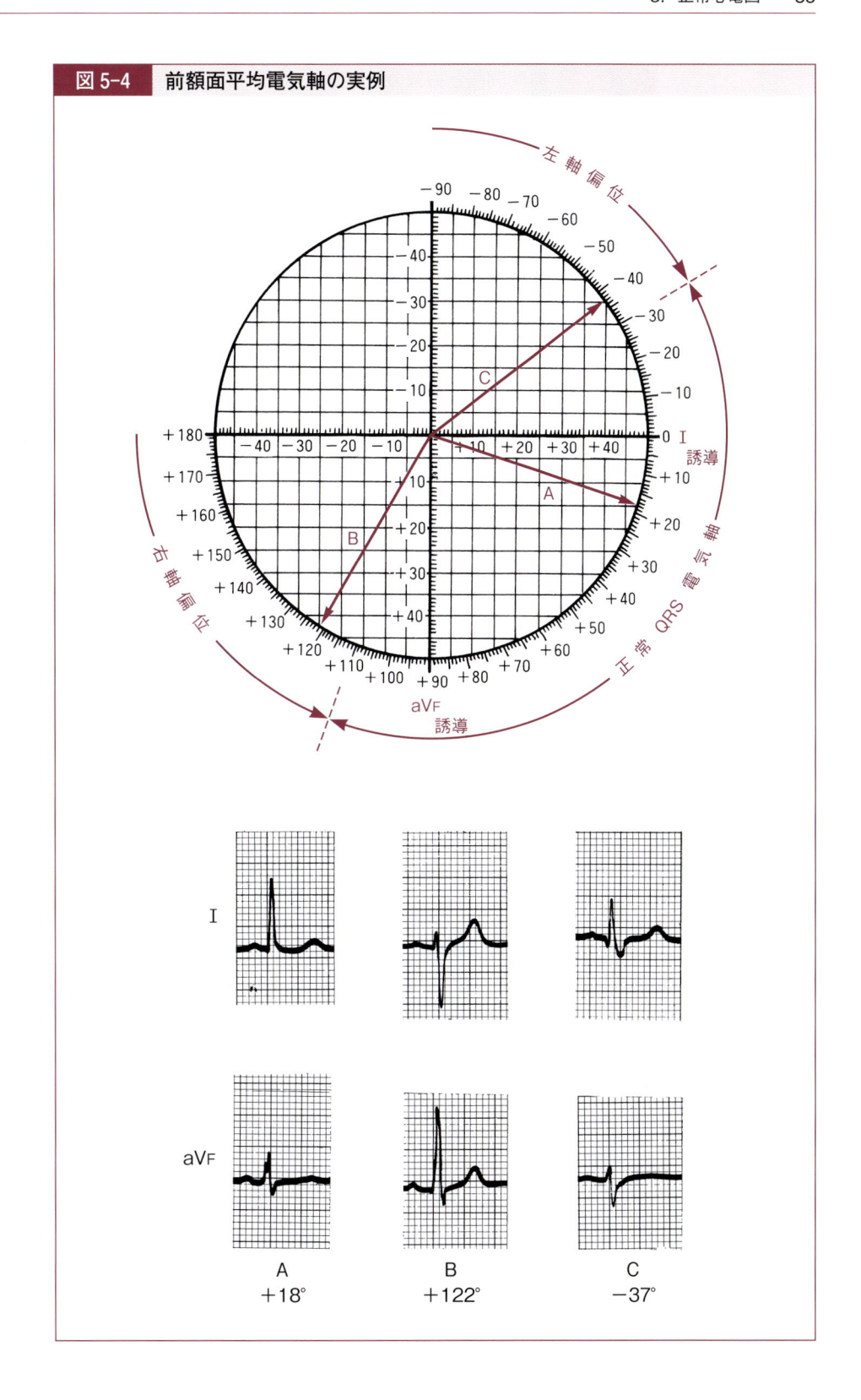

A +18°

B +122°

C −37°

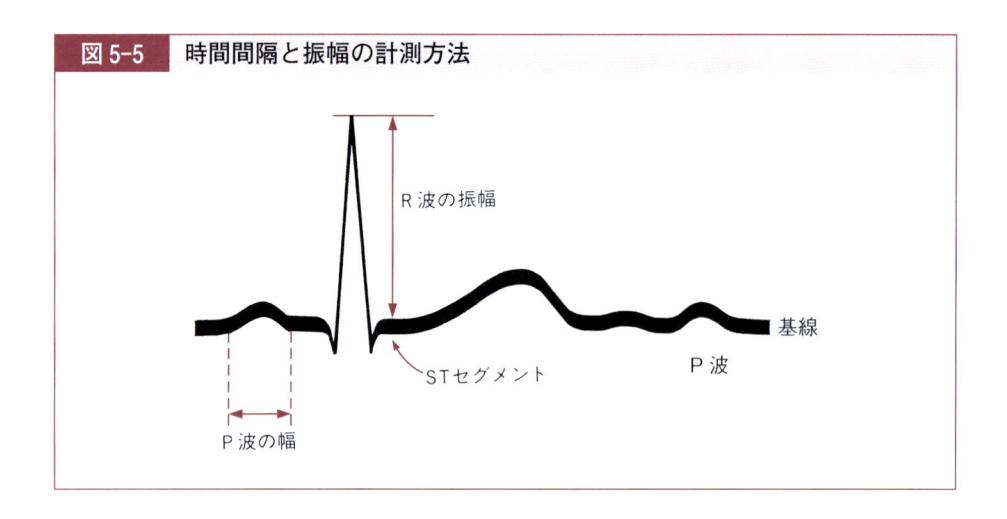

図 5-5　時間間隔と振幅の計測方法

8. T 波

　T波は原則としてQRS群の主なふれと同じ方向を向きます。それで，Ⅰ・Ⅱ・V₃～₆誘導のT波は陽性，aV_R誘導では陰性となります。しかし，Ⅲ・aV_L・aV_F・V₁・₂(時にはV₃も)誘導の**T波は，健常者でも陰性**のことがあります。

　一般にT波の大きさはP波の2倍以上，あるいはR波の1/10以上です。上限は肢誘導が5mm，胸部誘導は10mmです。形は上行脚がゆるやかで，下行脚が急峻な左右非対称形をしています。

9. QT 間隔

　心拍数が多ければ(R-R間隔が短ければ)QT間隔は短く，心拍数が少なければ(R-R間隔が長ければ)QT間隔は長くなります。それで，実測のQT時間をR-R間隔で補正したものを**修正 QT 間隔**(corrected QT interval＝**QTc**)といいます。**Bazzetの式**がよく知られています。QTcは単位がありません。

$$QTc = (実測\ QT\ 間隔) / \sqrt{(R\text{-}R\ 間隔)}$$

　QT間隔を判定するグラフにはHegglinとHolzman，およびLepeschkinのものがよく用いられています(⇨76頁)。

　正常範囲は0.36≦QTc≦0.43。通常の心拍数ではQT間隔は約0.40秒(10mm)と覚えておけばよいでしょう。

10. U 波

　aV_R誘導以外では陽性で1mmを越しません。U波は一般に肢誘導では見えにくく，胸部誘導のV₂・₃でよく認められます。

　aV_R誘導以外の陰性U波はすべて異常です。

まとめ

正常心電図が満たす諸条件を以下にまとめる。

❶ 正常洞調律とは，P波がⅠ・Ⅱ・aV_FおよびV_{3~6}誘導で陽性，R-R間隔が0.60〜1.00秒（60≦心拍数≦100/分）のことである。

❷ P波：幅≦0.11秒，高さ<2.5 mm

❸ PQ間隔：0.12≦PQ≦0.20秒

❹ QRS群：幅≦0.10秒

❺ QRS平均電気軸：$-30°<\hat{A}QRS<+110°$

❻ QRS群の大きさ

　　RⅠ+SⅢ<25 mm
　　RV_1<7 mm, R/SV_1<1
　　10≦RV_{5·6}≦26 mm
　　SV_{5·6}<7 mm, R/SV_{5·6}>1
　　SV_1+RV_5<35 mm

❼ R波はV_1からスムーズに増高し，Sは逆にスムーズに減高する。移行帯はV_3が中心になる。

❽ ST部分は基線に一致する。

❾ T波はⅠ・Ⅱ・V_{3~6}誘導で陽性で，P波の2倍以上あるいはR波の1/10以上の高さでなければならない。しかし，T波の高さは，肢誘導で5 mm以下，胸部誘導で10 mm以下である。

❿ QT間隔はおおよそ0.40秒。しかし，心拍数に依存するので，QTc＝実測QT間隔/√R-R間隔を計算し，正常値は0.36≦QTc≦0.43とする。

⓫ U波はaV_R誘導以外は陽性で1 mm以下である。

セルフチェック　正しいものはどれか。

a．洞結節の興奮は心電図上に出現しない。
b．P波がⅡ・Ⅲ・aV_F・V_{3~6}誘導で陽性なことが洞調律の必要条件である。
c．Ⅱ誘導のP波が2.5 mm以上あれば異常である。
d．心拍数とは1分間の心臓の拍動数のことである。
e．心電図の紙送り速度は1秒間に30 mmである。

解説　P波がⅠ・Ⅱ・aV_L・V_{3~6}誘導で陽性なことが洞調律の必要条件。心電図の紙送り速度は1秒間に25 mm。したがって，1 mmの間隔は0.04秒，5 mmは0.20秒となる。〔正解：a, c, d〕

セルフチェック　基準値として正しいものはどれか。

　　a．QRS 電気軸：−30°〜＋150°
　　b．PQ 間隔：0.12〜0.30 秒
　　c．QRS 群の幅：0.12 秒以下
　　d．RV$_{5 \cdot 6}$ の振幅：28 mm 以下
　　e．修正 QT 間隔（QTc）：0.36〜0.43

解説　QRS 電気軸は −30°〜＋110°。PR 間隔は 0.12〜0.20 秒。QRS 幅は 0.10 秒以下。RV$_{5 \cdot 6}$ の振幅は 26 mm 以下。〔正解：e〕

セルフチェック　正常な心電図所見として正しいものはどれか。

　　a．P 波は I・II・aV$_F$・V$_{3〜6}$ 誘導で陽性
　　b．心拍数は 60〜100
　　c．R と S は V$_5$ 誘導で同じ大きさ
　　d．ST 部分は基線に一致している。
　　e．胸部誘導の U 波が陰性

解説　"P 波は I・II・aV$_F$・V$_{3〜6}$ 誘導で陽性"は，興奮が洞結節で発生していることを示す重要な所見。心拍数の正常値は 60〜100。R と S の大きさが同じ移行帯は V$_3$。U 波は aV$_R$ を除いて陽性。〔正解：a，b，d〕

6. P波

　洞結節に発生した興奮が，**心房筋を興奮させて描かれる波形をP波**といいます。まず右房が，つぎに左房が興奮し，これを合わせたものがP波になります。

　洞結節は，上大静脈が右房に開口する部位にあり，興奮の方向は右上から左下方に向かいます。それで，**洞調律ではP波はⅠ・Ⅱ・aV_F およびV_{3～6} 誘導で陽性，aV_R 誘導では心房の興奮を見送ることになり陰性**になります（図6-1）。ⅢとaV_F 誘導では心房の位置関係によって陽性，平坦，陰性とさまざまです。

　一般にP波は，Ⅱ誘導が一番大きく，ここで計測します。正常ではP波の幅は 0.11秒以下，高さは2.5 mm 未満です。

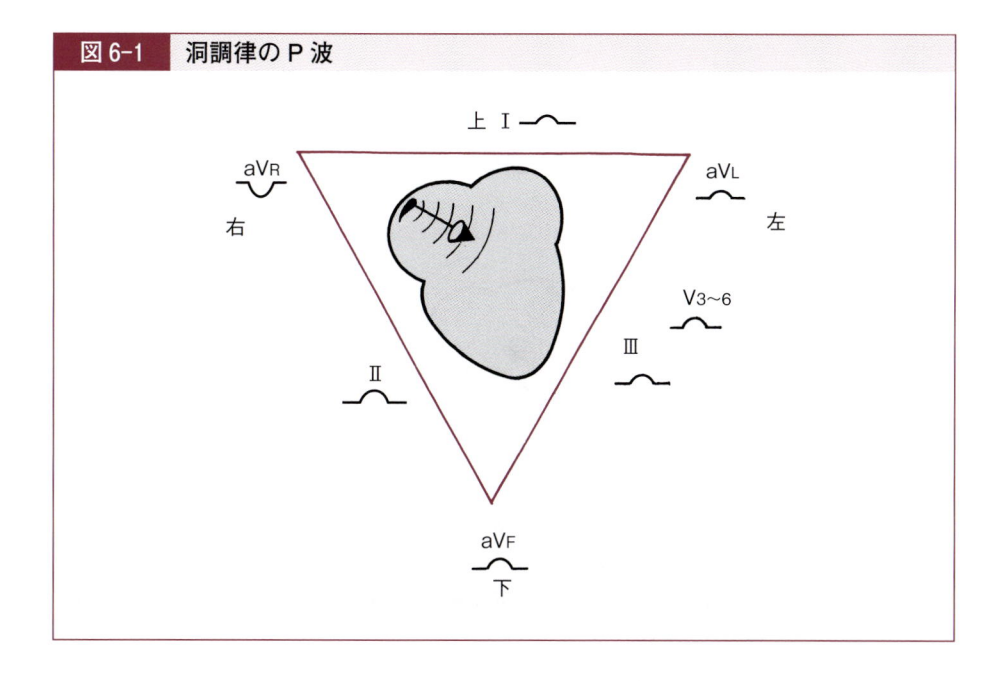

図6-1　洞調律のP波

右房負荷

考え方のポイント

1) 慢性肺性心や各種の右心不全状態で，右房に負担がかかると，右房が拡大し壁が厚くなり，P波の右房成分が大きくなります．それで，心房の全体としての起電力が垂直に向かうようになり，P波はⅠで小さく，Ⅱ・Ⅲ・aV_F およびV₁誘導で大きくなります(図6-2，6-3)．
2) 心房は右房→左房の順に興奮するので，遅れて興奮する左房の幅は越えませんが，P波が尖鋭となります．
3) このようなP波を，**肺性P**(pulmonary P, P pulmonale)，**右房性P**(P dextrocardiale)あるいは**右房負荷**(right atrial overload)とよびます(図6-4)．

診断のクライテリア

1) P波の幅≦0.11 秒
2) P波はⅡ・Ⅲ・aV_F 誘導で大きく，Pの高さ≧2.5 mm

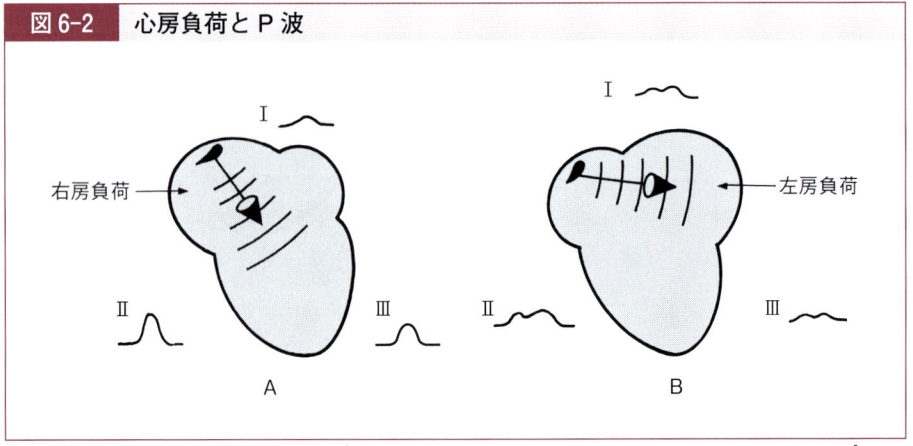

図6-2 心房負荷とP波

右房負荷(A)では，P波の電気軸(ÂP)は正常より右方向に向かい，左房負荷(B)ではÂPは正常より左方へ向かう．

6. P波　39

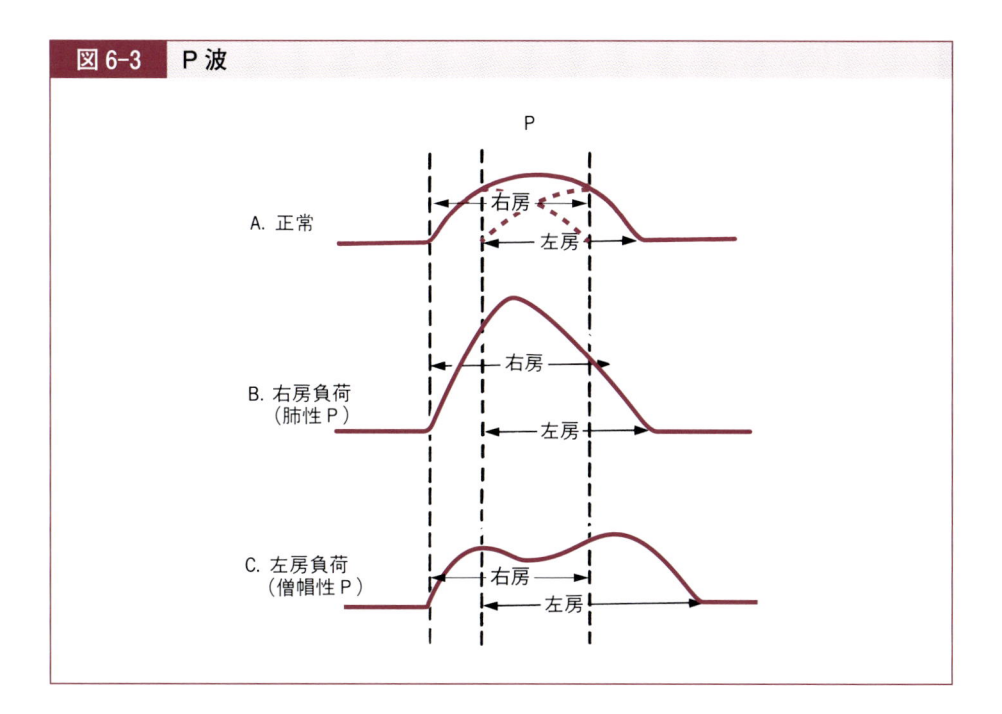

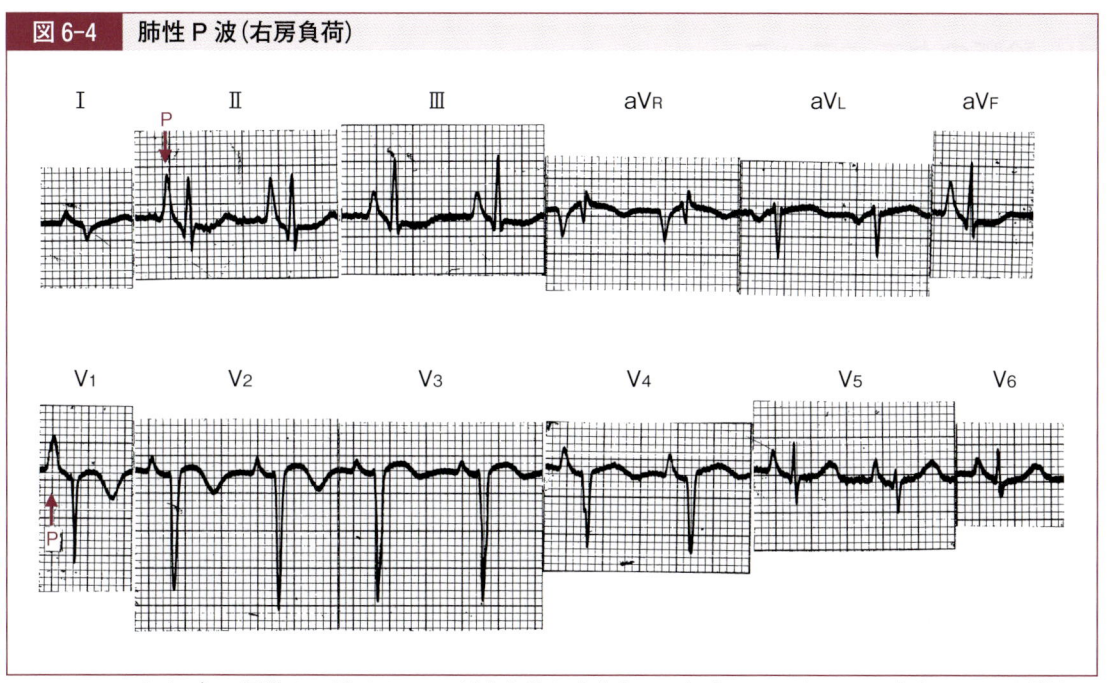

図6-3　P波

A. 正常

B. 右房負荷（肺性P）

C. 左房負荷（僧帽性P）

図6-4　肺性P波（右房負荷）

Ⅱ・Ⅲ・aV_F およびV₁誘導のP波は2.5 mm以上と著しく大きい。とくにPⅡは5.5 mmもあり，QRS群よりも大きい。

左房負荷

考え方のポイント

1) 僧帽弁狭窄や各種の左心不全状態で、左房に負担がかかると、左房が拡大し壁が厚くなりP波の左房成分が幅広く、二峰性となります。また、心房の起電力の方向が水平に近くなり、P波はⅠ・Ⅱ誘導で大きくⅢが小さくなる傾向がみられます。Ⅲでは陰性となることもあります(図6-6)。
2) 右胸部のV_1誘導からは心房の興奮を見送る部分(左房成分)が大きくなるので、P波は+−の二相性となり、陰性部分が大きくなります。陰性後成分の幅〔秒(sec)〕と大きさ(mm)の積(mm・sec)を **Morris指数**(Morris index)(図6-5)といいます。
3) このようなP波を、**僧帽性P**(mitral P, P mitrale)、**左房性P**(P sinistrocardiale)あるいは**左房負荷**(left atrial overload)とよびます(図6-6)。

診断のクライテリア

1) P波の幅≧0.12秒
2) P波の高さ<2.5 mm
3) P波はⅠ・Ⅱ・aV_Lおよび$V_{4\sim6}$誘導で二峰性
4) PV_1は+−の二相性となり、Morris指数 −0.04 mm・sec≦(−をつけた絶対値が0.04 mm・sec≧)

ノート

■ Morris指数の測りかた

PV_1の後方成分の幅を秒(sec)、大きさを等号をつけてmmで読みとり、その積(幅×大きさ)に等号をつけたものがMorris指数です(図6-5)。

$PⅠ・Ⅱ・aV_L$の幅が広いときは必ずPV_1を見る癖をつけて下さい!

6. P波　41

図6-5　Morris 指数（P波終末成分）

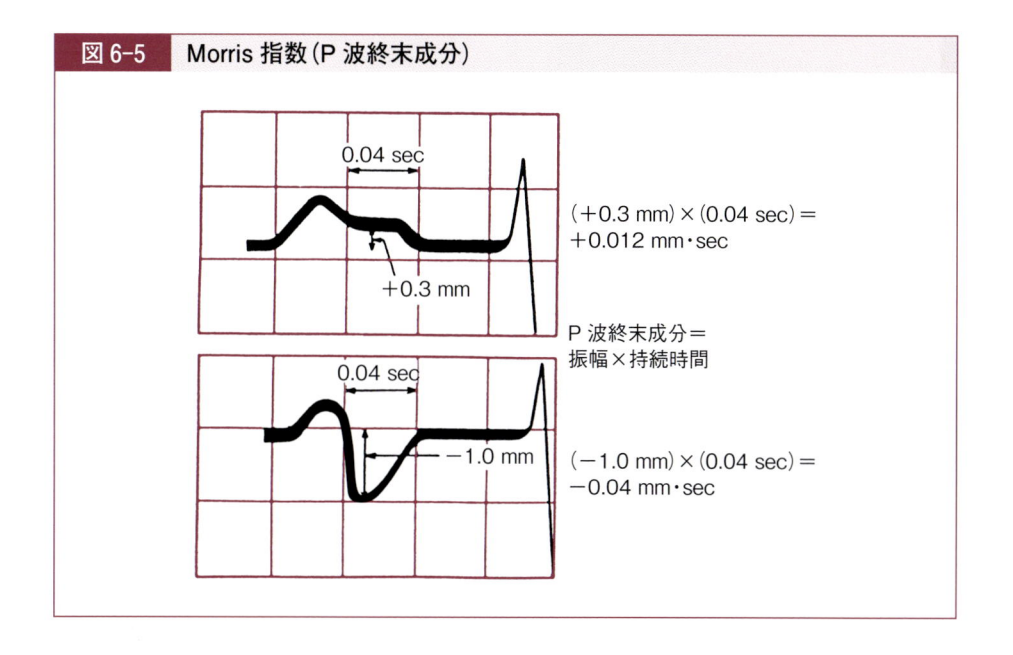

0.04 sec
+0.3 mm

$(+0.3\ mm) \times (0.04\ sec) = +0.012\ mm\cdot sec$

P波終末成分＝
振幅×持続時間

0.04 sec
−1.0 mm

$(-1.0\ mm) \times (0.04\ sec) = -0.04\ mm\cdot sec$

図6-6　僧帽性P（左房負荷）

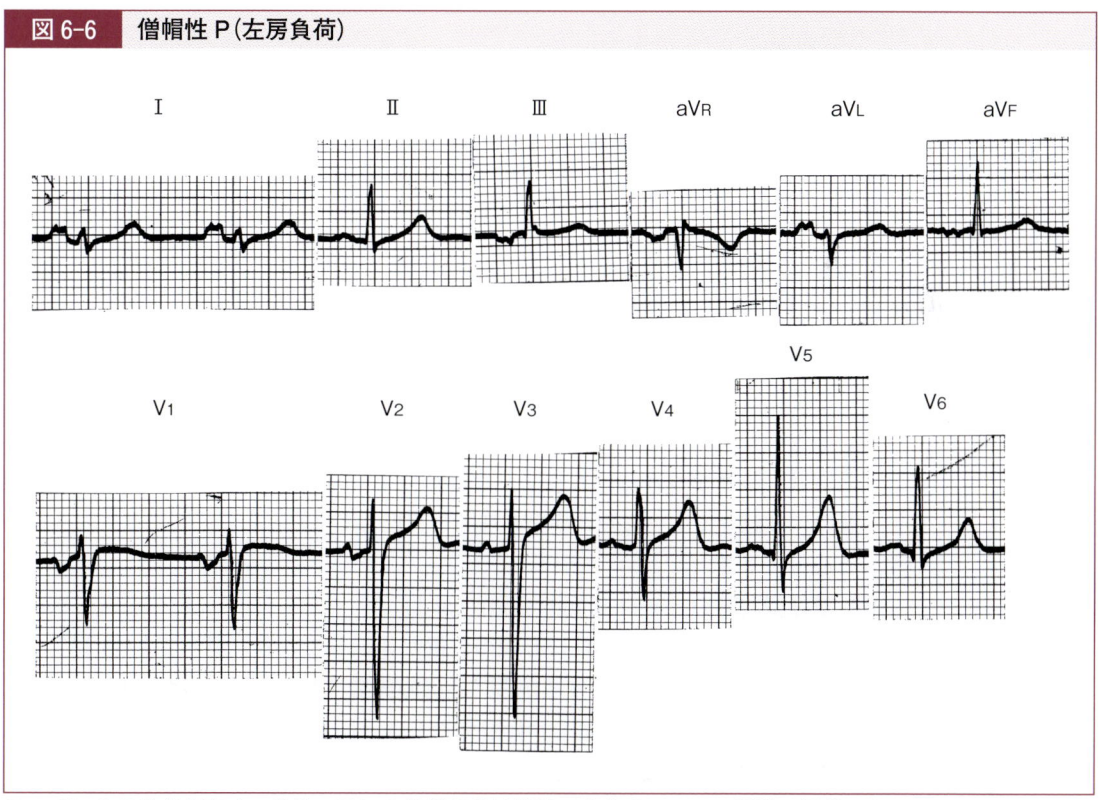

I　II　III　aV_R　aV_L　aV_F

V_1　V_2　V_3　V_4　V_5　V_6

I・aV_LのP波は幅広く二峰性。PV_1の後半部分は陰性で大きく，Morris指数は異常である。

両房負荷

考え方のポイント

1) 右房負荷と左房負荷を反映して，P 波の幅が広く，かつ大きくなります。
2) このような P 波を，**両房負荷** biatrial overload とよびます。

診断のクライテリア

1) P 波の幅≧0.12 秒
2) P 波の高さ≧2.5 mm
3) PV_1 は＋－二相性となり，＋成分は尖鋭で，－成分は－0.04 mm・sec より小さく（絶対値は大きく）なります。

陰性 P 波

考え方のポイント

1．Ⅰ誘導

a）**左手と右手の電極をつけ間違えたとき**

心房の興奮の方向が逆向きになり，**PⅠは陰性**になります。心電図を記録するときは，診断をつけるつもりでいなければなりません。PⅠ の逆転は大部分が電極のつけ違いです。このような心電図を整理して平然としていることは大きな恥と心得て下さい。

b）**鏡像型右胸心** mirror image dextrocardia

正常とは全く左右対称性に心臓の位置が逆転している人がいます（約1万人に1人）。洞結節は左にありますから，心房の興奮は左から右に向かい **PⅠ は陰性** になります。左右の手の電極をつけ違えたときと同じ理屈です（図6-7）。

c）**左房調律** left atrial rhythm

洞結節ではなく左房がペースメーカーとなることがあります。心房の興奮は左房から右房へ向かうので PⅠ は陰性になります。

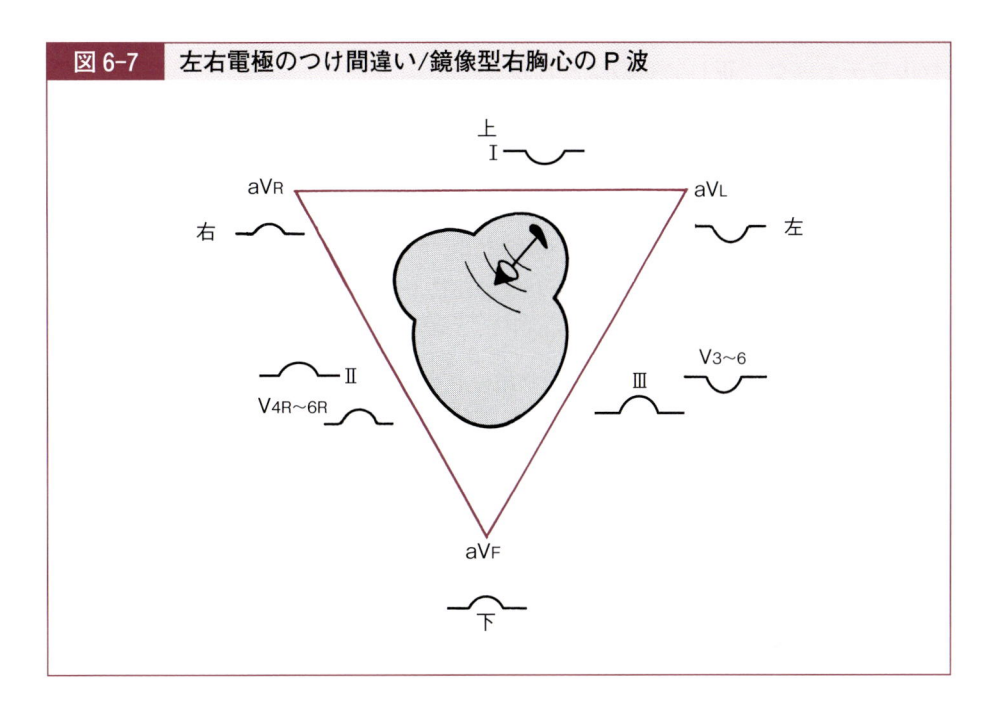

図 6-7 左右電極のつけ間違い/鏡像型右胸心の P 波

2. Ⅱ・Ⅲ・aV_F 誘導

心房の興奮が下から上に向かっていることを示します(⇨上室調律,122 頁参照)。そうするとⅡ・Ⅲ・aV_F の誘導軸の方向と興奮の方向が全く逆向きになり,Ⅱ・Ⅲ・aV_F 誘導の P 波は陰性になります。

3. Ⅲ・aV_L 誘導

心房の興奮が向かう方向が水平になったためでとくに異常とはいえません。

まとめ

❶ 洞調律とは,P 波がⅠ・Ⅱ・aV_F および V_{3~6} 誘導で陽性,aV_R で陰性なものをいう。簡便にはⅠ・Ⅱ誘導の P が陽性なら洞調律と考えてよい。

❷ P 波が,Ⅱ・Ⅲ・aV_F 誘導で尖鋭(≧2.5 mm)で,幅が正常(≦0.11 秒)なものを肺性 P あるいは右房性 P とよび右房負荷を示す。

❸ P 波が,Ⅰ・Ⅱ・aV_L および V_{4~6} 誘導で幅が広く(≧0.12 秒)二峰性で,大きさが正常(<2.5 mm)なものを僧帽性 P あるいは左房性 P とよび左房負荷を示す。

❹ 僧帽性 P では PV_1 の陰性後成分が大きく,幅(sec)と大きさ(mm)の積を Morris 指数といい,陰性部分の絶対値が 0.04 mm・sec 以上のものをいう。

❺ 右房負荷と左房負荷の両方の所見がみられるものを両房負荷とよぶ。

❻ PⅠ の逆転(陰性)は,大部分が右手と左手の電極のつけ間違いであるが,まれに鏡像型右胸心や左房調律のことがある。

セルフチェック　正しいものはどれか。

a．左房負荷――――――肺性 P 波
b．右房負荷――――――二峰性 P 波
c．Ⅱ誘導の陰性 P 波――――――左右電極のつけ間違い
d．Ⅲ誘導のみの陰性 P 波――――――正常範囲
e．Ⅱ・Ⅲ・aV_F 誘導の陰性 P 波――――――上室調律

解説　左房負荷は僧帽性 P 波で幅広く二峰性。右房負荷は肺性 P 波。幅は正常で振幅が大きい。Ⅰ誘導の陰性 P 波は左右電極のつけ間違いか鏡像型右胸心。〔正解：d，e〕

7. 左室肥大

　右室壁の厚さは3 mm，左室壁は11 mm以下です。心電図で**左室肥大**(left ventricular hypertrophy＝LVH)と診断されるものには，①壁の肥厚はそれほどでなくとも，左室内腔が拡大する**遠心性肥大**(eccentric hypertrophy)と，②壁が肥大し，内腔はむしろ狭くなっていく**求心性肥大**(concentric hypertrophy)，および③**両者が組み合わさったもの**(combined hypertrophy)があります。

■ 考え方のポイント

1) 肥大心電図は，左右心室の起電力の綱引きです。左室が肥大すると，左室側(左後方)の起電力が大きくなり，これを反映して，**$V_{5\cdot6}$誘導のR波が大きくなります**(図7-1)。**$V_{1\cdot2}$誘導**の側からみると，**$V_{5\cdot6}$誘導の大きなR波**を，**深いS波**として記録することになります。
2) 肢誘導では$\hat{A}QRS$が，左側に引っ張られる傾向があります。それで，SⅢがSⅡより大きく(**SⅢ＞SⅡ**)なり，**aV_L**は**qR型**となります。
3) 肥大した左室の脱分極に時間がかかり，**QRS幅が少し広くなります**。
4) 左室が肥大すると，再分極の状態も変わり，**ST-T波にも変化**が生じます。
5) 左室が肥大すると，血液が左房から左室に流入するのが障害され，拡張末期に左房が強く収縮しなければならなくなるなど，**左房にも負担**がかかり，その所見が現れてきます。

■ 診断のクライテリア

　QRS群の大きさ，幅と形の変化に注目します。典型例を2例呈示(図7-2, 7-3)しますので，以下のクライテリアと対比して下さい。

1) **QRS群の振幅によるクライテリア**
   a) RI＋SⅢ≧25 mm
   b) 肢誘導のどれかでR or S≧20 mm
   c) $SV_{1\cdot2}$≧30 mm
   d) $RV_{5\cdot6}$＞26 mm
   e) RV_6≧RV_5
   f) SV_1＋RV_5≧35 mm

図7-1 左室肥大で SV₁・₂ と RV₅・₆ が大きくなる理由

正常

左室肥大

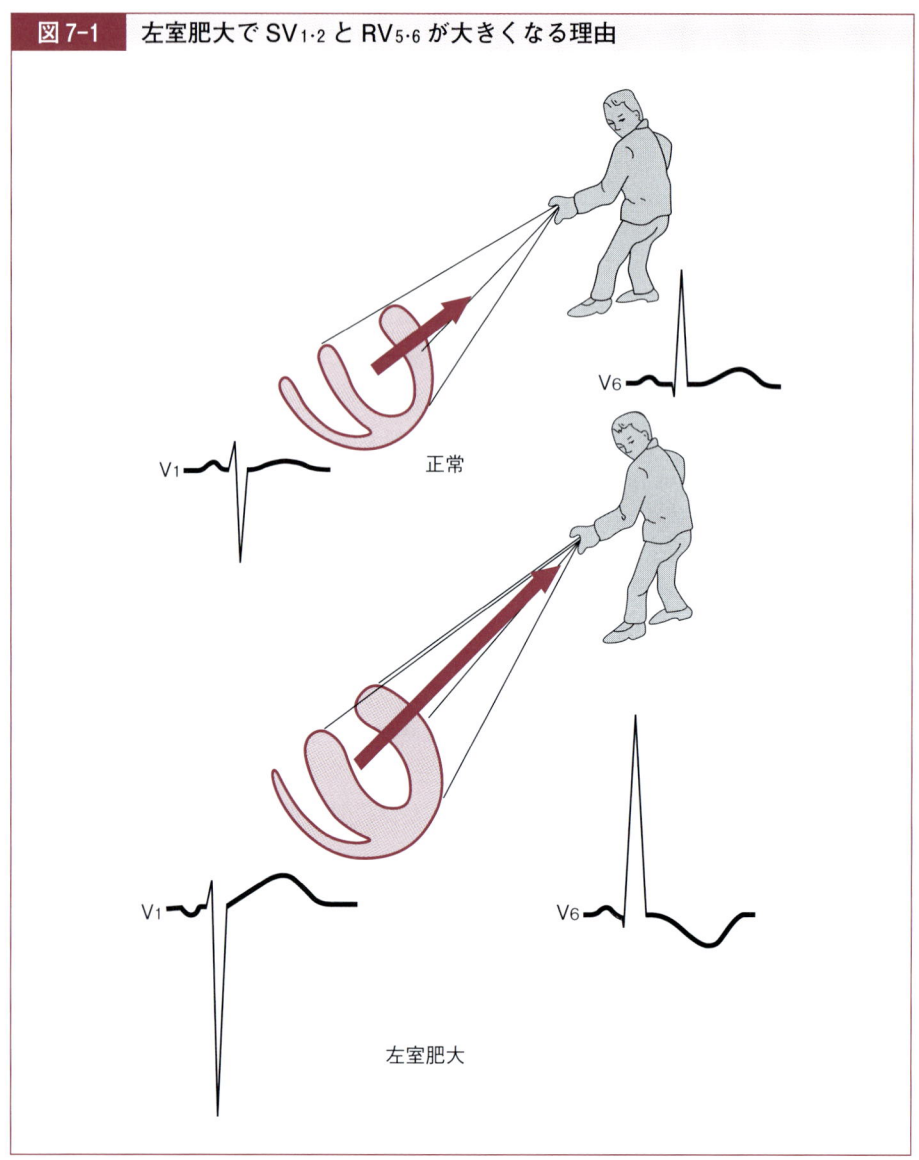

左室肥大では，左室側の起電力が大きくなるため V₁ からは遠のく波（S）が大きくなり，V₆ では向かってくる波（R）が大きくなる。SV₁ と RV₆ は同じ現象を違った角度から眺めている。

2）QRS 幅によるクライテリア

　a）QRS 幅≧0.09 秒
　b）V₅・₆ 誘導の心室興奮到達時間≧0.05 秒

心室興奮到達時間（ventricular activation time＝VAT）とは QRS 波の始まりから R 波の頂点までの時間間隔をいいます（**図7-4**）。これを**近接様ふれ** intrinsicoid deflection ともよびます。

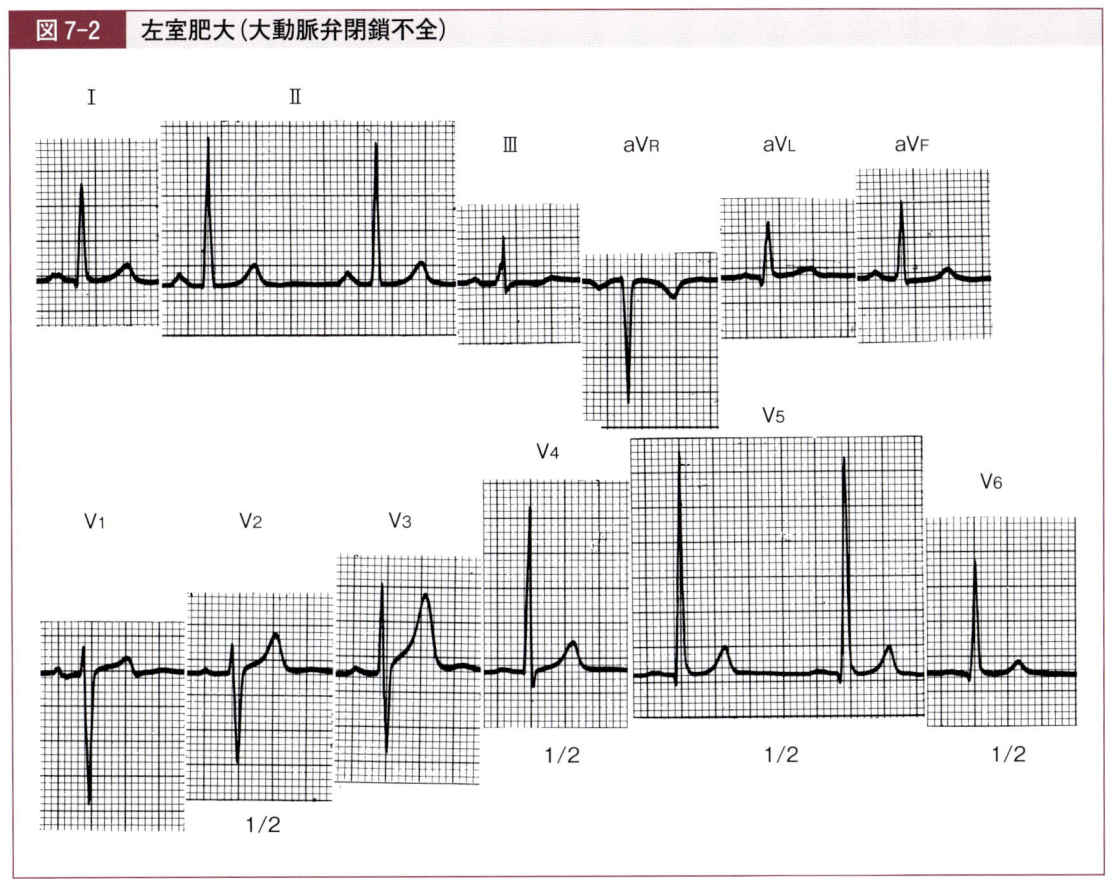

図 7-2　左室肥大（大動脈弁閉鎖不全）

QRS 群は全体に大きく V₂,₄〜₆ 誘導は 1 mV＝5 mm で記録してある。とくに V₄〜₆ 誘導の R は大きく，RV₅ は 60 mm もある。また，V₃〜₆ の T 波は左右対称性に尖鋭。これらの所見は容量負荷型の左室肥大を示唆する。

3) QRS 群の形によるクライテリア (pattern criteria)

a) SⅢ＞SⅡ
b) aV_L 誘導が qR 型
c) 胸部誘導の移行帯が急激に変わる。
d) Ⅰ・aV_L・V₅.₆ 誘導の ST 低下と T 逆転

移行帯の急変とは，例えば，V₃ 誘導が rS 型で V₄ 誘導が Rs 型というように，隣り合う誘導の R/S 比が極端に変わるものをいいます。

世界的に広く用いられている代表的な左室肥大のクライテリアを 2 つ掲げておきます (表 7-1, 7-2)。考え方をよく学んで下さい。

48 Ⅰ．心電図の基本を学ぶ

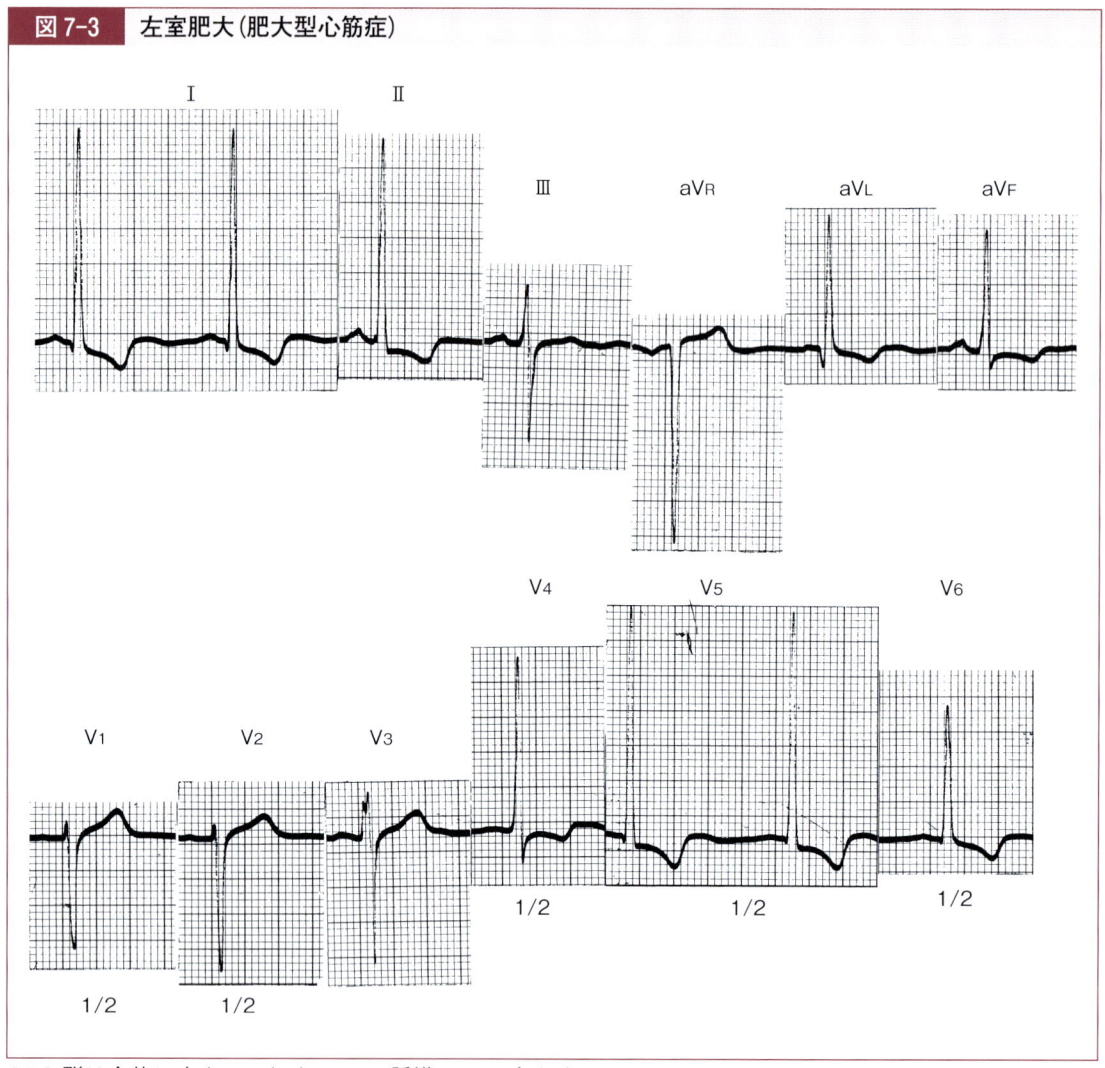

図7-3 左室肥大（肥大型心筋症）

QRS群は全体に大きい。とくに V4~6 誘導のRは大きく，RV5は65mmでSV1＋RV5＝95mm。またSⅢ＞SⅡ，aVLはqR型，移行帯はV3とV4の間で急に変わっている。さらに，Ⅰ・aVL・V4~6誘導のST-Tはストレインパターン。これらの所見は圧負荷型の左室肥大を示唆する。

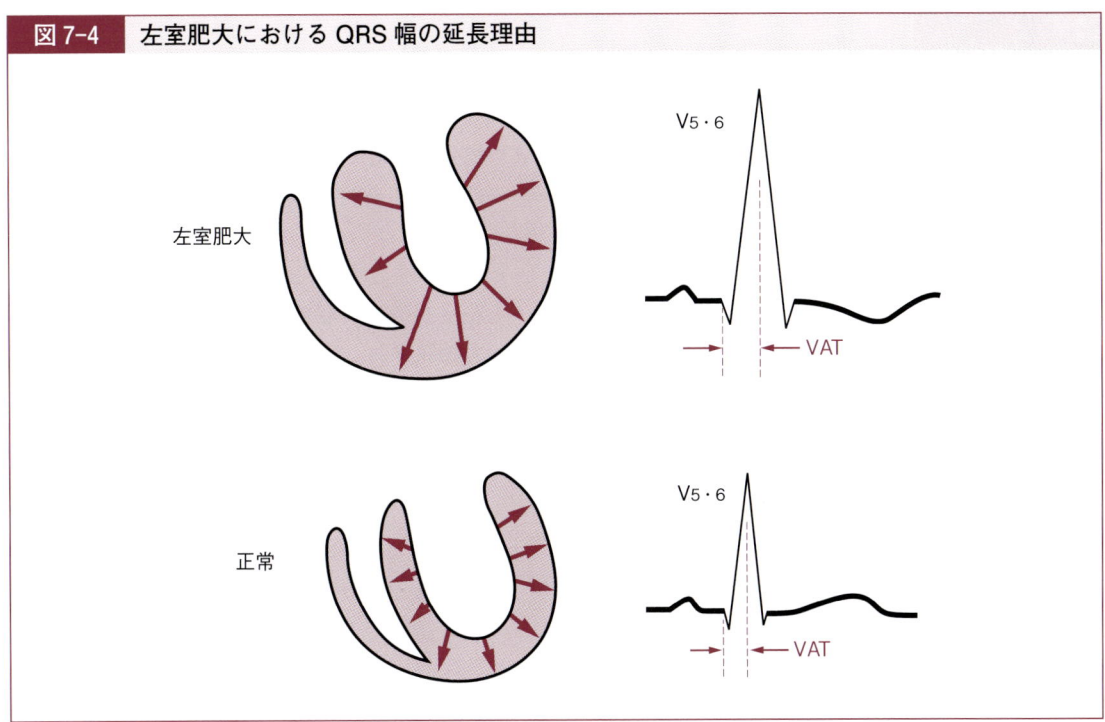

図 7-4　左室肥大における QRS 幅の延長理由

左室肥大では，肥大した左室の脱分極に時間がかかるため，心室内興奮伝導時間（VAT）は延長し，QRS 幅は広くなる。

表 7-1　Sokolow-Lyon の左室肥大診断基準

1) 標準肢誘導
   a) $R_1+S_3≧25$ mm
   b) I の ST 下降 $≧0.5$ mm
   c) T_1 は平低化，二相性あるいは逆転
   d) $T_{1・2}$ は二相性あるいは逆転
   e) 左軸偏位および I・II の QRS が高いとき，$T_3>T_1$
2) 胸部誘導
   a) RV_5 あるいは $V_6>26$ mm
   b) V_4，V_5 あるいは V_6 の ST 下降 >0.5 mm
   c) $V_{4～6}$ の T が平低化，二相性あるいは逆転
   d) V_5 あるいは V_6 の VAT $≧0.06$ 秒
3) 単極誘導
   a) aV_L あるいは aV_F の ST 下降 >0.5 mm
   b) RaV_L あるいは $aV_F≧6$ mm のとき，T は平低化，二相性あるいは逆転
   c) $RaV_L>11$ mm
   d) TaV_R は上向き

表 7-2　Romhilt-Estes の左室肥大診断基準

1) QRS の振幅
   （a, b, c のいずれかに該当すれば）……3
   a) 肢誘導のいずれかで R あるいは $S≧20$ mm
   b) SV_1 あるいは $V_2≧30$ mm
   c) RV_5 あるいは $V_6≧30$ mm
2) ST-T 部分の典型的な左室ストレイン
   a) ジギタリス未使用　……3
   b) ジギタリス使用中　……1
3) 左房負荷
   V_1 の P の陰性部分が深さ 1 mm 以上で幅 0.04 秒以上　……3
4) 左軸偏位
   前額面平均電気軸が $-30°$ 以上　……2
5) QRS 幅
   0.09 秒以上　……1
6) 心室興奮到達時間
   V_5 あるいは V_6 で 0.05 秒以上　……1

以上を合計して　5 点以上あれば左室肥大
　　　　　　　　4 点であれば左室肥大の疑い

ノート

■ST-T 波の変化

a) 左室肥大には，拡張を主にする遠心性肥大（図7-2）と，肥大を主とする求心性肥大（図7-3）があります。
b) いずれにしても，左室が肥大すると再分極の様式も変わるので，ST-T 波が変化します。
c) 拡張を主とする代表的な疾患は，僧帽弁閉鎖不全，大動脈弁閉鎖不全，心室中隔欠損，ボタロー管開存です。拡張期に左室内へ多量の血液が流れ込むために，**拡張期負荷**あるいは**容量負荷**（diastolic or volume overload）とよびます。
d) 拡張期負荷では，ST 部分は下降せず，$V_{5・6}$ 誘導で左右対称性に尖鋭な T 波がみられます。
e) 肥大を主とする代表的な疾患は，収縮期に左室が過大に収縮せざるをえない高血圧，大動脈弁および弁下狭窄，肥大型心筋症などです。**収縮期負荷**あるいは**圧負荷**（systolic or pressure overload）とよびます。
f) 収縮期負荷では，ST 部分は丸みをもって（上に凸）右下がり型に下降し，T 波は逆転する"ストレインパターン strain pattern"とよばれる ST-T 変化が，I・aV_L・$V_{5・6}$誘導でよくみられます。

図1　高血圧で初診の 57 歳男性

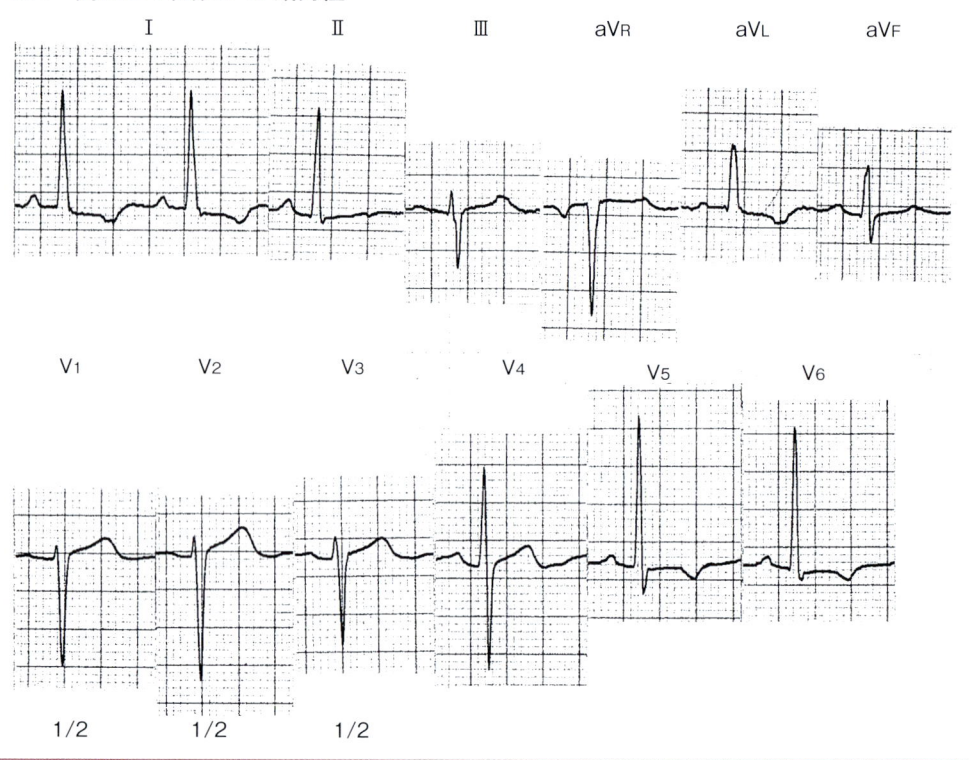

（つづく）

ノート：ST-T 波の変化/左室肥大の退縮（つづき）

■左室肥大の退縮

高血圧の治療が適切になされているか否かは，心電図が判定してくれます。

症例を呈示します。67歳の男性です。健診で高血圧を指摘され，毎日朝食前に家庭血圧を測定したところ，約 170/100 mmHg で怖くなって受診した患者さんです。

初診時の心電図（図1）をみると，型による診断基準 pattern criteria では，① SⅢ＞SⅡ，② aVL は qR 型，③ Ⅰ・aVL・V5·6 誘導の ST-T 変化と3項目に該当します。

振幅による診断基準 voltage criteria では，RI＋SⅢ＝23 mm，RaVL＝9 mm ですが，SV1＋RV5＝48 mm です。

血圧を＜130/80 mmHg にコントロールして6か月後（図2）には，RI＋SⅢ＝12 mm，RaVL＝3 mm と著しく電位が低下し，SV1＋RV5＝37 mm と減高しました。

このように高血圧は降圧療法を適切に行うと，高電位や ST-T 変化のある症例では，所見が明らかに改善します。しかしこの事実は実臨床には応用されていません。将来の臨床に大いに役立てて下さい。

図2 治療（＜130/80）6か月後の心電図

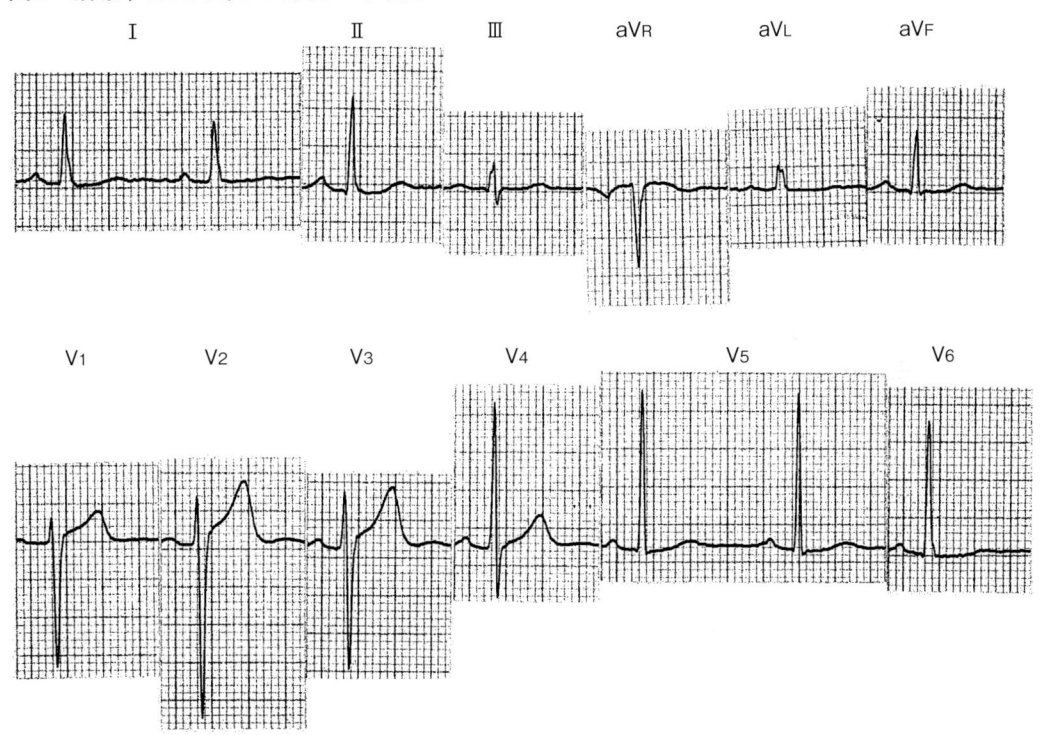

まとめ

❶ 左室肥大には，容量負荷により拡張を主とするもの(僧帽弁閉鎖不全，大動脈弁閉鎖不全，心室中隔欠損，動脈管開存)と，圧負荷により壁肥厚(≧12 mm)を主とするもの(高血圧，大動脈弁および弁下狭窄，肥大型心筋症)とがある。

❷ 左室が肥大すると，左後方へ向かう起電力が増大するため，全体に QRS 波が大きくなる。とくに $RV_{5\cdot6}$ が大きく，$SV_{1\cdot2}$ が深くなる。

❸ 左室を脱分極するのに時間がかかるため，QRS 幅はやや延長する。

❹ QRS 群の形にも変化がみられ，胸部誘導の移行帯が急激に変化する。

❺ 左室肥大の主なクライテリア
　　a) 肢誘導のどれかで R または S≧20 mm
　　b) $RI + SIII ≧ 25$ mm
　　c) $SIII > SII$
　　d) aV_L が qR 型
　　e) $RV_{5\cdot6} > 26$ mm
　　f) $SV_{1\cdot2} ≧ 30$ mm
　　g) $SV_1 + RV_5 ≧ 35$ mm
　　h) $RV_6 ≧ RV_5$
　　i) 胸部誘導の移行帯が急変

❻ 左室肥大では ST-T 波も変化することが少なくない。容量負荷では，I・aV_L・$V_{5\cdot6}$ 誘導の T 波が左右対称に尖鋭となり，圧負荷では I・aV_L・$V_{5\cdot6}$ 誘導の ST 部分が右下がりに下降し T 波も逆転するストレインパターンを示す。

セルフチェック　**容量負荷型の左室肥大心電図に該当するものはどれか。**

a. 電気軸 = 0°，$RV_1 = 2$ mm，$RV_5 = 50$ mm，I，$V_{4\sim6}$ の陰性 T
b. 電気軸 = -10°，$R/SV_1 = 0.2$，$RV_5 = 20$ mm，V_1 の陰性 T
c. 電気軸 = +10°，$SV_1 = 30$ mm，$RV_5 = 40$ mm，I，$V_{4\sim6}$ の陽性 T
d. 電気軸 = -20°，$SV_1 + RV_5 = 50$ mm，$V_{4\sim6}$ の陰性 T
e. S_IQ_{III} 型，$R/SV_1 = 2$，$SV_5 = 8$ mm，$V_{1\sim3}$ の陰性 T

解説　a, d：圧負荷型の左室肥大。b：正常範囲。e：右室肥大の所見。〔正解：c〕

8. 右室肥大

　左室肥大と同様に，**右室肥大**(right ventricular hypertrophy＝RVH)(図8-1)にも，①拡張期に右室に多量の血液が流れ込み，**容量負荷**のために内腔が拡張する**拡張性肥大**と，②収縮期に右室が強く収縮する結果生ずる**求心性肥大**，および③その両者をきたす場合があります。

　左室肥大と異なって，右室肥大では，拡張期に負荷のかかる**容量負荷**(**遠心性右室肥大**)と，収縮期に負荷のかかる**圧負荷**(**求心性右室肥大**)とでは，心電図のパターンがかなり異なります。

圧負荷（求心性）による右室肥大

考え方のポイント

1) 代表的な病気は，**肺動脈狭窄，ファロー四徴，本態性肺高血圧症**などです。
2) 肥大心電図は，左右心室の綱引きです。右室が求心性に肥大すると，右室の起電力が強大となり，通常の心電図とは左右が逆の感じになります。すなわち，右胸部誘導($V_{1·2}$)のR波が大きく，S波は小さくなり，左胸部誘導($V_{5·6}$)のR波は小さく，S波が深くなります(図8-2)。
3) 心室全体としての起電力は右方へ向かい，ÂQRSは**右軸偏位**します。それで，SIが深く，RⅢが大きい，$S_I R_Ⅲ$型となります。

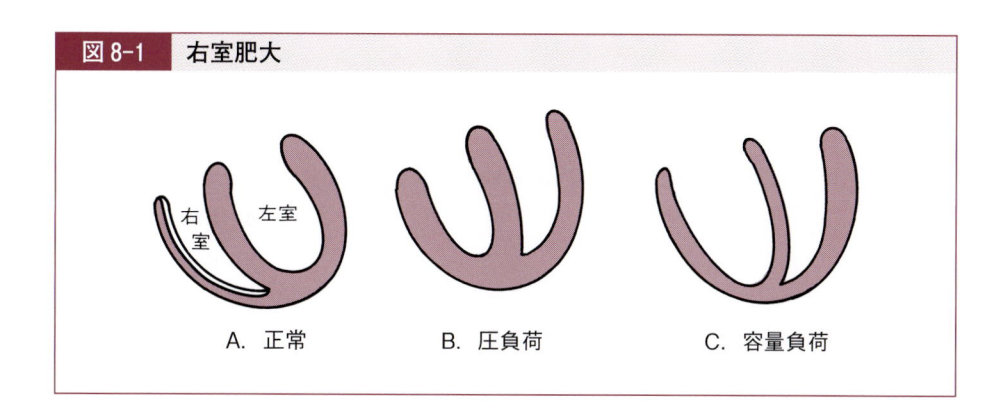

図 8-1　右室肥大

A. 正常　　B. 圧負荷　　C. 容量負荷

図 8-2　圧負荷による右室肥大（本態性肺高血圧症）

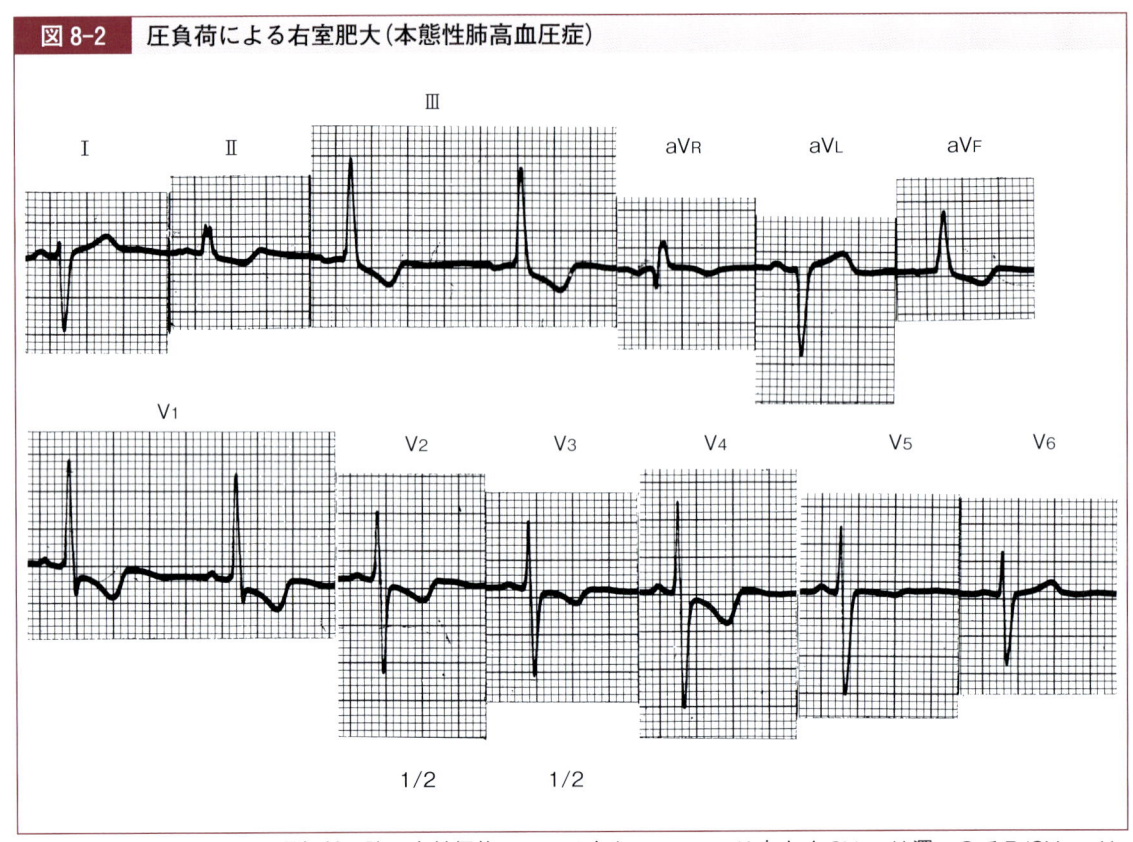

典型的な S₁R₃ 型を呈し，電気軸は強い右軸偏位。RV₁ は大きい。RV₅・₆ は小さく SV₅・₆ は深いので R/SV₅・₆＜1。さらに Ⅱ・Ⅲ・aVF および V₁～₅ の ST-T はストレインパターン。

4) 肥大した右室の脱分極に時間がかかり，V₁ 誘導の QRS の始まりから R の頂点までの間隔（心室興奮到達時間 VAT）はやや延長します。
5) 左室の圧負荷では，左胸部誘導にストレインパターンがみられるように，右室の圧負荷では，**右胸部誘導**（通常は Ⅱ・Ⅲ・aVF および V₁・₂）に**ストレインパターン**がみられます。
6) 左室肥大では左房に負荷がかかるように，右室肥大では**右房に負荷**がかかり，右房負荷所見がよくみられます。

■ 診断のクライテリア

1) $\hat{A}QRS \geq +100°$（あるいは $\geq +110°$）
2) $S_I R_{III}$ 型
3) $RV_1 \geq 7$ mm
4) $R/SV_1 \geq 1$
5) V₁ 誘導が R, qR, qRs, Rs, RS 型
6) $RV_{5\cdot6} \leq 5$ mm
7) $SV_{5\cdot6} \geq 7$ mm
8) $R/SV_{5\cdot6} \leq 1$
9) $RV_1 + SV_{5\cdot6} \geq 10.5$ mm
10) V₁ の VAT ≥ 0.04 秒
11) 肺性 P 波

表 8-1　右室肥大の診断基準

1)　Sokolow & Lyon
1.　RAD≧110°
2.　RV_1≧0.7 mV
3.　SV_1＜0.2 mV
4.　$SV_{5·6}$≧0.7 mV
5.　$RV_1+SV_{5·6}$＞1.05 mV
6.　$RV_{5·6}$≦0.5 mV
7.　$R/SV_{5·6}$≦1
8.　RaV_R≧0.5 mV
9.　$R/SV_5÷R/SV_1$≦0.4
10.　R/SV_1＞1
11.　0.07″≧$VATV_1$≧0.04″
12.　V_1，V_2の R≧0.5 mV および T 逆転および ST 下降
13.　aV_L，aV_Fの R≧0.5 mV および T 逆転および ST 下降
2)　笹本
Ａ．右軸偏位≧100°
Ｂ．$R/SV_{5·6}$≦1 ⎱ と同時に満足すること
$SV_{5·6}$≧0.7 mV ⎰
慢性肺疾患があって A または B に該当するときは右室肥大

　広く用いられている代表的な右室肥大のクライテリアを 2 つ掲げておきます(表 8-1)。しかし，Sokolow と Lyon のものは剖検上右室肥大を呈した心電図にこれらの所見が認められたと報告しており，どれに該当したら右室肥大と診断してよいのかが述べられていない欠点があります。

容量負荷(遠心性)による右室肥大

■ 考え方のポイント

1) 代表的な病気は，**心房中隔欠損，肺動脈弁閉鎖不全，三尖弁閉鎖不全**です。
2) 右室の容量負荷では，右室全体ではなく，出口(流出路)の部分の室上稜とよばれる部分が肥厚するため，そこの脱分極に時間がかかり，**不完全右脚ブロックに似た特有のパターンを示します(図 8-3)**(⇨完全右脚ブロック，190 頁参照)。I・$V_{5·6}$誘導が qRs 型，$V_{1·2}$誘導が rsR′型となります。V_1は rsR′型のほか，rSR′，rSR′s′型のこともあります。
3) ÂQRS は右軸偏位の傾向があります。
4) ST-T 波は，II・III・aV_Fおよび $V_{1·2}$誘導で**ストレインパターン**を示します。

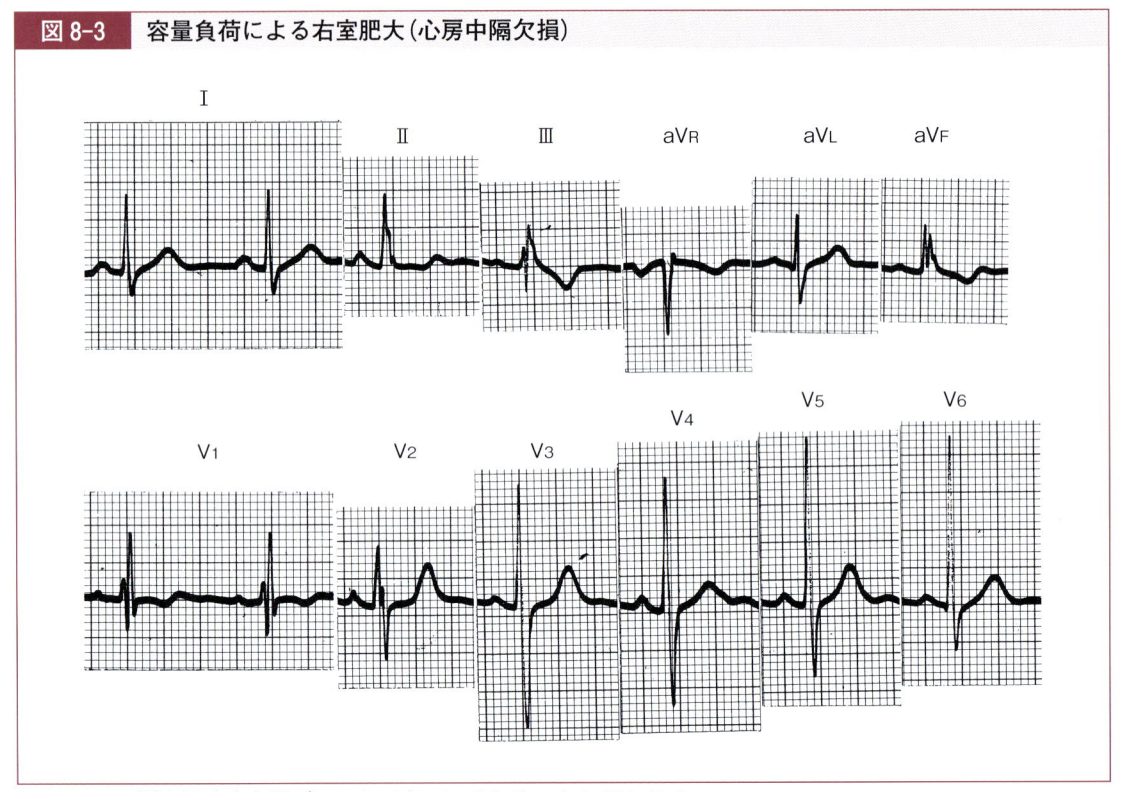

| 図 8-3 | 容量負荷による右室肥大(心房中隔欠損) |

V₁ は rsR′s′ 型と不完全右脚ブロックパターンである。また SV₅ は 9 mm。

診断のクライテリア

1) QRS 幅 ≦ 0.11 秒
2) V₁ 誘導は rsR′, rSR′, rSR′s′ 型
3) I・V₅・₆ 誘導は qRs, qRS, qrS 型

まとめ

❶ 右室肥大には，圧負荷により壁肥厚(≧4 mm)を主とするもの(肺動脈狭窄，ファロー四徴，本態性肺高血圧症)と，容量負荷により拡張を主とするもの(心房中隔欠損，肺動脈閉鎖不全，三尖弁閉鎖不全)があり，両者では心電図の表現が大きく異なる。

❷ 圧負荷による右室肥大では，心室の全体としての起電力が，健常者とは逆に右方へ向かうから，胸部誘導の R の発育 R progression が逆になる。それで，RV₁ ≧ 7 mm と大きく，SV₁ < 2 mm と小さくなり，逆に，RV₅・₆ ≦ 5 mm と小さく，SV₅・₆ ≧ 7 mm と深くなる。

❸ 容量負荷をきたす右室肥大では，右室流出路の肥厚のために V₁ 誘導が rsR′, rSR′, rSR′s′ 型，Ⅰ・aV_L・V_{5・6} 誘導は qRs, qRS, qrS 型と不完全右脚ブロックパターンを示す．
❹ 圧負荷，容量負荷にかかわらず，ÂQRS は経時的に右軸へ偏位する．
❺ ST-T 波は，Ⅱ・Ⅲ・aV_F および V_{1~3} 誘導でストレインパターンを示すことが少なくない．

セルフチェック　正しい組み合わせはどれか．

a．圧負荷型の心室肥大―――――求心性肥大
b．容量負荷型の心室肥大―――――遠心性肥大
c．不完全右脚ブロックパターン―――求心性右室肥大
d．RV_{5・6} の高電位と尖鋭な T 波―――遠心性左室肥大
e．本態性肺高血圧症―――――遠心性右室肥大

解説　不完全右脚ブロックパターンは遠心性右室肥大を示唆する．原発性肺高血圧症は肺細動脈の内膜・中膜肥膜をきたす原因不明で高度の肺高血圧をきたす疾患．当然，求心性右室肥大をきたす．〔正解：a，b，d〕

セルフチェック　圧負荷型の右室肥大に該当するものはどれか．

a．電気軸＝＋110°，RV₁＝10 mm，R/SV₅＝0.5，V_{1~3} の陰性 T
b．電気軸＝＋60°，R/SV₁＝0.2，RV₅＝20 mm
c．電気軸＝＋100°，V₁＝rsR′ 型，RV₅＝qRs 型，V_{1~3} の陰性 T
d．電気軸＝＋10°，SV₁＋RV₅＝50 mm，V_{4~6} の陽性 T
e．S_ⅠR_Ⅲ 型，R/SV₁＝1.0，RV₁＋SV₅＝15 mm，V_{1~3} の陰性 T

解説　a，e：圧負荷型の右室肥大．b：正常範囲．c：容量負荷型の右室肥大．d：容量負荷型の左室肥大．〔正解：a，e〕

9. 両室肥大

　左右の心室に負担のかかる病気，例えば，①左→右短絡のある先天性心臓病が長い経過を辿り右→左短絡が加わった Eisenmenger 症候群，②僧帽弁狭窄兼閉鎖不全のような**連合弁膜症**，あるいは，③**慢性肺性心に高血圧が合併**したときには，両心室が肥大します。

　心室肥大心電図は，左右心室同士が綱引きをした結果として現れるので，**両室肥大**の診断は難しいことが少なくありません。極端な場合には，左右心室が正常時と同じ比率で肥大すれば，見かけ上の心電図が正常と変わらないことが起こるかもしれません。

　さらに，心室肥大には，肥大と拡張があり，左右心室で4つの組み合わせができることになります。

■ 考え方のポイント

1) 一方の心室の肥大所見が主なのに，他方の所見も散見されるときに，両室肥大（biventricular hypertrophy＝BVH）**を疑います**。具体的に以下のような所見が組み合わさって認められる場合です。
2) 胸部誘導は $RV_{5·6}$ が大きく左室肥大なのに，ÂQRS が軽度に右軸化しているとき。
3) RV_1 が大きいのに，ÂQRS が左軸の傾向があるとき。
4) RV_1 が大きく，$SV_{5·6}$ も深いのに，$RV_{5·6}$ が大きいとき。
5) V_1 の QRS 波が，rsR′，qR，qr，R，Rs 型なのに $RV_{5·6}$ が大きいとき。
6) 胸部誘導が RS 型を示す誘導が多いとき（これを **Katz-Wachtel 現象**といいます）（図 9-1）。
7) 左室肥大なのに経過を追っていくと，ÂQRS が右側に向かうとき。

■ 診断のクライテリア

1) $SV_{1·2}+RV_{5·6} \geq 35$ mm なのに ÂQRS＞＋90°
2) $RV_1+SV_{5·6} \geq 10.5$ mm なのに ÂQRS＜0°
3) V_1 が rsR′，qR，R，Rs，qr 型で $RV_{5·6} \geq 26$ mm
4) $R/SV_1 \geq 1$ なのに $RV_{5·6} \geq 26$ mm
5) $R/SV_{5·6} \leq 1$ なのに $RV_{5·6} \geq 26$ mm
6) 胸部誘導の大部分が RS 型

図9-1　両室肥大

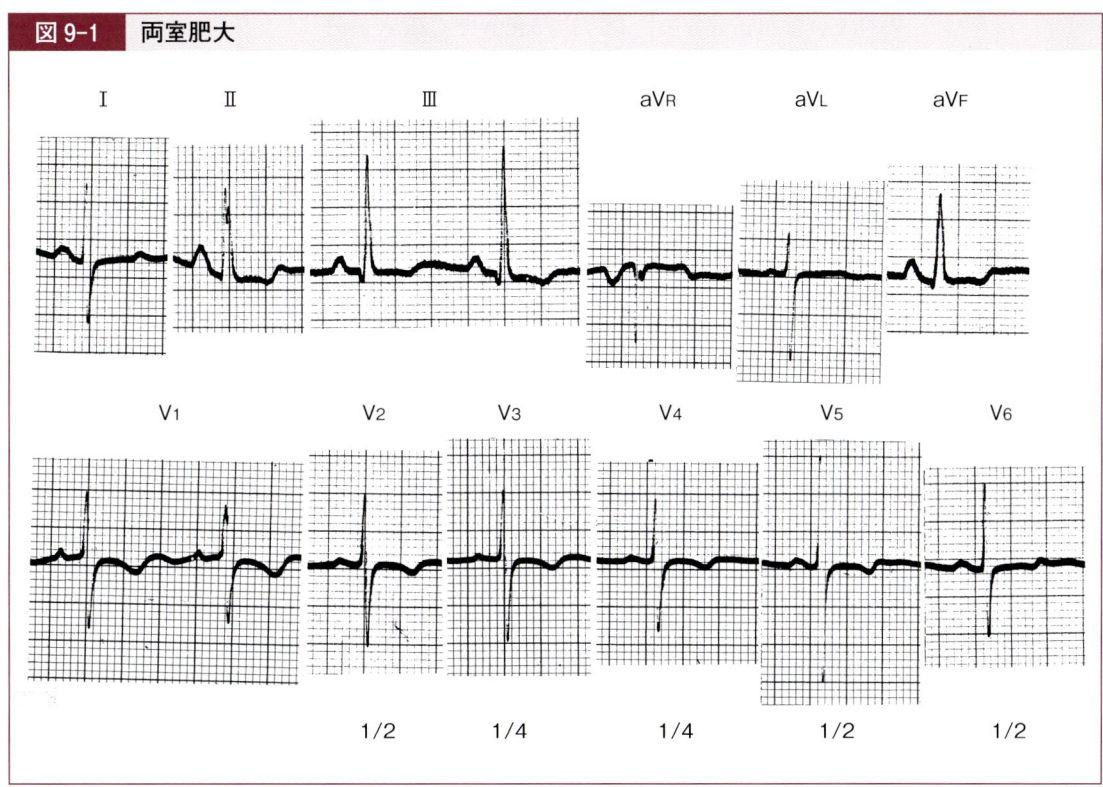

QRS群は全体に大きい。電気軸はおよそ＋90°。胸部誘導はすべてRS型とKatz-Wachtel現象が示されている。STはⅡ・Ⅲ・aVF誘導で下降し，T波はそれらの誘導と全胸部誘導で逆転している。

表9-1　両室肥大の診断基準

1) Lepeschkin
   a) RVH＋LVH
   b) 胸部誘導の移行帯がV4またはそれより左へ移る
   c) 肢誘導で左室負荷所見がある
   d) RVHの存在に加えて肢誘導で左室負荷所見がある
   e) 右/左胸部誘導で高いRと逆転T
   f) VATV1/V6が遅延する
   g) RVHとLVHが完全にバランスしていればECGは正常範囲のこともある
2) Friedman
   a) 胸部誘導が右室/左室拡大を示すとき
   b) RVHの存在のもとに以下の1項目があるとき
      ⅰ) 左軸偏位
      ⅱ) RV5・6が高く，VAT延長し，ST下降またはT逆転
      ⅲ) RV5・6＋SV1・2＞35 mm
      ⅳ) 左胸部誘導および/またはⅡ・Ⅲ・aVFの深いQ
      ⅴ) 中部胸部誘導および/または肢誘導の2つ以上で大きなRS波を認めるとき
   c) LVHの存在のもとに以下の1項目があるとき
      ⅰ) 右軸偏位
      ⅱ) R or R'V1が高いか，V1R/S or R'/S＞1
      ⅲ) RaVR≧5 mm かつ Q/R＜1
      ⅳ) V5・6の深いS
   d) 他の方法で両室肥大が疑われるのに心電図が正常のとき

7）$RV_{5\cdot6} \geq 26$ mm なのに $RaV_R \geq 5$ mm で $Q/RaV_R < 1$

広く用いられている代表的な両室肥大のクライテリアを2つ掲げておきます（**表9-1**）。

まとめ

❶ 左右の心室に負荷がかかるような疾患，例えば Eisenmenger 症候群，連合弁膜症，慢性肺性心に高血圧が合併した場合などで両室肥大が認められる。

❷ 左右心室の圧負荷と容量負荷で4つの組み合わせができる。

❸ 一方の心室肥大の所見が主に認められるのに，他方の肥大所見もあるときに両室肥大を疑う。

❹ 診断のクライテリアとしては，

　a）$SV_{1\cdot2} + RV_{5\cdot6} \geq 35$ mm なのに $\hat{A}QRS \geq 90°$

　b）$RV_1 + SV_{5\cdot6} \geq 10.5$ mm なのに $RV_{5\cdot6} \geq 26$ mm あるいは $\hat{A}QRS \leq 0°$

　c）$R/SV_{5\cdot6} \leq 1$ なのに $RV_{5\cdot6} \geq 26$ mm

　d）V_1 が rsR′，rSR′，qR なのに $RV_{5\cdot6} \geq 26$ mm

　e）左室肥大が主なのに経時的に右軸方向へ電気軸が向かうときなどを参考とする。

セルフチェック　両室肥大について正しいものはどれか。

a．電気軸＝−30°，$SV_1 = 20$ mm，$RV_6 = 30$ mm，$V_{5\cdot6}$ の T 陰性

b．電気軸＝＋90°，$RV_1 =$ RS 型，$RV_5 = 30$ mm，$SV_6 = 15$ mm

c．S_IR_{III} 型，$V_1 =$ rs R′ 型，$RV_5 = 30$ mm，$SV_6 = 10$ mm

d．電気軸＝−45°，$RV_1 = 15$ mm，$SV_1 = 3$ mm，$RV_6 = 28$ mm

e．S_IR_{III} 型，$R/SV_1 = 2.0$，$R/SV_6 = 0.3$

解説　a：左室肥大。e：右室肥大。〔正解：b，c，d〕

セルフチェック　心室肥大について正しいものはどれか。

a．左室肥大では SV_1 が大きいと RV_5 は小さくなる。

b．右室肥大では Ⅰ・Ⅱ・aV_L 誘導にストレインパターンが認められる。

c．胸部誘導が左室肥大を示唆し，右軸偏位していると両室肥大と診断される。

d．両室肥大では V_1 と V_5 の VAT が延長する。

e．両室肥大では全胸部誘導が RS 型を示すことがある。

解説　SV_1 と RV_5 は同じ起電力を別の角度から眺めたものであり，通常は相関する。右室肥大では Ⅱ・Ⅲ・aV_F および $V_{1\sim3}$ 誘導にストレインパターンが認められる。〔正解：c，d，e〕

10. 低電位（差）

QRS群の振幅が，ある程度以下に小さいものを**低電位（差）**low voltage，大きいものを**高電位（差）**high voltage といいます。高電位（差）は肥大心電図で勉強しました。

■ 考え方のポイント

1) 同じ起電力であれば，興奮の向かう方向が誘導軸上にあれば，波形が最も大きく描かれ，興奮の向かう方向と誘導軸が直交すると0になり，その間の角度では鈍角になるほど（誘導軸に近づくほど），波形が大きくなります（図10-1）。
   この場合，興奮が電極に向かってくれば上向き（陽性）にふれ，電極から遠ざかっていけば下向き（陽性）にふれます。
2) 心臓と電極間の距離も大きく関係し，起電力は距離の3乗に反比例して小さくなります。
3) 12誘導のうち，いくつかの誘導で小さいのは，起電力をとらえる電極の位置的な関係であり，意味がありません。

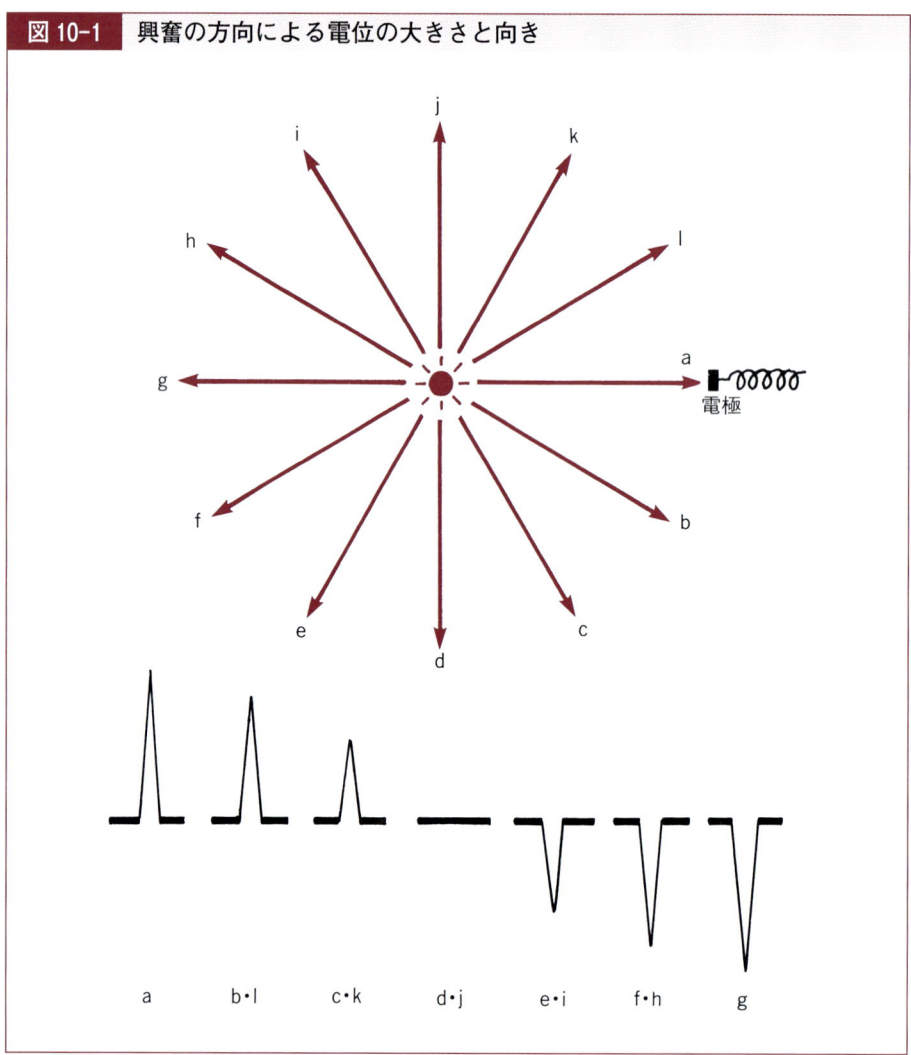

図 10-1　興奮の方向による電位の大きさと向き

同じ起電力であっても基点と電極を結ぶ線に一致する興奮が電位差は一番大きく，垂直になると 0 になる。興奮が電極と逆方向に向かうと陰性となる。

■ 診断のクライテリア

1) 標準肢誘導（Ⅰ・Ⅱ・Ⅲ）の各々が 5 mm 以下か，3 誘導の QRS 群の総和が 15 mm 以下であれば，**肢誘導の低電位(差)** (low voltage in limb leads) と診断します（図 10-2）。

2) 胸部誘導では，すべての誘導の QRS 群の振幅が 10 mm 以下のときに，**胸部誘導の低電位(差)** と診断します (low voltage in chest leads)。

図 10-2　肢誘導の低電位差

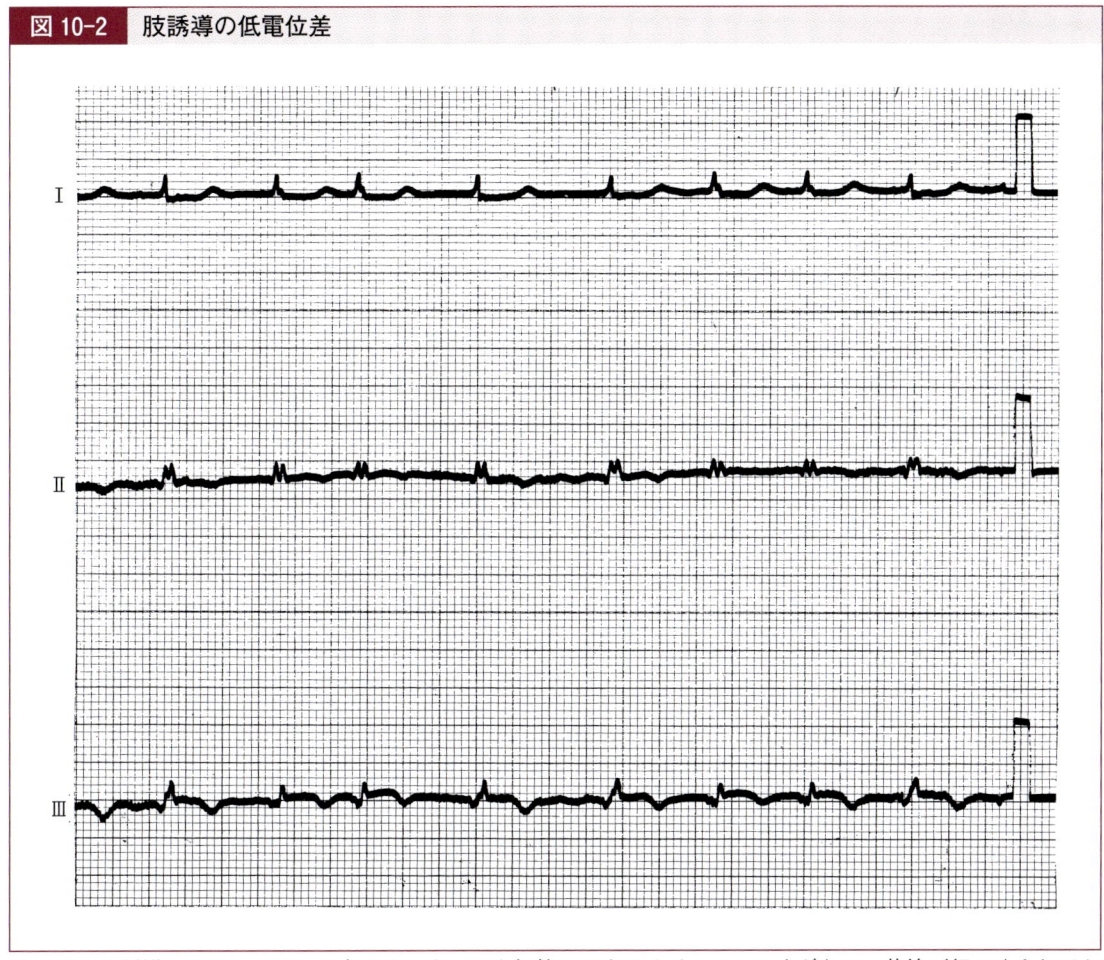

Ⅰ・Ⅱ・Ⅲ誘導とも 5 mm 以下と小さく，すべてを加算してもおよそ 8 mm にすぎない。基線が細かくゆれており心房細動（22 章参照）。

ノート

■低電位（差）の原因

a）心臓に生じた起電力が体表面に伝播するのが妨げられたとき
　（1）心膜液貯留
　（2）粘液水腫
　（3）肺気腫
　（4）高度の肥満

b）心臓の起電力が低下したとき
　（1）種々の病態による心筋傷害
　（2）悪液質

c）四肢に高度の浮腫があるとき
　（1）うっ血性心不全
　（2）ネフローゼ

> **まとめ**

❶ 起電力の方向が誘導軸に一致するとき波形は最も大きく，誘導軸に垂直なときは0，その間は徐々に大きさを減じる。
❷ 起電力は距離の3乗に反比例して小さくなる。
❸ 12誘導のうち，いくつかの誘導でQRS群が小さいのは電極の位置的なものであり，異常とはいえない。
❹ 肢誘導はⅠ・Ⅱ・Ⅲの各誘導が≦5 mm，あるいは総和が≦15 mm，胸部誘導は各誘導が≦10 mmのときに低電位(差)とよぶ。
❺ 低電位(差)をもたらす病態としては，
 a) 心臓に生じた起電力は正常でも，その伝播に障害があるとき
 b) 心臓の起電力そのものが低下したとき
 c) 四肢に高度の浮腫があるとき
などである。

セルフチェック 低電位(差)について正しいものはどれか。

 a．肢誘導の各QRS振幅が10 mm以下をいう。
 b．興奮の向かう方向が誘導軸と直交するとき波高が最大になる。
 c．粘液水腫や肺気腫で認められやすい。
 d．肥大型心筋症で認められることが少なくない。
 e．高度のうっ血性心不全で認められることがある。

解説 肢誘導の各QRS振幅が5 mm以下が定義。興奮の向かう方向が誘導軸と同じときが最大になる。肥大型心筋症では高電位を示す。〔正解：c，e〕

11. ST-T 波と QT 間隔の異常

　ST 部分(ST segment)は心室興奮の極期，T 波は静止電位に戻っていく再分極の過程で描かれる波形です。

　正常では，ST 部分は，P 波の始まりどうしを結ぶ線(**基線，等電位線，ゼロ線**)に一致し，上昇も下降もしません(**図 11-1-A**)。

　また，**T 波**は QRS 群の主なふれと同じ方向を向きますが，Ⅲ・aV_L・aV_F・V_{1·2} 誘導では，陰性のこともあります。

■ 考え方のポイント

1) ST-T 変化には，**一次性 ST-T 変化**(primary ST-T changes)と**二次性 ST-T 変化**(secondary ST-T changes)があります(**図 11-1-B，C**)。
2) 一次性変化とは，心筋が変性したり，心筋梗塞で壊死になるなど，心筋が器質的な変化を受けた場合，および電解質の異常や薬剤の影響などの機能的な変化を受けて，再分極過程が変化することをいいます。
3) 二次性変化とは，心筋自体に異常がなくとも，WPW 症候群や脚ブロックなどのように心筋の脱分極の順序が変わると，再分極の順序も変化するために，ST-T 波が変化するものをいいます。
4) それで，ST-T 波が変化しているからといって，必ずしもすべてが異常であるとはいえません。

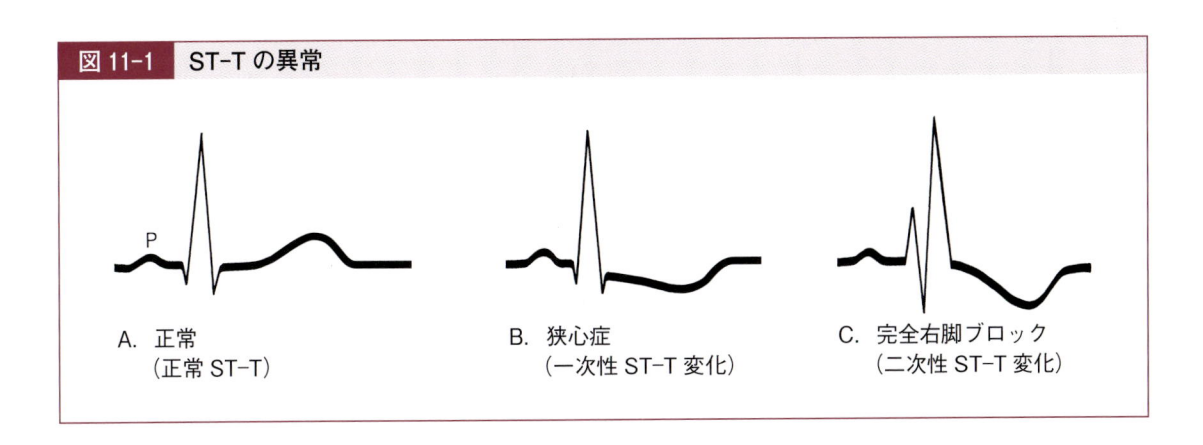

図 11-1　ST-T の異常

A. 正常
（正常 ST-T）

B. 狭心症
（一次性 ST-T 変化）

C. 完全右脚ブロック
（二次性 ST-T 変化）

ST 上昇

考え方のポイント

1) **ST 部分の上昇** ST segment elevation には，（a）QRS 群の終末にノッチを伴う ST 部分の上昇がよくみられます。再分極がなんらかの理由で早期に起こると考えられており，**早期再分極症候群** early repolarization syndrome とよばれます。その他（b）**急性心膜炎**にみられる**下に凸**あるいは**鞍の背状**（saddle-back/upward concave）の形，（c）**急性心筋梗塞**にみられる**上に凸な形**（dome-shaped/upward convex），（d）**Brugada 症候群**にみられる**断崖絶壁型**（coved）の ST 上昇があります（図 11-2）。

2) ST 部分が上昇する代表的な病気や病態をまとめます。
   a) 急性心筋梗塞
   b) 冠攣縮性狭心症（異型/Prinzmetal/自発/安静狭心症）
   c) 心室瘤
   d) 急性心膜炎
   e) Brugada 症候群
   f) 早期再分極症候群
   g) たこつぼ（型）心筋症

3) 急性心筋梗塞では梗塞に面する誘導で，ST 部分が上昇し，反対側では下降します。これを**対側性 ST 変化** reciprocal ST change といいます。このように ST 部分が上昇している誘導がいくつかあり，それとほぼ反対側の誘導では ST 部分が

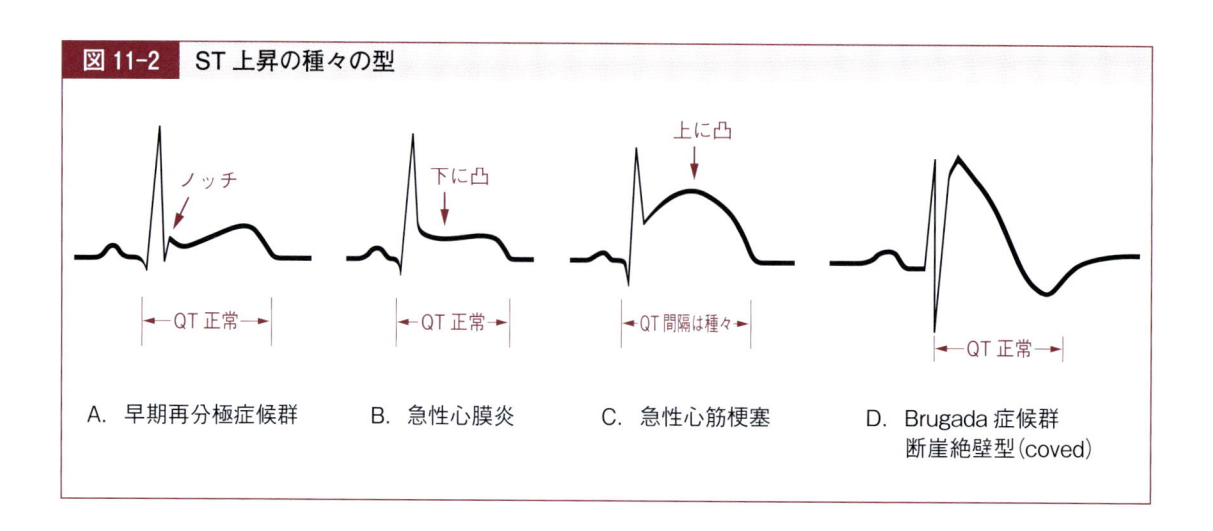

図 11-2 ST 上昇の種々の型

A. 早期再分極症候群（ノッチ、QT 正常）
B. 急性心膜炎（下に凸、QT 正常）
C. 急性心筋梗塞（上に凸、QT 間隔は種々）
D. Brugada 症候群 断崖絶壁型（coved）（QT 正常）

図 11-3　心室瘤

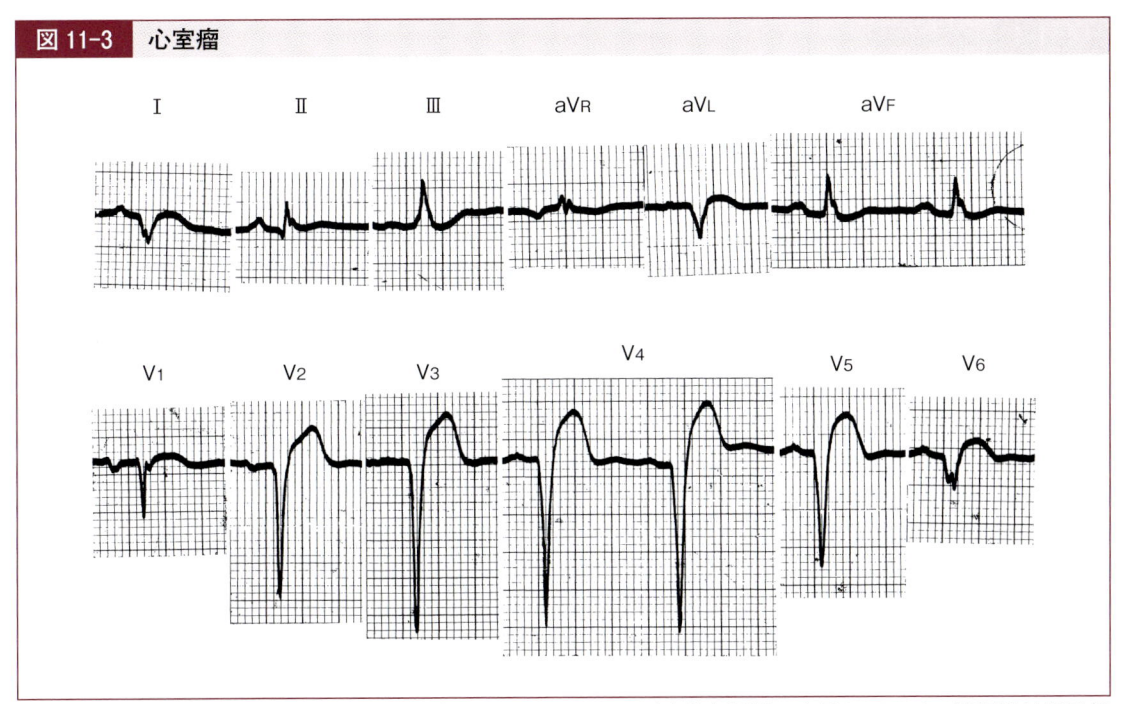

Ⅰ・aV_L および全胸部誘導は QS 型。ST 部分はⅠ・aV_L および全胸部誘導で上昇している。陳旧性前側壁梗塞。ST 上昇は心室瘤の存在を示唆する。

下降していることが，診断にとても重要です。

4) 日常動作以下の軽い労作や安静時に起こり，太い**冠動脈の攣縮** spasm によって冠動脈を流れる血液量が著しく減少したり，途絶えるために狭心痛が起こるものを，**冠攣縮性狭心症** vasospastic angina といいます。このうち，とくに夜半から明け方に起こり，ST 部分が著明に上昇するものを，**異型狭心症** variant form of angina，提唱者の名をとった**プリンツメタル狭心症** Prinzmetal angina，安静時に起こることが多いので**安静狭心症** rest angina あるいは**自発狭心症** spontaneous angina とよびます。

5) 心筋梗塞発作後，異常 Q 波のある誘導で ST 部分の上昇が長く続くときは，**心室瘤** ventricular aneurysm を考えます(図 11-3)。心室瘤とは，心筋が線維組織に置き変わり，菲薄化して収縮期に外側に膨隆するものをいいます。

6) **急性心膜炎** acute pericarditis は，aV_R と V_1 誘導を除くほとんどすべての誘導で，**ST 部分が上昇し，対側性変化が認められません**(図 11-4)。感冒様症状に引き続いて前胸部痛が現れ，胸痛は呼吸，体動，仰臥位で増強し，座位で軽減します。表層の心筋にも炎症が波及することが多く，数日後には ST が下降し始めるとともに，T 波の異常がみられるようになります(図 11-5)。

7) **Brugada 症候群**については「30．危険な不整脈」(212 頁)で述べます。

図 11-4　急性心膜炎

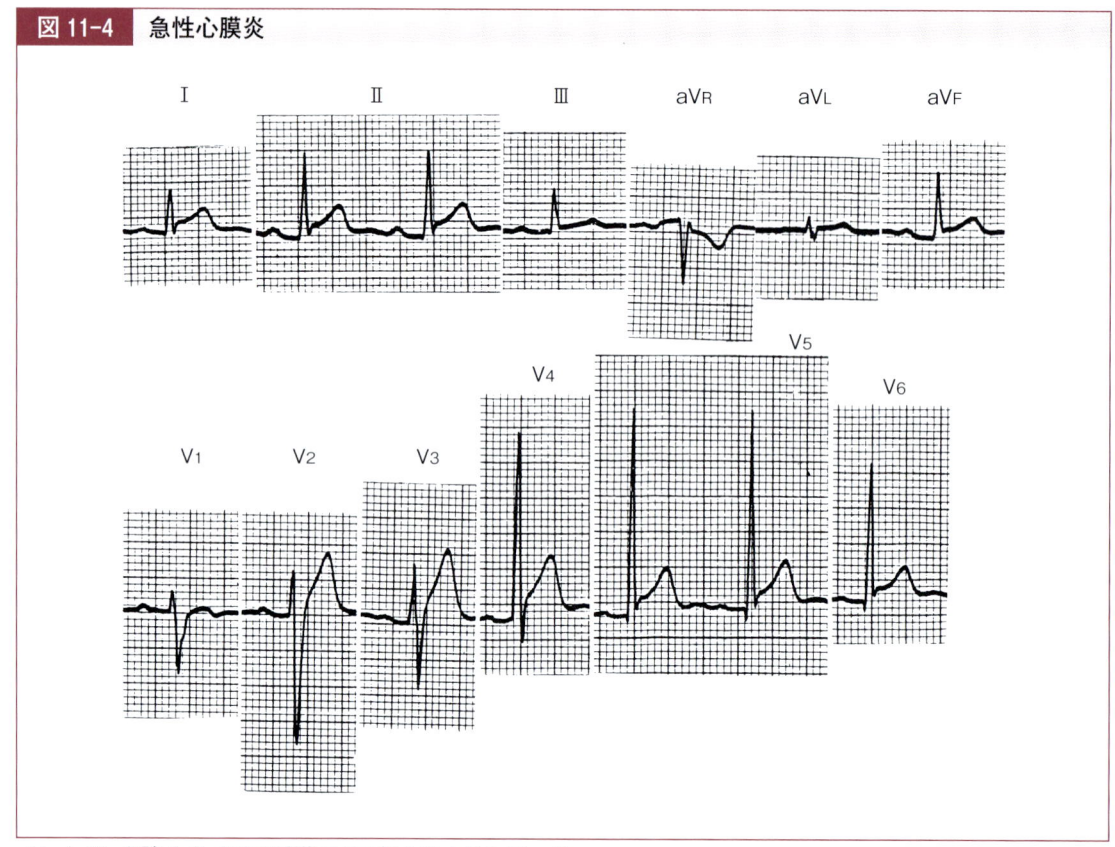

aVRとV1を除くすべての誘導でST部分は上昇している。

■ 診断のクライテリア

　　　ST部分の上昇は，**J点あるいはJ点から0.08秒の部位**で測定し，**1mm以上**を異常とします。

ST下降

■ 考え方のポイント

1) ST部分の下降(低下)ST segment depression には，**J型**(**右上がり型** junctional/upsloping)，**水平型** horizontal，**右下がり型** downsloping があります(図11-6)。
2) 右下がり型には，直線的に下がるもの，凸状に下がるもの，凹みを帯びて下がるもの(**盆状降下** scooped)があります。

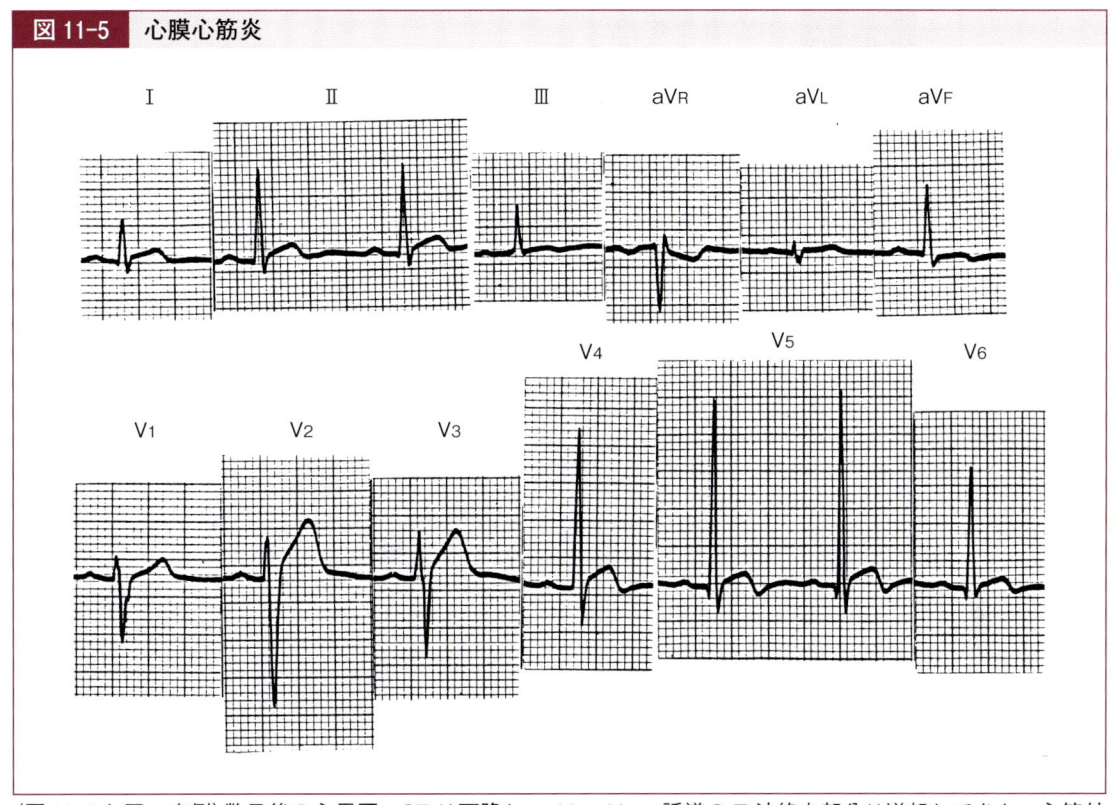

11. ST-T 波と QT 間隔の異常   69

図 11-5　心膜心筋炎

(図 11-4 と同一症例) 数日後の心電図。ST は下降し，aV_F・V_4～6 誘導の T 波終末部分は逆転してきた。心筋外膜にも炎症が及んでいる。

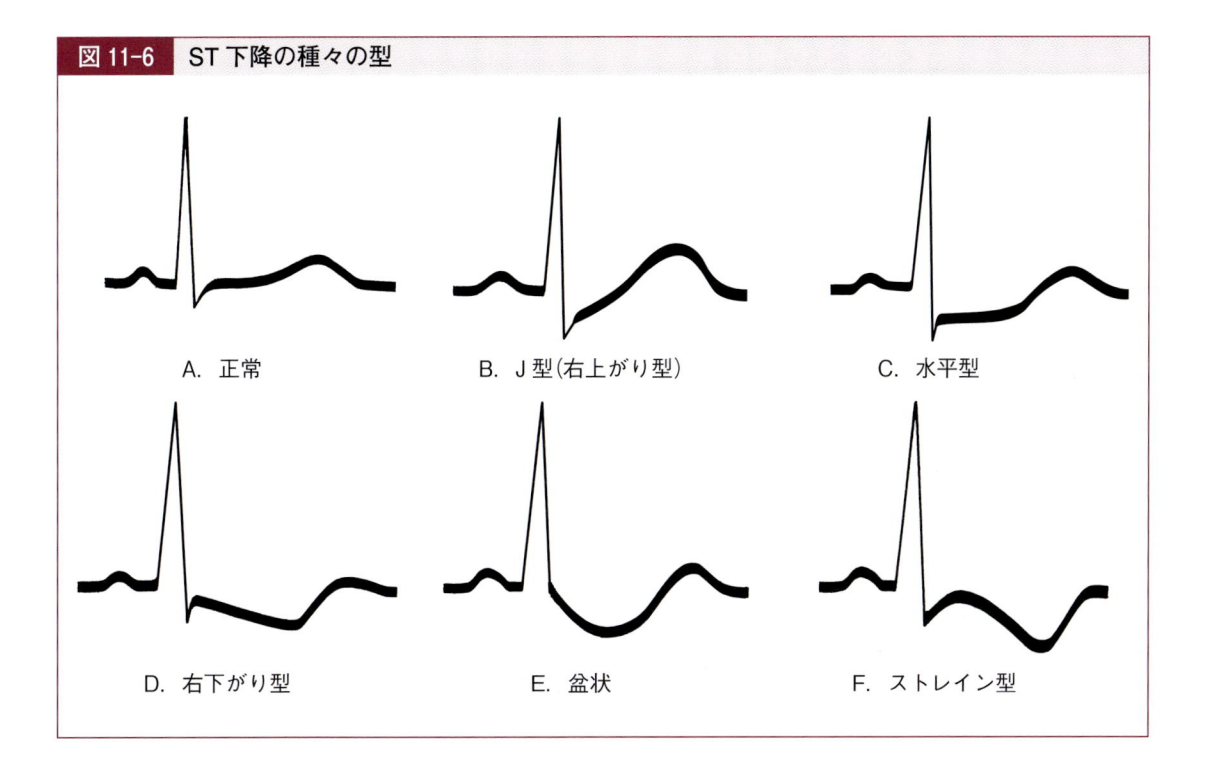

図 11-6　ST 下降の種々の型

A. 正常　　B. J 型 (右上がり型)　　C. 水平型

D. 右下がり型　　E. 盆状　　F. ストレイン型

図 11-7　ST 下降の測りかた

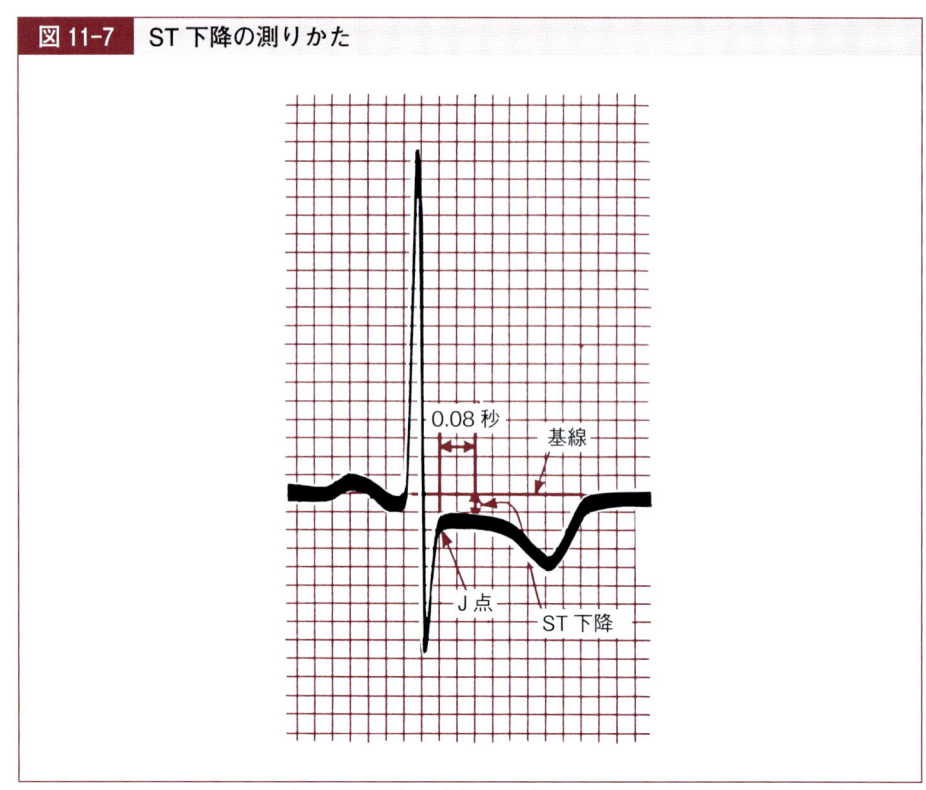

一般的に ST 下降は J 点から 0.08 秒 (2 mm) 後の部位で，基線からの下降度 (mm あるいは mV) を測定する。

3) ST 下降の原因には，
　　①心内膜下の心筋虚血
　　② ST 上昇の対側性 ST 下降
　　③心室肥大に伴う少し上昇して下降するストレインパターン
　　④二次性 ST-T 変化として，WPW 症候群や脚ブロックによるもの
　などがあります。

診断のクライテリア

　ST 部分の下降は，QRS 群の終末点である J 点から 0.06 秒，あるいは，0.08 秒の点 (多くは後者) で測定し，J 型では 1 mm 以上，その他は 0.5 mm 以上の ST 下降を異常とします (図 11-7)。

T波の異常

考え方のポイント

1) 健常者のT波は，Ⅰ・Ⅱ・V₃~₆ 誘導で陽性，aVR 誘導で陰性です。
2) 若年者や女性では，V₁·₂，ときにV₃誘導も陰性のことがあります。
3) Ⅲ・aVL・aVF 誘導は陽性，二相性，平坦，陰性とさまざまです。しかし，健常者の陰性T波は2mm以内です。

ノート

■ たこつぼ(型)心筋症

英語では takotsubo cardiomyopathy, ampulla cardiomyopathy, amphora cardiomyopathy, broken heart syndrome, stress(induced) cardiomyopathy などとよばれます。高齢の女性に多く，最近では閉経後の中年女性にもみられること，とくに発症に関して基礎に心肺疾患がなくとも地震などの天災時を含め，相当**強烈な精神的・肉体的ストレス**が関わっていることが明らかになってきました。以前からクモ膜下出血，褐色細胞腫の発作時，高齢者の非心臓手術時，Guillain-Barré 症候群，呼吸不全などの病態で発症することも報告されています。

心電図では巨大陰性T波が少なくともⅠ・Ⅱ・aVL・V₃~₆ 誘導に，またⅢ誘導やV₂~₆ 誘導に示されることもまれではありません。**aVR誘導は陽性**のことが多いようです。**図1**に以前の安定した状態の心電図を示します。**図2**は胸部の漠然とした疼痛や全身倦怠感で受診した86歳女性の典型的な"たこつぼ(型)心筋症"の心電図です。家庭内の度重なる強度なストレスが原因で生じたものです。時間をかけて心電図は正常に戻りました。多くの症例で心電図のST-T変化は1~4週で元に戻ります。このような巨大陰性T波を生じる前には，急性心筋梗塞と同じような**ST上昇**が示される症例が少なくありません。心筋梗塞との鑑別が非常に重要です。本例は4年かけて心電図のST-T変化は正常化しました。

多くの症例で冠動脈造影は正常ですが，左室造影では心尖部を中心に動きが悪く，流出路は時に過剰に収縮する"たこつぼ型"を示します。この原因として冠動脈の多枝攣縮が提唱されています。しかし，筆者は先に示したような基礎疾患を有し一過性に巨大陰性T波を呈した症例を検討したところ，タリウム心筋シンチグラフィでは正常で，MIBGシンチグラフィでは心尖部を中心に，あるいは全欠損する症例が多く，**交感神経の機能障害**であることを示しました(1994年に日本内科学会総会と日本心臓病学会学術集会で発表)。筆者はこれを"一過性巨大陰性T波症候群"と命名しました。最近では冠動脈の微小循環障害やカテコラミンによる心筋傷害なども考察されていますが，詳細はまだ明らかではありません。

多くの症例の予後は良好です。しかし，心破裂を起こすなど予後の悪い症例も存在します。

(つづく)

ノート：たこつぼ(型)心筋症(つづき)

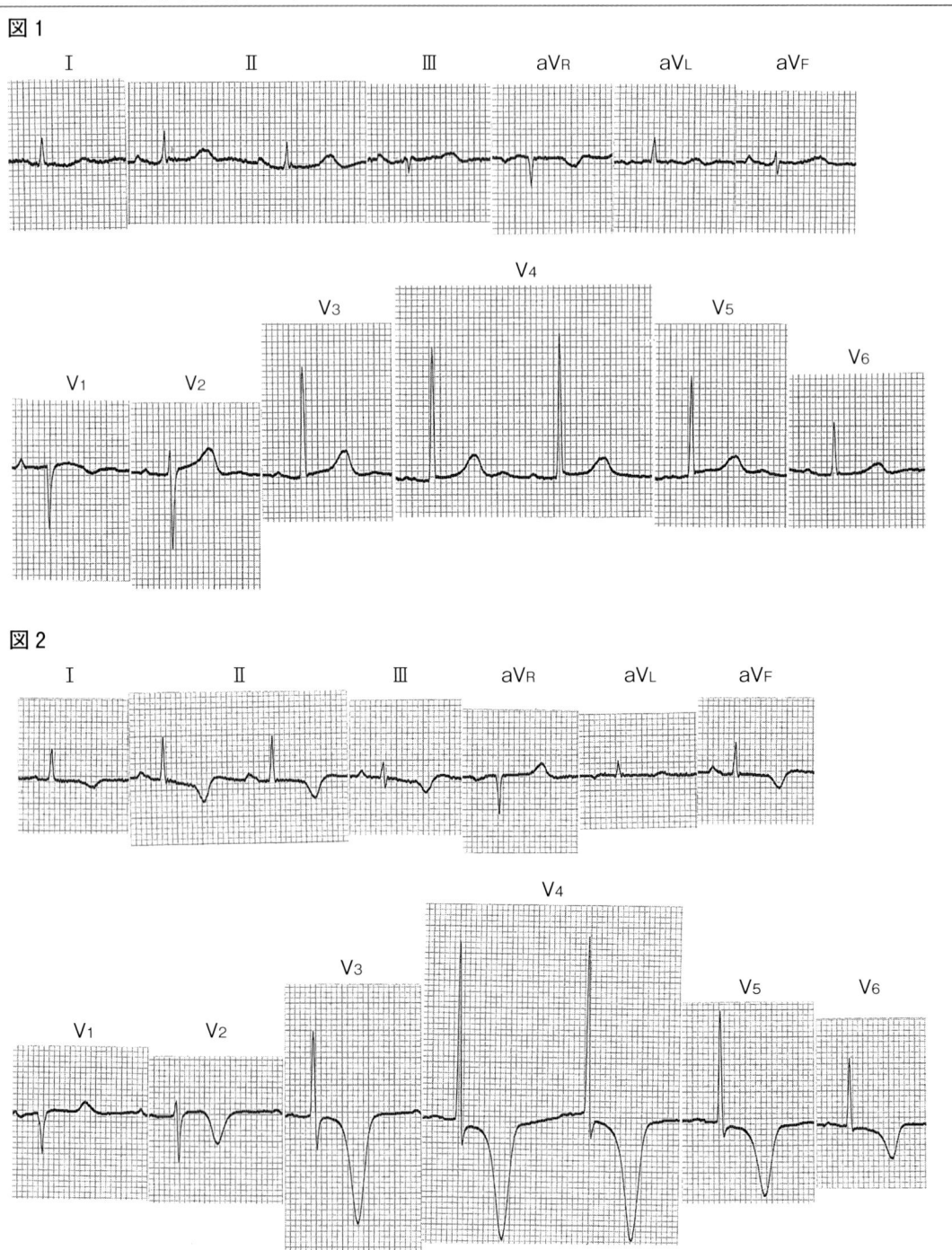

図1

図2

4) T波の異常には，尖鋭，平坦，幅が広い，陰性と種々あります(図11-8)。
5) 陰性T波には，下行脚がゆるやかで，上行脚が急峻なものと，左右対称性なものとがあります。

図 11-8　さまざまな形のT波

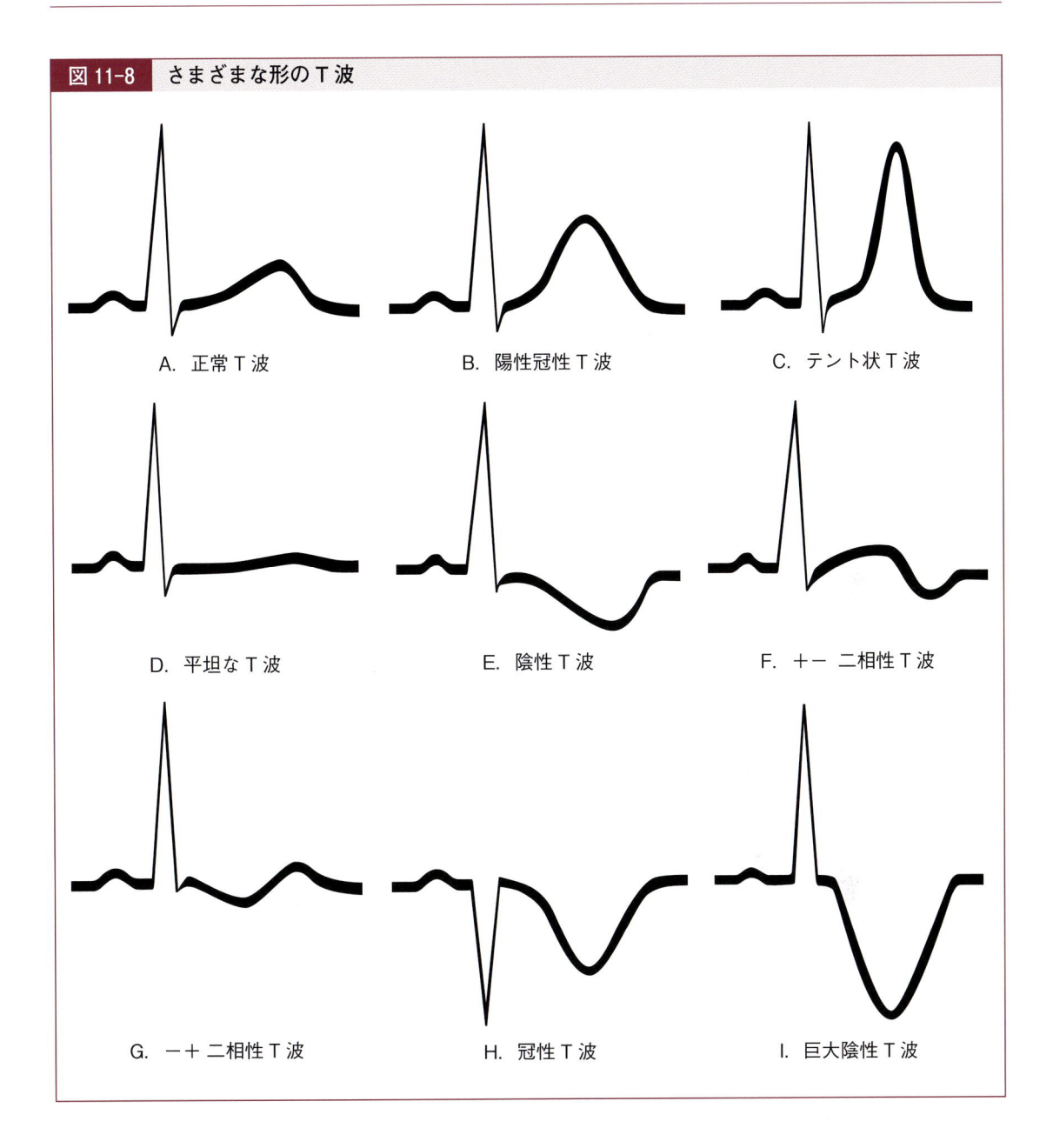

A. 正常T波
B. 陽性冠性T波
C. テント状T波
D. 平坦なT波
E. 陰性T波
F. ＋− 二相性T波
G. −＋ 二相性T波
H. 冠性T波
I. 巨大陰性T波

■ 診断のクライテリア

　T波の異常は，形で診断します．さまざまなT波の形と，よくみられる病気や病態をまとめておきます．

1) 左右対称性で尖鋭なT波を**テント状T波** tented T wave といいます．
　　a) 高カリウム血症
　　b) 貫壁性の心筋虚血，とくに心筋梗塞の超急性期
　　c) 容量負荷型の左室肥大

2) 左右対称性でやや丸みを帯びた陽性 T 波を**陽性冠性 T 波** positive coronary T wave とよびます。
   a) 陳旧性後壁梗塞
3) **平坦な T 波** flat T wave
4) 左右非対称性の**陰性 T 波** asymmetrical negative T wave
   a) 心室肥大によるストレインパターン
   b) 心内膜下の心筋虚血
   c) 非 ST 上昇型心筋梗塞（心内膜下梗塞，非 Q 梗塞）
   d) 低カリウム血症
5) 左右対称性な陰性 T 波を**冠性 T 波** coronary T wave とよびます。陰性 T 波のうち，とくに 10 mm 以上の大きな陰性 T 波を**巨大陰性 T 波** giant negative T wave(GNT)といいます。
   a) 陳旧性心筋梗塞
   b) 心尖部肥大型心筋症
   c) 褐色細胞腫のクリーゼ
   d) 脳出血，とくにクモ膜下出血
   e) 急性心筋梗塞の再灌流時
   f) たこつぼ(型)心筋症
   g) ペースメーカー植込み後の自己心拍
   h) 冠動脈造影中

QT 間隔の異常

考え方のポイント

1) **QT 間隔**(QT interval)は**心室筋の再分極**に必要な時間です。異常には短縮と延長があります。
2) QT 間隔の短縮は，高カリウム血症，高カルシウム血症，ジギタリス投与によって生じます。
3) QT 間隔の延長は，遺伝性に起こるものと，種々の病態によって起こるものとがあります(表 11-1)。
4) 遺伝性に起こるものは，聾を伴い**常染色体劣性遺伝**する Jervell and Lange-Nielsen 症候群と，聾を伴わず**常染色体優性遺伝**する Romano-Ward 症候群とがあります(図 11-9)。
5) QT 間隔は，健常者でも 12 誘導すべてで一定ではなく，**不均一性**(ばらつき)があります。これを **QT dispersion** といい，左室心筋の再分極に不均一性があるこ

11. ST-T 波と QT 間隔の異常

表 11-1　QT 間隔の延長をきたす疾患

1. 先天性症候群
   Jervell and Lange-Nielsen 症候群
   Romano-Ward 症候群
2. 電解質の異常
   低カリウム血症
   低マグネシウム血症
   低カルシウム血症
3. 薬剤によるもの
   Vaughan-Williams 分類の Ia 群
     キニジン，プロカインアミド，ジソピラミド，アプリンジン
   Vaughan-Williams 分類の III 群
     アミオダロン，ニフェカラント
   向精神薬
     フェノチアジン，3 環系抗うつ薬
4. 虚血性心疾患
5. 急性心筋炎
6. 中枢神経系の疾患
   脳出血（とくにクモ膜下出血）
7. たこつぼ心筋症

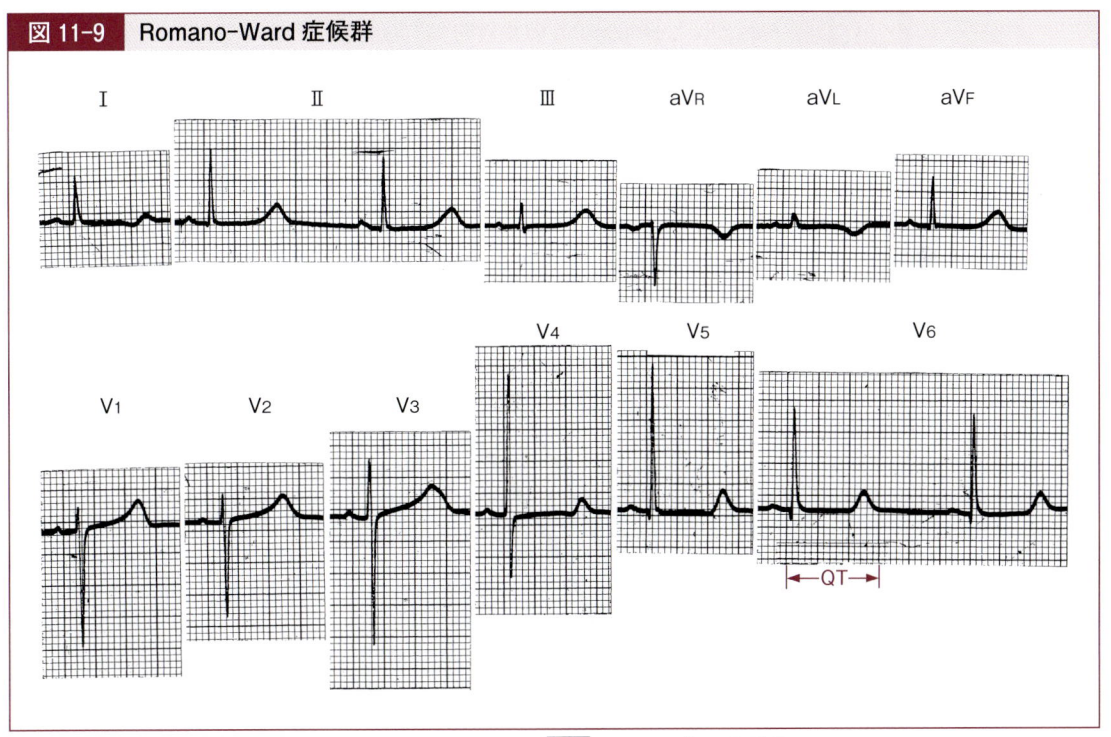

図 11-9　Romano-Ward 症候群

QT 間隔は 0.60 秒。R-R 間隔は 1.17 秒。QTc=$0.60\div\sqrt{1.17}$=0.55 と著しく延長している。

76　Ⅰ．心電図の基本を学ぶ

図 11-10　Lepeschkin の相対的 QT 時間判定グラフ

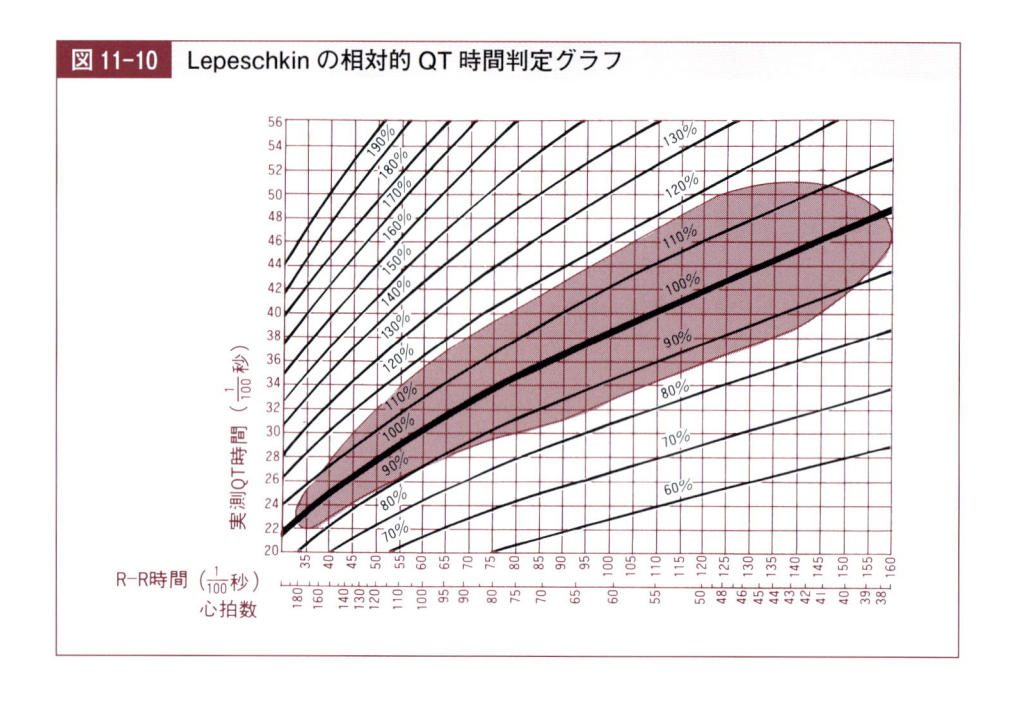

図 11-11　Hegglin と Holzmann の相対的 QT 時間判定のグラフ

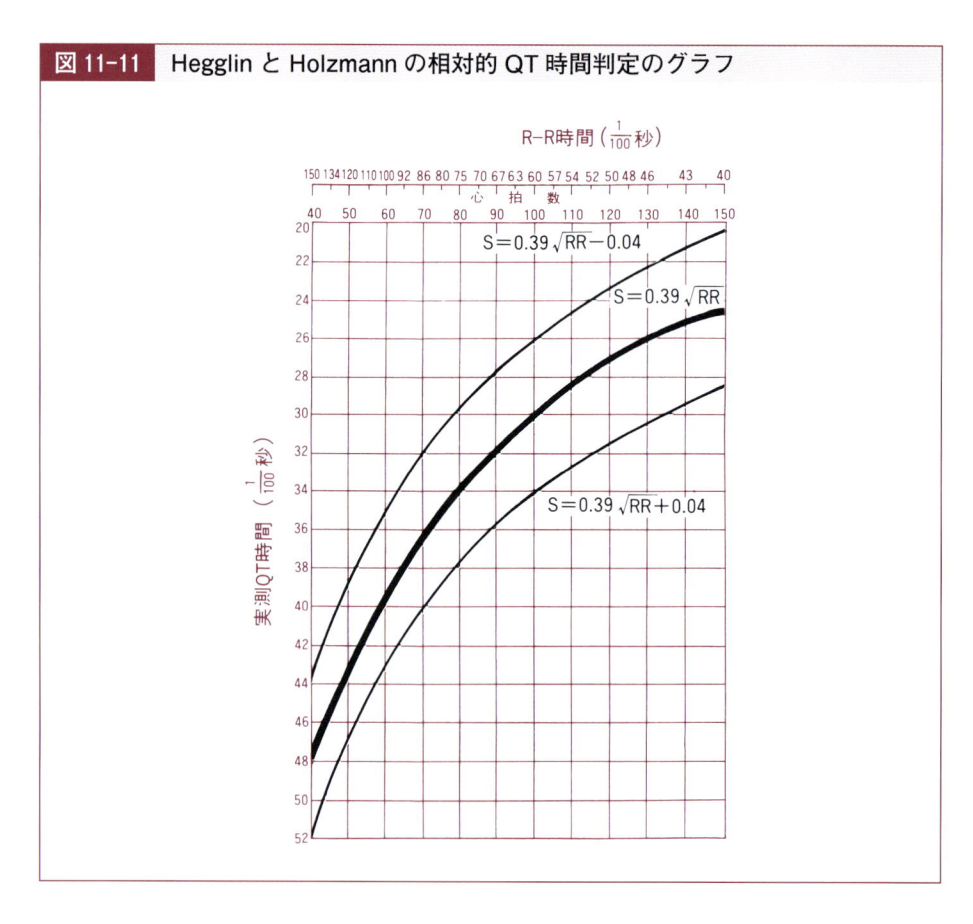

$S=0.39\sqrt{RR}-0.04$

$S=0.39\sqrt{RR}$

$S=0.39\sqrt{RR}+0.04$

とを意味します。

診断のクライテリア

1) **QT 間隔は，心拍数に依存する**ため，R-R 間隔で補正します。これを**修正 QT 間隔** corrected QT interval＝QTc といい，単位はつけません。
修正 QT 間隔＝実測 QT 間隔÷$\sqrt{\text{R-R}}$（Bazett）の式から求めます。基準値は 0.36〜0.43。

2) QT 時間をグラフから簡便に判定する方法として，Lepeschkin（図 11-10）や Hegglin と Holzmann（図 11-11）のグラフがあります。

まとめ

❶ ST 部分は健常者では，P 波の始まりどうしを結ぶ基線に一致する。T 波は，Ⅰ・Ⅱ・V₃〜₆ 誘導で陽性である。

❷ ST 変化には，虚血性心臓病のように心筋自体の異常による一次性変化と，WPW 症候群や脚ブロックのように興奮の順序が変わるために変化する二次性変化とがある。

❸ ST 下降には，J 型，水平型，右下がり型（直線型，凸型，凹型）とがあり，J 点から 0.08 秒の点で計測する。J 型では≧1 mm，その他は≧0.5 mm を異常とする。

❹ ST 上昇をきたす病気には，急性心筋梗塞，冠攣縮性（自発，安静）狭心症，心室瘤，急性心膜炎，Brugada 症候群，たこつぼ（型）心筋症などがある。

❺ 急性心筋梗塞と冠攣縮性狭心症では，ST 上昇の対側性変化 reciprocal change として ST 下降を示す誘導がある。

❻ これに対して，急性心膜炎では，aVᴿ と V₁ 誘導を除く大部分の誘導で ST 上昇を認め，対側性変化がない。

❼ T 波の異常には，左右対称性に尖鋭なテント状 T 波，QT 間隔が延長しやや丸みを帯び左右対称性に大きな陽性 T 波（陽性冠性 T 波），平坦な T 波，＋－および－＋の二相性 T 波，左右非対称性な陰性 T 波，左右対称性な陰性 T 波（冠性 T 波）がある。大きな陰性 T 波（10 mm 以上）を巨大陰性 T 波とよび QT 間隔が延長していることが少なくない。

❽ テント状 T 波は高カリウム血症や超急性期の心筋梗塞，陽性冠性 T 波は陳旧性後壁梗塞，左右非対称性陰性 T 波は心室肥大，心筋虚血，冠性 T 波は陳旧性心筋梗塞，巨大陰性 T 波は陳旧性心筋梗塞，心尖部肥大型心筋症，クモ膜下出血，たこつぼ（型）心筋症，ペースメーカー植込み後の自己心拍でよく認められる。

❾ QT 間隔は，R-R に依存する。修正 QT 間隔＝実測 QT 間隔÷$\sqrt{\text{R-R}}$（Bazett の式）から求める。基準値は 0.36〜0.43。

❿ QT 間隔の異常には，短縮と延長がある。とくに QT 延長は，種々の病態でもたらされ，これらを把握することは臨床的に重要である。

セルフチェック　正しいものはどれか。

a．急性心筋梗塞ではST部分が鞍の背状に上昇することが多い。
b．急性心膜炎ではaV_R誘導のST部分は上昇することが多い。
c．心筋変性によるST-T変化を二次性変化とよぶ。
d．陳旧性心筋梗塞ではST-Tに対側性変化は生じない。
e．ST部分が下降しても必ずしも異常とはいえない。

解説　急性心筋梗塞ではSTがドーム状に上昇する。急性心膜炎ではaV_R誘導のSTは上昇せず下降する。心筋変性によるST-T変化は一次性変化。洞調律で心拍数が増加してくると，とくに洞頻脈では，P波は大きくなる傾向がある。そしてP波が大きいと，Ta波のためにみかけ上STが下降しているように見えることがある。〔正解：d, e〕

セルフチェック　正しい組合せはどれか。

a．低カリウム血症————テント状T波
b．完全右脚ブロック————二次性ST-T変化
c．冠攣縮性狭心症————ST下降
d．陳旧性心筋梗塞————冠性T波
e．Brugada症候群————V_{5-6}のST上昇

解説　低カリウム血症は大きな陽性Uが特徴。テント状T波が出現するのは高カリウム血症。冠攣縮性狭心症ではST部分はドーム状に上昇する。Brugada症候群ではV_1誘導にR′のようにみえるcoved型のST上昇が特徴的である。〔正解：b, d〕

セルフチェック　正しい組合せはどれか。

a．高カルシウム血症——QT延長
b．低カリウム血症————QT短縮
c．心室瘤————————ST上昇
d．労作性狭心症————ST下降
e．脳出血————————巨大陰性T波

解説　高カルシウム血症はQT短縮。低カリウム血症ではU波を含めたQT(厳密にはQU)が延長する。〔正解：c, d, e〕

12. U波

　心電波形の最後の波がU波です。U波がなぜ描かれるのかは、まだ解明されていません。健常者では、aV_R誘導を除いて、T波の後に小さな陽性波として出現します。とくにV_2~4誘導でよく認められますが、大きさは通常1mm以下の目立たない波形です。

■ 考え方のポイント

1) 健常者では、U波はT波と比べ明らかに低く、約10：1以下です。肢誘導で1mm以上、胸部誘導で1.5mm以上のとき、および波形は小さくともT波に比べてU波の比率が高いときは、**低カリウム（K$^+$）血症**を疑います。
2) ジギタリスやキニジン投与によってもU波が大きくなることがあります。
3) aV_R誘導を除く**陰性U波**は、すべて異常です。**虚血性心疾患、高血圧、肥大型心筋症、大動脈弁閉鎖不全**などである程度進行した症例でよく認められます。
4) **運動負荷中に現れる陰性U波**は、左冠動脈前下行枝中枢束の高度な狭窄か2本以上の冠動脈に狭窄性病変があること（多枝疾患）を示唆します。ST変化に先行したり、ST変化を伴わないで、陰性U波だけが現れることがあります。出現する頻度はそれほど高くありませんが、特異性が非常に高い所見としてとても重要です（図12-1）。
5) **後壁の虚血**ではV_2·3誘導で大きな陽性U波がみられます。虚血により後壁のV_8·9誘導では陰性U波が出ます。これを対岸のV_2·3誘導で記録すると、陽性U波になります。V_2·3誘導は元々陽性U波が比較的大きいのですが、虚血によって誘発されたU波が加算されて大きくなるのです。このときV_2·3誘導のST部分が下降し、T波が低くなります。
6) 運動負荷試験でV_2·3誘導で**T波が低くなり陽性U波が大きくなったときは、左冠動脈回旋枝に狭窄性病変**のあることが推測されます。
7) また急性心筋梗塞が疑われた患者さんに、V_2·3誘導のST下降と平低なT波、および大きな陽性U波が認められたときは、**後壁梗塞**（責任血管は左冠動脈回旋枝）が疑われます。時にST下降やT平低化が認められないで、大きな陽性U波のみが目につくだけのこともあります（図12-2）。T/U比が4以下のときは異常と考えて下さい。2週間後には典型的な後壁梗塞の所見が示されました（図12-3）。

図 12-1　陰性 U 波

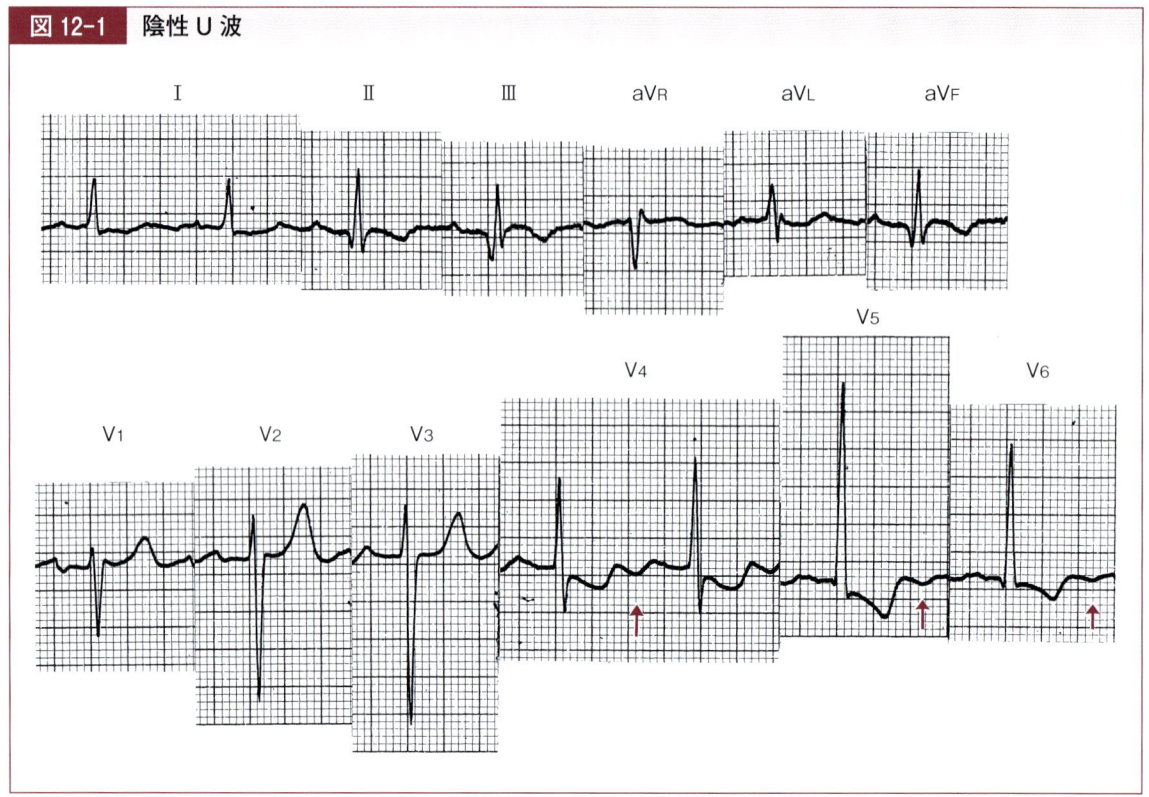

V₄〜₆誘導に陰性 U 波が示されている（矢印）。

診断のクライテリア

1) 正常では aV_R 誘導を除く U 波は陽性です。
2) U 波は正常では V_{2・3} 誘導で最も大きく，それでも高さは通常 1 mm 以下です。
3) aV_R を除く陰性 U 波は，異常所見です。
4) 陽性 U 波が四肢誘導も含めて全体的に大きなときは，**低カリウム(K⁺)血症**を疑います。
5) 狭心症発作時あるいは運動負荷試験時に出現する，V_{2・3} 誘導の大きな陽性 U 波，T 平低化，T/U 比≦4 は**後壁の虚血**を示唆します。
6) 20 分以上虚血性の胸痛があり，急性心筋梗塞が疑われたときに出現する V_{2・3} 誘導の大きな陽性 U 波，V_{1〜5} 誘導の ST 下降，T/U 比≦4 は，**急性後壁梗塞**を示唆します。
7) 狭心症発作時あるいは運動負荷試験時に出現する，I・aV_L・V_{4〜6} 誘導の陰性 U 波は，左冠動脈前下行枝あるいは多枝疾患による心筋虚血を示唆します。

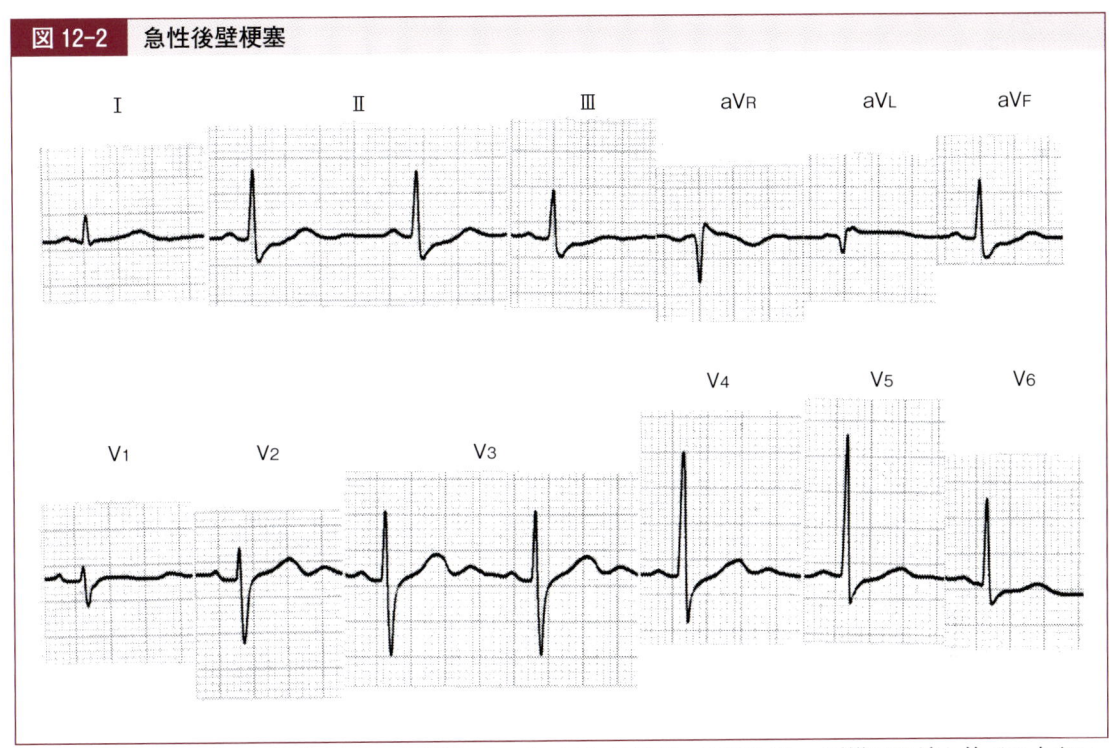

図 12-2　急性後壁梗塞

Ⅱ・Ⅲ・aV_F および V_4~6 誘導で ST が下降している。TV_1 は平低，U 波は V_1~4 誘導で T 波と比べて大きい。20 分以上続く胸痛があり，このような心電図が示されたときは，急性後壁梗塞を鑑別診断に入れておくこと。

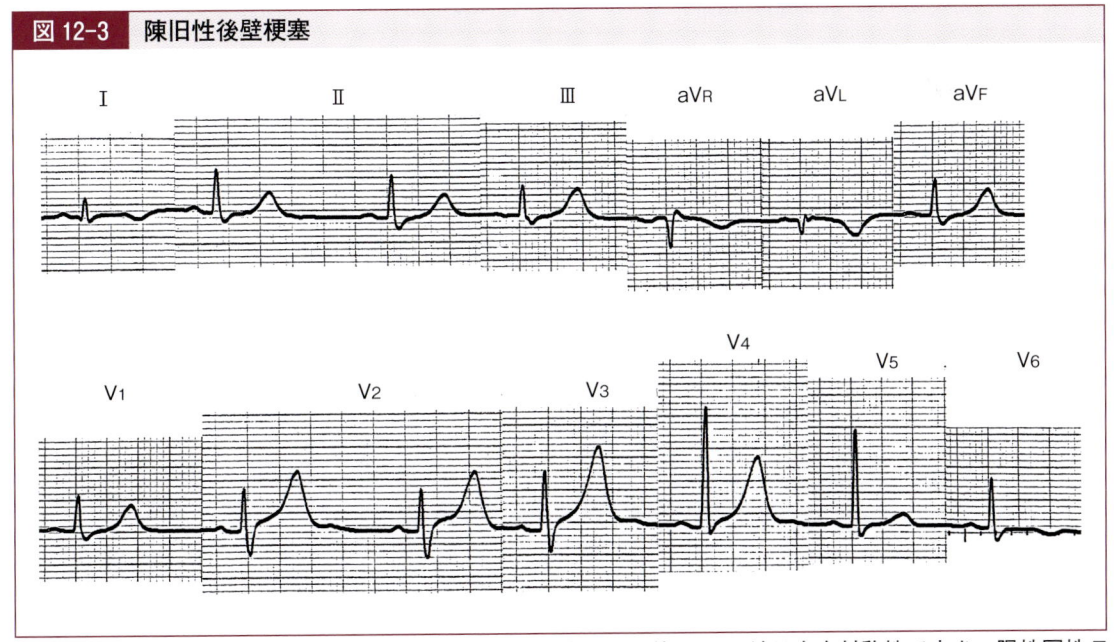

図 12-3　陳旧性後壁梗塞

図 12-2 の 2 週間後の心電図。V_1 が Rs 型，V_2 が RS 型で R/S 比＞1。T 波は左右対称性で大きい陽性冠性 T 波。

まとめ

❶ 正常U波は，aV_R誘導を除いて陽性で，$V_{2\cdot 3}$誘導で最もよく認められるが，大きさは1 mm以下のことが多い。

❷ 多くの誘導における陽性U波の増高は，低カリウム血症をまず考えるが，ジギタリス，キニジン投与時にもみられることがある。

❸ 狭心症の発作時あるいは運動負荷試験で出現する$V_{2\cdot 3}$誘導の大きな陽性U波，T/U≦4は，左冠動脈回旋枝を責任病変とする狭心症を示唆する。

❹ 20分以上持続する狭心痛があり，$V_{2\cdot 3}$誘導の陽性U波が大きくT/U比が4以下のときは，急性後壁梗塞を疑う。

❺ aV_R誘導を除く陰性U波は，異常所見で，虚血性心疾患，高血圧，肥大型心筋症，大動脈弁閉鎖不全などでよく認められる。

❻ 狭心症の発作時や運動負荷によって出現する陰性U波は，心筋虚血の重要な徴候で，ST変化に先行して出現する。時にはST変化を伴わないこともある。

セルフチェック　正しい組み合わせはどれか。

a．Romano-Ward症候群――――――QT短縮
b．ジソピラミド――――――――――QT延長
c．低カリウム血症―――――――――大きな陽性U波
d．中等度の大動脈弁閉鎖不全―――$V_{4\sim 6}$誘導の陰性U波
e．狭心症の発作時―――――――――$V_{4\sim 6}$誘導の大きな陽性U波

解説　Romano-Ward症候群では，QT間隔は延長する。狭心症の発作時や運動負荷で狭心症が誘発されると$V_{4\sim 6}$誘導で陰性U波が出現することがある。〔正解：b，c，d〕

II 心筋梗塞と心電図

13. 心筋梗塞

　心筋梗塞とは，冠動脈にもともと粥状硬化があって，なんらかの原因で粥腫が破壊すると，その部位に血栓が形成され，一部には攣縮が加わって，内腔が完全に閉塞して，支配下の心筋に阻血性の壊死が生じる病態をいいます。

急性心筋梗塞の診断
1) 20分以上続く，胸骨裏面を中心とする虚血性の**前胸部の絞扼痛**
2) 心筋壊死に基づく**血清酵素**（CKとそのアイソザイムであるMBバンド，AST，LDH），ミオシン軽鎖，トロポニンT，心臓型脂肪酸結合蛋白（heart-type fatty acid binding protein＝H-FABP）などの上昇
3) 心電図に特有な**経時的変化**

　このうち，2つ以上に当てはまるときに診断されます。**急性心筋梗塞**（acute myocardial infarction＝AMI）の院内死亡率は，1970年頃までは約30%，その後**冠動脈疾患集中治療単位**（coronary care unit＝**CCU**）ができて集中的に治療するようになって約15%に半減し，1990年頃から**再灌流療法**（reperfusion therapy）が行われるようになり5〜10%と減少の一途を辿っています。しかし，依然として病院到着前の死亡率が約20〜30%と推測されているように，**致命率の高い疾患で，早期診断がきわめて重要です。心電図に習熟し，超急性期の変化をとらえる能力が不可欠**です。

■ 考え方のポイント

1) **時間経過**
　おおよその目安として，以下のように分類されます。
　a) 超急性（hyperacute）：数時間以内
　b) 急性（acute）：数時間〜7日
　c) 亜急性（subacute）：8〜28日
　d) 陳旧性（old）：29日以後

2) **心電波形**
　心筋梗塞を起こした部位の誘導が，時間経過とともにどのような心電図を示すのか，シェーマで**図13-1**に示します。
　a) 胸痛を自覚した患者さんが病院を受診するまで早くて1時間，大部分は数時間かかるので，その頃には左右対称性で尖鋭な**テント状T波**がみられます。
　b) その後，ST部分は上に凸の**ドーム状**の形をとって上昇します。**ST上昇型心**

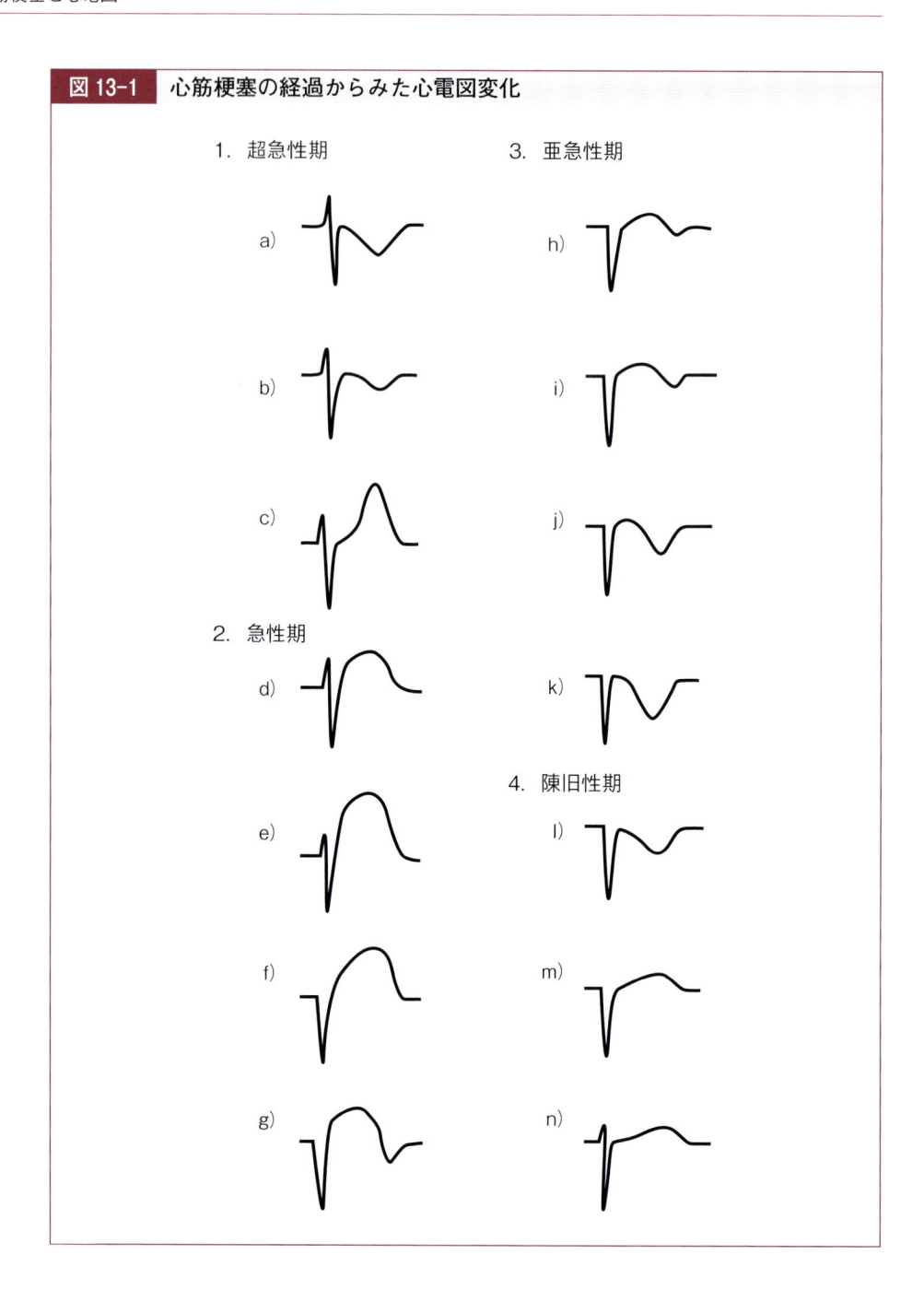

図13-1　心筋梗塞の経過からみた心電図変化

1. 超急性期
   a)
   b)
   c)

2. 急性期
   d)
   e)
   f)
   g)

3. 亜急性期
   h)
   i)
   j)
   k)

4. 陳旧性期
   l)
   m)
   n)

筋梗塞（ST-segment elevation myocardial infarction＝**STEMI**）です。ついには**単相曲線状**となります。

c) それから**Q波**が出始め，ST部分は少しずつ下がってきます。Q波が幅広く大きくなるとともに，ST部分は下がり，T波の終末部分が陰性になります。

d) ついには**QS型**となり，ST部分は基線に近づき，T波は陰性部分が大きくなります。

ノート

a) 対側性変化のある ST 部分の上昇は，理屈抜きに，心筋全層（貫壁性）が虚血状態にあり，極期には単相曲線状になる，と記憶して下さい。ST 上昇型心筋梗塞（ST-segment elevation myocardial infarction＝STEMI）です。

b) 異常 Q 波は，心筋が貫壁性に梗塞になり，起電力が消失してしまったことを意味します。

実際の心電図では，このような変化が複雑に組み合わさって記録されます（図1）。

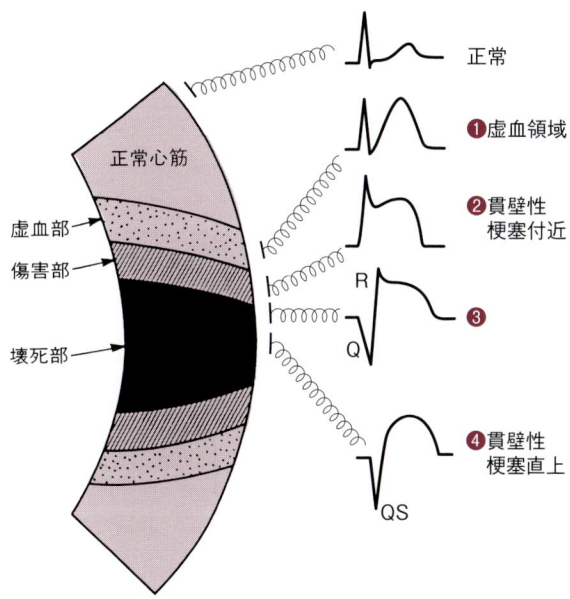

図1　心筋梗塞の誘導部位による心電図変化

e) そのうちに Q 波の大きさが決まり，ST 部分は基線まで低下し，T 波は左右対称性で陰性な，**冠性 T 波** coronary T wave になります。

f) ST 上昇期には，心筋梗塞と反対側の誘導では，ST 部分が低下します。これを**対側性 ST 下降** reciprocal ST depression といいます。

g) 陳旧性期には心筋の回復状態に伴なう種々の形態があります。

診断のクライテリア

1) ST 部分の上昇は，J 点で 1 mm 以上は異常です（図 13-2-A）。
2) Q 波は，**幅が 0.04 秒以上で，深さが R の 1/4（25%）以上を異常 Q 波**とします（図 13-2-B）。

図 13-2 ST上昇と異常Q波

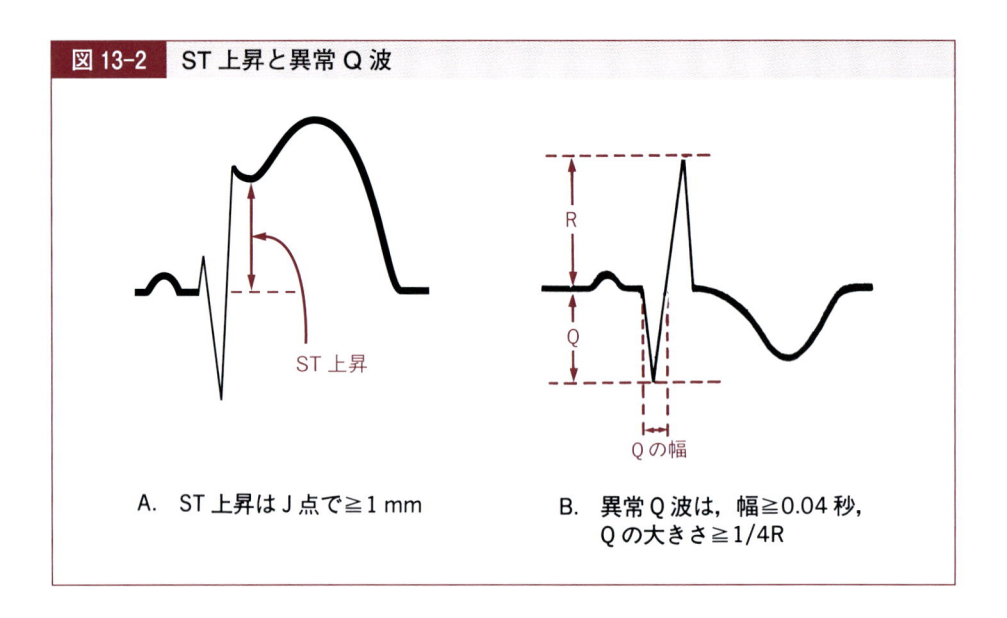

A. ST上昇はJ点で≧1mm

B. 異常Q波は，幅≧0.04秒，Qの大きさ≧1/4R

図 13-3 体位別にみた左室の解剖学的部位

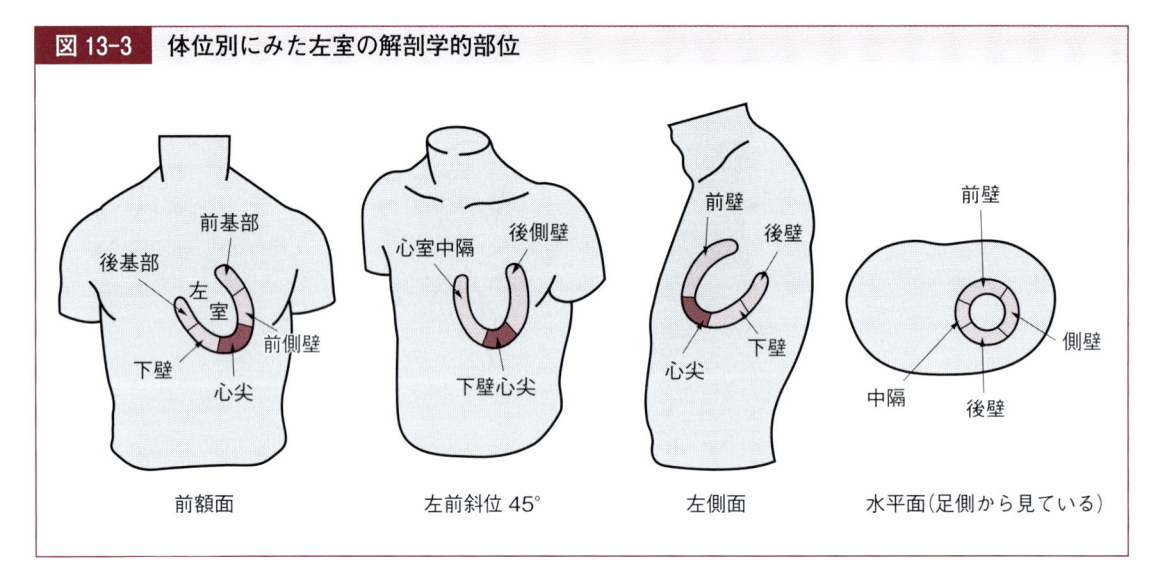

前額面 / 左前斜位 45° / 左側面 / 水平面（足側から見ている）

3) 心筋梗塞の部位

　左室の各区域の名称を，正面，左前斜位 45°，左側面，水平面に分けて図 13-3 に示します．つぎに，心筋梗塞の部位別に，心電図に変化の現れる誘導をまとめて表 13-1 に一括して示します．心電図の実例として，急性前壁梗塞（図 13-4），急性下壁梗塞（図 13-5），急性前壁中隔＋陳旧性下壁梗塞（図 13-6），陳旧性前壁中隔梗塞（図 13-7）を呈示します．

13. 心筋梗塞　87

表 13-1　ST 上昇/異常 Q 波に基づく心筋梗塞の部位診断

梗塞部位＼誘導	I	II	III	aVR	aVL	aVF	V1	V2	V3	V4	V5	V6	責任血管
前壁中隔		対	対			対	■	■	■	■			左冠動脈前下行枝
限局性前壁									■	■			左冠動脈前下行枝
広範囲前壁	■	対			■	対	■	■	■	■	■	■	左冠動脈前下行枝
高位側壁	■	対	対		■								左冠動脈前下行枝
側壁											■	■	左冠動脈回旋枝
下壁		■	■			■			対	対			左冠動脈回旋枝
後壁							下	下	下				右冠動脈
下側壁		■	■			■			対		■	■	右冠動脈
下壁右室		■	■			■	対						右冠動脈

■ ST 上昇/異常 Q 波　　□ 対側性変化　　▨ ST 下降/大きな R 波

図 13-4　急性前壁梗塞

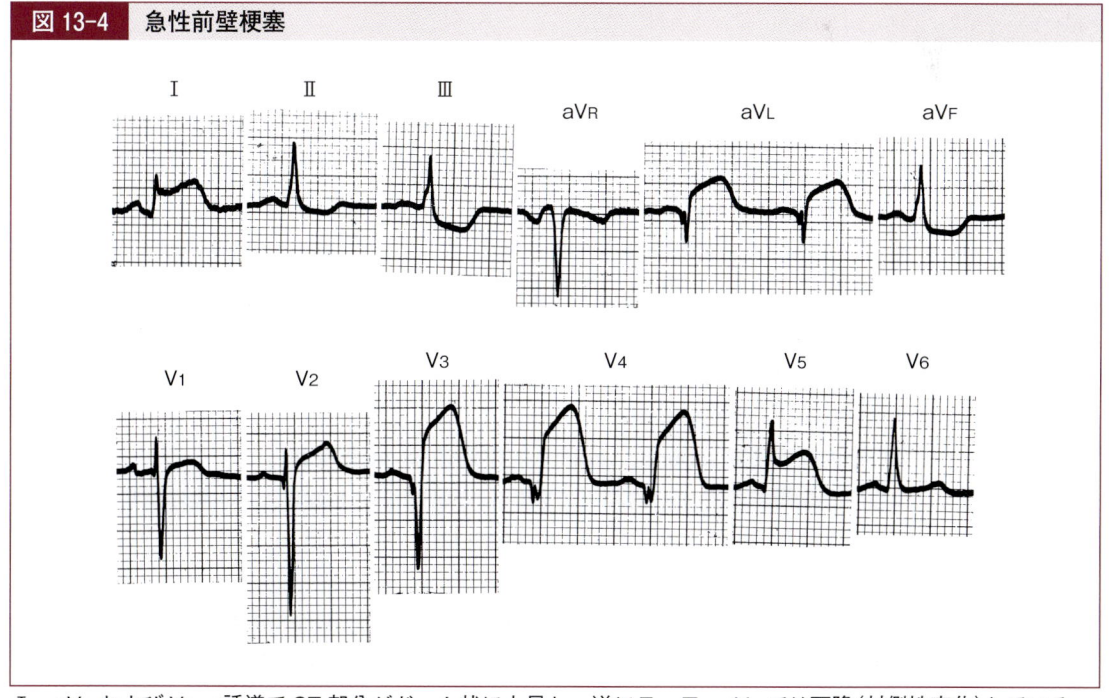

I・aVL および V2〜5 誘導で ST 部分がドーム状に上昇し,逆に II・III・aVF では下降(対側性変化)している。

図 13-5　急性下壁梗塞

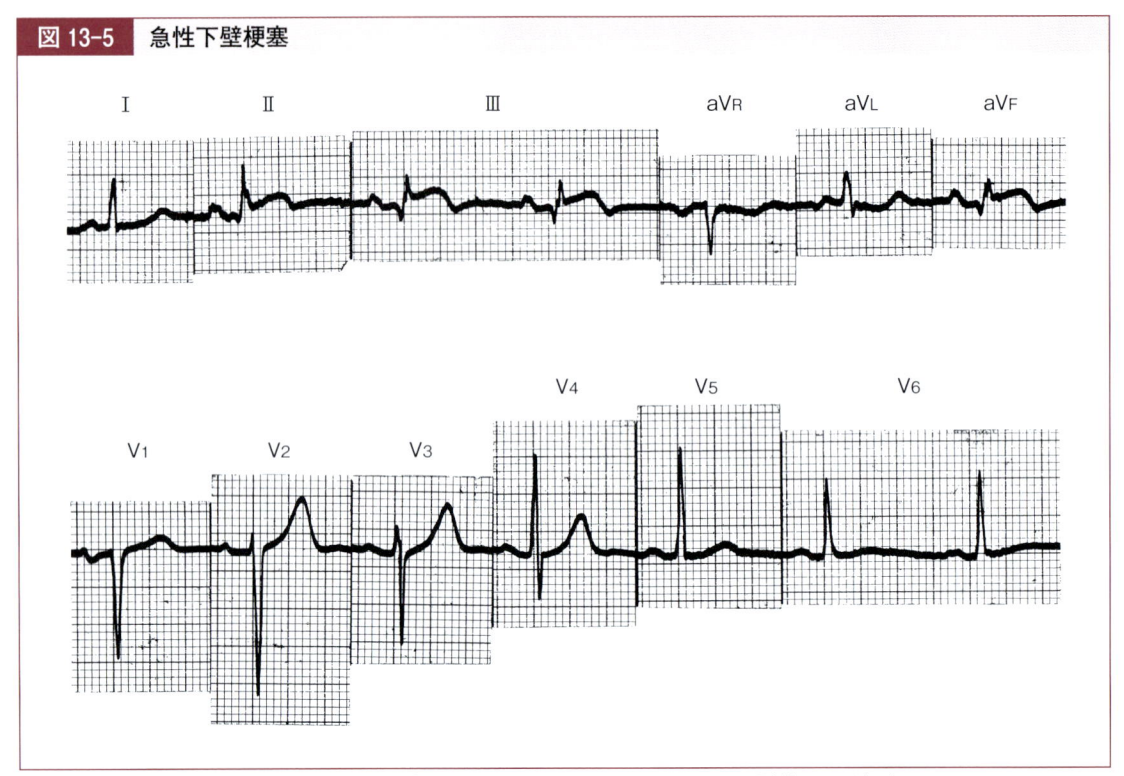

Ⅱ・Ⅲ・aV_F 誘導の ST は上昇，T 終末成分は逆転している。またⅢ・aV_F 誘導に Q 波ができかかっている。

4) Q 波の現れない貫壁性梗塞

　左房の下で横隔膜面に至らない，左室後壁に限局して生じた梗塞を**後壁梗塞** posterior MI（純後壁，高位後壁）といいます。12 誘導心電図では，この部を直接反映する誘導がないため，右胸部誘導から対岸の梗塞を眺めることになります（図 13-8，13-9）。実例を図 13-10，13-11 に示します。

　これは，鏡に映った像を見ているのと同じことで，鏡像変化をとらえているのです。後壁に面する誘導では通常の心筋梗塞の心電図変化が起こっていることが，おわかりいただけると思います。

5) 心内膜下梗塞 subendocardial MI（Q 波のない心筋梗塞）

　心筋が全層でなく，心内膜下に限局して起こった梗塞では，Q 波は出現せず，ST 部分が下降して，T 波が逆転します（図 13-12）。

　しかし，現在の考えでは，全層性（貫壁性）か，心内膜下に限局したものか，心電図だけから判断するのは必ずしも的を射ていないため，Q 波の"**ある QMI**"，"**なし non QMI**"で心筋梗塞を診断したほうがよいといわれています。さらに現在では**非 ST 上昇型心筋梗塞**（non-ST elevation myocardial infarction = **NSTEMI**）とよばれています。

13. 心筋梗塞　89

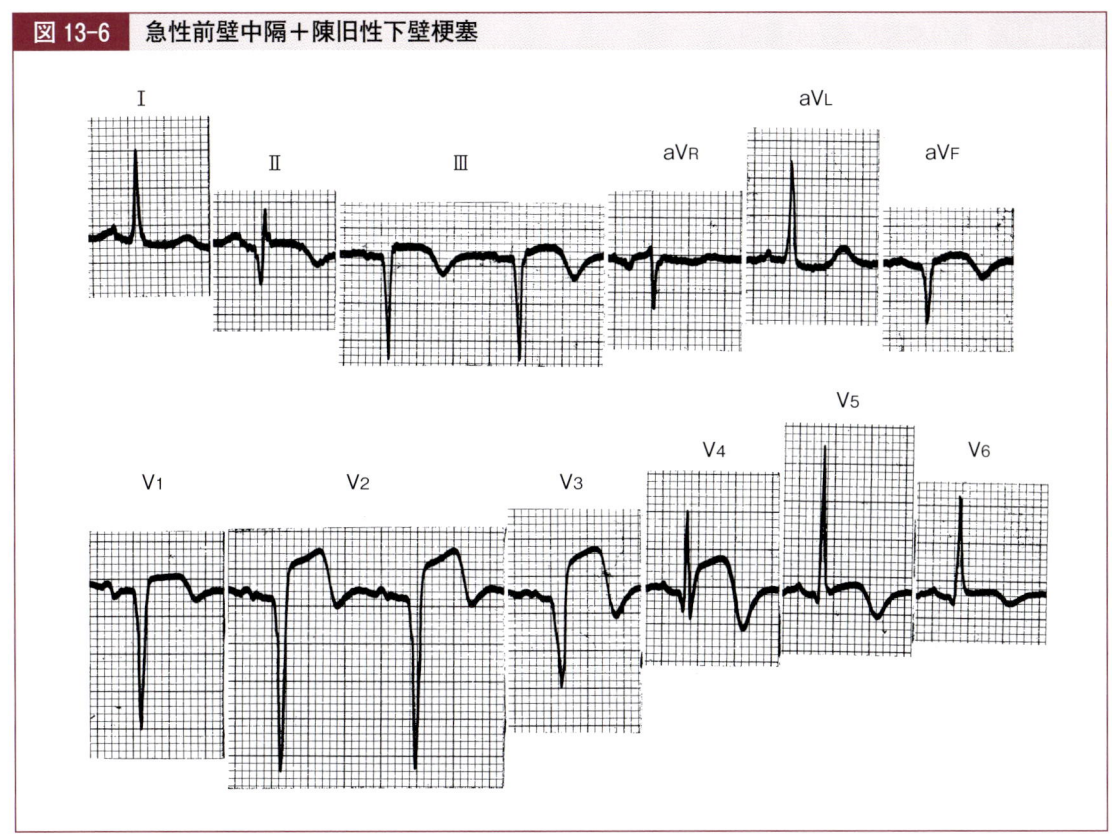

図 13-6　急性前壁中隔＋陳旧性下壁梗塞

Ⅱ・Ⅲ・aV_F 誘導に異常 Q，冠性 T があり，ST は約 1 mm 上昇している。一方，V_1~3 は QS 型。ST は V_1~4 で著明に，V_5・6 ではわずかに上昇している。また，V_1~6 誘導の T 終末部分は逆転している。

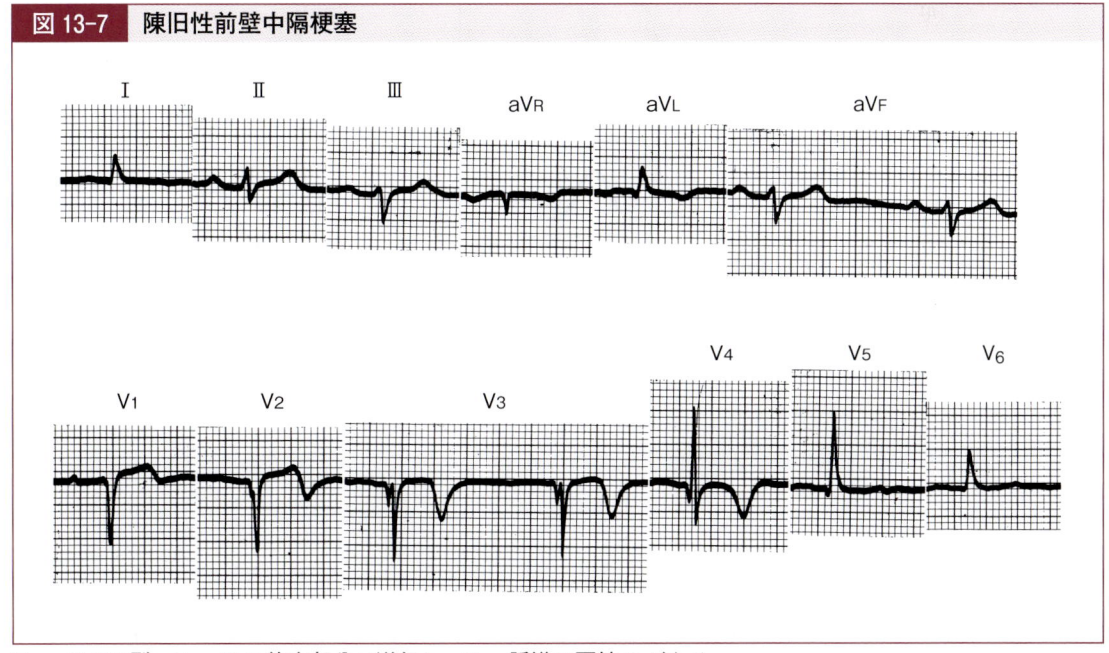

図 13-7　陳旧性前壁中隔梗塞

V_1~3 は QS 型。V_1・2 の T 終末部分は逆転し，V_3・4 誘導に冠性 T がある。

90　Ⅱ．心筋梗塞と心電図

図 13-8　高位後壁梗塞の心電図

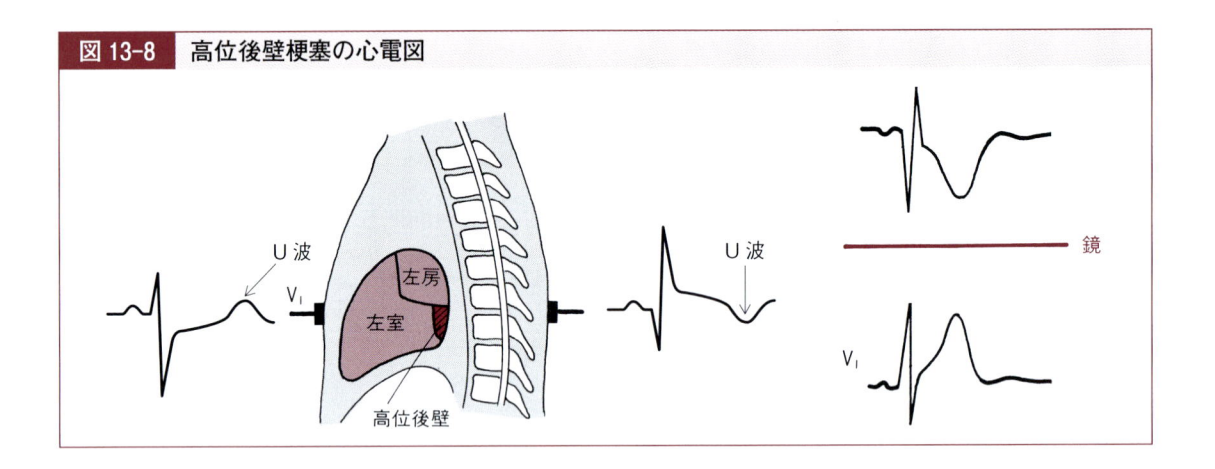

U波　V₁　左房　左室　高位後壁　U波　鏡　V₁

図 13-9　高位後壁梗塞の経時的変化

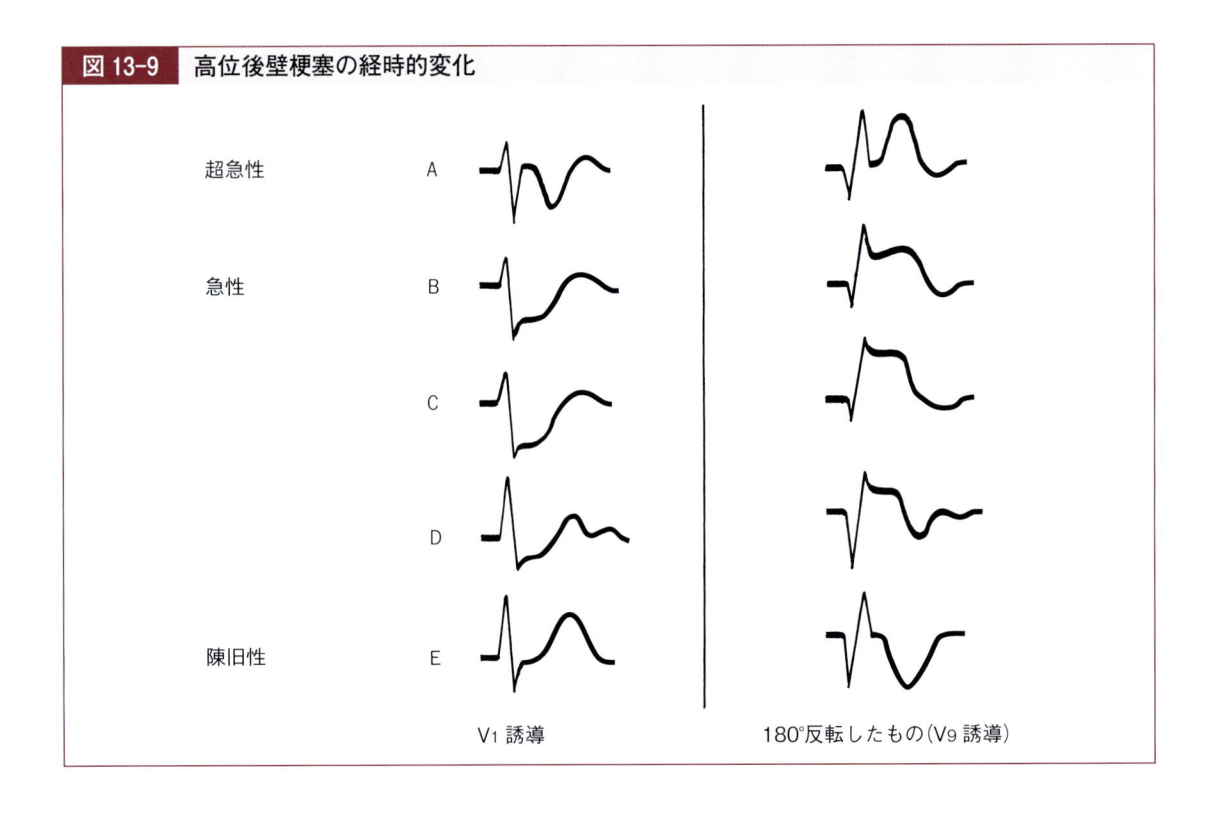

超急性　A

急性　B

C

D

陳旧性　E

V₁誘導　　　180°反転したもの（V₉誘導）

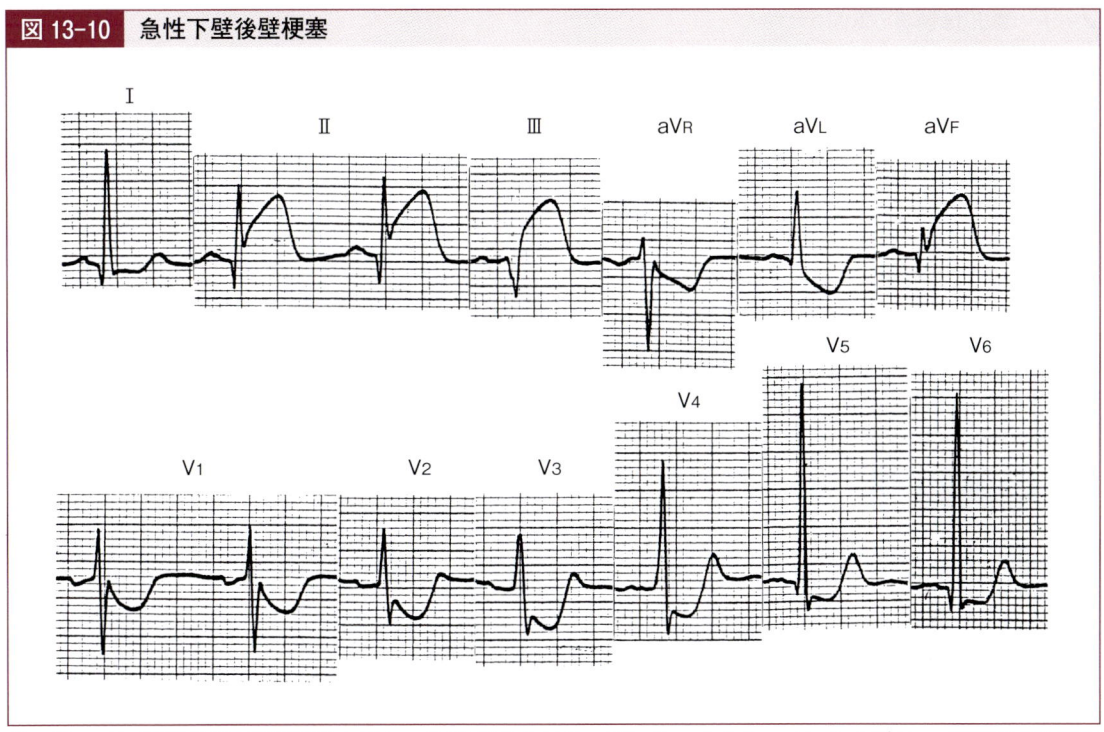

図 13-10　急性下壁後壁梗塞

Ⅱ・Ⅲ・aVF 誘導の ST は著明に上昇し，Q 波ができかかっている。またⅠ・aVL および V1~6 誘導の ST は下降している。とくに V1~4 誘導では，P 波の終わりから ST 部分にかけて辿ると丸い弧が描ける。RV2 は大きく R/S＞1。

ノート

■ 導出 18 誘導心電図

日本光電は 12 誘導心電図をもとにして心臓全体の心電波形を再構築し，それを基に V3R，V4R，V5R と右側部誘導と V7，V8，V9 誘導の左側と左背部誘導を含む，合計 6 誘導を演算処理により導出する**導出 18 誘導心電計**(synthesized 18 leads electrocardiography)を開発しました(図1)。右側壁誘導は急性右室梗塞や右室肥大の診断に有用です。また左側壁・背部誘導は急性後壁梗塞の診断に欠かせない誘導ですが，従来は V1・2 誘導で代用していました。とくに V8・9 誘導は電極を付けるのが難しい誘導です。電極を付ける手間が省け有用と思われます。

Katoh 先生(J Nippon Med Sch 2011 ; 78 : 22-29)のご厚意で導出 18 誘導心電図が診断に有用であった貴重な症例を呈示させていただきます(図2)。

Ⅱ・Ⅲ・aVF と V6 誘導の ST 上昇から，下側壁梗塞は診断できます。一方 syn-V8・9 誘導では ST 部分が上昇しており，後壁梗塞のあることがわかります。

また V2・3 誘導の U 波が大きく，T/U＜4 であることにも注目して下さい。

(つづく)

ノート：導出18誘導心電図（つづき）

図1

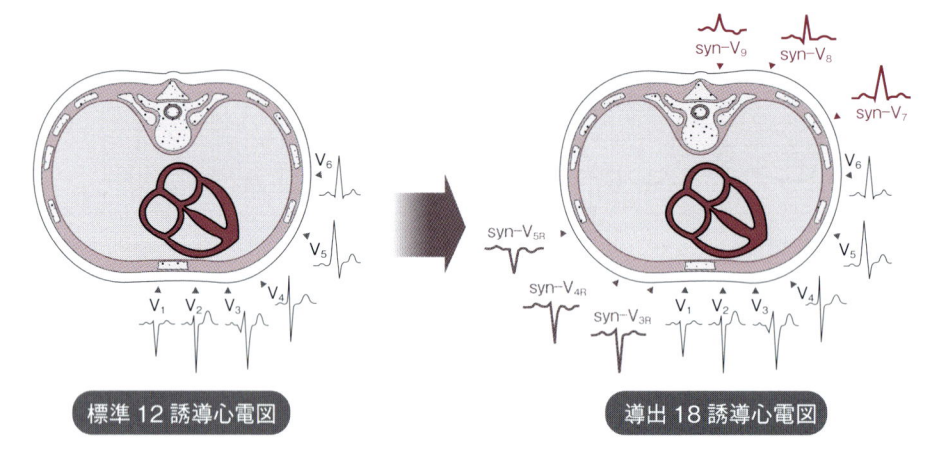

標準12誘導心電図 → 導出18誘導心電図

図2

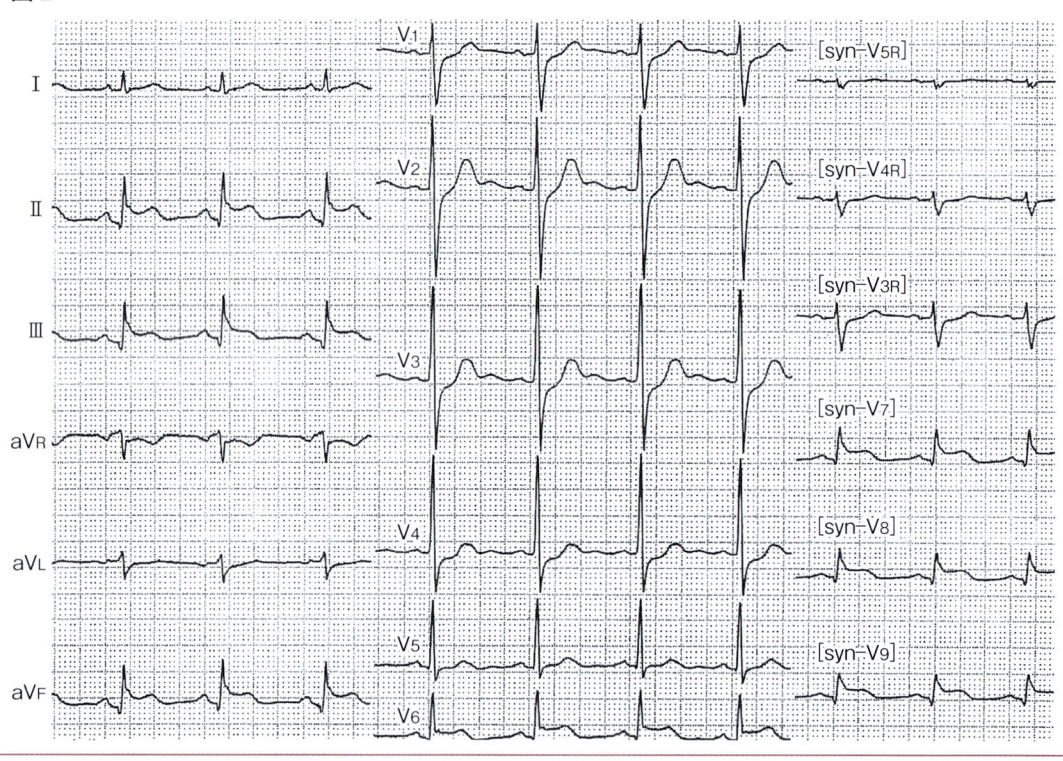

| 図 13-11 | 亜急性下壁後壁梗塞 |

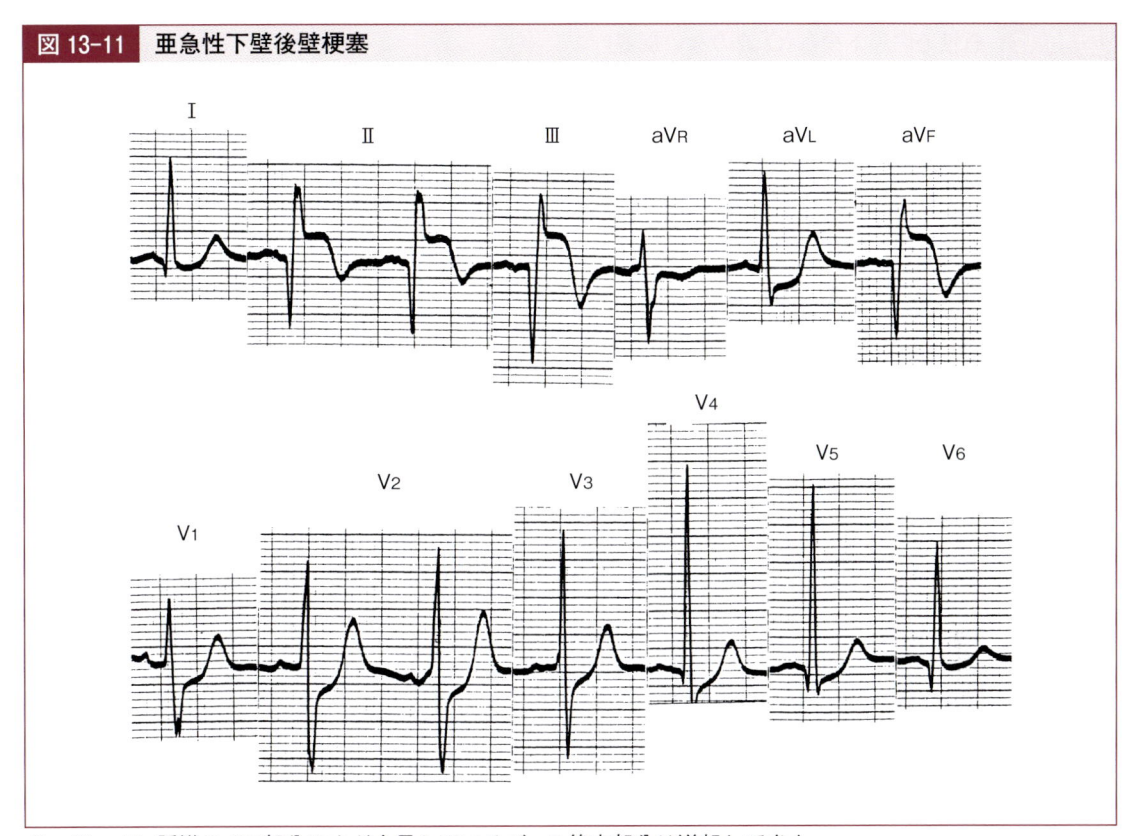

Ⅱ・Ⅲ・aVF 誘導の ST 部分はまだ上昇しているが，T 終末部分は逆転してきた。

6) 右室梗塞 right ventricular MI

一般に，心筋梗塞は左室の疾患ですが，下壁梗塞では，右室も梗塞になることがあります。心電図では，V_1・V_{3R}・V_{4R} の ST 部分が上昇します（図 13-13）。しかしこの **ST 上昇は，発症後 10 時間以内しか示されません**。急性下壁梗塞では，V_{3R}・V_{4R} 誘導も記録するように心がけましょう。

7) 心筋梗塞の合併症

心筋梗塞は，**合併症** complication を予測して治療していくことが大切です。合併症のある，なしは予後に大きく影響します。合併症をまとめておきます。

(1) 不整脈
(2) 心不全
(3) 心原性ショック
(4) 心破裂
(5) 心室中隔の穿孔
(6) 乳頭筋または腱索の断裂
(7) 乳頭筋機能不全
(8) 心膜炎
(9) 血栓塞栓症
(10) 再梗塞
(11) 心室瘤
(12) 狭心症
(13) 心脳卒中
(14) 心筋梗塞後症候群（Dressler 症候群）
(15) 肩手症候群

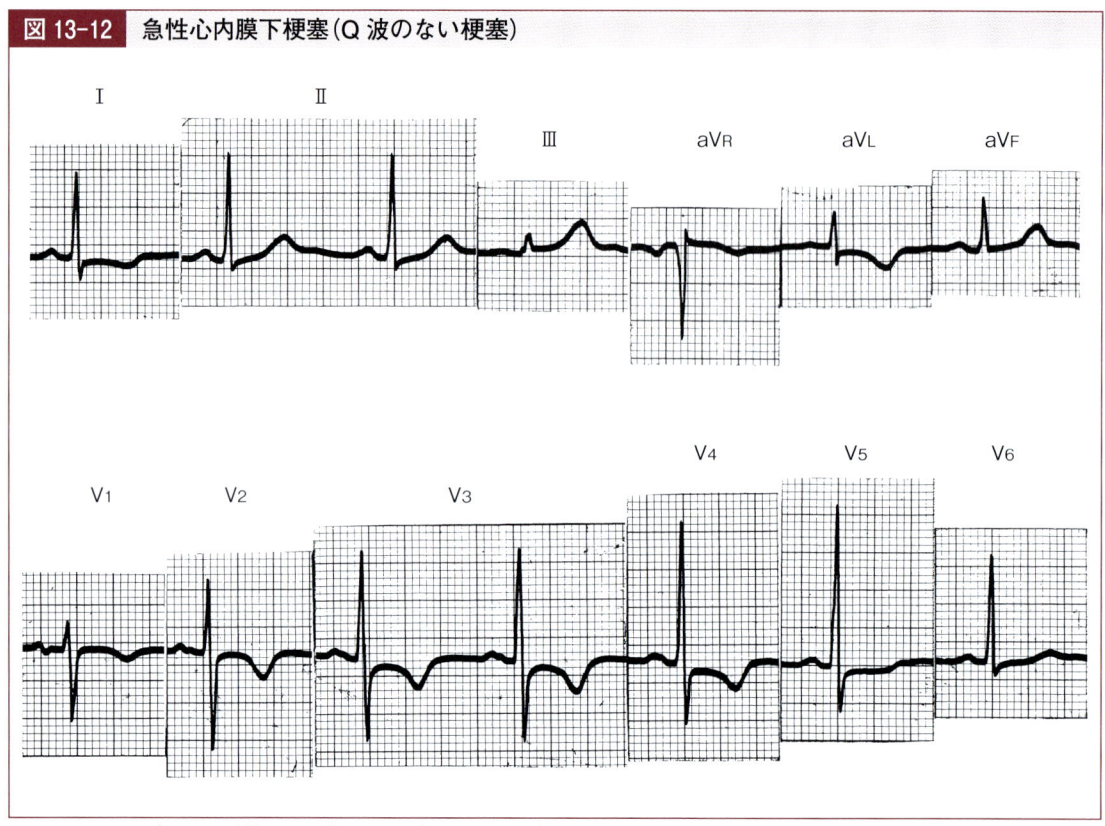

図 13-12　急性心内膜下梗塞（Q 波のない梗塞）

Ⅰ・aVL および V2~5 誘導で ST 部分は下降し，V1 を含めて T は逆転ないし平坦である。

■ 再灌流療法

　　急性心筋梗塞の発生機転は，もともとあった**粥状硬化斑** plaque がなんらかの原因で破綻し，そこに血小板の凝集を基にした血栓ができて内腔が閉塞してしまい，支配下の心筋が壊死に陥ってしまうと考えられています。そこで，発生から可能な限り早期に，その血栓を取り除いて冠動脈の血流を再び取り戻し，心筋の庇護を計ろうとする，**再灌流療法** reperfusion therapy が理に叶った最善の治療法として行われます。

　　この手段には，**経皮的経管式冠動脈形成術**（percutaneous transluminal coronary angioplasty＝**PTCA**）を行って機械的に血栓を取り除く方法と，血栓溶解薬を用いて血栓を溶かす**経静脈的冠動脈血栓溶解療法**（intravenous coronary thrombolysis＝**IVCT**）の2つの方法があります。PTCA はステントや薬剤溶出性ステント（drug eluting stent＝DES）が用いられることが多くなり，現在は**経皮的冠動脈インターベンション**（percutaneous coronary intervention＝**PCI**）とよばれます。

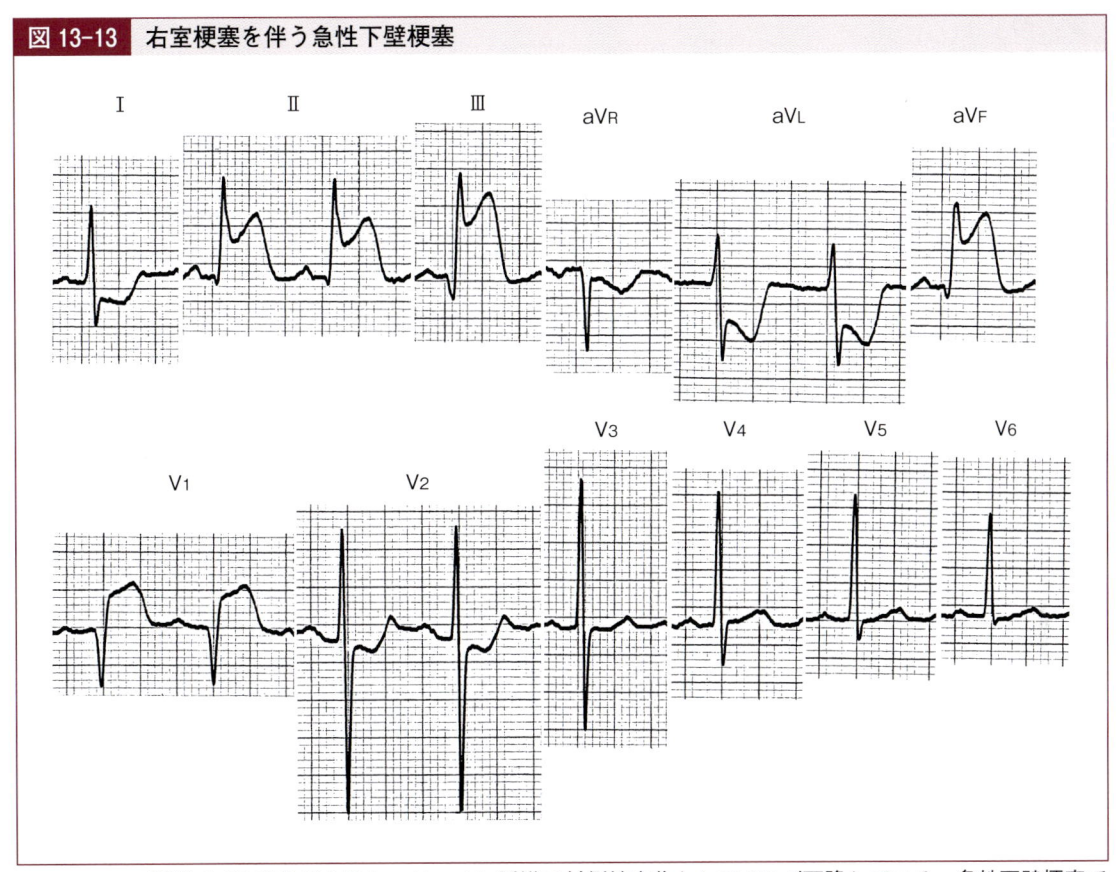

図 13-13　右室梗塞を伴う急性下壁梗塞

Ⅱ・Ⅲ・aVF 誘導で ST 部分が上昇し，Ⅰ・aVL 誘導で対側性変化として ST が下降している。急性下壁梗塞である。加えて V1 誘導の ST 部分が上昇しているのは，右室心筋梗塞を示唆する所見である。

　そしてバルーンでただ開通するだけで DES を入れないものは，**POBA**(plain old balloon angioplasty)とよばれています。

　血栓溶解療法は生理活性物質である組織プラスミノゲンアクチベーター(tissue-plasminogen activator＝t-PA)を静脈内投与します。t-PA は，フィブリン血栓上でプラスミノゲンをプラスミンに転化させるので，α_2-プラスミン阻害因子(α_2-plasmin inhibitor)の影響を受けません。

　第 1 世代は天然型の **t-PA** で流血中のプラスミノゲンアクチベーターインヒビター(plasminogen activator inhibitor-1＝PAI-1)によって不活性化され，半減期が 5 分と短いため 1〜2 時間の持続点滴静注が必要でした。この欠点を遺伝子工学的技術で補ったのが第 2 世代の t-PA で，mutant あるいは modified t-PA とよばれます。半減期が 20〜50 分と延びたので，1 回の静注で済むようになりました。

　これら 2 つの再灌流療法には，長短があります。**要は早ければ早いほどよい**ということです。

> **まとめ**

❶ 心筋梗塞とは，冠動脈が血栓により完全に閉塞して血流が途絶するために，支配下の心筋が壊死に陥る病態をいう。

❷ 診断は，①20分以上の前胸部痛，②血清 CK（MB バンド）の上昇，③心電図の経時的な変化のうち 2 つ以上に該当するもの。

❸ 心電図の経時変化をまとめる。
　①超急性期には QRS 群に変化なく，**T 波が左右対称性で尖鋭なテント状**となる。
　②ついで，**ST 部分が上昇**し，時には単相曲線状になる。
　③その後，q 波が出現し，しだいに大きくなるとともに，ST 部分は下降し，**T 波の終末部分が陰性化**してくる。
　④数日から 1 週間で ST 部分は基線に戻り，T 波の陰性部分が大きくなっていく。
　⑤ついには，T 波は左右対称性で陰性の**冠性 T 波**となる。

❹ 心筋梗塞には，Q 波のあるものと，Q 波のないものとがある。前者は貫壁性，後者は心内膜下梗塞とよばれていたが，必ずしも 1 対 1 には対応しないきらいがあった。そのため Q 波性心筋梗塞，非 Q 波性心筋梗塞ともよばれる。
　さらに最近では **ST 上昇型心筋梗塞 STEMI，非 ST 上昇型心筋梗塞 NSTEMI** に分類されるようになった。

❺ ST 上昇は J 点で 1 mm 以上，Q 波は幅が 0.04 秒以上，深さが R 波の 1/4 以上を異常とし，単一の心筋梗塞を示唆する 2 つ以上の誘導に認められるものとする。

❻ 心電図から診断される心筋梗塞の部位は，**前壁中隔，広範囲前壁，限局性前壁，下壁，後壁，側壁，**およびこれらの組み合わせがある。

❼ 心筋梗塞は死亡率が高く，最近では発症早期に再灌流療法（血栓溶解療法か PTCA）が行われるようになり，予後がとてもよくなった。異常 Q 波が形成されない発症早期に正確な診断を下すことがきわめて重要である。

❽ 後壁梗塞は，左室後壁の梗塞（$V_{8\cdot9}$）を，対岸（$V_{1\cdot2}$）で観察し，いわゆる鏡像現象のために，急性期には ST 部分は低下し，Q 波は示されない。$V_{1\cdot2}$ 誘導の上に鏡を置いて眺めればよい。

❾ 下壁梗塞は，右室梗塞を合併することがある。右室梗塞では，V_1・V_{3R}・V_{4R} 誘導の ST 部分が上昇する。しかし，この変化は発症後 10 数時間で消失してしまう。**発症早期の下壁梗塞では，V_{3R}・V_{4R} 誘導を記録するとよい。**

13. 心筋梗塞

セルフチェック　正しい組み合わせはどれか。

a．急性前壁中隔梗塞————————V₁~₄ 誘導の ST 上昇
b．急性限局性前壁梗塞————————V₅·₆ 誘導の ST 上昇
c．急性下壁梗塞————————Ⅱ・Ⅲ・aV_F 誘導の ST 上昇
d．急性側壁梗塞————————V₃·₄ 誘導の ST 上昇
e．急性右室梗塞————————V₁ 誘導の ST 上昇

解説　急性限局性前壁梗塞では V₃·₄ 誘導の ST が上昇。急性側壁梗塞では I・aV_L・V₅·₆ 誘導の ST が上昇する。〔正解：a，c，e〕

セルフチェック　心筋梗塞について正しいものはどれか。

a．後壁梗塞————————RV₃·₄ が幅広く大きくなる。
b．超急性心筋梗塞————————左右対称性の大きな陽性 T 波
c．異常 Q 波————————幅≧0.05 秒，大きさ≧R の 1/2
d．陳旧性心筋梗塞————————左右対称性の大きな陰性 T 波
e．急性心筋梗塞の経過中の全収縮期雑音————————心室中隔の穿孔

解説　後壁梗塞では V₈·₉ 誘導の Q 波を反映して，対岸の V₁·₂ 誘導の R 波が幅広く大きくなる。異常 Q 波の定義は幅≧0.04 秒，大きさ≧R の 1/4（25%）。急性心筋梗塞の経過中に全収縮雑音が出現したら，心室中隔の穿孔あるいは乳頭筋の断裂か機能不全を考える。〔正解：b，d，e〕

セルフチェック　急性心筋梗塞の早期診断に有用な所見はどれか。

a．血清 GPT の上昇
b．血清トロポニン T の上昇
c．異常 Q 波
d．左右対称性の尖鋭な T 波
e．対側性 ST 下降

解説　血清 GPT（ALT）ではなく GOT（AST）の上昇であるが，この酵素の上昇を待って診断するのでは対応が後手になる。同様に，異常 Q 波は心筋が壊死に陥ったことを示す所見。発作早期の心電図所見は，責任冠動脈の支配に一致した左右対称性の尖鋭な T 波であり，hyperacute T とよばれる。また，ST 上昇を異常ととるべきかという段階で，対側性 ST 下降があれば，診断が確定する。〔正解：b，d，e〕

III 電解質・薬剤の影響を理解する

14. 電解質の異常

　心電図でわかる電解質異常は，**カリウム(K⁺)とカルシウム(Ca²⁺)**です。救急患者の診断と治療に，とても大切な情報が1枚の心電図から得られます。血清カリウム(kalium, potassium)の基準値は 3.5～5.5 mEq/L，血清カルシウム(calcium)は 8.8～10.4 mg/dL です。

低カリウム血症

■ 考え方のポイント

1) まず U 波が大きくなります。T 波と U 波が二峰性に見えたり，T 波と U 波が一緒になって QT 間隔がかなり延びたように見えることもあります。二峰性のときは頂点同士の間隔が 0.40 秒以上あると，後の山が U 波と診断されます(図 14-1)。
2) さらに U 波が高くなると，ST 部分が下降し，T 波は平坦あるいは陰性となります。
3) 一般に，V₂₋₄ 誘導で 1.5 mm 以上の U 波があり，肢誘導でも目につくようなときに**低カリウム血症** hypopotassemia(hypokalemia)を考えます(図 14-2)。
4) **ST 部分が下降し，T 波よりも U 波が大きくなる**と，血清 K⁺≦2 mEq/L です。
5) ST 部分が下降し，T 波と U 波が1つの山のように見えるときは，血清 K≦1.5 mEq/L です。**QT 延長と見誤ってはいけません**。

■ 診断のクライテリア

　Weaver と Burchell のクライテリア(表 14-1)が有名です。これはポイント制になっています。

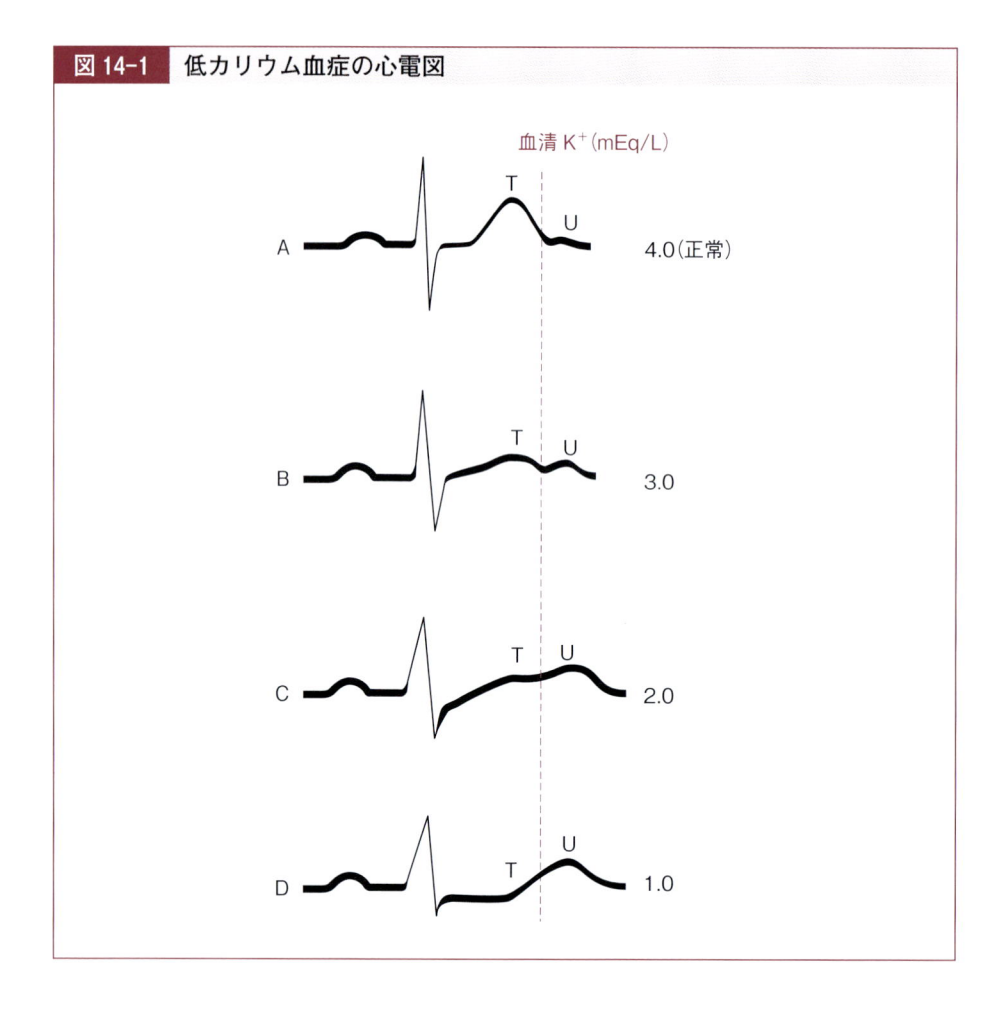

図 14-1 低カリウム血症の心電図

血清 K⁺(mEq/L)

A　4.0(正常)
B　3.0
C　2.0
D　1.0

高カリウム血症

考え方のポイント

1) 血清 K⁺ が高くなると，興奮の伝導に時間がかかるようになります．それで，QRS 群の幅が徐々に広くなると同時に，**T 波が高く尖ってきます**．
2) P 波はだんだん小さくなり，PQ 間隔が延び，ついには P 波が見えなくなります．しかし，必ずしも洞結節の刺激発生が消失しているわけではありません．
3) ついには，QRS 群と T 波の区別がつかないサイン波状 sine wave になります．

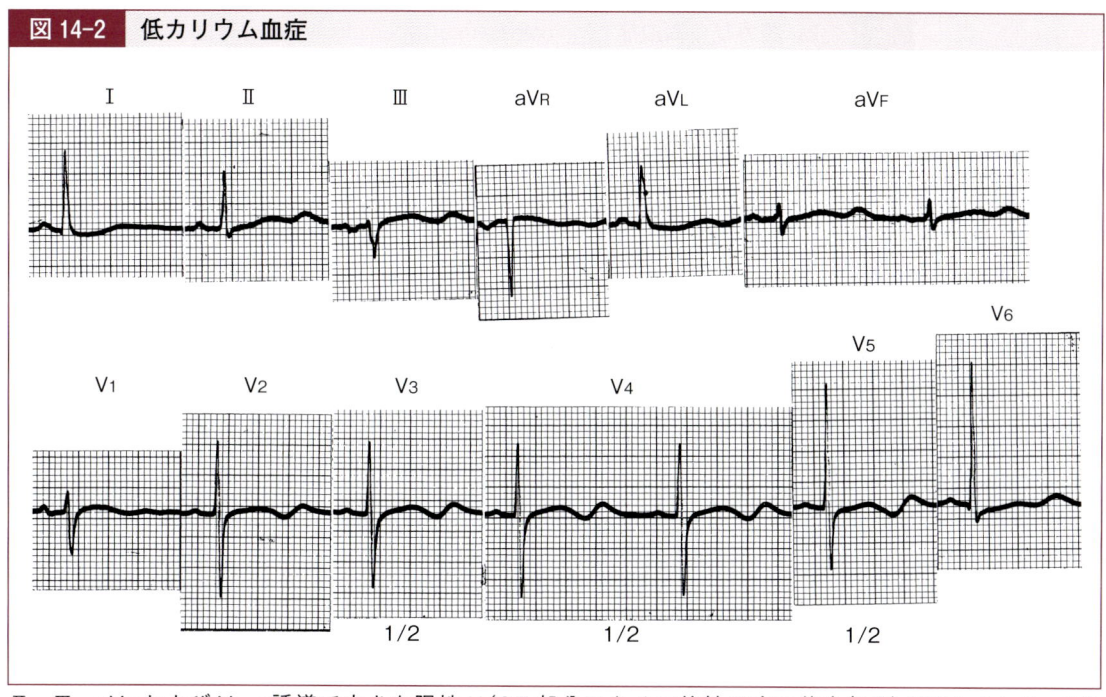

図 14-2　低カリウム血症

Ⅱ・Ⅲ・aVF および V2~6 誘導で大きな陽性 U（QT 部分にある二峰性の山の後半部分）が認められる。SⅢ＞SⅡ，aVL は qR 型，RV5 が 40 mm から左室肥大。この症例は原発性アルドステロン症であった。

表 14-1　低カリウム血症の判定基準（Weaver & Burchell）

	点数
T/U≦1（Ⅱ誘導）	1
T/U≦1（V3 誘導）	1
U＝0.6~1.4 mm（Ⅱ誘導）	1
U≧1.5 mm（Ⅱ誘導）	2
U＝1.1~1.9 mm（V3 誘導）	1
U≧2.0 mm（V3 誘導）	2
ST 下降≧0.5 mm（Ⅱ，V1~3 誘導）	1

判定：0~1 点　　不定
　　　2 点　　　低カリウム血症の疑いが高い
　　　3 点以上　低カリウム血症確実

■ 診断のクライテリア

図 14-3 を参考にして下さい。

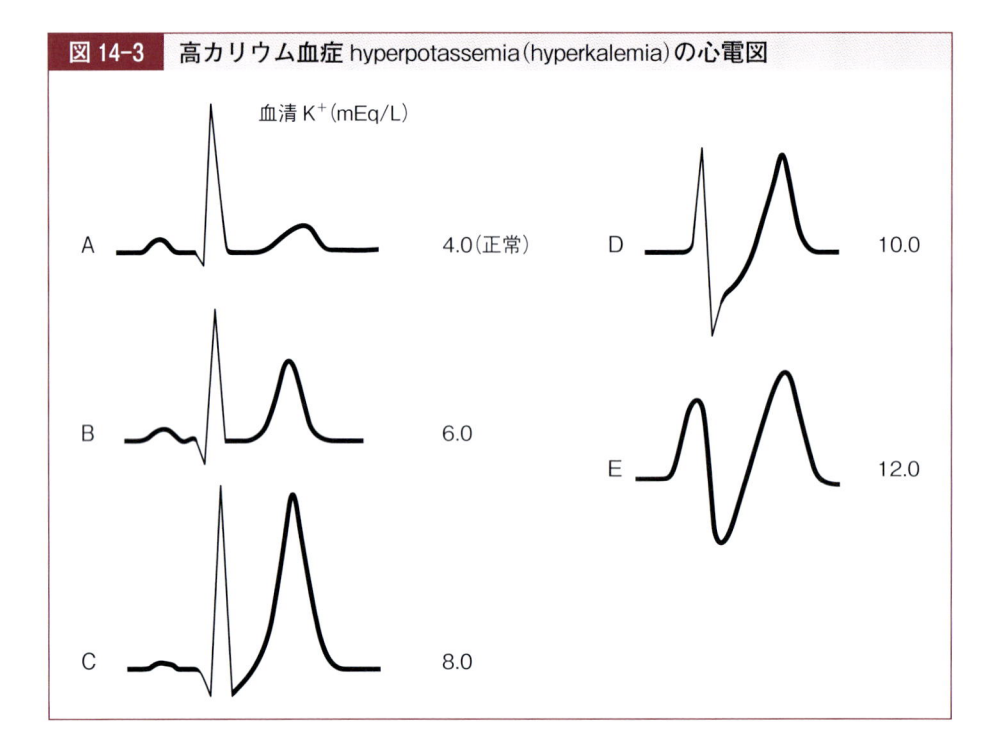

図 14-3　高カリウム血症 hyperpotassemia (hyperkalemia) の心電図

血清 K⁺ (mEq/L)

A　4.0（正常）	D　10.0
B　6.0	E　12.0
C　8.0	

ノート

■低カリウム血症の原因を(表)に示します。

表　低カリウム血症の原因

Ⅰ．胃腸管性
　　A．食事からの摂取不足
　　B．胃腸管からの喪失(嘔吐,下痢,絨毛腺腫,瘻孔,尿管-S字状結腸の吻合)
Ⅱ．腎性
　　A．代謝性アルカローシス
　　B．利尿薬(サイアザイド,非サイアザイド,ループ系),浸透圧利尿
　　C．鉱質コルチコイド効果の亢進
　　　1. 原発性アルドステロン症
　　　2. 続発性アルドステロン症(悪性高血圧,Bartter症候群,傍糸球体細胞腫瘍)
　　　3. 甘草摂取,グリチルリチンの長期投与
　　　4. 糖質コルチコイド過剰(Cushing症候群,異所性ACTH産生腫瘍,ステロイド長期投与)
　　D．腎尿細管性疾患
　　　1. 腎尿細管性アシドーシス
　　　2. 白血病
　　　3. Liddle症候群
Ⅲ．K⁺の細胞内への移動によるもの
　　A．低カリウム血症性周期性麻痺
　　B．インスリン効果
　　C．アルカローシス

ノート

■ 高カリウム血症の心電図（図）と原因（表）を記します。

図　高カリウム血症
ほぼ全誘導でT波が尖鋭。とくにV₃〜₅誘導で著しい。

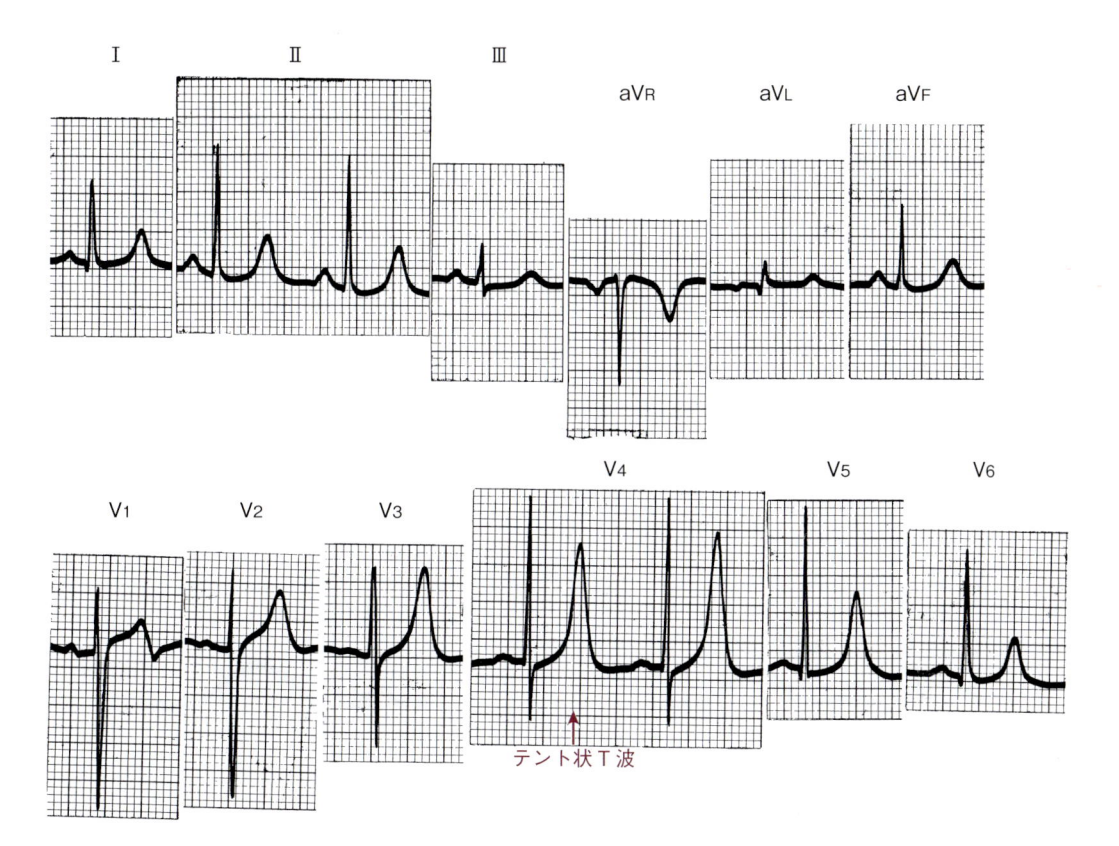

テント状T波

表　高カリウム血症の原因

1. 細胞内からのカリウム遊出
   組織の崩壊，溶血
   アシドーシス
   アルギニンの投与（腎機能障害を伴う例）
   偽高カリウム血症（pseudohyperkalemia）：白血球，血小板増多
2. 腎からのカリウム排出の低下
   腎不全
   鉱質コルチコイド欠乏：選択的低アルドステロン症，Addison病
   スピロノラクトン，トリアムテレンの投与
   カリウム排泄の先天性障害

低および高カルシウム血症

考え方のポイント

1) **低カルシウム血症** hypocalcemia では，再分極に時間がかかり，QT 間隔が延び，これは ST 部分の延長が特徴的です。
2) **高カルシウム血症** hypercalcemia では，逆に再分極に要する時間が短くなり，ST 部分がなくなってしまいます。

診断のクライテリア

図 14-4 に示します。

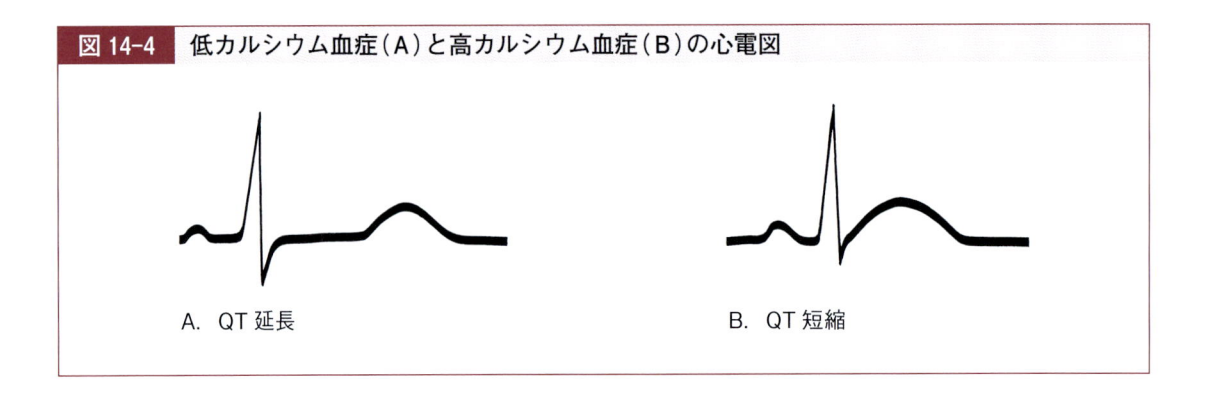

図 14-4 低カルシウム血症（A）と高カルシウム血症（B）の心電図

A. QT 延長

B. QT 短縮

ノート

■ 低および高カルシウム血症の原因(表1, 2)を記します。

表1 低カルシウム血症の原因

1. 蛋白結合カルシウムの低下：低蛋白血症
   ネフローゼ症候群，肝硬変症，栄養不良
2. イオン化カルシウムの低下
   副甲状腺ホルモンの欠乏：先天性
     副甲状腺機能低下症：後天性
     副甲状腺ホルモンの分泌障害：マグネシウム欠乏
   骨のホルモン不応性：腎不全，マグネシウム欠乏，偽副甲状腺機能低下症
     ビタミンD欠乏(摂取不足，吸収不良症候群，腎不全)
   高リン血症：腎不全，リン製剤の投与
   急性膵炎
   ミトラマイシンによる悪性腫瘍の治療
   クエン酸塩の大量投与：大量の保存血輸血

表2 高カルシウム血症の原因

1. 蛋白結合カルシウムの上昇：高蛋白血症
   多発性骨髄腫
2. イオン化カルシウムの上昇
   原発性副甲状腺機能亢進症
   悪性腫瘍 ｛ 骨転移を伴うもの
          骨転移を認めないもの：偽性副甲状腺機能亢進症
   内分泌疾患：甲状腺機能亢進症，末端肥大症，褐色細胞腫，急性副腎不全
   小児特発性高カルシウム血症
   サルコイドーシス
   ミルク・アルカリ症候群
   サイアザイド利尿薬
   長期臥床
   急性腎不全の回復期
   腎移植患者

まとめ

❶ 心電図でわかる電解質異常は，カリウム（K^+）とカルシウム（Ca^{2+}）である。

❷ 低カリウム血症では，$V_{2~4}$誘導の陽性U波が目立ってくる。T≦Uでは血清K^+は2 mEq/L前後，TUが融合して1つの山のようになると1 mEq/L前後である。ST部分が下降し，T波が陰性となることもある。

❸ 高カリウム血症では，まずT波がテント状となる。ついでQRS群が広く，P波は平低化してくる。血清K^+が12 mEq/L前後になるとsine波状となり，QRS波とT波の区別がつきにくくなる。

❹ 低カルシウム血症では，ST部分の延長を伴うQT間隔の延長がみられる。

❺ 高カルシウム血症では，ST部分の消失によるQT間隔の短縮がみられる。

セルフチェック　正しい組合せはどれか。

a．低カリウム血症————大きな陰性U波
b．高カリウム血症————尖鋭なT波
c．低カルシウム血症————QT延長
d．高カルシウム血症————副甲状腺機能低下症
e．高カリウム血症————慢性腎不全

解説　低カリウム血症の特徴は大きな陽性U波。低カルシウム血症ではST部分が延びてQTが延長する。高カルシウム血症がみられるのは，副甲状腺機能低下ではなく亢進症。慢性腎不全の心電図では左室側高電位，ST部分の延長と尖鋭なT波，つまり高血圧に伴う左室肥大に加えて，高カリウム血症＋低カルシウム血症が混在してみられることが多い。
〔正解：b, c, e〕

15. ジギタリス中毒

ジギタリス製剤は，心筋の収縮力を強くし(**陽性変力作用** positive inotropic effect)，心拍数を遅くする(**陰性変時作用** negative chronotropic effect)ため，心不全の治療に用いられます。

ジギタリスは，心筋細胞膜の受容体に結合して **Na^+-K^+ ATPase を阻害する**ので，細胞内に Na^+ が蓄積します。それで Na^+Ca^{2+} ポンプが作動し，Na^+ を細胞外に汲み出し，Ca^{2+} を取り込みます。その結果，細胞内の Ca^{2+} 濃度が高くなり，興奮-収縮連関のときに Ca^{2+} の利用が増えるので，**収縮性が亢進**します。

もともと心臓が弱っており，種々の合併症をもっている患者さんに利尿薬と併用して投与することが多いので，ジギタリスが過剰となることがあります。そのような徴候を心電図から読みとる方法を学びましょう。

■■ 考え方のポイント

1) ジギタリス投与による変化(ジギタリス効果 digitalis effect)(図 15-1)
   a) 心電図に現れるのは，**陰性変時作用**です。直接作用と間接作用とがあります。
   b) 直接作用は心房筋や房室結節の伝導を遅くします。間接作用は迷走神経を介するもので，洞結節の活動を抑制し，房室伝導を遅くします。両作用の効果のために心拍数は遅くなります。
   c) まず最初の変化は，**PQ 間隔の延長**(第 1 度房室ブロック⇨178 頁)で，多少の延長はほとんどすべての患者にみられます。
   d) 心室筋の収縮力が増大すると，回復過程(再分極)にも影響があり，ST 部分は丸みをもって右下がりに下降(上に凹)し，これを **ST の盆状降下**(sagging or scooped ST depression)とよびます。
   e) T 波も平低化したり，－＋の二相性や，陰性となることが少なくありません。
   f) ST-T 変化は，とくにⅡ・Ⅲ・aV_F および $V_{4〜6}$ 誘導で示されます。
   g) **QT 間隔が短縮**します。
   h) このような心電図上の変化は，ジギタリスを投与することによって生じ，**ジギタリス効果** digitalis effect とよばれます。
2) **ジギタリス中毒** digitalis intoxication
   a) Na^+ ポンプの抑制が強くなると，細胞内の Ca^{2+} が過剰な状態となり，中毒症状が起こってきます。
   b) 細胞外液の K^+ 濃度が低くなると，ジギタリスが受容体に結合しやすくなる

図 15-1　ジギタリス効果

0.40″

T 逆転

ST の盆状降下

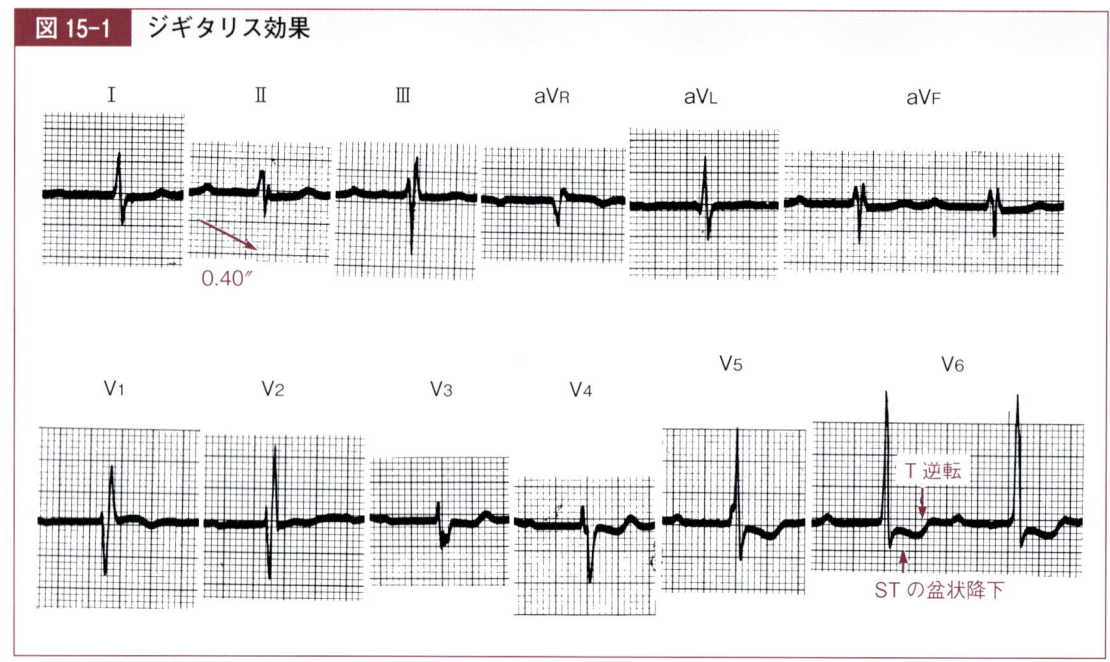

PQ 間隔は 0.40 秒と延長。V₃~₆ 誘導の ST 部分は盆状に下降し，V₅·₆ の T 波は逆転。QT 間隔は 0.36 秒と短い。

　　　　ため，やはり中毒が起こりやすくなります。
  c）治療域の血中濃度は，ジゴキシンが 0.8〜1.6 ng/mL，ジギトキシンは 15〜20 ng/mL です。ジゴキシン＞3 ng/mL，ジギトキシン＞35 ng/mL では全例が中毒となります。治療域でも中毒となることがあります。
  d）中毒を誘発する原因をまとめておきます。
　①ジギタリスの過剰投与
　②慢性で重症な心不全
　③心筋の変性疾患
　④血清電解質の異常（K^+，Ca^{2+}，Mg^{2+}）
　⑤酸-塩基平衡の異常
　⑥低酸素血症
　⑦低蛋白血症
　⑧腎機能障害（ジゴキシン）
　⑨肝機能障害（ジギトキシン）
　⑩甲状腺機能亢進症および機能低下症
　⑪収縮性心膜炎
　⑫貧血
　⑬高齢者や新生児

e）ジギタリスが中毒量になると，刺激伝導系の**洞結節より末梢の異所性刺激が発生しやすく**なり，一方では発生した**刺激の伝導が悪く**なります。その結果，さまざまな**不整脈**が起こりやすくなります。代表例を**図 15-2** に示します。主な不整脈を以下に示します。

（1）洞調律の異常
　　（a）洞徐脈
　　（b）洞房ブロック
　　（c）洞停止
（2）心房性不整脈
　　（a）早期収縮
　　（b）房室ブロックを伴う心房頻拍
（3）房室接合部性不整脈
　　（a）早期収縮
　　（b）非発作性房室接合部頻拍
　　（c）補充収縮ないしは補充調律
（4）心室性不整脈
　　（a）早期収縮
　　（b）心室頻拍
（5）房室伝導障害
　　（a）第1度房室ブロック
　　（b）第2度房室ブロック
　　（c）高度房室ブロック
　　（d）第3度(完全)房室ブロック

これらの不整脈については，各項目を参照して下さい。

図15-2　ジギタリス中毒

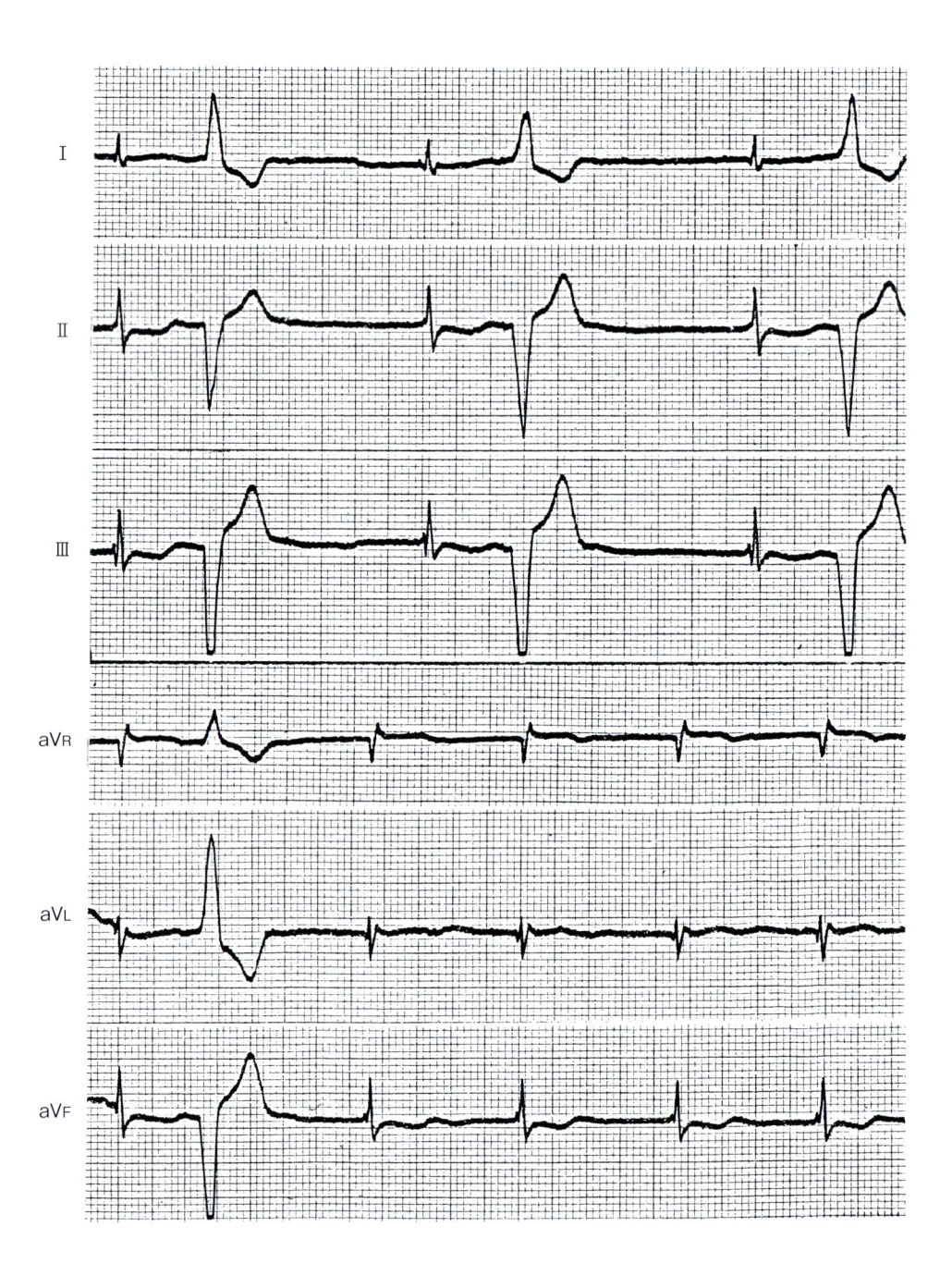

f 波が小さくわかりにくいが，V_1 誘導の基線は細かくゆれており心房細動。しかし，aV_R～aV_F の3拍目以降は整脈であり，第3度房室ブロックの存在を示唆している。また心室性早期収縮が頻発し，aV_R～aV_F を除いて二段脈である。さらに，II・III・aV_F で ST が盆状に下降している。$R/SV_2>1$，RV_5 が大きく SV_5 が深いなど両室肥大もある。

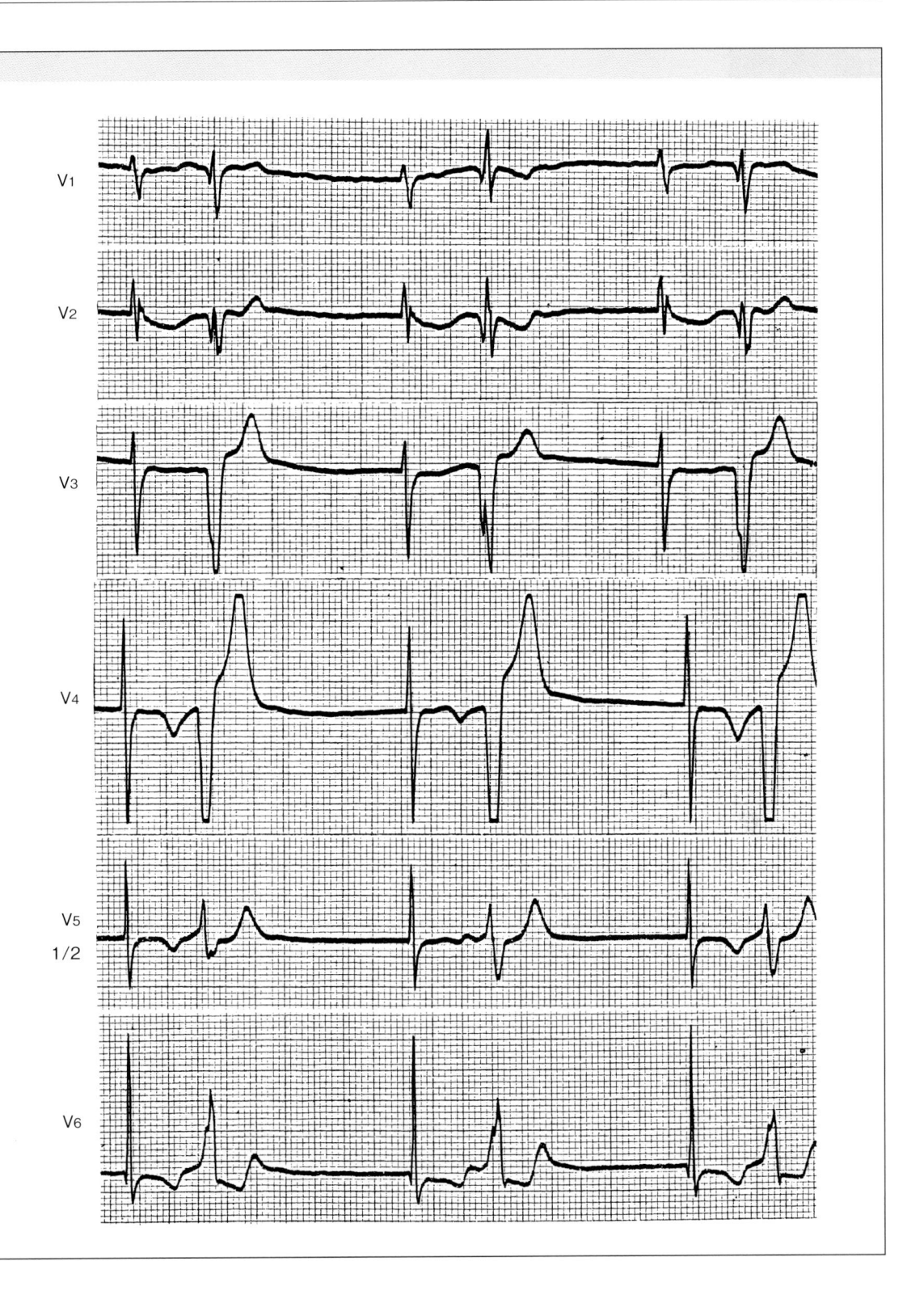

15. ジギタリス中毒 111

ノート

■ ジギタリス中毒の症状を，通常の症状とまれな症状に分けて**表1，2**に示します。

表1 ジギタリス中毒の症状 (Chung EK)

通常の症状	まれな症状
1. 胃腸症状 　食欲不振，嘔気，嘔吐	腹痛，便秘，下痢，消化管出血
2. 心症状 　うっ血性心不全の悪化，心室性早期収縮，心房頻拍(房室ブロックを伴った)，非発作性房室接合部性頻拍，房室ブロック，洞徐脈	心房細動，心房粗動，心室頻拍，心室細動，洞停止，洞房ブロック，心房期外収縮，房室接合部性期外収縮
3. 眼症状 　視覚の有色性変化(緑色に見えたり，黄色に見えたりする)，物体にかさがかかって見える	はっきり見えない，チラチラする，暗点が見える，小視症，巨視症，あるいは弱視
4. 神経学的症状 　疲労，頭痛，不眠，倦怠，錯乱，めまい，抑うつ	神経痛，痙攣，知覚異常，狂乱状態，精神病
5. 非特異的症状 　アレルギー反応，特異体質，血小板減少症，男性乳房の女性化	

表2 ジギタリス不整脈の種類と頻度
ジギタリス中毒949例(10報告の集計)

①心室性期外収縮	457例	(48.2%)
二段脈	230	(24.2%)
多源性	154	(16.2%)
②第1度房室ブロック	153	(16.2%)
③房室接合部頻拍	143	(15.0%)
④第2度房室ブロック	137	(14.4%)
⑤房室解離	130	(13.7%)
⑥房室接合部調律	97	(10.2%)
⑦PAT with block	93	(9.8%)
⑧心室頻拍	92	(9.8%)
⑨第3度房室ブロック	81	(8.5%)
⑩心房細動	81	(8.5%)

まとめ

❶ ジギタリスは，治療量では心筋収縮力を増強(**陽性変力作用**)し，心拍数を低下(**陰性変時作用**)させる。

❷ 治療量でも，洞結節の刺激発生を減少させ，房室伝導時間を抑制するため，**心拍数は減少し，PQ間隔は延長**する。

❸ また，再分極過程も影響を受け，**QT間隔は短縮**し，**ST部分は盆状に下降**する。T波は平低化，－＋の二相性あるいは陰性となることが少なくない。

❹ 中毒量になると，洞結節以下の刺激伝導系の興奮発生が増大し，洞および房室伝導が抑制される。その結果，種々の不整脈が出現する。

❺ 不整脈のうち頻度が高いものは，ブロックを伴う心房頻拍 PAT with block，第2・3度房室ブロック，非発作性房室接合部頻拍，心室早期収縮(二段脈，連発性，多源性)があげられる。

❻ 中毒の誘因には，ジギタリスの過剰投与，慢性で重症な心不全，心筋の変性疾患，低カリウム血症，肝腎の病気などがある。

❼ 自覚症状は，嘔気，嘔吐などの胃腸症状，頭痛，不眠などの神経症状が主であるが，まれに色覚異常を訴えることもある。

Ⅳ 不整脈心電図を読む

16. 不整脈総論

1. 不整脈とは？

ここから後は不整脈 arrhythmia の話に入ります。その前に不整脈全般についてまとめておきます。

まず不整脈とは"脈が不整"となっていますが，必ずしも心拍（脈）の不整があるとは限りません。**それで筆者は"不整拍"といったほうがよいと思います。**

不整脈の定義は，①刺激の起こりかたに異常のある**刺激生成の障害** disturbance of impulse initiation と，②刺激が洞結節に正常に起こっても，その伝わりかたに異常のある**刺激伝導の障害** disturbance of impulse conduction，および③**これらが組み合わさったもの**，の3つに分けられます。

したがって，例えば右脚の伝導障害である完全右脚ブロックは，脈の不整はなくとも不整脈です。それでは，以下に不整脈の分類を示します。

2. 刺激生成の障害

刺激伝導系は自動能を持っており，自分で刺激を発生できます。刺激生成障害には**正所性** normotopic，つまり洞結節で起こるものと，**異所性** ectopic，つまり洞結節以外に起こるものとがあります。1分間に100拍以上の心拍は正所性であれば**頻脈**，異所性であれば**頻拍**といいます。頻脈と頻拍の違いを記憶しておいて下さい（なお，筆者は「頻脈」は用いず「頻拍」のみにすることを提唱しています）。50拍以下の**徐脈**，徐拍についても同じです。**英語はそれぞれ tachycardia, bradycardia** だけですが，日本語ではこのような区別があります。教養としてぜひ覚えておいて下さい。

以下に刺激生成障害を整理しておきます。今はこれを暗記する必要はありません。不整脈にはこのようなものがあるのだと眺めておくだけで結構です。

A. 洞結節（正所性）の刺激生成障害
　1）洞頻脈
　2）洞徐脈
　3）洞不整脈
　　　呼吸性/非呼吸性
　4）洞結節内でのペースメーカー移動
B. 異所性（洞結節以外）起源の刺激生成障害
　1）能動的（活動的）な異所性の刺激生成障害
　　a）早期収縮：心房性，房室接合部性，心室性
　　b）発作性頻拍：心房性，房室接合部性，心室性

c）心房細動/心房粗動
　　　d）心室細動/心室粗動
　2）受動的(受け身)で異所性の刺激生成障害
　　　a）房室接合部補充収縮/調律
　　　b）洞結節と房室接合部間のペースメーカー移動
　　　c）心室補充収縮/調律

3. 刺激伝導の障害

　刺激の伝導障害をブロックといいます。心ブロックには2種類あります。1つは結節間経路や房室伝導路が障害されるものです。結節間経路のブロックはさておいて，房室ブロックはさらに3つに分けられます。**第1度，第2度，第3度**です。**第3度房室ブロックは完全房室ブロック**で，心拍が遅くなります(徐拍性不整脈)。時には，**Adams-Stokes発作**といって失神発作をきたしたり，死に至ることもあります。

　つぎは心室内刺激伝導系の障害です。いずれか2本までの刺激伝導系のブロックでは，房室伝導は障害されないため，心拍数自体は変化ありません。ただし，3本すべてが障害されるような三束ブロックでは，機能的なものも含めてさまざまな程度の房室ブロックが起こります。以下に心ブロックを整理しておきます。

A. 心ブロック
　1）洞房ブロック
　2）房室ブロック
　　　a）第1度房室ブロック
　　　b）第2度房室ブロック
　　　　　Mobitz Ⅰ型
　　　　　Mobitz Ⅱ型
　　　c）第3度房室ブロック(完全房室ブロック)
　3）心室内ブロック
　　　a）完全右脚ブロック
　　　b）左脚前枝ブロック
　　　c）左脚後枝ブロック
　　　d）完全左脚ブロック
　　　e）二束ブロック
　　　　　完全右脚ブロック＋左脚前枝ブロック
　　　　　完全右脚ブロック＋左脚後枝ブロック
　　　　　左脚前枝ブロック＋左脚後枝ブロック＝完全左脚ブロック
　　　f）三束(枝)ブロック
　　　　　不完全三束(枝)ブロック
　　　　　第1度房室ブロック＋二束(枝)ブロック
　　　　　完全三束(枝)ブロック＝完全房室ブロック

4. 刺激生成および伝導の異常

刺激生成の異常と伝導の異常が組み合わさると，複雑な不整脈が起こります。

1）LGL（Leon-Ganong-Levine）症候群
2）WPW（Wolff-Parkinson-White）症候群
3）その他の複雑な不整脈

不整脈はたったこれだけです。決して難しいことはありません。以下の章を繰り返し読んだ後で，この整理の表でまとめをして下さい。

セルフチェック 不整脈について正しくないものはどれか。

a．必ずしも脈の不整があるとは限らない。
b．洞調律で心拍数が100以上のものを洞頻拍という。
c．異所性とは洞結節以外の刺激生成部位をいう。
d．早期収縮とは洞結節以外の能動的な刺激生成障害である。
e．刺激の伝導障害をブロックという。

解説 不整脈とは，刺激生成障害と刺激伝導障害を包括したものであり，心拍（脈）の整，不整は関係がない。頻脈は正所性，つまり洞頻脈のみに使い，頻拍は異所性起源に使う。徐脈，徐拍も同じである。〔正解：b〕

17. 洞調律の異常

考え方のポイント

1) 正常洞調律 normal sinus rhythm とは，P 波がⅠ・Ⅱ・aVF および V3~6 誘導で**陽性**，aVR 誘導で**陰性**，かつ，P-P（あるいは R-R）間隔が 0.60～1.00 秒（心拍数が 60～100/分）の調律をいいます。
2) 洞調律の異常には，脈が速い（多い）**洞頻脈**，脈の遅い（少ない）**洞徐脈**，P 波の形

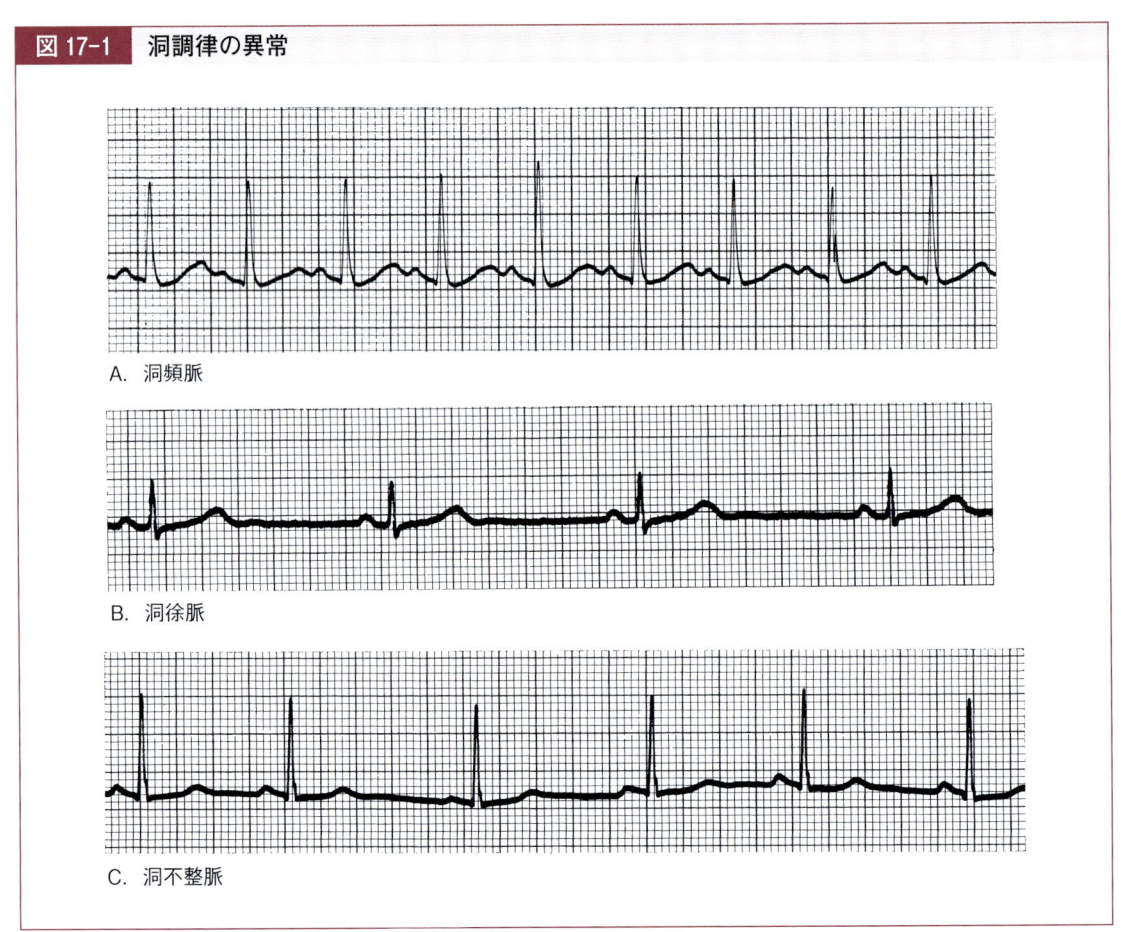

図 17-1 洞調律の異常

A. 洞頻脈

B. 洞徐脈

C. 洞不整脈

A. 洞頻脈：R-R 間隔は 0.55 秒（109/分）。B. 洞徐脈：R-R 間隔は 1.37 秒（44/分）。C. 洞不整脈：R-R 間隔は 0.84～1.04 秒と 0.20 秒も変動しており，また P 波の形が多少異なっている。

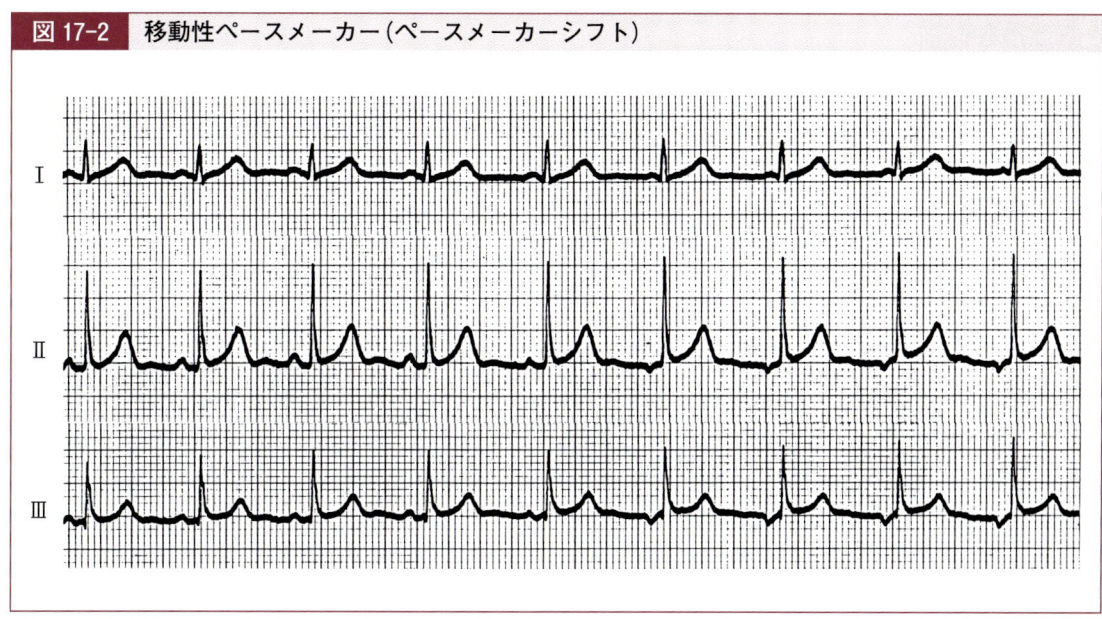

図 17-2 移動性ペースメーカー（ペースメーカーシフト）

Pは前半の4拍は3誘導とも陽性，後半4拍はⅡ・Ⅲ誘導で陰性。5拍目は陽性であるがやや小さく，4拍目と6拍目のPを足して2で割ったような格好をしている。洞性Pと異所性Pが一緒になって心房を興奮させたものであり，融合性P波とよばれる。ペースメーカーは洞結節から房室接合部まで移動している。

が少しずつ変わる**移動性ペースメーカー**，脈の速さが少しずつ変わる**洞不整脈**があります。

診断のクライテリア

1) **洞頻脈** sinus tachycardia（図 17-1-A）　P-P（R-R）間隔＜0.60 秒（心拍数＞100/分）。
2) **洞徐脈** sinus bradycardia（図 17-1-B）　P-P（R-R）間隔＞1.00 秒（心拍数＜60/分）。
3) **洞不整脈** sinus arrhythmia（図 17-1-C）　P-P（R-R）間隔の変動≧0.16 秒。
4) 洞結節内での**移動性ペースメーカー** wandering pacemaker（図 17-2）　P波はⅠ・Ⅱ・aV_F 誘導で陽性，aV_R で陰性であるが，形が少しずつ変動するもの。
5) 洞結節から房室接合部への移動性ペースメーカー（図 17-2）　P波は洞調律からⅡ・Ⅲ・aV_F 誘導で陰性に変化する。

ノート

a) 洞頻脈は，発熱，甲状腺機能亢進症，各種感染症，心不全，精神的・肉体的ストレス，精神的興奮，疼痛時，運動時にみられます。

b) 心拍数は，高齢者では減少する傾向があります。洞徐脈は，スポーツ選手，黄疸，甲状腺機能低下症，洞不全症候群，高齢者などにみられます。

c) 洞不整脈は，ほとんどが呼吸性のもので，脈は吸気時に速くなり，呼気時に遅くなります。この現象は若年者によくみられ加齢とともに低下します。

d) 洞頻脈のときは，P波が大きくなる傾向があります。P波は心房筋の脱分極によって描かれ，再分極波もあります。これを **P 波（心房波）の T 波（再分極波）** という意味で，**Ta 波** とよびます。Ta 波は P 波と逆向きになり，ST 部分に重なります。そのために ST 部分が下降しているように見えることがありますが，PQ と ST が弧を描いていれば，ST 下降は Ta 波によるみかけ上のもので，異常とはいえません。

まとめ

❶ **洞頻脈** は，P-P(R-R)間隔＜0.60 秒（心拍数＞100/分）のものをいう。ST 部分が J 型に低下して見えても，PQ と ST が弧を描いていれば，Ta 波によるもので異常ではない。

❷ **洞徐脈** は，P-P(R-R)間隔＞1.00 秒（心拍数＜60/分）のものをいう。心拍数がいつも＜50/分のときは洞不全症候群を考慮する。

❸ **洞不整脈** は，最長と最短の P-P の差≧0.16 秒のものをいい，多くは呼吸性である。

❹ 洞調律で P 波の形が少しずつ変わるものは，洞結節内でペースメーカーが移動するためである。

❺ 洞調律の異常は，多くは必ずしも病的状態を意味しない。

セルフチェック　正しい組み合わせはどれか。

a．洞調律————————Ⅱ・Ⅲ・aVF 誘導の P 波が陰性
b．洞頻脈————————R-R 間隔が 0.8 秒以下
c．洞徐脈————————心拍数が 70 以下
d．洞不整脈———————呼吸により PQ 間隔が変化する
e．洞頻脈————————甲状腺機能亢進症

解説 洞調律の必要条件はⅠ・Ⅱ・aV_F およびV_{3~6}誘導のP波が陽性であること。洞頻脈はR-R間隔が0.6秒以下，心拍数が100以上。洞徐脈はR-R間隔が1.0秒以上，心拍数が60以下。洞不整脈はR-R間隔が0.16秒以上変化すること。呼吸性不整脈は洞不整脈の最も多い原因である。したがって，呼吸によりPQ間隔ではなくてP-P(R-R)間隔が変化する。〔正解：e〕

セルフチェック 洞調律の異常について正しいものはどれか。
 a．洞頻脈とは心拍数が100以上をいう。
 b．洞徐脈とは心拍数が50以下をいう。
 c．洞不整脈とはP-P間隔が長短で0.20秒以上異なるものをいう。
 d．洞調律でもP波の形は多少異なる。
 e．P-P間隔が長いほどP波が大きくなる。

解説 洞徐脈の臨床的意義は，洞機能が低下する洞不全症候群(20章参照)である。この場合，心拍数は50以下とするのがよい。しかし，定義では心拍数60以下である。洞不整脈とはP-P間隔が長短で0.16秒以上異なるものをいう。呼吸などにより，洞調律でもP波の形は多少異なる。P-P間隔が短いほど洞結節の上部で刺激が生成され，P波は大きくなる。小児や若年者で著明であり，加齢とともにみられなくなる。〔正解：a，d〕

セルフチェック 正しい組み合わせはどれか。
 a．Ⅰ・Ⅱ・aV_R 誘導のPが陽性――――――洞調律
 b．Ⅱ・Ⅲ・aV_L 誘導のPが陰性――――――上室調律
 c．Ⅰ・V_6 のPが陰性―――――――――左房調律
 d．Ⅰ・Ⅱ・aV_F 誘導のPが陰性――――――左右電極のつけ間違い。
 e．aV_R のPが陽性，aV_L のPが陰性―――鏡像型右胸心

解説 洞調律ではⅠ・Ⅱ・aV_F 誘導のPが陽性，aV_R が陰性。上室調律では心房は下から上に興奮させられるから，下壁誘導であるⅡ・Ⅲ・aV_F のPが陰性になる。左右電極のつけ間違いは，四肢誘導は鏡像型右胸心と同じである。Ⅰ・aV_L 誘導のPは陰性，Ⅲ・aV_F は陽性。繰り返し設問に取り上げてきたことからもわかるように，これらの事項はとても重要である。ぜひ記憶されたし。〔正解：c，e〕

18. 上室調律

考え方のポイント

1) **正常洞調律**の定義は，P波がⅠ・Ⅱ・aV_Fおよび V_{3~6} 誘導で陽性，aV_R 誘導で陰性，心拍数が60～100/分であることはくり返し述べてきました。
2) P波がQRS群の前後にあり洞調律でないものを，**上室調律** supraventricular rhythm とよびます(**図18-1**)。P波がQRSの中に入って見えないものもあります。
3) 上室調律とは，洞結節より下で，房室結節を含めてそれより上流のどこかで刺激

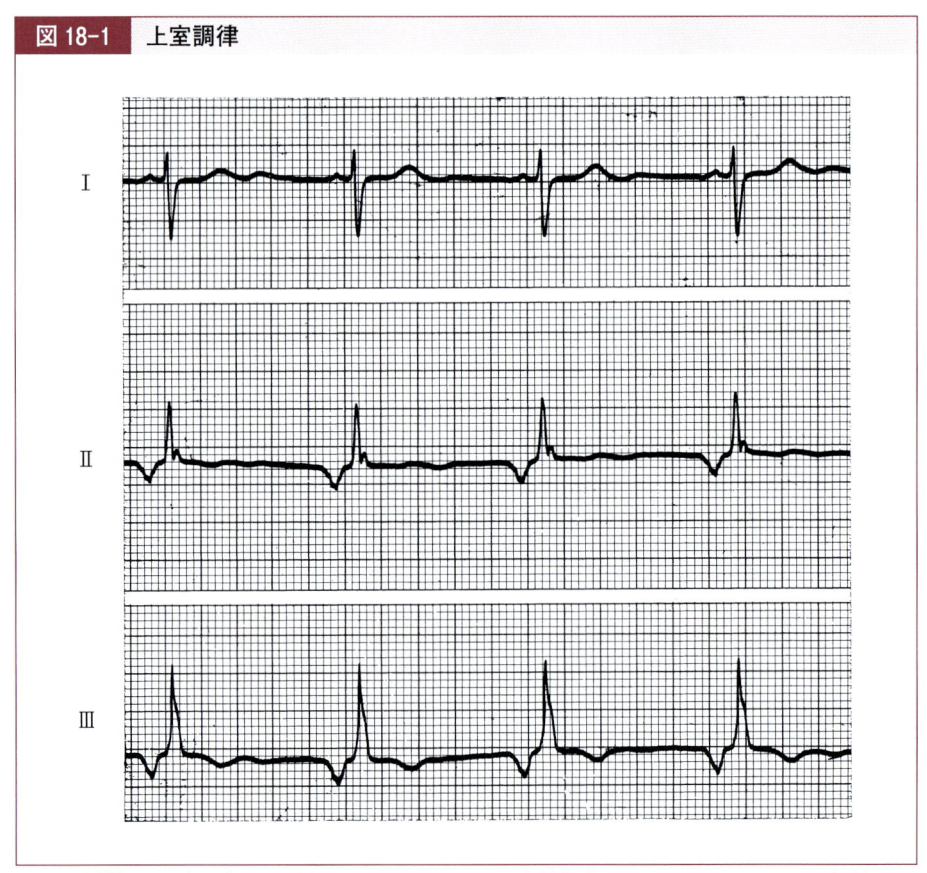

図18-1 上室調律

Ⅱ・Ⅲ誘導のP波は大きく逆転している。QRSは右軸偏位し，ⅡのTは－＋の二相性，Ⅲは逆転している。

が発生した調律のことです。
4) ⅠやV₆のP波が陰性のものは，刺激が左から右方へ向かうことを意味し，左房に刺激発生部位のあることが推測され，**左房調律** left atrial rhythm と診断されます。
5) 固定しているものは比較的少なく，**洞調律への移行**がよくみられます。
6) 臨床的な意義はほとんどなく，治療も必要がありません。

診断のクライテリア

P波の異常所見をまとめます。
1) Ⅱ・Ⅲ・aV_F 誘導で陰性，aV_R 誘導で陽性
2) Ⅱ・Ⅲ・aV_F および V_{5·6} 誘導で陰性
3) Ⅰ および V_{5·6} 誘導で陰性
4) V_{5·6} 誘導だけが陰性

まとめ

❶ 洞結節より下で，房室結節を含めてそれより上流のいわゆる上室部に起こった調律を，上室調律とよぶ。
❷ P波はQRS群の前後にあり，
　① Ⅱ・Ⅲ・aV_F 誘導で陰性，aV_R 誘導で陽性
　② ①に加えて V_{5·6} 誘導も陰性
　③ Ⅰ と V_{5·6} 誘導が陰性
　④ V_{5·6} 誘導が陰性
のものなどがある。
❸ 固定性のものは少なく，大部分は洞調律との移行がみられる。
❹ 臨床的意義は少なく，通常は治療の必要がない。

セルフチェック　上室調律について正しいものはどれか。

a．Ⅱ・Ⅲ誘導のPが陰性であればaV_R 誘導のPは陽性である。
b．Ⅱ・Ⅲ誘導のPが陰性であればaV_F 誘導のPは陰性である。
c．Ⅰ誘導のPが陰性であれば心房の興奮は左から右に向かう。
d．洞調律へ移行することはまれである。
e．臨床的な意義は大きい。

解説　上室調律の洞調律への移行およびこの逆はよくみられる。左房調律を含めて上室調律の臨床的意義は少ない。〔正解：a，b，c〕

19. 洞房ブロックと洞停止

洞房ブロック

考え方のポイント

1) 洞結節に発生した刺激が，結節間経路の障害のために，洞結節では正常に刺激を発生しても，正常な伝導ができない病態を**洞房ブロック**（sinoatrial block＝SA block）といいます。
2) 完全に伝導が途絶えてしまうことはごくまれで，通常は数回正常伝導をして1回伝導が途絶えるという形をとります（図 19-1）。

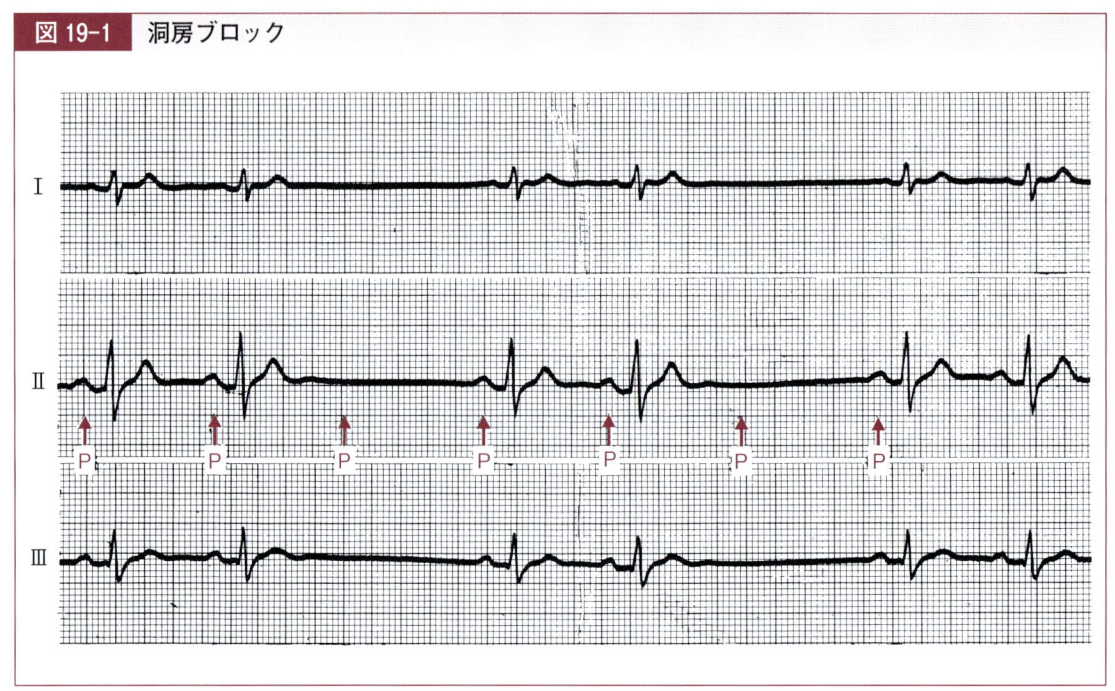

図 19-1　洞房ブロック

2段脈である。長いP-P間隔のところは短いP-P間隔の2倍であり，P波が1個欠落している。すなわち3：2伝導の洞房ブロックである。

3) 洞不全症候群(⇨127頁)の原因の1つとして重要です。

診断のクライテリア

1) P 波は QRS 群を伴っています。
2) P-P(または R-R)間隔が，**突然に整数倍**(多くは2倍で，時に数倍)となります(図 19-1)。
3) 逆な言い方では，P と QRS 群が1ないしはときに数回抜けることになります。臨床的には2回以上抜けることはまれです。あれば洞停止につながります。

洞停止

考え方のポイント

1) 洞結節が，一時的に刺激を発生しなくなることを**洞停止** sinus standstill といいます。卑近な言葉でいうと，洞結節の刺激生成が全くいいかげんな状態です。
2) 洞結節の停止間隔は，定期的ではありません。

診断のクライテリア

1) 予想される時期に P 波が出現せず，長い休止期があります。
2) 休止期を挟む P-P 間隔は，その患者さんに基本的な P-P 間隔(これを基本洞周

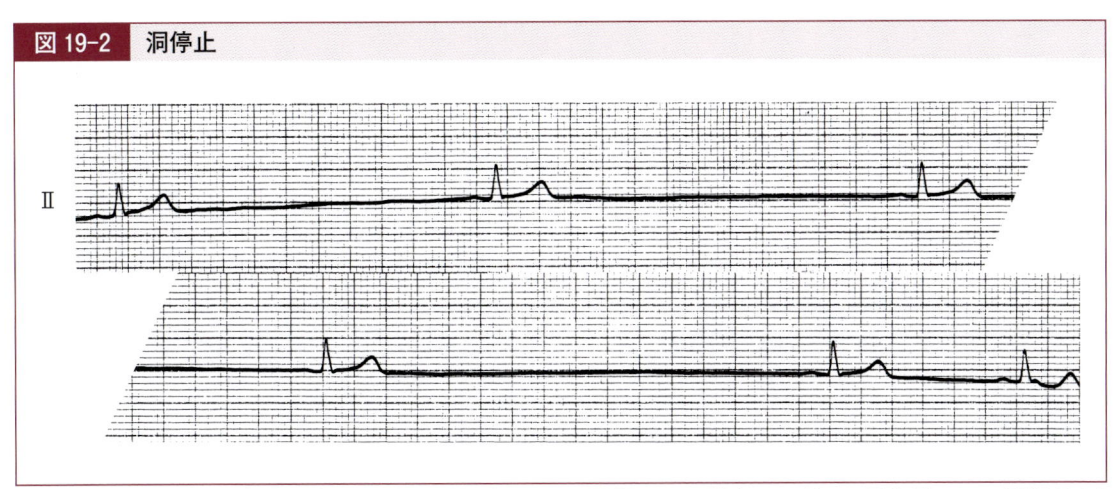

図 19-2　洞停止

上下は連続誘導。P-P 間隔は全く不整で，最も短い P-P 間隔は 1.24 秒なのに対し，最も長い P-P 間隔は 3.2 秒と全く関連がなく，洞停止である。

期といいます)の整数倍とはなりません(図 19-2)。
3) 補充収縮(⇨ 174 頁)が出ることと出ないことがあります。

まとめ

❶ 洞結節から発生した刺激が結節間経路の障害のために，房室結節への伝導が突然に途絶える(数拍に 1～2 回)不整脈を**洞房ブロック**という。

❷ 心電図では，P 波は QRS 群を伴い，P-P 間隔が突然に整数倍(大部分は 2 倍)に延長する。

❸ 洞結節が予想される時間に刺激を発生しなくなり P-P 間隔が延長する不整脈を，**洞停止**という。

❹ 心電図では，休止期を挟む P-P 間隔が，基本洞周期の整数倍とはならない。

セルフチェック　正しいものはどれか。

a．洞房ブロックは PQ 間隔が突然 2～3 倍に延長する。
b．洞房ブロックでは延長部分に洞性 P 波がみられる。
c．洞房ブロックでは P 波は QRS 群を伴わないことがある。
d．洞停止では突然 P-P 間隔が延長するが整数倍にはならない。
e．洞停止では補充収縮が出ないことも少なくない。

解説　洞房ブロックでは PQ 間隔ではなく P-P 間隔が突然基本洞周期の 2～3 倍(整数倍)に延長する。大部分は 2 倍。洞房ブロックでは延長部分は基線に一致し，洞性 P 波はみられない。洞房ブロックでは房室伝導は正常なので，P 波があれば QRS 群を伴う。洞停止をはじめとする洞不全症候群では，補充収縮や補充調律の出ない症例が少なくない。
〔正解：d, e〕

20. 洞不全症候群

■ 考え方のポイント

1) 洞結節の機能が低下したり，洞結節から房室結節への伝導が障害されて，著しい徐脈，徐拍を呈するものを**洞(機能)不全症候群**(sick sinus syndrome＝SSS)といいます。
2) 特殊なものとして，もともとの徐脈に心房の病気のために，頻拍性心房細動，心房粗動，発作性心房頻拍などが加わる病型があり，**徐脈-頻脈症候群** bradycardia-tachycardia syndrome とよばれています。
3) 若年層にもみられますが，一般に加齢によって増加し，高齢層に多い傾向があります。
4) 特発性とよばれる原因不明なものが大部分を占めますが，洞結節の線維症，脂肪浸潤によって細胞数の減ることが基礎にある，と推測されています。
5) 症状は，眩暈，疲れやすい感じ，失神発作(Adams-Stokes症候群)，徐脈-頻脈症候群ではこれらに加えて，動悸，胸部不快感などを訴えます。

■ 診断のクライテリア

1. Rubenstein 分類

Ⅰ群) 原因の明らかでない**持続性の洞徐脈**(＜50/分)(図20-1)
Ⅱ群) **洞停止，または洞房ブロック**
Ⅲ群) ⅠあるいはⅡの徐拍性不整脈があり，過去に**発作性上室頻拍，頻拍性心房細動，心房粗動の既往のあるもの**(徐脈-頻脈症候群)(図20-2)

2. Ferrer 分類

a) 持続的で著しい洞徐脈
b) 洞停止に，房室接合部補充調律(収縮)を伴うものと伴わないもの
c) 薬物によらない慢性徐拍性心房細動(図20-3)
d) 永続性心房細動で，DCショックをかけても洞調律に戻らないもの
e) 徐脈-頻脈症候群

図20-1　著しい洞徐脈

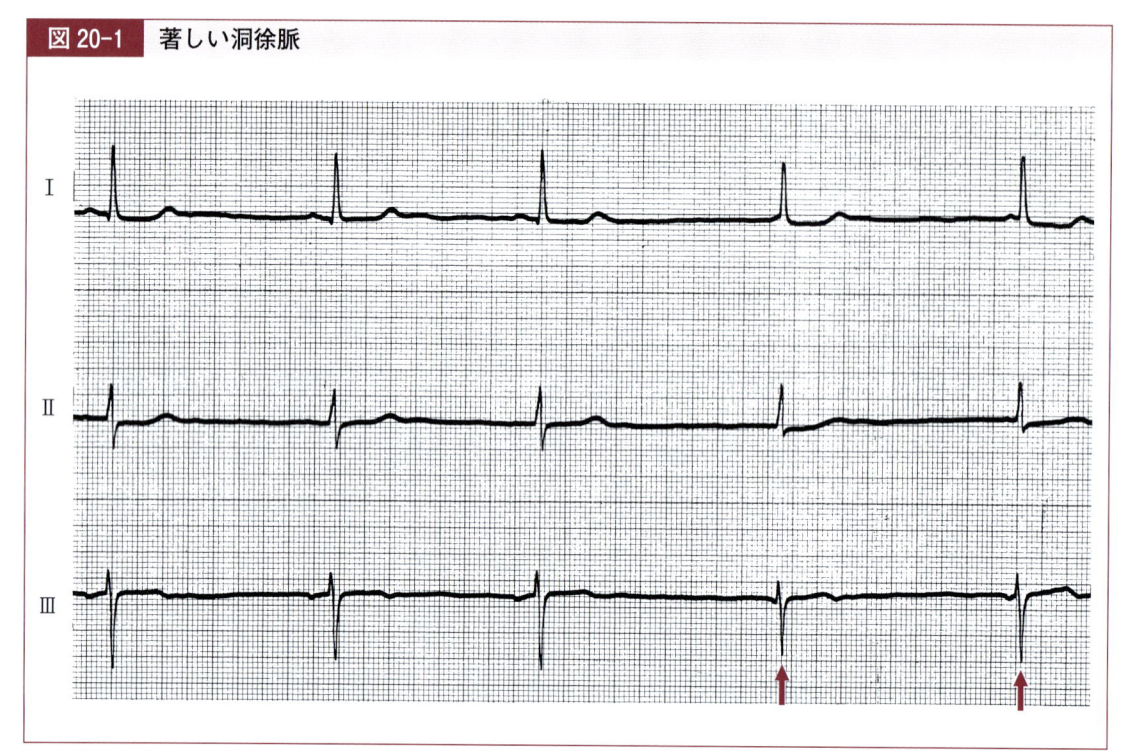

P-P間隔は1.64〜2.04秒とかなり変動している。比較的短いところ(P-P間隔が1.80秒まで)ではQRSの前にP波があり，PQ間隔は0.2秒と一定している。しかし，それ以上では房室接合部補充収縮(矢印)が出現したためにQRS群の直前にP波があり，この刺激は心室へ伝導していない。つまり，伝達性収縮ではなく補充収縮である。

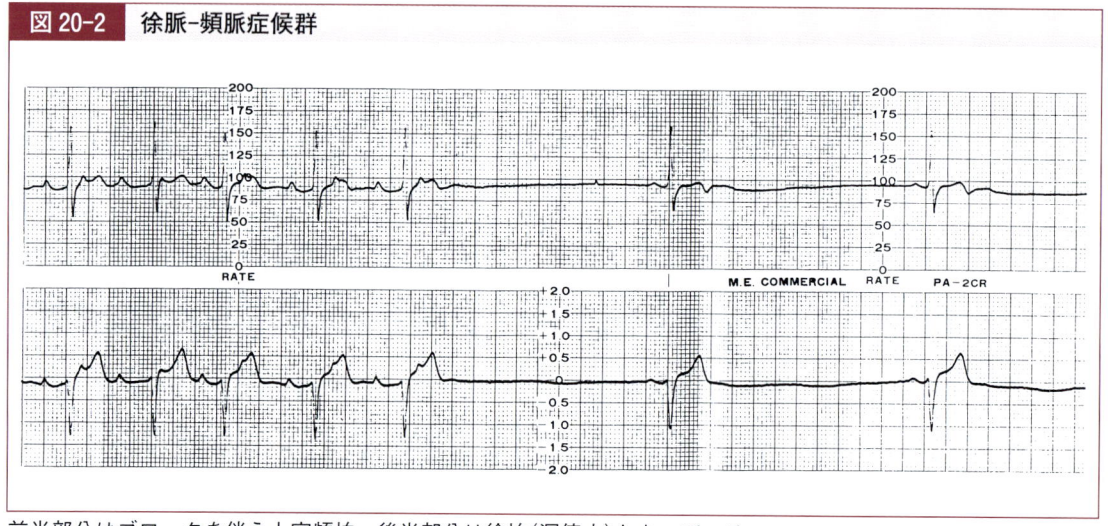

図20-2　徐脈-頻脈症候群

前半部分はブロックを伴う上室頻拍，後半部分は徐拍(洞停止)となっている。

図20-3　徐拍性心房細動

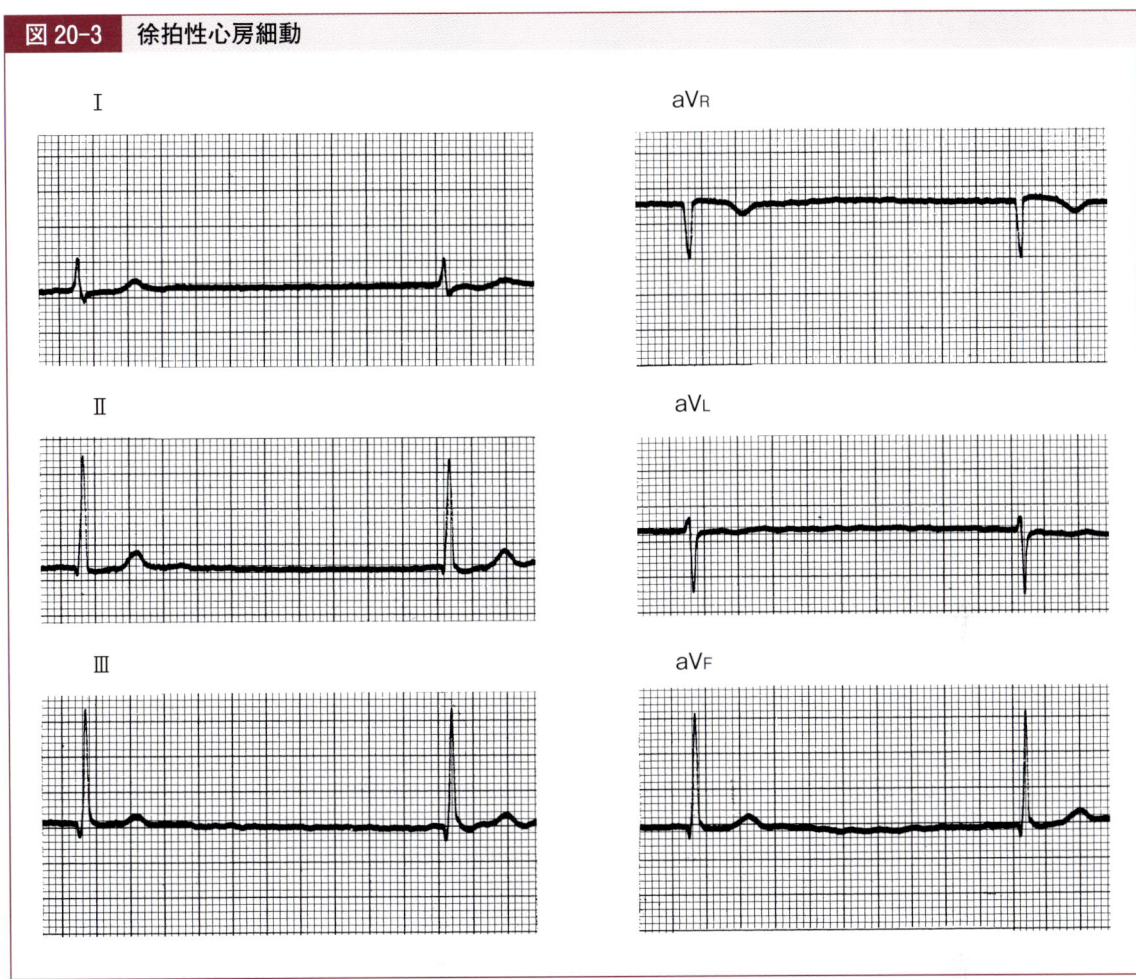

P波はなく，Ⅱ・ⅢおよびaV誘導で基線が細かくゆれている。R-R間隔は1.92秒と心拍数は約30の著しい徐拍。完全房室ブロックである（27章参照）。

ノート

■検査法

12誘導心電図以外に以下の検査法が参考になります。

a) Holter心電図：まず第一になすべき検査です。
b) 運動負荷テスト：運動を負荷しても心拍数が増えにくいとき。
c) 頸動脈洞マッサージ：右，ついで左側を10秒ずつマッサージして3秒以上の心停止が示されるとき。
d) アトロピン静注法：0.04 mg/kg静注しても心拍数<90/分か，投与前の心拍数に比べて25％以上増加しないとき。
e) プロプラノロール静注法：0.1 mg/kg静注して著しい徐脈（投与前に比べて34％以上

（つづく）

ノート：検査法（つづき）

減少）になるとき．

f) overdrive suppression test：洞結節に近い高位右房をペースメーカーで頻回（通常は90，110，130，150/分）に刺激（30〜60秒）して，最後のペースメーカー刺激から最初に洞収縮が現れるまでの時間を測定します．この時間間隔を**洞機能回復時間**（sinus node recovery time＝SNRT）といい，正常では＜1.6秒です．

このSNRTはもともとの心拍数に影響されるので，その影響を除くために，**修正洞機能回復時間**（corrected sinus node recovery time＝CSNRT）を用いることもあります．すなわち，CSNRT＝SNRT－基本洞周期で，基準値は＜0.55秒です．

g) 洞機能低下の病理学的，薬理学的原因を**表1，2**に示します．

表1　洞機能低下の病理学的原因（Alpert & Flaker）

1. 可逆性の原因	2. 慢性の原因
過度の迷走神経緊張	洞結節の非特異的硬化性退行性疾患
洞結節を含む虚血	虚血性心疾患
洞結節への外科的侵襲	アミロイドーシス
心筋炎（ジフテリアやリウマチなど）	ヘモクロマトーシス
急性心膜炎	全身性紅斑性狼瘡
甲状腺中毒	Duchenne型/筋緊張性筋ジストロフィー
炭酸過剰症	Friedreich失調症
高カリウム血症	洞結節への外科的侵襲
低体温	洞結節の家族的疾患
	悪性腫瘍の転移
	全身性塞栓症
	僧帽弁逸脱症
	甲状腺機能低下症
	頸動脈洞の過敏性

表2　洞機能低下の薬理学的原因（Alpert & Flaker）

1. 正常洞結節機能をもつ患者に洞結節機能低下をもたらす可能性のある薬剤	2. 洞結節疾患をもつ患者にさらに洞結節機能低下をもたらす可能性のある薬剤
① digitalis	① β-blocking agents
② quinidine sulfate or gluconate	② digitalis
③ lidocaine hydrochloride	③ quinidine sulfate or gluconate
④ atropine sulfate	④ procainamide hydrochloride
⑤ lithium carbonate	⑤ disopyramide phosphate
⑥ cimetidine	⑥ verapamil
⑦ β-blocking agents	⑦ diltiazem
⑧ reserpine	⑧ methyldopa
⑨ guanethidine sulfate	⑨ reserpine
⑩ clonidine hydrochloride	⑩ clonidine hydrochloride

まとめ

❶ 洞結節，結節間経路，心房筋の障害により，上室性の徐拍性不整脈や徐脈と頻脈を交互に繰り返す病気を**洞不全症候群**とよぶ。

❷ Rubenstein や Ferrer の病態分類が有名である。Rubenstein の分類は，（Ⅰ群）原因の明らかでない洞徐脈（＜50/分），（Ⅱ群）洞停止または洞房ブロック，（Ⅲ群）徐脈-頻脈症候群である。

❸ 大部分は特発性で，家族性に発生することもある。

❹ ジギタリス，Ca 拮抗薬，β 受容体遮断薬，クラスⅠa 群の抗不整脈薬などによっても類似の病態がもたらされる。

❺ 診断は，12 誘導心電図，Holter 心電図，運動負荷テスト，頸動脈洞マッサージ，アトロピンやプロプラノロール負荷テストのほか，overdrive suppression test などが参考にされる。

セルフチェック 洞不全症候群について正しいものはどれか。

a．洞機能は年少者では低下している。
b．Adams-Stokes 発作の原因となる。
c．頻拍を伴うことはない。
d．診断に overdrive suppression test が必要なことがある。
e．洞不全症候群と診断されれば，人工ペースメーカー植込みの適応である。

解説 洞機能は加齢とともに低下する傾向がある。徐脈-頻脈症候群とよばれる一群がある。ジギタリス，ベラパミル，ジルチアゼム，β 受容体遮断薬などの薬剤が原因であることが少なくない。SSS イコール人工ペースメーカーという先入観をもたないで，服薬状況を正確に把握することが大切である。洞停止をはじめとする洞不全症候群では，補充収縮機構が作動しないことがあり，Adams-Stokes 発作が招来される。〔正解：b，d〕

セルフチェック 洞不全症候群の所見に合致するものはどれか。

a．心房細動で R-R 間隔が 1.5 秒以上
b．頸動脈を 10 秒間マッサージして 2 秒の停止
c．overdrive suppression test で 2 秒の心停止
d．修正洞機能回復時間が 1 秒
e．洞調律で 1 日の心拍数が 8 万

解説 R-R 間隔が 1.5 秒以上であれば，心拍数は 40 以下と極端な徐拍。頸動脈を 10 秒間マッサージして 3 秒の心停止があるとき，および右心房を頻回刺激する overdrive suppression test で修正洞機能回復時間が 0.55 秒以上あるときは洞機能低下と診断される。健常者の 1 日の心拍数は約 10 万。心拍数 50 以下を洞機能不全とすると，1 日の心拍数は 1440（分）×50（拍/分）＝72,000（拍/日）となる。一般的に洞調律で 1 日の心拍数が 7 万以下のとき，洞機能低下と診断する。しかし，人工心臓ペースメーカー植込みの絶対的な適応は 58,000（拍/日）以下である。〔正解：a，c，d〕

21. 早期収縮（期外収縮）

考え方のポイント

1) 日常臨床上最もよくみられる不整脈です。患者さんは，息がつまる感じ，呼吸が苦しい，動悸がする，心臓が止まりそう，窒息しそう，など千差万別の訴えをしますが，訴えの強さと不整脈の重症度とはなんの関係もありません。逆にいくら重症なものでも，**全く自覚症状がないことも少なくありません。**
2) 脈をとると，脈がとぶと感じられるように，**もともとの脈の間隔（基本洞周期）より早く心臓が収縮し，**その後に間隔がややあきます（図 21-1）。
3) それで，**早期収縮**（premature contraction or beat＝PC or PB）あるいは**期外収縮** extrasystole とよびます。
4) いわゆる健常者にみられるものから，重篤な心臓病にみられるものまで，さまざまな病態があります。また，心臓病だけでなく種々の疾患でみられます。
5) **早期収縮**とは，洞結節より下位の刺激伝導系が，なんらかの原因で，つぎに**予想される洞刺激より早期に刺激を発生する**ものをいいます。

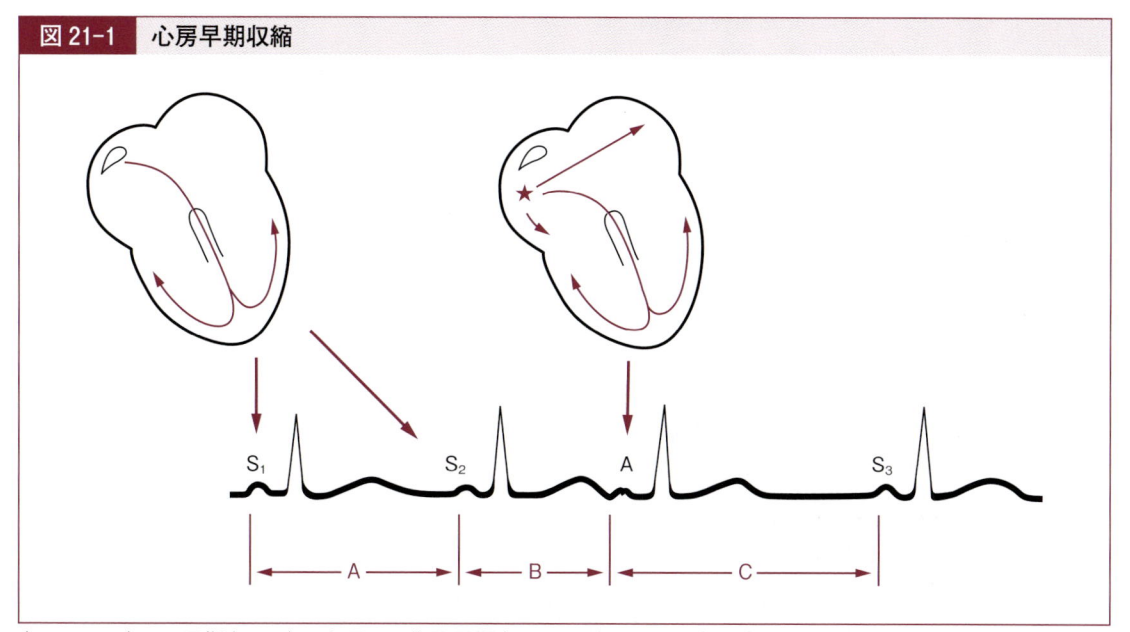

図 21-1　心房早期収縮

（S_1-S_2＝A）より早期（A＞B）に出現し，復原周期（A-S_3＝C）があり，休止期は非代償性（B＋C＜A×2）である。

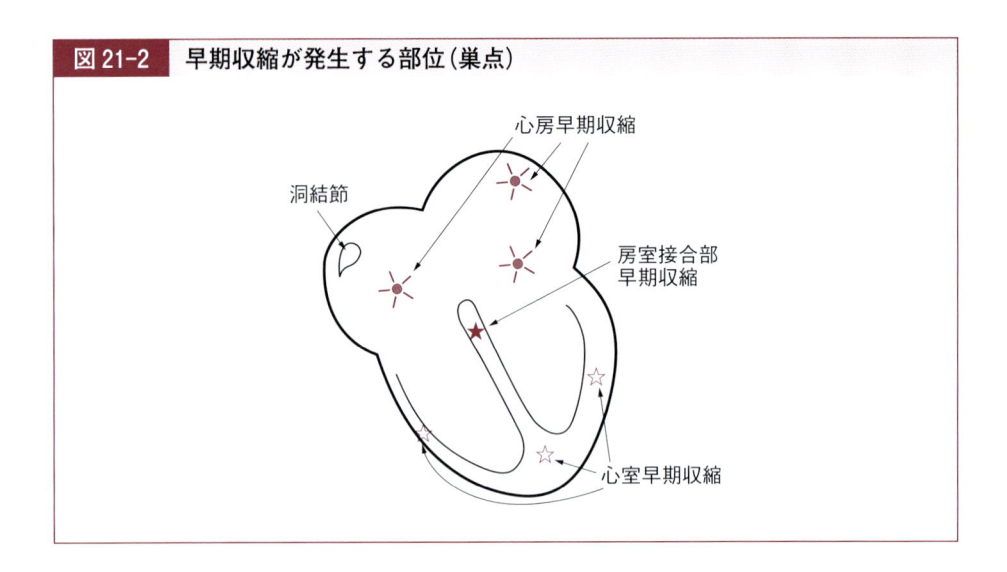

図 21-2 早期収縮が発生する部位（巣点）

6) 能動的に刺激を発生する部位（巣点 focus）は，**心房**，**房室接合部**，**心室**にあります（図 21-2）。心房性か房室接合部性かは区別できないことが少なくないので，合わせて**上室性**とよびます。
7) 早期収縮 premature contraction を分類します。
　　1) **上室早期収縮** supraventricular premature contraction（SVPC）
　　　　a) **心房早期収縮** atrial premature contraction（APC）
　　　　b) **房室接合部早期収縮** AV junctional premature contraction
　　2) **心室早期収縮** ventricular premature contraction（VPC）
8) 基礎にある病気や誘因をまとめます。
　　a) 虚血性心臓病
　　b) 高血圧
　　c) 心筋炎
　　d) 心筋症
　　e) 心不全
　　f) 自律神経失調症
　　g) 精神的緊張や不安
　　h) コーヒー，茶，タバコ
　　i) 低酸素血症
　　j) 消化管，胆道系，泌尿生殖器系などからの反射
　　k) 電解質異常（カリウム，カルシウム，マグネシウム）
　　l) 薬剤（ジギタリス，キニジン，プロカインアミド，ジソピラミドなど）
　　m) 血圧の突然の上昇
　　n) 心臓カテーテル検査
　　o) 徐脈になったときや横臥位など
　　p) 多量の輸血や輸液

上室早期収縮

考え方のポイント

1) 心房から房室接合部までのどこかで刺激を発生するから，興奮は心房と心室の両方に伝播します(図 21-3)。
2) 心房の上部で刺激が発生すれば，興奮は上から下へ伝わり，Ⅱ・Ⅲ・aV_F 誘導では興奮の伝わる方向が誘導軸と同じですから，**P 波は陽性**になります(図21-3-A)。
3) 心房下部から房室接合部にかけて刺激が発生すると，興奮は心房を下から上へ伝わり，Ⅱ・Ⅲ・aV_F 誘導では，興奮の向かう方向と誘導軸が逆向きとなり，**P 波は陰性**になります(図 21-3)。
4) また，刺激を発生する部位によって，P 波と QRS 波の関係が違ってきます。房室接合部の上部にあれば，P→QRS の順となります(図 21-3-B)。
5) 中央部に刺激が発生すると，心房と心室が同じ頃に脱分極するので，**P 波は QRS 波のなかに隠れて見えなくなります**(図 21-3-C)。
6) 下部では，興奮が心房より心室を早く脱分極させるので，P 波は QRS 波の後に顔を出します(図 21-3-D)。

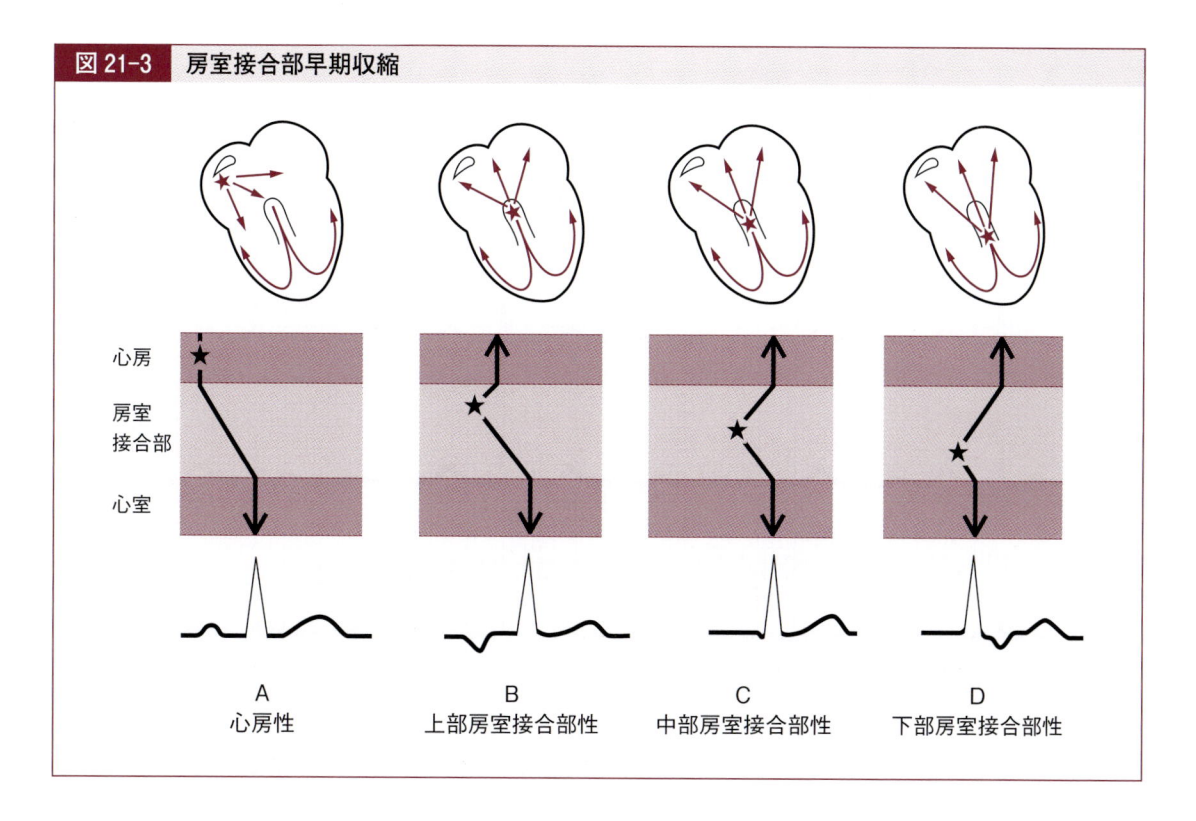

図 21-3　房室接合部早期収縮

A	B	C	D
心房性	上部房室接合部性	中部房室接合部性	下部房室接合部性

7) 上室早期収縮 SVPC では，心室は正常に脱分極するので，**QRS 波は洞収縮と同じ波形**です(図 21-1〜3)。
8) SVPC が出たことによって，つぎの洞刺激が発生しようとしたときに，一度牽制球を受けた格好となり足止めを食うので，もう一度洞刺激の発生をやり直さなければならなくなり，間隔がやや延びます(図 21-1)。
9) 洞収縮と早期収縮との間隔を**連結期** coupling period とよび，早期収縮とつぎにくる洞収縮との間隔を**復原周期** return cycle とよびます(図 21-1)。
10) SVPC では，復原周期は基本洞周期よりも長くなり，連結期に復原周期を加えたものは，基本洞周期の 2 倍よりは短くなります。
11) 連結期＋復原周期＜基本洞周期×2 を，休止期は**非代償性** non-compensatory である，あるいは**非代償性休止期を有する**，といいます。

診断のクライテリア

1) つぎに予想される洞収縮より早く出現し，洞収縮の P 波とは少し形が違う P′ 波があります。
2) QRS 群は洞収縮と同じ形をしています。
3) P′Q 間隔は PQ 間隔よりやや延長します。
4) P′ 波が I・II・aV_F 誘導で陽性，aV_R 誘導で陰性のものを**心房早期収縮**(図 21-4)，P′ 波が II・III・aV_F 誘導で陰性，aV_R 誘導で陽性なものを**房室接合部性**(図 21-5)とよびます。P′ 波の形が小さくて明らかにできないことが多いため，合わ

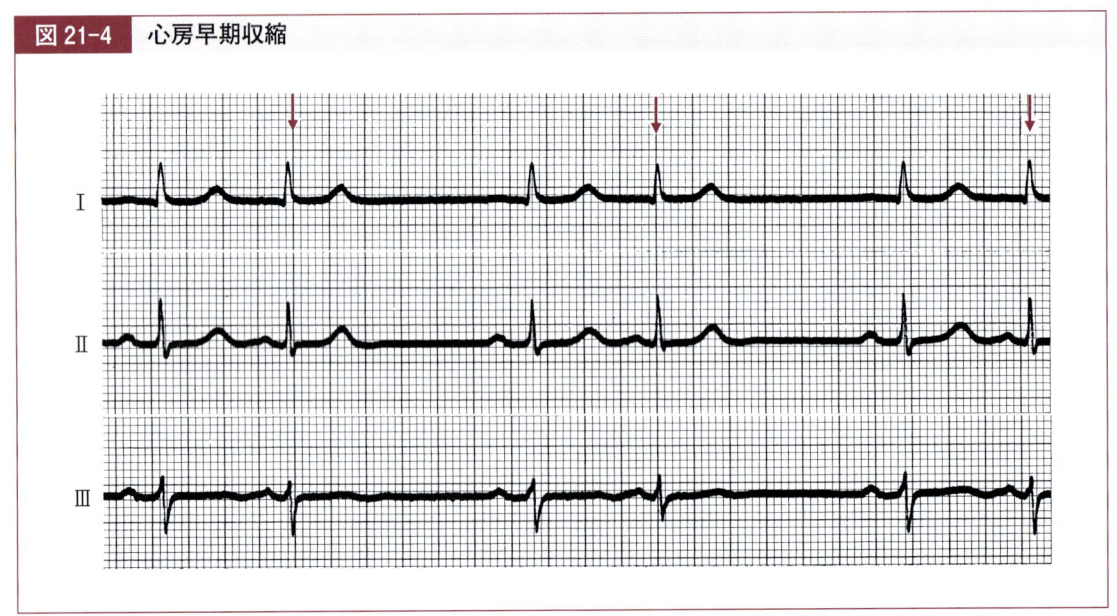

図 21-4 心房早期収縮

二段脈で各々の 2 拍目は 1 拍目に近い形の P′ を有し，QRS 群が洞収縮と同じ波形の早期収縮(矢印)。

図21-5　房室接合部早期収縮

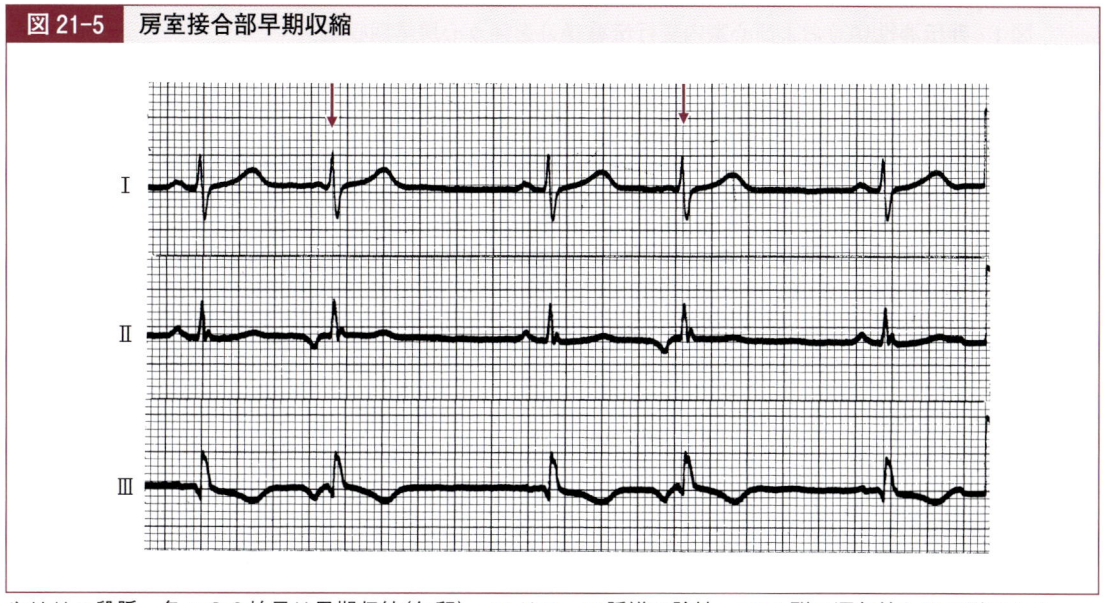

やはり二段脈。各々の2拍目は早期収縮(矢印)。P'はⅡ・Ⅲ誘導で陰性。QRS群は洞収縮と同じ形である。

　　　　せて上室性とよびます。
5) P'波は，QRS波の前後およびなかに入って見えないことがあります。
6) 連結期＋復原周期＜基本洞周期×2となり，**休止期は非代償性**です。

ノート

■QRS群を伴わない心房早期収縮

　SVPCは洞収縮のあと比較的早く出ると，房室伝導系以下の刺激伝導系が不応期から回復していない(伝導が途中で途絶する)ために，興奮が伝導することができないので，QRS群を伴いません(図1)。これを**非伝導性心房早期収縮**(non conducted APC)といいます。

■幅広いQRS群を伴う心房早期収縮

　APCがもう少し遅く出て，心室内刺激伝導系以下が絶対不応期から回復して，刺激の伝導は可能でもまだ完全に回復していないと，心室は正常のように脱分極できず，回復した部分を辿って興奮が伝播していくことになり，QRS幅が広く，ST-T波は逆を向き，一見VPCと同じような形を示すことがあります(図1)。これを**心室内変行伝導**(aberrant ventricular contraction or aberration)とよびます。実際の症例を図2に示します。上段が非伝導性心房早期収縮，下段が心室内変行伝導を伴う心房早期収縮です。

(つづく)

138　Ⅳ．不整脈心電図を読む

ノート：QRS 群を伴わない心房早期収縮/幅広い QRS 群を伴う心房早期収縮（つづき）

図1　非伝導性（A₁）および心室内変行伝導（A₂）を伴う心房早期収縮

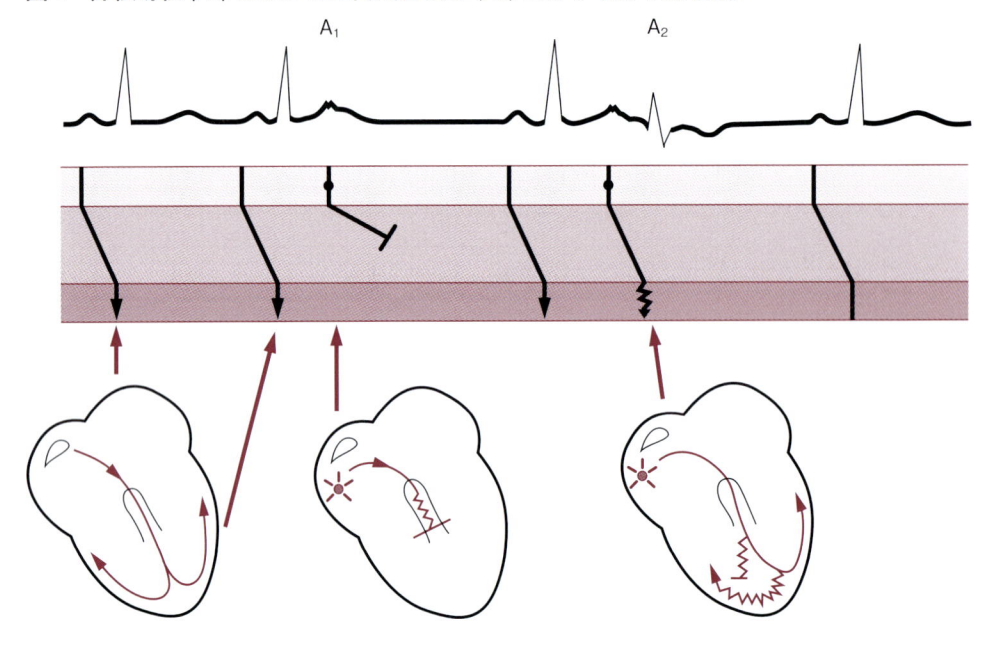

図2　非伝導性心房早期収縮（上段），心室内変行伝導を伴う心房早期収縮（下段）

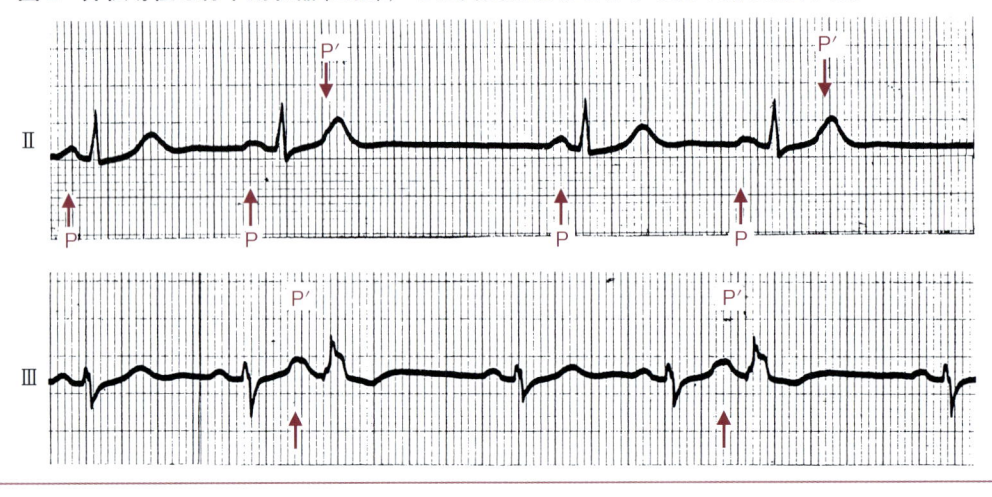

心室早期収縮

考え方のポイント

1）心室のどこかで刺激が早期に発生するので，他方の心室の脱分極に時間がかかり，QRS 幅が広く，脚ブロックと似たような形になります（図21-6，7）。

21．早期収縮（期外収縮）　139

図 21-6　心室早期収縮（☆）（間入性）

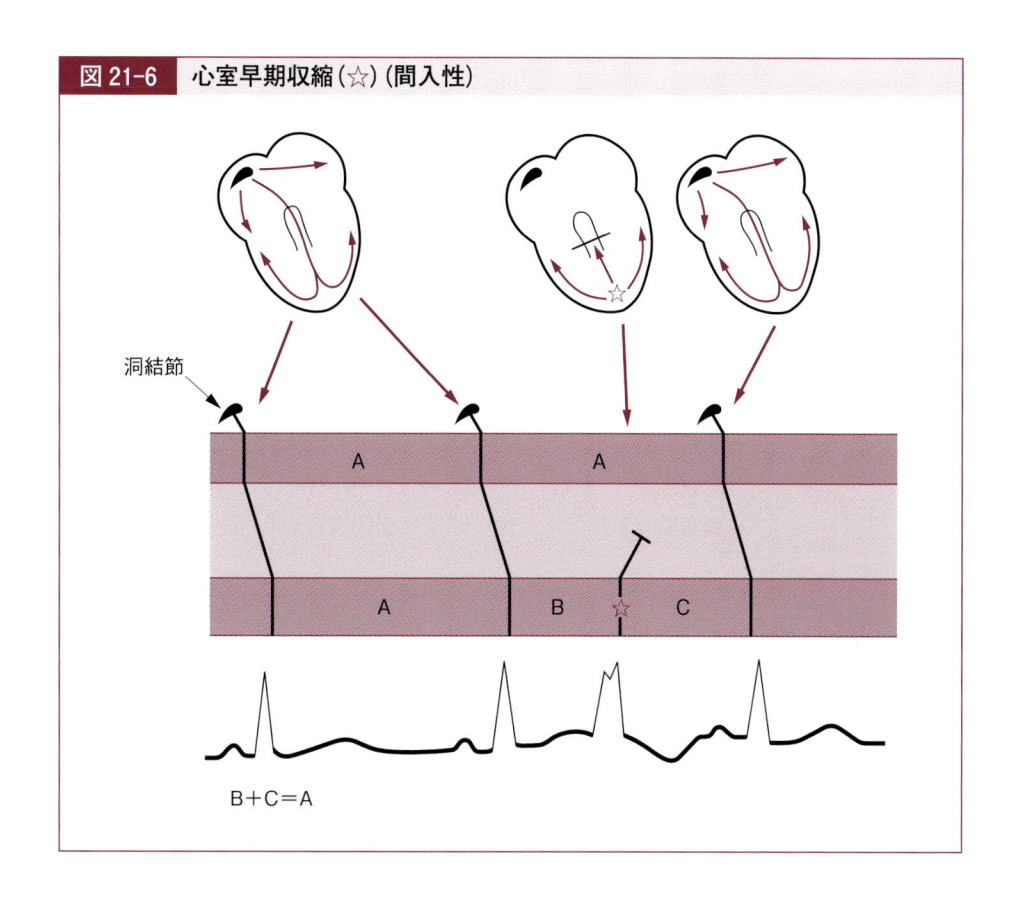

洞結節

B＋C＝A

図 21-7　心室早期収縮（☆）（完全代償性休止期を有する）

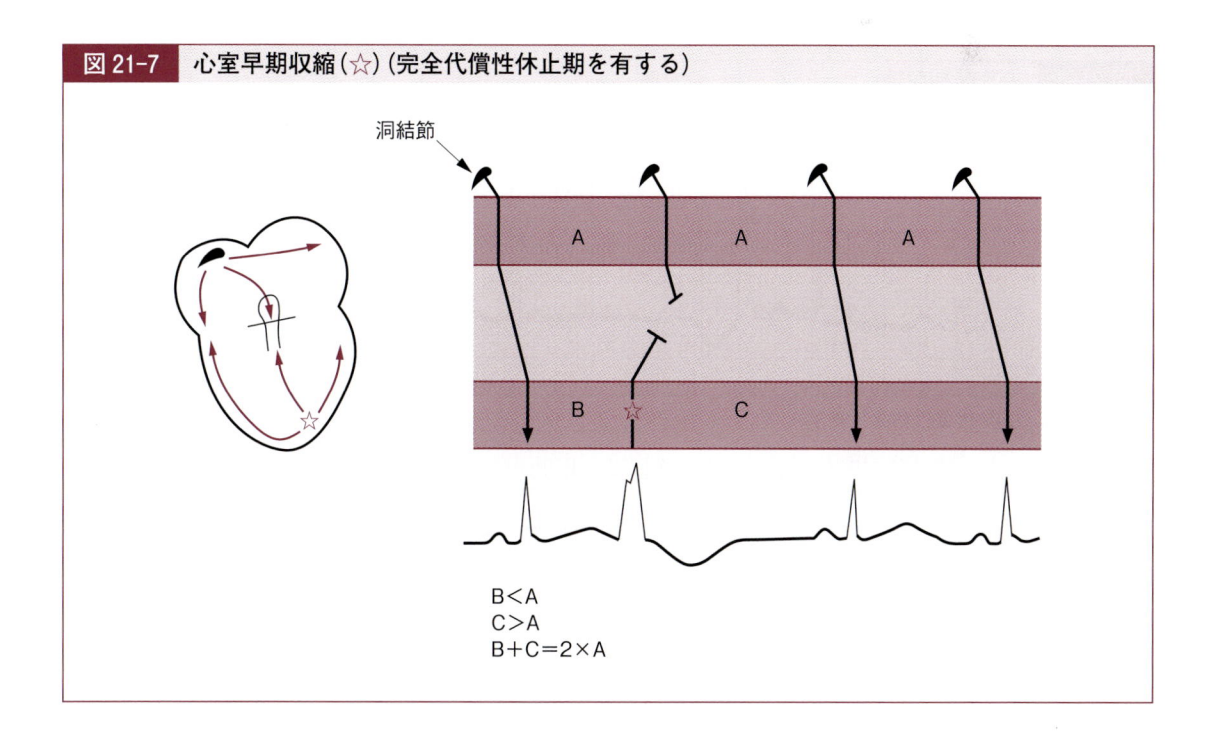

洞結節

B＜A
C＞A
B＋C＝2×A

2) 心室の脱分極の順序が正常と違うので，再分極も変わり，ST-T 波も変化します。
3) 心室から発生した刺激は通常は心房まで届かないので，洞調律に影響を及ぼさず，P 波は正常に出現します。しかし，幅広い QRS 波のため P 波は見えにくいことが少なくありません。
4) 脈が比較的遅く R-R 間隔が長いときに，VPC が早期に出ると，直後の洞刺激が房室接合部を通り，心室へ到達したとき心室は不応期を過ぎており，脱分極することができます。この場合，基本洞周期の間に VPC がサンドイッチされた形になります。これを**間入性心室早期収縮** interpolated VPC とよびます（図 21-6）。
5) やや遅れて VPC が起こると，直後の洞刺激が心室に到達したとき，心室はまだ不応期から覚めていないので心室を脱分極させることができません。したがって洞収縮が 1 回抜けた形になります（図 21-7）。この場合，**連結期＋復原周期＝基本洞周期×2** となり，**休止期は完全代償性** full compensatory となります。

診断のクライテリア

1) つぎに予想される洞収縮より早く出現する幅広い QRS 波（≧0.12 秒）で，脚ブロックと形が似ています（図 21-8）。
2) ST-T 波は QRS 波の主なふれと逆を向きます。
3) QRS 群の前に P 波はありません。
4) 基本洞周期の間に入るもの（**間入性**）と，連結期＋復原周期＝基本洞周期×2（**完全代償性休止期**）のものとがあります。

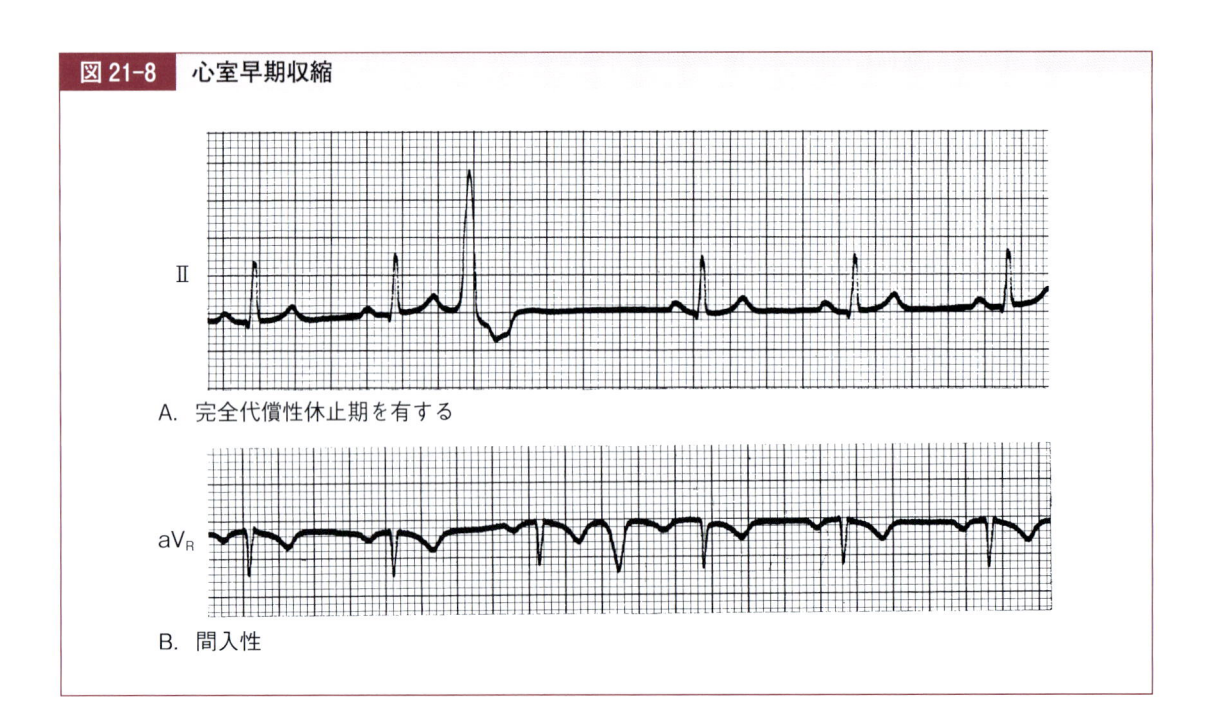

図 21-8　心室早期収縮

Ⅱ

A. 完全代償性休止期を有する

aV_R

B. 間入性

ノート

■ Lown の分類

急性心筋梗塞でみられる VPC を重症度によって分類したものです(図1)。急性心筋梗塞にも応用できます。

0. 心室早期収縮なし
1. 1時間に 30 個以内 ⎤ simple VPC
2. 1時間に 30 個以上 ⎦
3. 多源性 ⎤
4. 連発性 ⎟
   a) 2 連発 ⎬ complex VPC
   b) 3 連発以上 ⎟
5. R on T ⎦

図1 Lown 分類からみた心室早期収縮

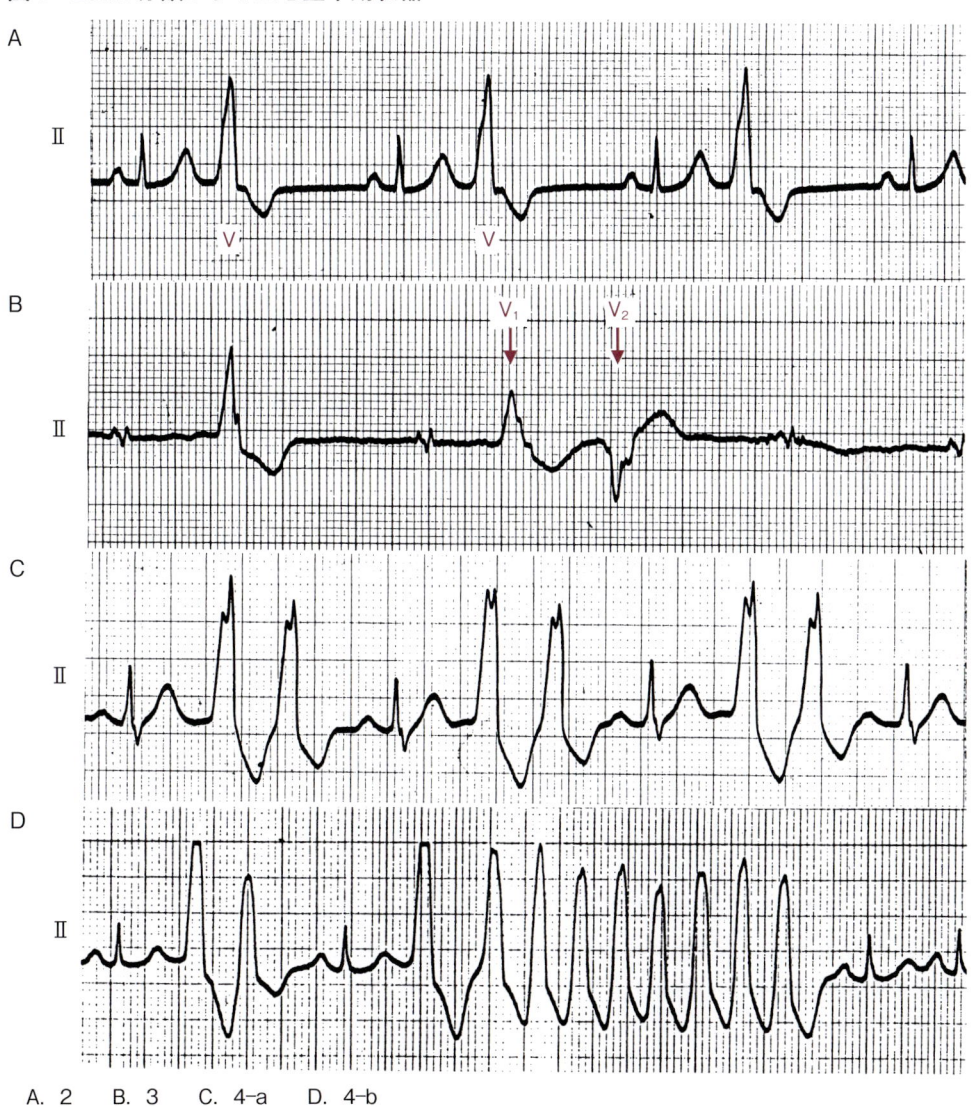

A. 2　B. 3　C. 4-a　D. 4-b

(つづく)

ノート：Lown の分類（つづき）

■多源性

VPC を発生する部位（巣点）が 1 か所（**一源性** monofocal）であれば，QRS 群の形は一定しています。しかし，巣点がいくつかある場合もあります。2 つなら二源性といい，QRS 波は 2 種類あります。2 つ以上の場合を**多源性** multifocal といいます。

一般的にこのように考えられますが，巣点が 1 か所でも刺激の伝わり方が変わると QRS 波形も変化するので，**多形性** multiform といったほうがよいとされます。

■連発性

早期収縮は連続して出現することがあり，2 連発，3 連発などとよばれます。一般に，**収縮** beat(s) とは 2 拍までをいい，3 拍以上連続するものを**調律** rhythm とよびます。早期収縮が 3 連発以上連続する場合を，短い頻拍発作という意味で short run あるいは en salvos 型とよびます。

■R on T 現象

T 波の頂点付近の時相を**受攻期** vulnerable period とよびます（図 2）。心室筋が不応期から完全に回復しておらず，とくに病的な心臓ではさまざまな回復過程のものが入り混じっています。

この状態のときに興奮が伝わってくると，無秩序な反応を引き起こし，心室頻拍や心室細動へと進展します（図 3）。T 波の頂点付近の受攻期に起こる VPC を，**R on T 型**の VPC とよび，緊急に治療しなければなりません。

QT 間隔が延長しているときに出現する VPC も受攻期に遭遇しやすく治療が必要です。

図 2　心電図と心室筋の刺激に対する反応

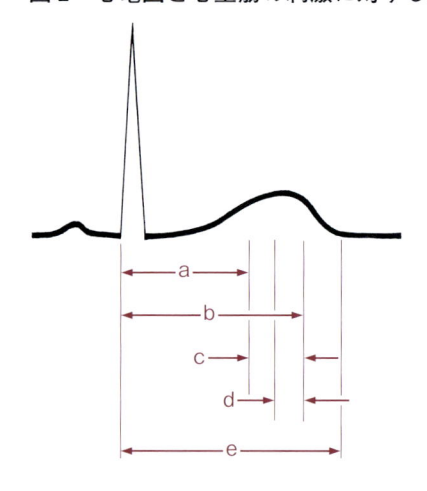

a. 絶対不応期
b. 全不応期
c. 相対不応期
d. 受攻期
e. 完全回復時間

（つづく）

ノート：Lown の分類（つづき）

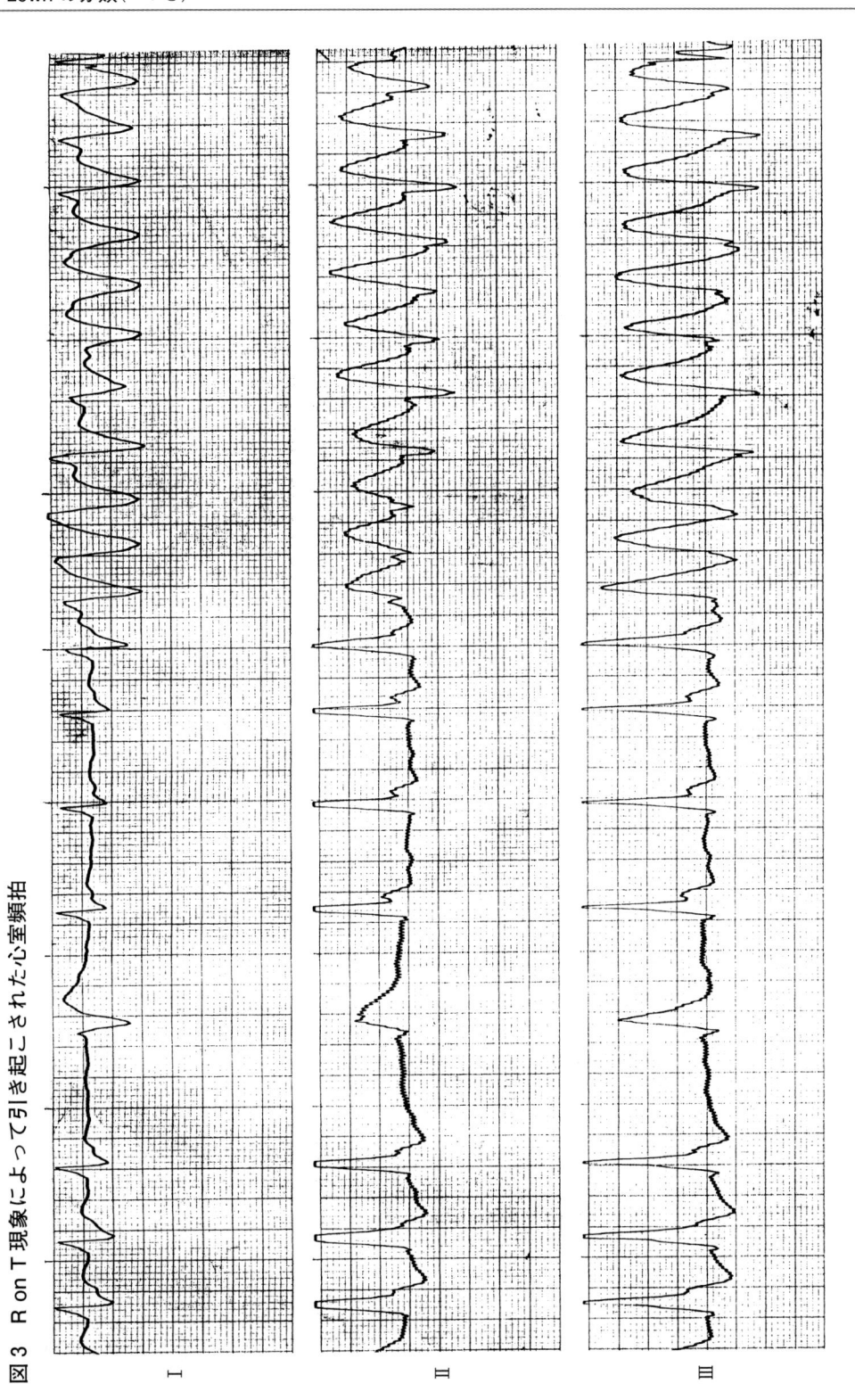

図3　R on T 現象によって引き起こされた心室頻拍

Ⅰ

Ⅱ

Ⅲ

> **まとめ**

❶ **早期収縮**は，基本洞周期より早期に出現する能動的な収縮で，最もよくみられる不整脈である。

❷ 症状が全くないものから，死の恐怖を訴えるものまでさまざまであるが，**自覚症状と早期収縮の重症度とは全く関係がない**。

❸ 心臓病だけでなく，いわゆる健常者に出現するものまで幅広い病態がある。すなわち，器質的のみでなく機能的(主として自律神経の異常)にも出現する。

❹ 早期収縮は出現部位により，**上室性**と**心室性**に分類される。**上室性**はさらに**心房性**と**房室接合部性**に分かれる。

❺ **心房早期収縮** APC は，洞調律の P 波と形の異なる P′ 波が，つぎに予想される洞収縮(基本洞周期)よりも早期に出現し，洞調律と同じ QRS 群を伴っている。P′Q 間隔は PQ 間隔と同じかやや長い。また，連結期＋復原周期＜基本洞周期×2 と休止期は非代償性である。

❻ **房室接合部早期収縮** SVPC は，Ⅱ・Ⅲ・aV_F 誘導で陰性の P 波が，つぎに予想される洞収縮よりも早期に出現する。この場合，QRS 群は洞調律と同じで，P′ は QRS 群の前に出現するほか，QRS 群のなかに埋没して見えないことも，QRS 群の後に出ることもある。

❼ **心室早期収縮** VPC は，幅広い($\geq$0.12 秒) QRS 群が，つぎに予想される洞収縮よりも早期に出現し，前に P′ 波がなく，ST-T 波は QRS 群の主なふれと逆を向く。VPC には，基本洞周期の間に入る間入性のものと，連結期＋復原周期＝基本洞周期×2 の完全代償性休止期を有するものとがある。

❽ 発生頻度により，1 分間 5 個以内を**散発性** occasional/sporadic，5 個以上を**頻発性** multiple/frequent とよぶ。

❾ 3 個以上連続して出現し，30 秒以内で停止するものを，**非持続性** nonsustained，short run あるいは en salvos 型とよぶ。

❿ 洞収縮と早期収縮が一定の数で，グループをつくるものがある。洞収縮 1 個，早期収縮 1 個がグループをなすものを**二段脈**とよぶ。

⓫ 急性心筋梗塞に出現する VPC を，重症度別にまとめたものに，Lown の分類がある。これは一般に VPC の重症度を表すものと考えられる。とくに**多源性**，**連発性**，**R on T 型**のものは重症である。

セルフチェック 早期収縮について正しいものはどれか。

a．全く自覚されないことがある。
b．通常，患者の訴えと重症度は相関する。
c．器質的心疾患があるので全例精査しなければならない。
d．上室早期収縮は間入性のことが少なくない。
e．心室早期収縮の休止期は非代償性である。

解説 健常者でも胸にドキンとする感じを自覚し脈が不整であることを確認して死ぬ思いを訴える人から，心筋梗塞で10連発の心室早期収縮がありながら自覚症状の全くない人まで千差万別である。上室早期収縮が間入性のことはかなりまれ。心室早期収縮の休止期はもちろん代償性。〔正解：a〕

セルフチェック Ⅱ誘導の心電図シェーマを示す。正しいものはどれか。

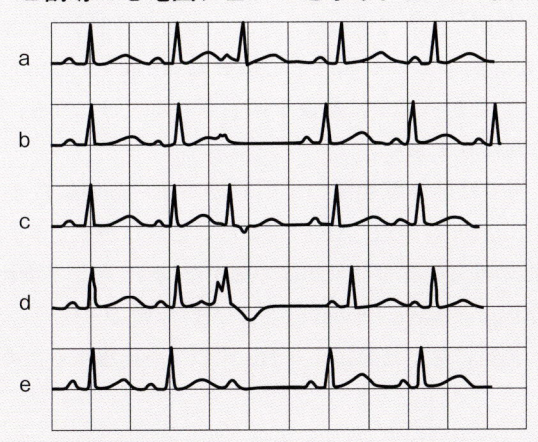

a．心房早期収縮
b．房室接合部補充収縮
c．房室接合部早期収縮
d．非代償性休止期を有する心室早期収縮
e．非伝導性心房早期収縮

解説 a．この早期収縮は前に洞収縮に近いP'があり，QRS群は洞収縮と同じで，かつ休止期は非代償性なので，心房早期収縮。b．洞収縮と形が少し異なり早期に出現したP'がありQRS群を伴っていないので，この興奮は心室へ伝導することができない非伝導性心房早期収縮。c．この早期収縮はQRS直後にP'があり，QRS群は洞収縮と同じで，かつ休止期は非代償性なので，房室接合部早期収縮。d．幅広いQRS群の前にP波はなく，これを挟むR-R間隔は基本洞周期の2倍になっているから，代償性休止期を有する心室性早期。e．長いP-P間隔は基本洞周期の2倍であり，その間に基本洞周期に一致して洞性Pがある。つまり興奮は洞結節に正常に起こっているが，房から室への伝導が障害されている。房室ブロックである。〔正解：a，c〕

22. 心房細動・心房粗動

心房細動

考え方のポイント

1) 心房の電気現象が全く無秩序に起こり，心房筋の各部が不規則で，時間的にはバラバラに細かく動いている病態を**心房細動**(atrial fibrillation＝AF)といいます(図22-1-A)。したがって単に血液を通過させるだけになり，同期的な心房収縮 **atrial kick** は起こりません。
2) 約90％の症例では肺静脈起源の早期収縮が左房心筋に数多くのリエントリー multiple reentry をもたらし AF の起こることがわかってきました。
3) 心房筋線維群の電気的興奮は，基線の細かな"ゆれ"として現れ，これを心房細動波，**f 波**(fibrillation wave＝f wave)とよびます(図22-1)。
4) この f 波は，適当に房室結節に入り His 束以下へ伝導するため，R-R 間隔は1拍

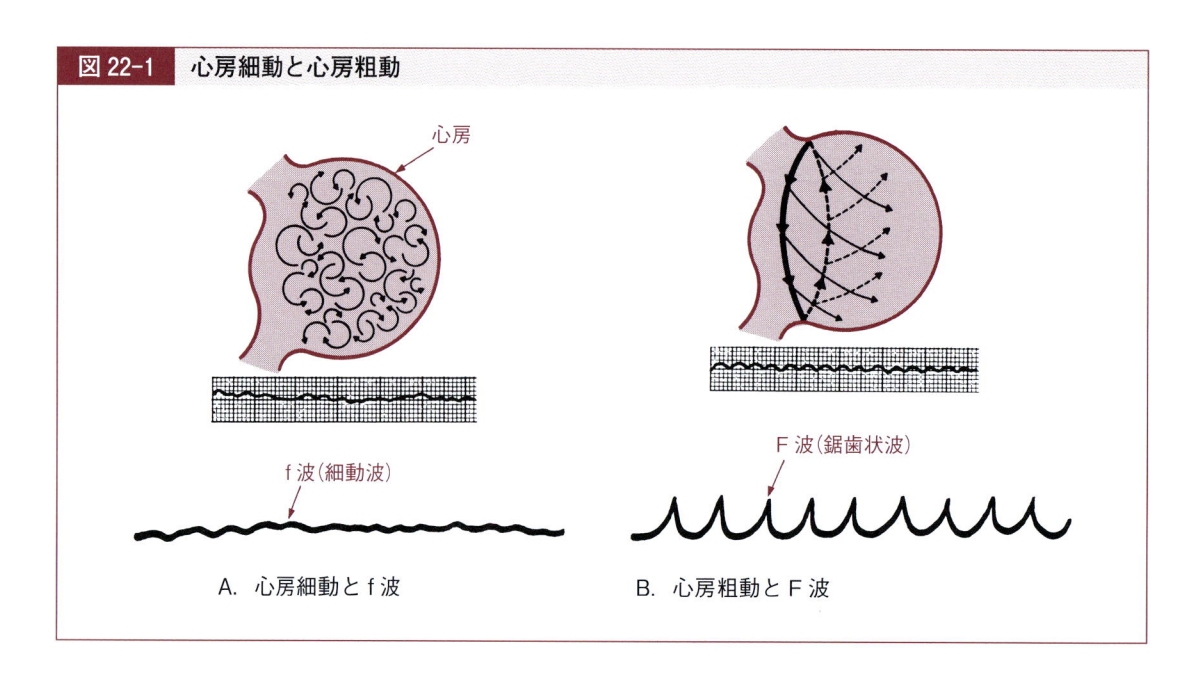

図 22-1　心房細動と心房粗動

A. 心房細動と f 波　　B. 心房粗動と F 波

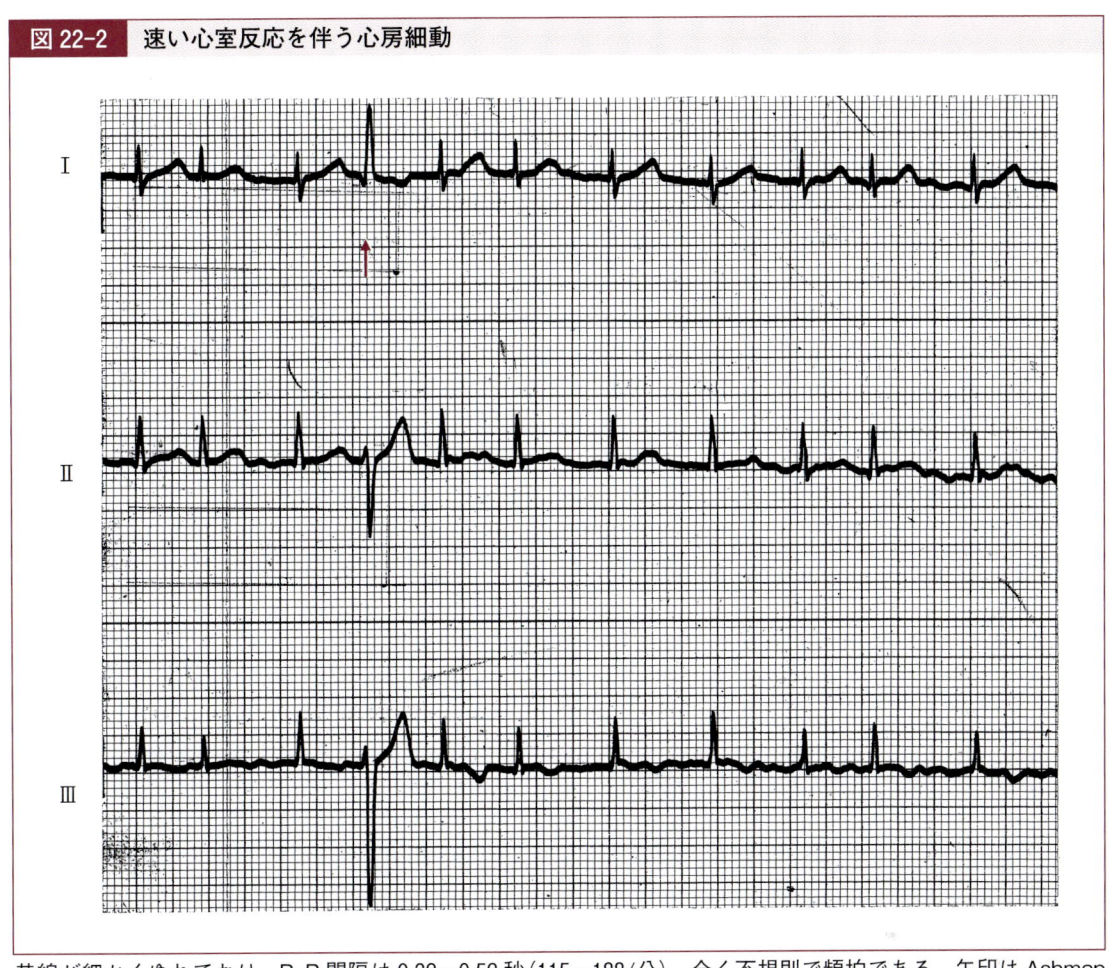

図 22-2　速い心室反応を伴う心房細動

基線が細かくゆれており，R-R 間隔は 0.32〜0.52 秒(115〜188/分)。全く不規則で頻拍である。矢印は Ashman 現象。

ごとに変わります。これを**絶対性不整脈** absolute arrhythmia といいます(図 22-2)。
5) 比較的多い不整脈で人口の 1% 弱にみられ，わが国のデータでは 60 歳代で 1%，70 歳代で 2%，80 歳代で 3% 超です。欧米では 2〜3 倍頻度が高いようです。
6) 心房細動になりやすい病気や病態をまとめます。
   (1) 虚血性心臓病
   (2) 高血圧性心疾患
   (3) 各種の弁膜症
   (4) 甲状腺機能亢進症/低下症
   (5) 孤立性 lone atrial fibrillation
   (6) 糖尿病
   (7) 心筋症(肥大型/拡張型)
   (8) 慢性閉塞性肺疾患
   (9) WPW 症候群

(10) 心膜疾患
(11) 各種の心筋炎
(12) さまざまな原因による心不全
(13) 高齢者
(14) 慢性腎臓病
(15) メタボリック症候群
(16) 家族性（遺伝子異常）
(17) 非家族性（親が AF）
(18) 喫煙

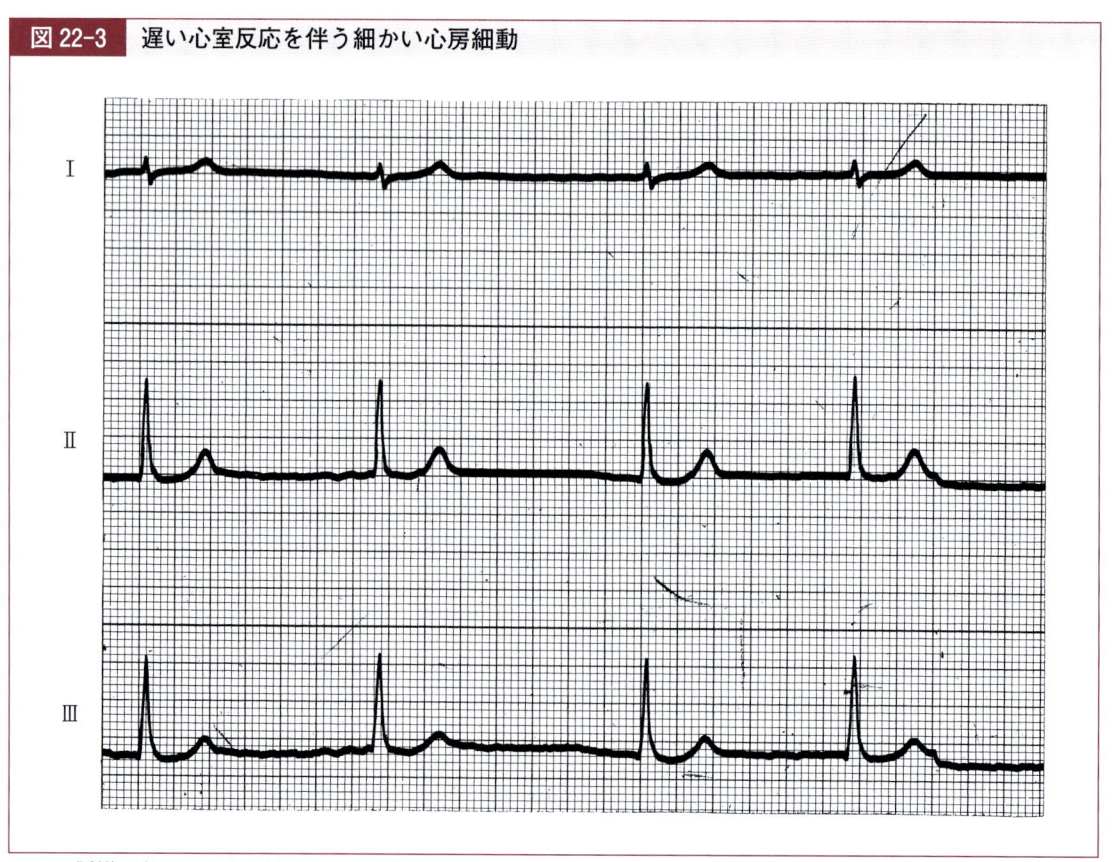

図 22-3　遅い心室反応を伴う細かい心房細動

Ⅱ・Ⅲ誘導で細かいふれがある。R-R 間隔は 1.32〜1.50 秒と徐拍でかつ不整である。

■ 診断のクライテリア

1) f 波の頻度は 400〜700/分
2) f 波はⅡ・Ⅲ・aV_F・V_1 誘導でよく認められます。
3) R-R 間隔は全く不規則(**絶対性不整脈**)
4) 心拍数＜60/分を**遅い心室反応を伴う**(**徐拍性**)心房細動 AF with slow ventricular response or bradycardic AF(図 22-3),心拍数＞100/分を**速い心室反応を伴う**(**頻拍性**)心房細動 AF with rapid ventricular response or tachycardic AF,60≦心拍数≦100/分を**正常な心室反応**の心房細動 AF with normal ventricular response とよびます。
5) f 波が細かくて基線が平坦に近いものを，**細かい** fine 心房細動，f 波のゆれが大きいものを**粗い** coarse 心房細動とよびます。
6) 数時間から 1 週間以内で止まるものを**一過性** paroxysmal,1 週間以上持続するものを**持続性** persistent,薬剤および電気的除細動が不能なものを**永続性**(従来は慢性)permanent 心房細動とよびます。

心房粗動

■ 考え方のポイント

1) 基線がのこぎりの歯(鋸歯状)のように，規則的にゆれている波を，**心房粗動波**(**F 波**,flutter wave＝F wave)といい，この不整脈を**心房粗動**(atrial flutter＝AFT)といいます(図 22-1-B)。
2) 心房粗動の頻度は，心房細動に比べてずっと少なく，1/40〜1/20 といわれています。しかし最近では Ia の群の抗不整脈薬投与患者によくみられるようになりました。
3) 心房粗動になりやすい病気は，心房細動と同じです。

■ 診断のクライテリア

1) F 波の頻度は，250〜350/分で約 300/分(F-F 間隔が 0.20 秒)がよくみられます。
2) F 波は，Ⅱ・Ⅲ・aV_F・V_1 誘導でよく認められます。
3) R-R 間隔は規則的で，F 波 2 個か 4 個に QRS 波が 1 個(図 22-4)のこと(2:1,4:1 伝導)が多く，3:1,5:1 伝導はむしろまれです。

図 22-4　心房粗動

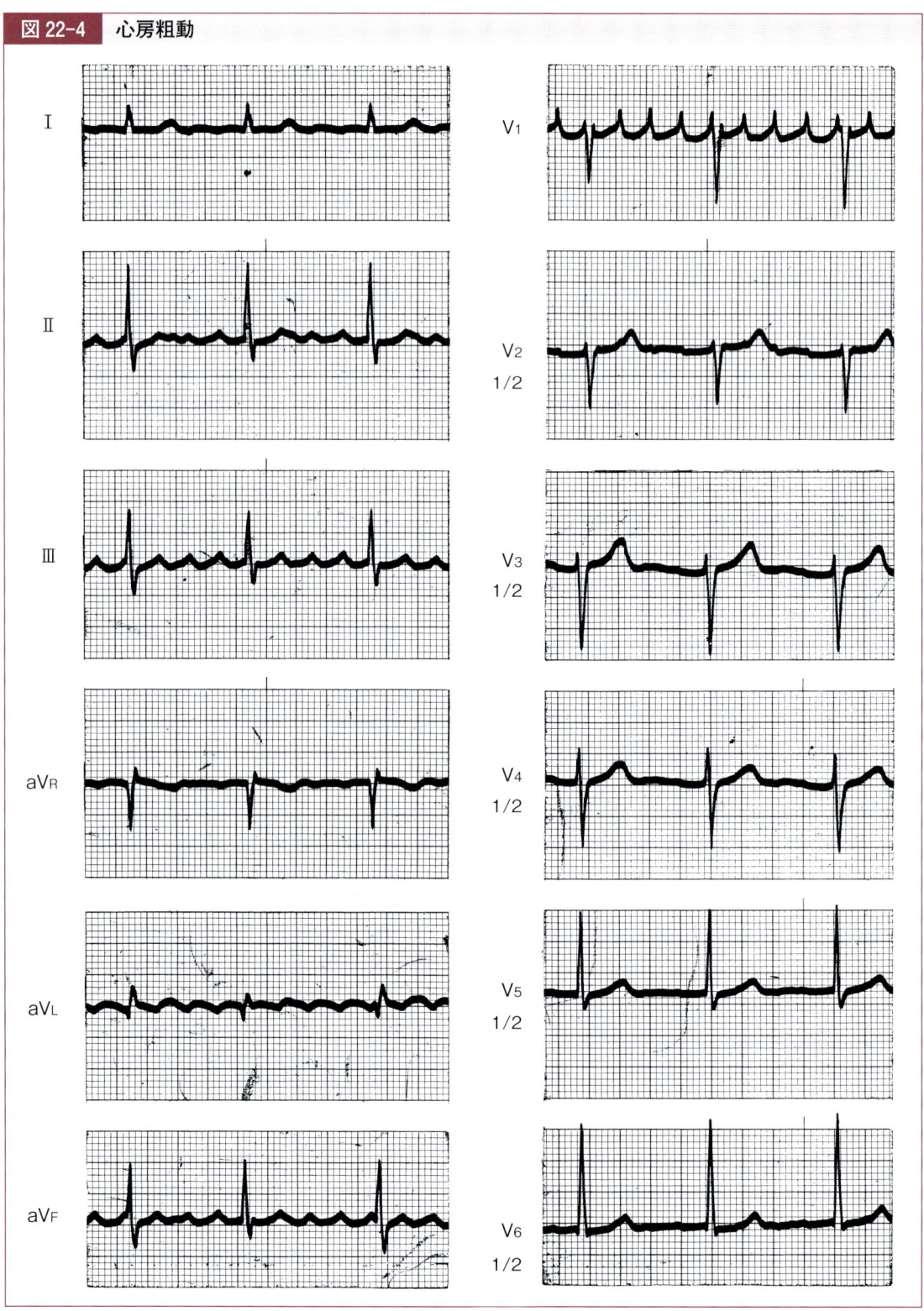

F波はⅡ・Ⅲ・aVF・V1誘導でよく認められることに注目せよ。F波4個にQRSが1個対応しており4：1伝導である。

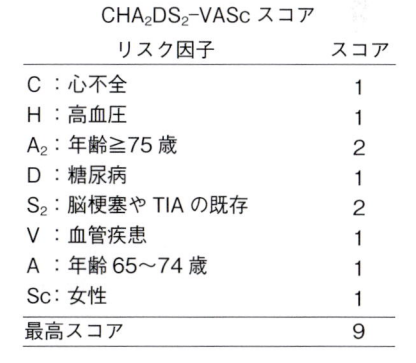

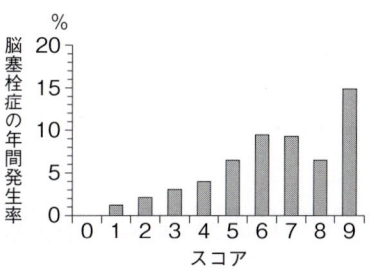

ノート

■ 脈と心拍

心房細動をはじめ，一般に脈が不整のときは，**心拍数と脈拍数を同時に測定すること**を心掛けて下さい。心拍数があまり多いと，拡張期が短いために心室に血液がたまらず，心室が収縮しても血液の拍出が十分でなく，脈として触知されません。このような病態を，**無効収縮**あるいは**無脈性収縮**といい，心拍数と脈拍数の差を**脈拍欠損** pulse deficit といいます。

■ QRS 群の幅と形

比較的長い R-R 間隔の後に，短い間隔で次の QRS が出ると，その心拍は前の心拍がまだ完全に不応期から脱却していないために，QRS 群が幅広く変形することがあります（図 22-2 の矢印）。**心室内変行伝導**（⇨ 138 頁）です。心房細動にみられるこのような現象を，**Ashman 現象**といいます。

■ 心房細動と抗凝固療法

心房細動では左房（とくに左心耳）に形成された血栓が全身に散布され，血栓塞栓症が生じることが問題です。その予防のために抗凝固療法が行われます。適応の選択はきわめて重要です。

その手段として **CHADS$_2$ スコア**があります。C は congestive heart failure，H は hypertension，A は age over 75，D は diabetes mellitus，S$_2$ は stroke or transient ischemic attack で 2 点です。その後，**CHA$_2$DS$_2$-VASc スコア**が提唱されました。CHD は同じで A$_2$ は age over 75 で 2 点，V は vascular disease で心筋梗塞と末梢動脈疾患，A は 64～74 歳，Sc は sex category で女性です。**抗凝固療法については，0 点は適応なし，1 点は考慮する，2 点以上は適応となります。**図に脳塞栓症の発症率とともに示します。わが国では 2014 年に Sc は除外されました。

図 心房細動における脳塞栓症リスク因子と発症率

CHADS$_2$ スコア

リスク因子	スコア
C：心不全	1
H：高血圧	1
A：年齢≧75 歳	1
D：糖尿病	1
S$_2$：脳梗塞や TIA の既往	2
最高スコア	6

CHA$_2$DS$_2$-VASc スコア

リスク因子	スコア
C：心不全	1
H：高血圧	1
A$_2$：年齢≧75 歳	2
D：糖尿病	1
S$_2$：脳梗塞や TIA の既存	2
V：血管疾患	1
A：年齢 65～74 歳	1
Sc：女性	1
最高スコア	9

152　Ⅳ．不整脈心電図を読む

ノート

■ 心房粗動と心拍数

図　心房粗動（1：1伝導）

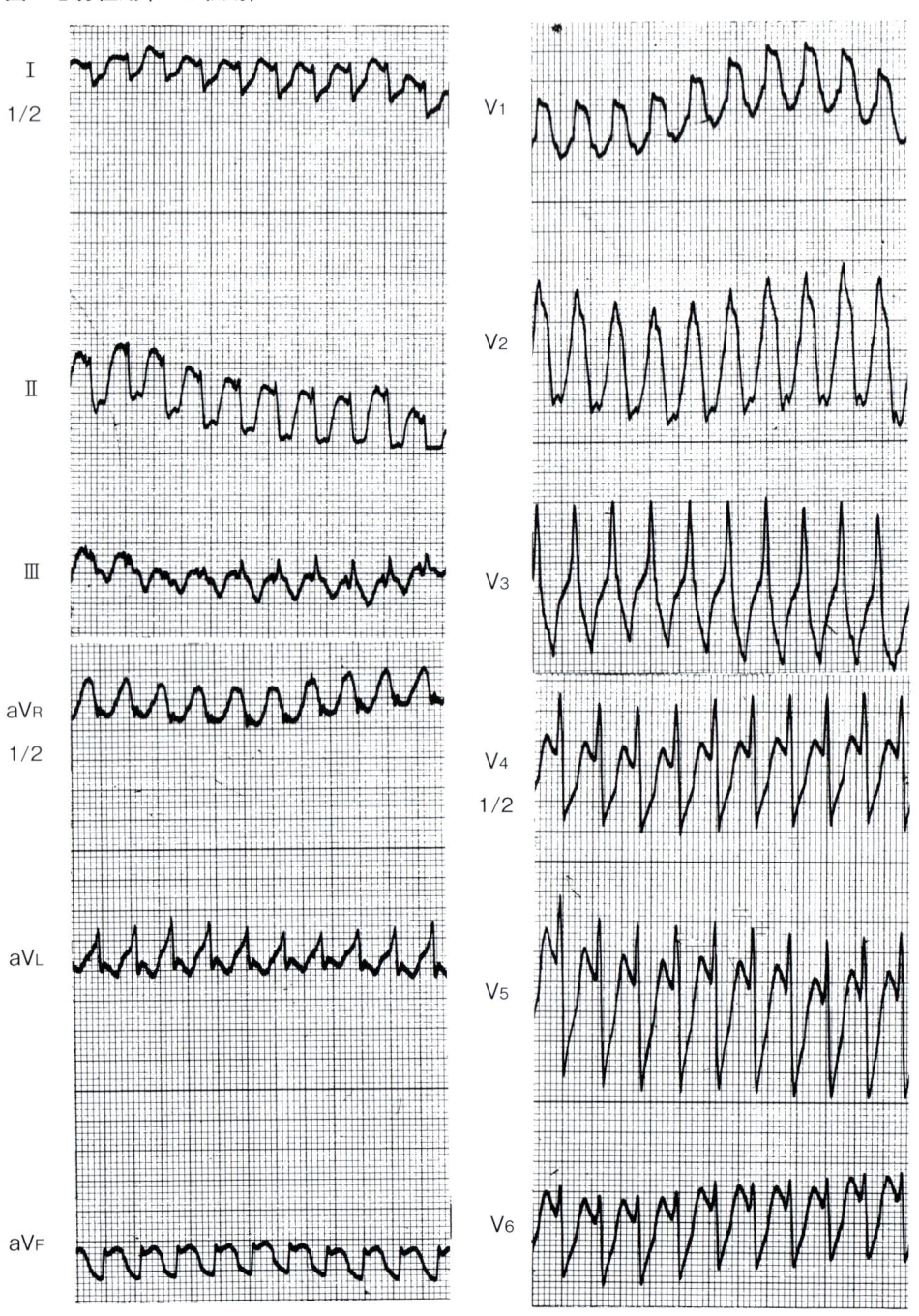

Ⅰ 1/2
Ⅱ
Ⅲ
aVR 1/2
aVL
aVF

V1
V2
V3
V4 1/2
V5
V6

（つづく）

ノート：心房粗動と心拍数（つづき）

F波が300/分とすると，心拍数は2：1伝導では150/分，3：1伝導では100/分，4：1伝導では75/分，5：1伝導では60/分となります。

2：1伝導の頻拍発作は比較的多いのですが，F波がQRS群と重なって診断が難しいことが少なくありません。心拍数が150/分のときは，**必ず2：1伝導の心房粗動**を思い出し慎重に診断して下さい。

息ごらえや頸動脈洞刺激試験などの迷走神経刺激試験を行うと，房室伝導が延びて2：1伝導が一過性に3：1や4：1伝導になり，F波を認知でき，診断を確定することができます。

また，時に1：1伝導(図)となることがあり，心拍数が300/分に増えて，眩暈，立ちくらみ，胸苦しさ，失神発作などを生じることもあります。

まとめ

❶ 心房細動では，心房筋線維群の電気的活動が全く無秩序で高頻度に起こり，心房はユラユラと細かく400〜700/分の頻度でゆれる。

❷ 基線の細かな"ゆれ"を心房細動波(f波)とよび，Ⅱ・Ⅲ・aV_F・V_1誘導でよく認められる。

❸ R-R間隔は全く不規則になり，R-R間隔が狭いと拡張期が短くなり，血液が充満されず無効収縮(**無脈性収縮**)となる。

❹ それで脈が早い心房細動では，**心拍数と脈拍数を同時に数える必要がある**。心拍数と脈拍数の差を**脈拍欠損**とよぶ。

❺ 心房細動は比較的多い不整脈で，加齢とともに明らかに増加する。

❻ 基礎疾患には，虚血性心臓病，高血圧，弁膜症，甲状腺機能亢進症，心筋症(肥大型/拡張型)，慢性閉塞性肺疾患，WPW症候群，慢性腎臓病などのほか，心肺に異常のない健常者lone AFも少なくない。

❼ 心房粗動では，心房筋線維群の電気的活動が，規則的に高頻度(250〜350/分)に起こる。

❽ 基線の鋸歯状の"ゆれ"を心房粗動波(F波)といい，Ⅱ・Ⅲ・aV_F・V_1誘導でよく認められる。

❾ R-R間隔は規則的で，2：1，4：1伝導のことが多く，3：1，5：1伝導は少ない。

❿ 心房粗動の頻度は心房細動の1/20〜1/40と少ない。

⓫ 2：1伝導の心房粗動は診断が難しいことが多く，**心拍数150/分**の頻拍発作では必ず心房粗動を考慮に入れる。

⓬ ときに1：1伝導(心拍数300/分)となり失神発作を起こすことがある。

⓭ 治療は適応を考慮して抗凝固療法，抗不整脈薬，カテーテルアブレーションを行う。

セルフチェック 心房細動について正しいものはどれか。

　　a．f波の頻度は250〜350/分である。
　　b．f波はⅠ・aV_L・V_{4~6}誘導でよくみられる。
　　c．R-R間隔は全く不規則である。
　　d．心拍数と脈拍数は同じである。
　　e．基礎疾患は明らかでないことが少なくない。

解説　f波の頻度は400〜700/分。f波はⅡ・Ⅲ・aV_FおよびV_1誘導でよくみられる。拡張期がある程度以上短縮すると十分な血液が心室に流入せず，収縮しても脈が触れない無脈性収縮となる。それで頻拍になると，心拍数と脈拍数は異なることがある。脈拍欠損である。〔正解：c, e〕

セルフチェック 心房粗動について正しいものはどれか。

　　a．頻度は心房細動よりずっと少ない。
　　b．F波3個にQRS1個の3：1伝導が多い。
　　c．1：1伝導では心拍数は400にもなる。
　　d．F波はⅡ・Ⅲ・aV_F誘導でよくみられる。
　　e．基礎疾患は心房細動と同じである。

解説　心房粗動は2：1および4：1伝導が多く，3：1あるいは5：1伝導は少ない。F波の頻度は250〜350/分であり，1：1伝導ではF波の頻度に一致し，心拍数は300/分のことが多い。〔正解：a, d, e〕

23. 発作性上室頻拍

考え方のポイント

1) 心房から副伝導路を含めた房室接合部にかけての上室性のどこかの部位が関係して，突然に起こる頻拍発作を**発作性上室頻拍**(paroxysmal supraventricular tachycardia＝PSVT)といいます。
2) 発生の機序は，ほとんど大部分が**リエントリー** reentry です。リエントリー(再進入あるいは再入)とは，伝導速度と不応期に違いのある2つの伝導路があると，伝導路 α を通った興奮が，逆向きに他の伝導路 β を通って，再び元の伝導路 α に戻ってくる電気生理学的な現象をいいます(図23-1)。
3) リエントリーが起こるためには，**伝導速度と不応期の異なる2つの伝導路がある**ことと，各伝導路とも**一方向にしか伝導しない**という，2つの条件が必要です。
4) PSVT の原因となるリエントリーを発生する部位は，4か所あります(図23-2)。
   (1) **洞結節-心房**
       洞結節リエントリー性頻拍 sinus reentrant tachycardia
   (2) **心房内**
       心房内リエントリー性頻拍 intraatrial reentrant tachycardia
   (3) **房室結節内**
       房室結節リエントリー性頻拍 AV nodal reentrant tachycardia
   (4) **房室結節-副伝導路**
       房室リエントリー性頻拍 AV reentrant tachycardia
5) リエントリー以外に，**異所性自動能亢進** enhanced automaticity や**撃発活動** triggered activity も機序の一部になります。
   　異所性自動能亢進とは字のごとく，自動能が異常に亢進して連続的に刺激を発生するものです。活動電位の第3相の後に病的な心筋では振動 oscillation が生じることがあり，この振動を**撃発活動**あるいは**誘発活動** triggered activity といいますが，ある域値以上に達すると周囲に伝播可能な活動電位を形成し，PSVT が起こります。
6) 年代を問わず出現して，大部分は明らかな心臓病のない，いわゆる健常者にみられます。
7) 心臓病には，虚血性心臓病，高血圧，甲状腺機能亢進症，リウマチ性心臓病や一部の先天性心臓病などがあります。

156　IV. 不整脈心電図を読む

図 23-1　リエントリーの説明図

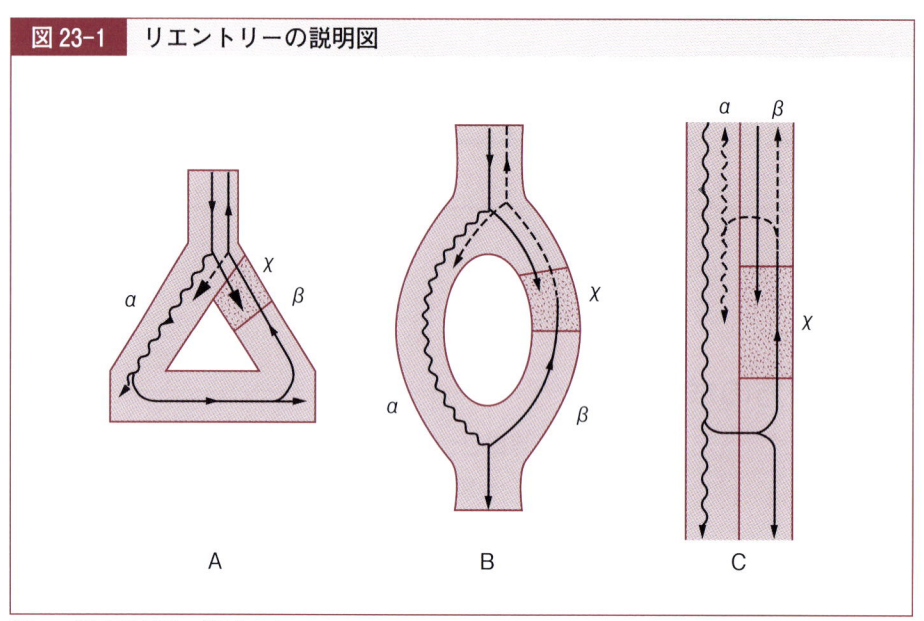

A　B　C

種々の興奮旋回路が想定されている。

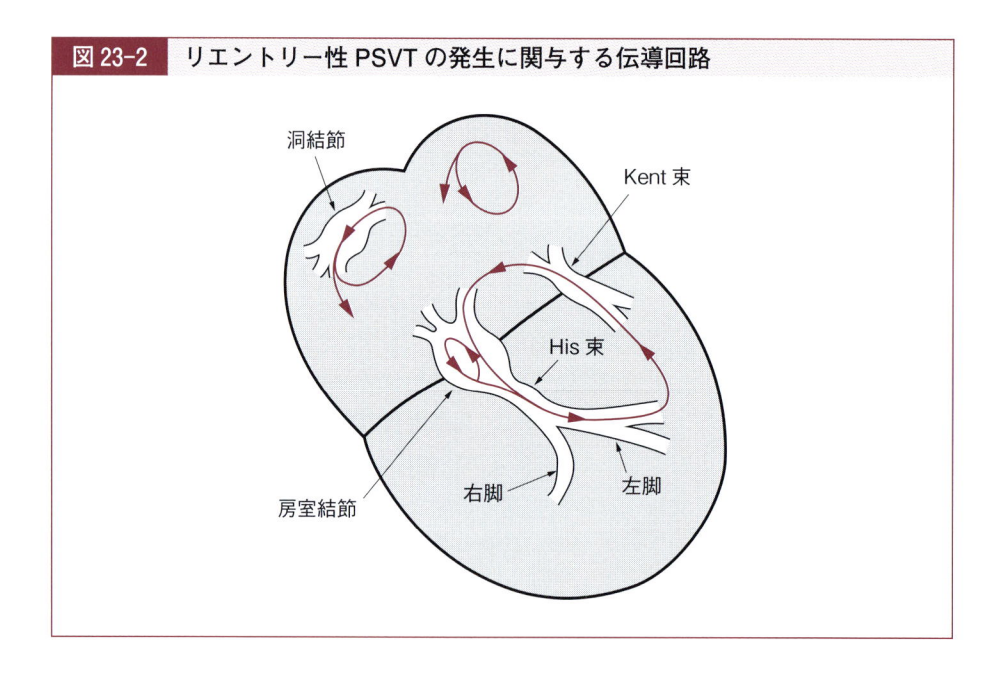

図 23-2　リエントリー性 PSVT の発生に関与する伝導回路

23. 発作性上室頻拍　157

図 23-3　発作性上室頻拍

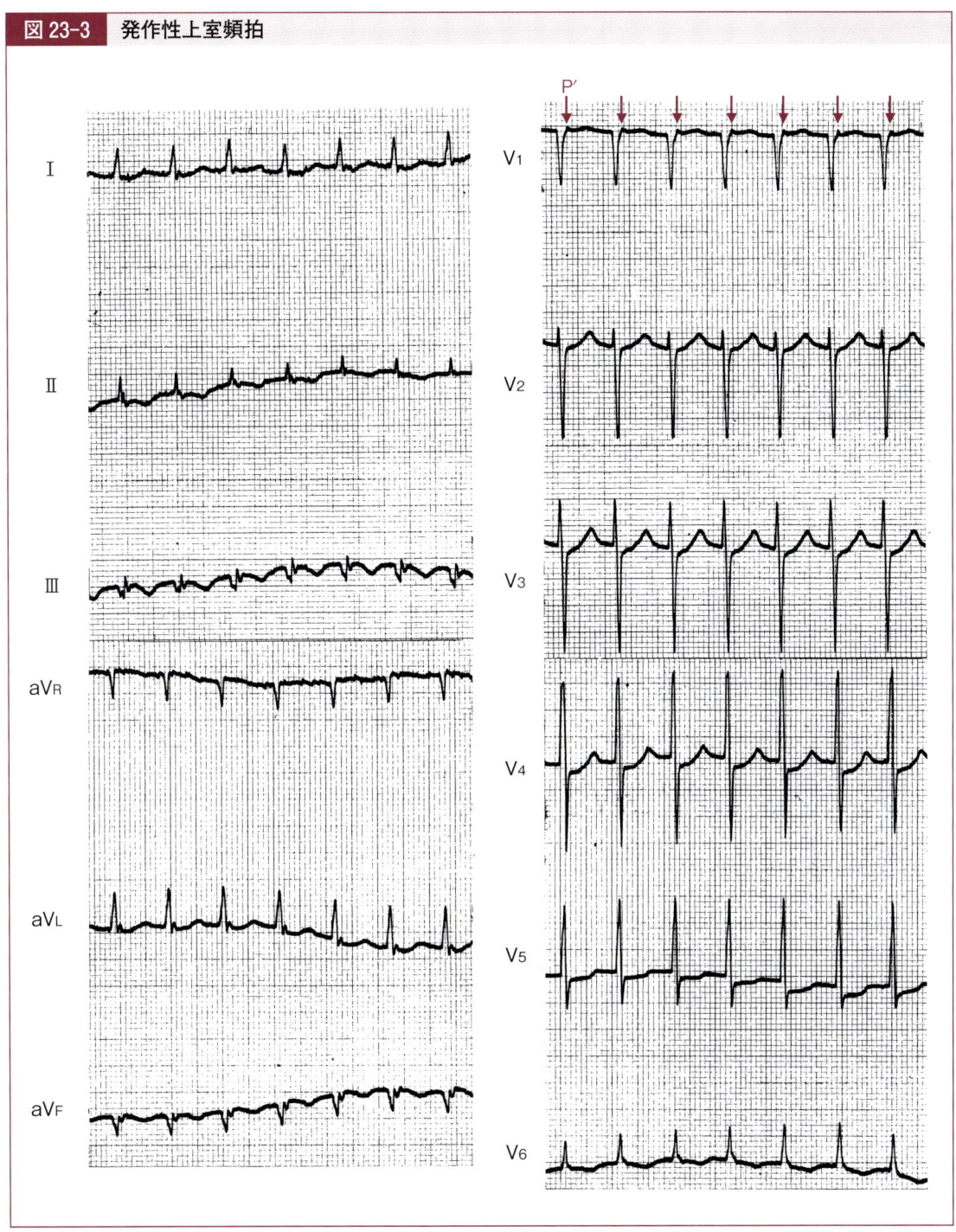

R-R 間隔は 0.42 秒（143/分）で QRS 幅は正常であるが P を伴っていない。ただし QRS の後に P′ らしいふれが認められる（矢印）。

ノート

■PSVT の治療

1. 頻拍発作時
   a) まず迷走神経刺激試験を行います。
      (1) 頸動脈洞マッサージ(図1)
      (2) Aschner テスト(眼球圧迫試験)(図2)
      (3) 息ごらえ
      (4) 嘔吐反射
      (5) 冷水に顔をつける
      (6) Valsalva テスト
      (7) Müller 試験
   b) 薬物療法(226 頁)
   c) DC 電気ショック
   d) ペースメーカー植込み

2. 非発作時(慢性期)
   a) 薬物療法
   b) カテーテルアブレーション

頸動脈洞マッサージを行うときは必ず左右の頸動脈を聴診し，bruit がないことを確認します。bruit があると**マッサージによってプラークが剝がれて，脳梗塞を起こす危険性**があります。マッサージは心電図の監視のもとにまず右側から行います。患者の頭を左側やや上方に回転させ，右頸動脈分岐部付近を 4〜5 秒マッサージします。効果がなければ左側に移りますが，**左右同時に行うことは禁忌**です。

眼球圧迫試験は網膜剝離のおそれからあまり勧められません。しかし，筆者の経験では日本人にはとても効果があります。

図1　頸動脈洞マッサージの部位と方法

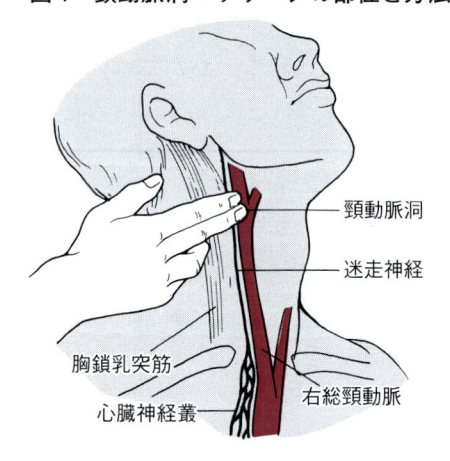

頸動脈洞
迷走神経
胸鎖乳突筋
心臓神経叢
右総頸動脈

(つづく)

ノート：PSVT の治療（つづき）

図2　眼球圧迫試験による発作性上室頻拍の停止

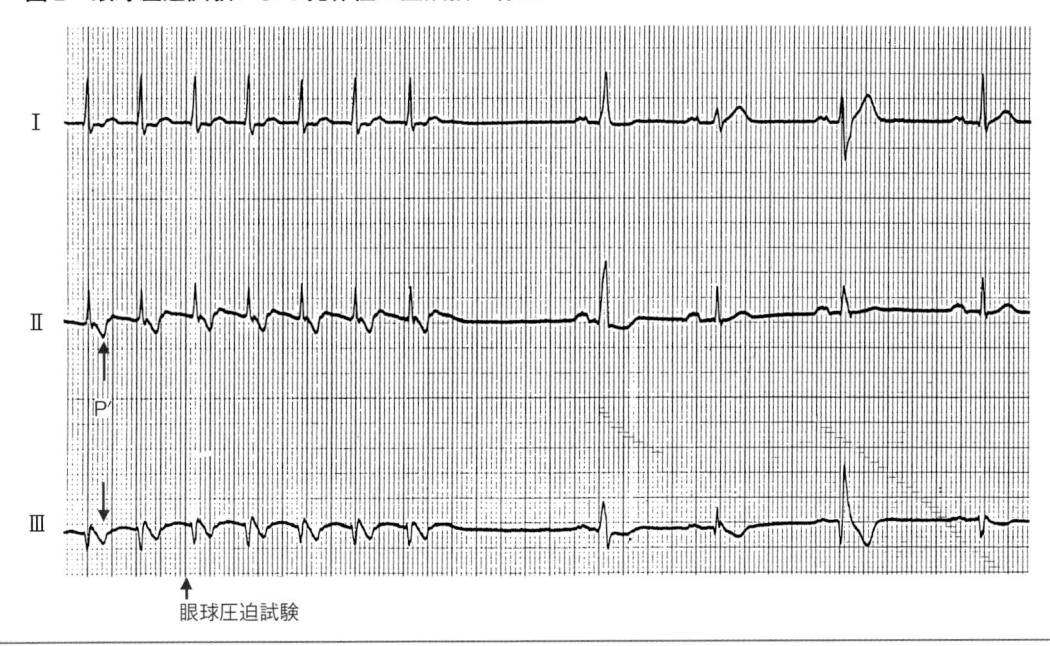

I

II
P'

III

↑眼球圧迫試験

8) **心拍出量は1回拍出量と心拍数の積**です。頻拍となり拡張期が短くなると，心室への血液充満が不十分となり，1回拍出量が減ります。しかし心拍数である程度まで補い，健常者では，心拍数が180/分までは心拍出量が増えます。
9) 症状は，動悸，息切れなどを訴えます。脳動脈硬化があると眩暈，立ちくらみ，失神などを，冠動脈に病変があると狭心痛を起こしやすくなります。PSVT が長く続くと心筋が疲労して心不全を起こすこともあります。

■ 診断のクライテリア

1) 洞調律の P 波とは形や大きさが違う P′ が，QRS 群の前後にみられたり，QRS 群のなかに埋没して見えないこともあります（図 23-3）。
2) **QRS 幅が正常で，心拍数 140～240/分**（多くは 180/分前後）の頻拍が発作性に起こります。
3) **R-R 間隔はほとんど一定しています。**
4) **頻拍は突然に始まり突然に終わります。**
5) P′ 波は上室性早期収縮と同じですが，頻拍のため，明らかな P′ 波として認知できないことも少なくありません。

まとめ

❶ QRS 幅が正常で，心拍数が 140〜240/分（多くは約 180/分）の頻拍が突然に始まるものを発作性上室頻拍という。頻拍の停止も突然である。

❷ 洞性 P 波と形や大きさが異なる P′ 波が QRS 群の前後に認められる。P′ 波の形は上室性早期収縮に準じる。

❸ P′ 波は QRS 群内に埋没して見えないことも少なくない。

❹ 年代を問わず出現し，健常者に起こることも少なくない。

❺ 症状は動悸，息切れ，胸部不快感，立ちくらみ，眩暈などであるが，老齢者で動脈硬化があると失神，狭心痛，心不全を起こすことがある。

❻ 発作の直接の原因は，大部分がリエントリーで，一部に異所性自動能亢進や撃発活動がある。

❼ リエントリーとは，一方向にしか伝導を許さない 2 つの伝導路（α と β）が存在し，たまたま 2 つの伝導路で伝導速度や不応期の長さが異なり，α を通った興奮が β を逆行し，再び α に戻ってくる電気生理学的現象をいう。この現象が反復して起こることが，リエントリー性頻拍のメカニズムである。

❽ リエントリーを起こす部位により，①副伝導路性，②房室結節内，③洞結節性，④心房内リエントリー性頻拍とよばれる。

❾ 発作時の治療は，①迷走神経刺激試験，②抗不整脈薬，③直流電気ショック，④人工ペースメーカーを用いる方法などがある。

24. 発作性心室頻拍

考え方のポイント

1) 心室の興奮性が増して，幅の広い QRS 群が連続して起こる頻拍を**発作性心室頻拍**あるいは単に**心室頻拍**(paroxysmal ventricular tachycardia＝PVT，VT or V-tachy)といいます(**図24-1**)。発作性に始まり，停止も突然に起こります。
2) 大部分(90%)は器質的な心臓病をもっていますが，いわゆる健常者(10%)にもみられます。

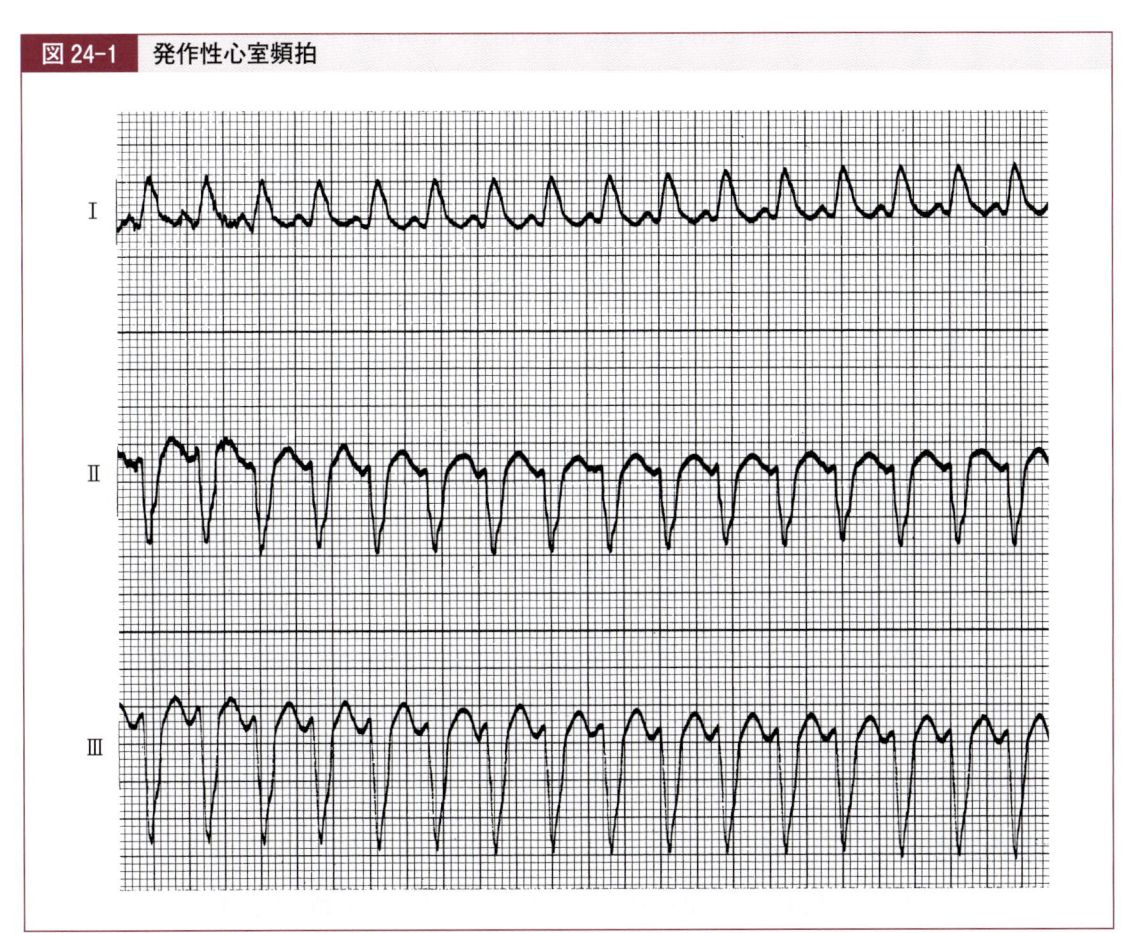

図24-1 発作性心室頻拍

QRS は 0.16 秒と幅広く，R-R 間隔は 0.32 秒(188/分)で明らかな P 波はどこにも認められない。

3) VTをもたらす病態をまとめます。
    a) 虚血性心臓病（とくに急性心筋梗塞）
    b) 高血圧
    c) 急性心筋炎
    d) 心筋症
    e) 不整脈源性右室心筋症（不整脈源性右室異形成）
    f) ジギタリス中毒
    g) 完全房室ブロック
    h) 低カリウム血症，低マグネシウム血症，高カルシウム血症
    i) QT延長症候群
    j) クラスIa・Ic群の抗不整脈薬
    k) β受容体刺激薬
    l) 低酸素血症
    m) 甲状腺機能亢進症/低下症
    n) 心臓カテーテルによる直接刺激
    o) 偶発性低体温

4) 自覚症状は，動悸，息切れ，呼吸困難，前胸部の圧迫感，狭心痛，疲れやすい，眩暈，失神，突然の虚脱などです。長時間続くと心不全が起こります。

5) VTでは，洞結節は通常通りに刺激を発生しますが，心室は心室で多数の刺激を発生し，房室ブロックはなくとも，洞結節に起こった刺激は不応期のために，心室に到達しません。

6) しかし，房室伝導は障害されていないので，洞性P波がQRSを捕捉captureすることがあります。この場合のQRS波は不応期の状態によって正常から幅広いものまで種々あります。

7) P波とQRS群には一定の関係はなく，PQ間隔は全く不定です。PQ間隔と僧帽弁の開放度とは関係があり，PQ間隔がさまざまに変わるとI音の大きさも変わってきます。PQ間隔が0.04〜0.12秒になるとI音は巨大となり，これを**大砲音**(bruit de cannon, cannon sound)といいます。

8) PVTはPSVTと違って，迷走神経刺激に応じません。

9) PVTの直接の原因に，リエントリー，自動能の亢進および撃発活動 triggered automaticity があります。

10) リエントリーは心室内でも起こります。心筋の虚血が生じ，その程度が違うとPurkinje線維内にリエントリー回路ができて，興奮旋回運動が起こり，PVTとなります。

診断のクライテリア

1) QRS幅が広く（≧0.12秒），心拍数100〜240/分の頻拍が発作性に起こります。
2) R-R間隔は多少（≦0.04秒）変動します。

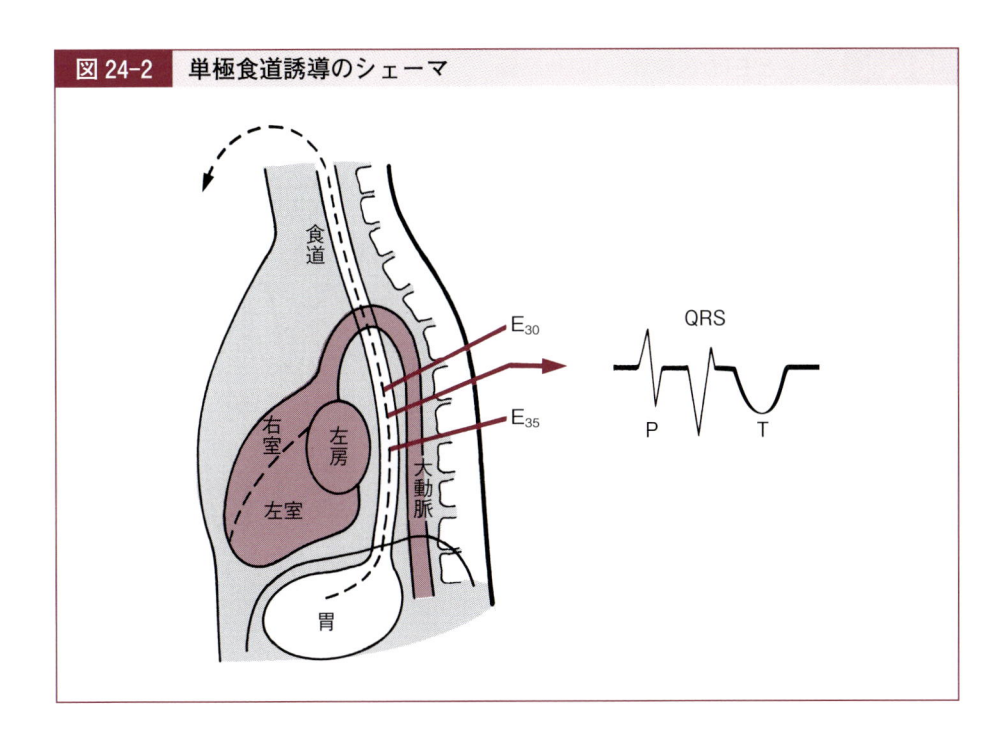

図 24-2　単極食道誘導のシェーマ

3) ST-T 波は QRS 群の主なふれと逆を向き，心室早期収縮と同じ形をとります．
4) QRS 群とは無関係で，独自の周期をもつ洞性 P 波が認められます．
5) P 波は QRS 群と重なって見えにくく，ST-T 部にゆれとして示されるにすぎません．P 波は，Ⅱ・Ⅲ・aV_F・V_1 誘導に注目して探して下さい．
6) 時間的な余裕があれば，食道誘導心電図(図 24-2)で明瞭な心房波(P 波)を記録し，P 波と QRS 群が独自の周期をもっていることを証明します(図 24-3)．

164　Ⅳ．不整脈心電図を読む

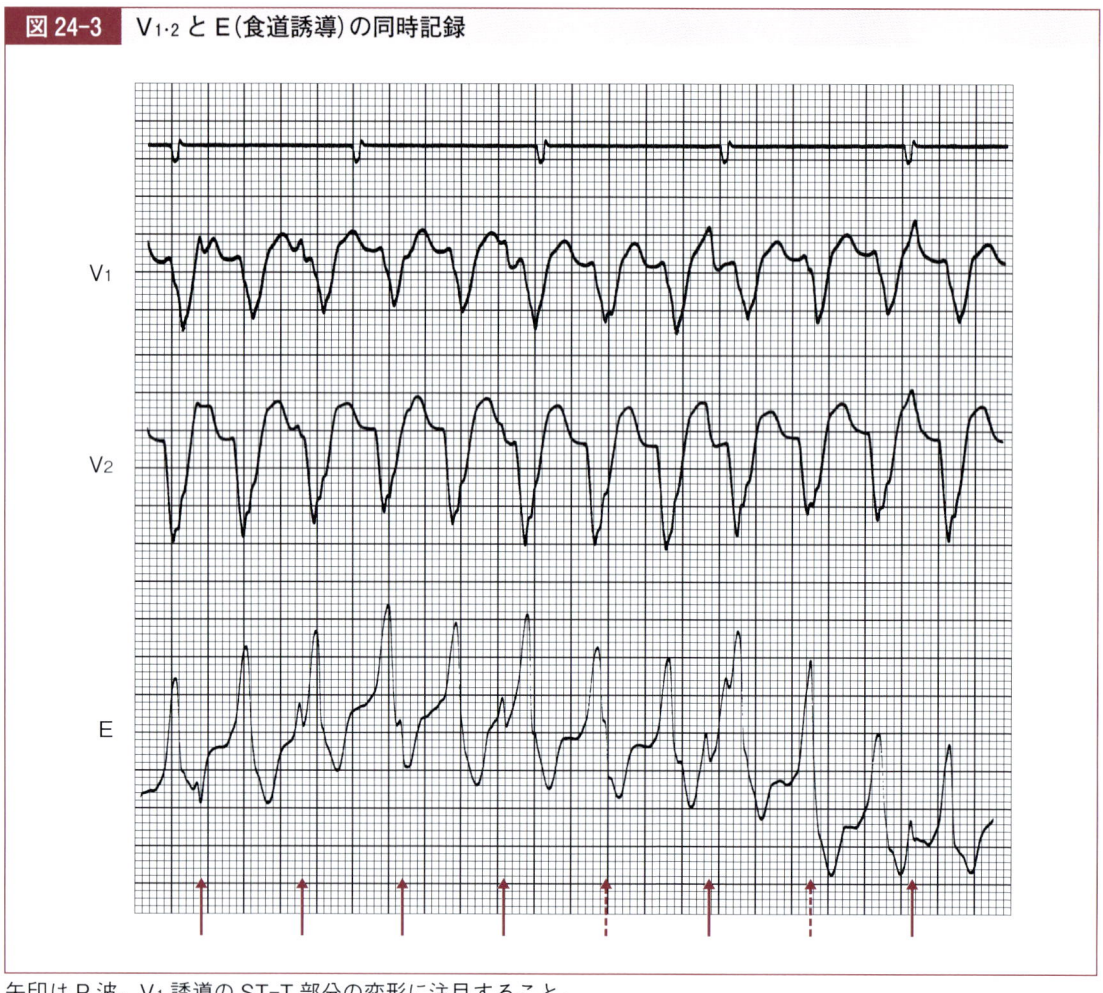

図 24-3　V₁·₂ と E（食道誘導）の同時記録

矢印は P 波。V₁ 誘導の ST-T 部分の変形に注目すること。

ノート

■PVT の分類

a）QRS 群の波形
　（1）**単形性** monomorphic
　（2）**多形性** polymorphic

　通常みられるものは，QRS 群が単一の形を呈する単形性です。

　QRS 群がさまざまな形をとるものを多形性，あるいは，軸 pointes を中心として回転する torsades（図1）という意味で**トル**サード・ド・ポアンツ torsades de pointes とよびます。

　この多形性 VT は，完全房室ブロック，先天性 QT 延長症候群，心筋虚血，低カリウム血症などの電解質異常，脳出血など QT 間隔が延長する病態で出現することがあります。時には，不整脈を治療するために投与したクラス Ia 群の抗不整脈薬が原因となることもあります。

　5〜6 秒から 30 秒前後で自然に停止する

（つづく）

ノート：PVTの分類（つづき）

ことが多いのですが，心室細動へ移行したり，突然死をきたすことも少なくありません。

b）持続時間
　（1）**持続性** sustained
　　　30秒以上持続するもの
　（2）**非持続性** non-sustained
　　　30秒以内で自然に停止するもの
c）その他の分類
　（1）**普通型** common type
　　　持続性単形性心室頻拍 sustained monomorphic VT が，最もよくみられる VT です。
　（2）**反復型** repetitive type
　　　非持続性 non-sustained, short run, en salvos などともよばれます。
　（3）**非特異的** atypical 多形性 polymorphic ともよばれ，torsades de pointes と同義語です。
　（4）**特発性** idiopathic
　　　特発性持続性心室頻拍 idiopathic sus-tained VT とよばれます。特徴は以下の通りです。
①比較的年が若いいわゆる健常者に起こります。
②動悸，息切れなどの軽い自覚症状を訴えても，失神発作を起こすことはまれで，比較的長時間の発作に耐えられます。心電図波形は2種類あります。
③左脚後枝起源と考えられ，心電図が左軸偏位＋右脚ブロック型(図2)を示すもの。Ca拮抗薬のベラパミル（ワソラン）が頻拍の停止に著効します。
④右室流出路起源と考えられ，心電図が右軸偏位＋左脚ブロック型を示す**カテコラミン感受性心室頻拍** catecholamine sensitive VT。交感神経β受容体遮断薬が発作の停止に著効します。

図1　torsades de pointes

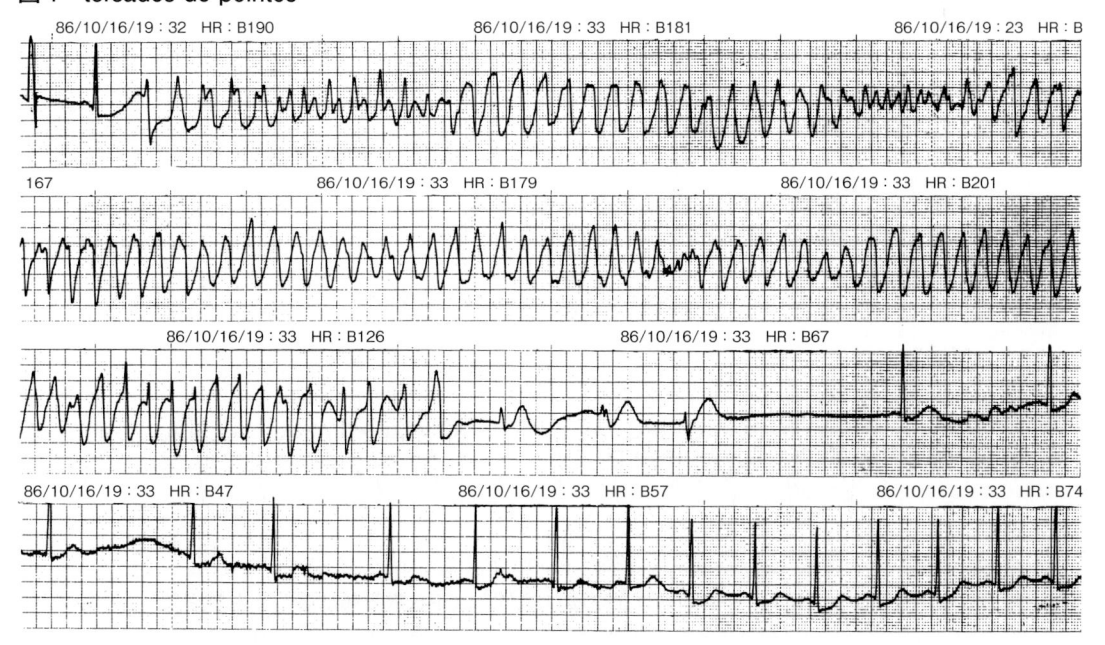

（つづく）

ノート：PVT の分類（つづき）

図2　特発性持続性心室頻拍

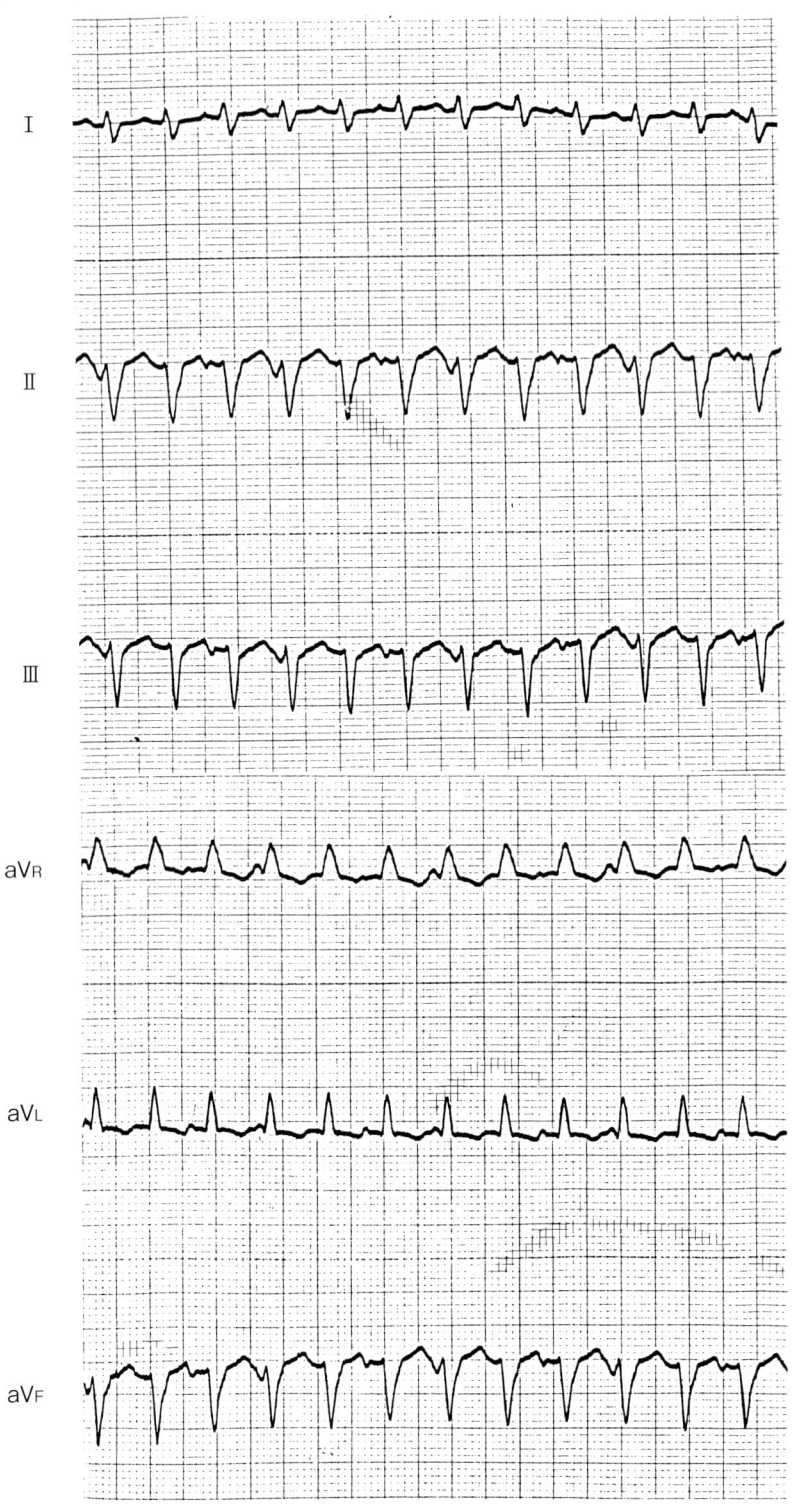

QRS間隔は0.14秒，R-R間隔は0.32秒（188/分）。QRS電気軸は著しく左軸偏位し，右脚ブロックパターンである。P波はV₁で所々にみられる（次頁矢印）。

（つづく）

ノート：PVT の分類（つづき）

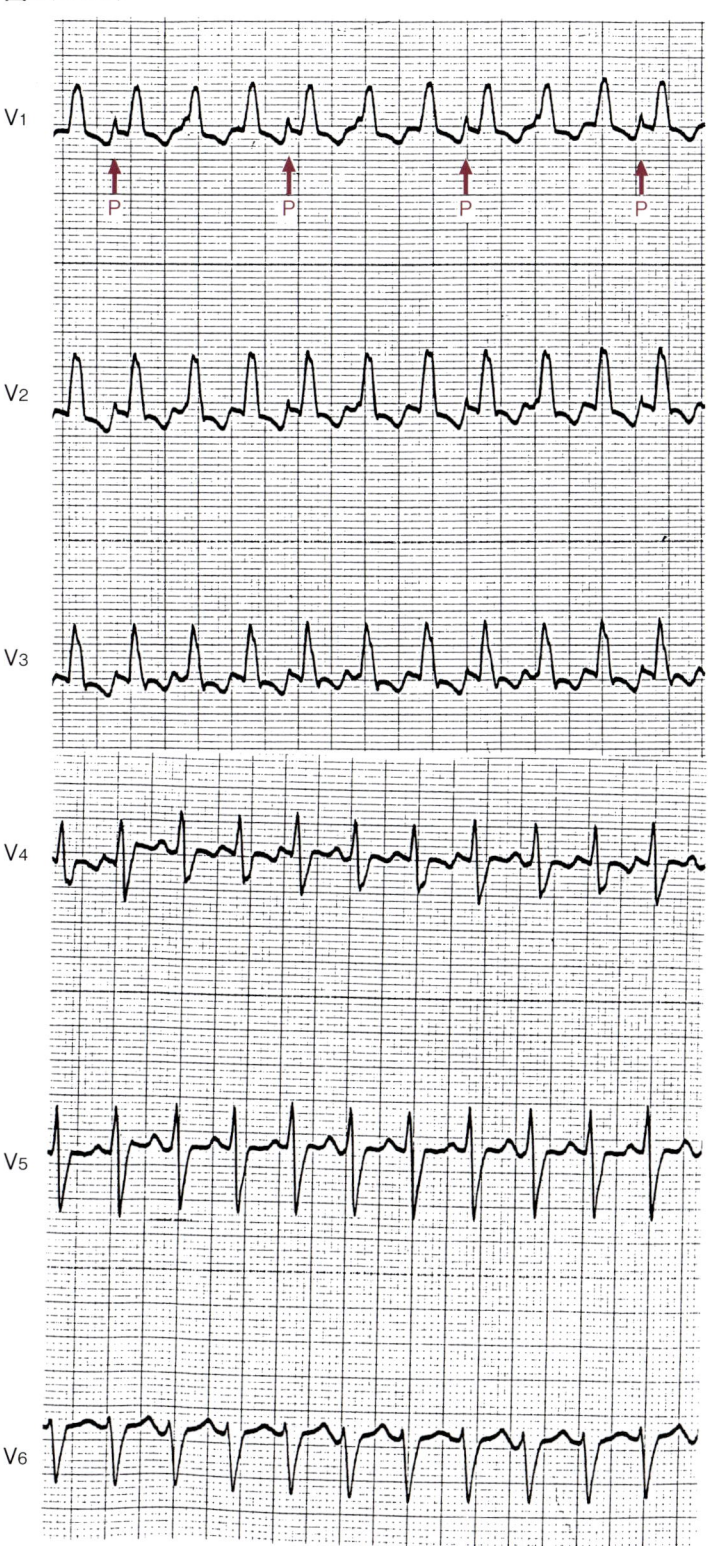

図2（つづき）

ノート

■不整脈源性右室心筋症 arrhythmogenic right ventricular cardiomyopathy (ARVC)

以前は不整脈源性右室異形成 ARVD といわれていました。右室自由壁心筋の変性脱落，脂肪浸潤，線維化が特徴で，侵された部分の壁が薄くなります。とくに流出路，心尖部，流入路が瘤状になることがあります。

心電図は QRS 群は正常波形を示すことが少なくないのですが，1/3 は不完全右脚ブロック型を呈し幅が広くなります。QRS 終末部に**イプシロン(ε)波**とよばれる数条の小さな遅延電位が示されます。また 2/3 の症例は **$V_{1～3(4)}$ 誘導の T 波が陰性**です。

12 誘導心電図で ε 波が示されない場合でも加算平均心電図では全例で遅延電位が記録されます。右室起源，したがって左脚ブロック型の心室早期収縮や心室頻拍が重篤な合併症です。

まとめ

❶ 幅の広い ($\geqq 0.12$ 秒) QRS 群が，100～240/分の頻度で出現し，P 波と QRS 群が独自の周期をもつものを発作性心室頻拍とよぶ。ST-T 波は QRS 群の主なふれと逆を向く。

❷ 幅広い QRS 群や変形した ST-T 波のために，P 波が明らかでなく，単に ST-T 部にふれとしてしか現れないことが少なくない。

❸ そのような場合，食道誘導心電図で大きな P 波を記録することは診断に有用である。

❹ 90% の症例は重篤な器質的心臓病をもっているが，10% は心肺に明らかな異常が認められない。

❺ 直接の原因は，心室内リエントリー，自動能の亢進，後電位による撃発活動である。

❻ 心音を聴取すると I 音の大きさがまちまちで，時に強大な大砲音が聴かれる。

❼ 迷走神経刺激試験は無効である。

❽ 発作時の治療として，Ib 群の薬剤を投与するか直流通電法が行われる。

❾ ほとんど大部分は，単一の QRS 群を示す単形性持続性頻拍であるが，多形性（非特異的）のものもある。後者は torsades de pointes とよばれ，QT 間隔が延長を示す病態でみられる。

❿ 心肺に異常のない比較的若年者にみられるものに特発性持続性心室頻拍がある。QRS 群が左軸偏位型＋右脚ブロックを示しベラパミルの静注が奏効するものと，右軸偏位＋完全左脚ブロックを示し交感神経 β 受容体遮断薬が奏効するものがある。

⓫ 根治的な治療法として適応があれば，カテーテルアブレーションが行われる。

セルフチェック　発作性心室頻拍について正しいものはどれか。

　a．健常者には起こらない。
　b．抗不整脈薬を服用していれば誘発されない。
　c．急性心筋梗塞の重篤な合併症である。
　d．失神発作を起こすこともある。
　e．大部分は迷走神経刺激試験に反応しない。

解説　心室頻拍患者の10％は基礎疾患のないいわゆる健常者である。抗不整脈薬がかえって不整脈を誘発することがある。〔正解：c，d，e〕

セルフチェック　発作性心室頻拍について正しいものはどれか。

　a．所々にP波がみられることがある。
　b．食道誘導を記録すると規則的な心房波がみられる。
　c．房室伝導は解離している。
　d．5連発の心室性早期収縮は持続性心室頻拍である。
　e．左軸偏位，完全左脚ブロック型を示すのは特発性心室頻拍である。

解説　心室性早期収縮の5連発は非持続性心室頻拍。左軸偏位，完全右脚ブロック型あるいは右軸偏位，完全左脚ブロック型を示すのは特発性心室頻拍。〔正解：a，b，c〕

セルフチェック　torsades de pointes について正しくないものはどれか。

　a．発作性心室頻拍の1型である。
　b．QT延長と関連している。
　c．Vaughan-Williams Ⅰb群の抗不整脈薬で誘発されることがある。
　d．多形性心室頻拍ともよばれる。
　e．低カリウム血症が誘因となりえる。

解説　QT延長症候群と関連している。Vaughan-Williams Ⅰa・Ⅰc群の抗不整脈薬を，とくに心機能低下例に投与すると，副作用として催不整脈作用が発現することがある。低カリウム血症は誘因の1つ。〔正解：c〕

25. 遅い頻拍

考え方のポイント

1) 安静時に洞結節は 60〜80/分，房室接合部は 40〜60/分，心室は 20〜40/分の刺激を生成します。逆説的な言い方のようですが，**遅い頻拍** slow tachycardia というのは，心拍数が通常の洞調律と同じかやや速い程度にすぎないが，下位中枢の刺激生成頻度としてみれば明らかに速く，頻拍に相当するものをいいます。**非発作性** non-paroxysmal という言い方もします。
2) 刺激の生成部位には，房室接合部と心室があります。
3) 房室接合部から発生するものは，**非発作性房室接合部頻拍** non-paroxysmal AV junctional tachycardia（図 25-1）といい，ジギタリス中毒，急性リウマチ熱，心筋炎や心臓手術後によくみられます。
4) 心室から発生するものは，**非発作性心室頻拍** non-paroxysmal ventricular tachycardia（図 25-2），**遅い心室頻拍** slow ventricular tachycardia，**心室固有頻拍** idioventricular tachycardia，**促進性心室固有調律** accelerated idioventricular rhythm = AIVR などとよびます。

急性心筋梗塞，ジギタリス中毒，急性リウマチ熱でよくみられますが，異常のない健常者に長い経過でみられることもあります。

診断のクライテリア

1) **非発作性房室接合部頻拍**
   a) QRS 幅は正常で心拍数は 65〜130/分。下位中枢の刺激発生頻度が洞結節を越えたときに現れます。
   b) 非発作性房室接合頻拍は，洞調律と無関係に現れますが，逆行性に心房を脱分極させることもあります。
   c) そのときは P 波は II・III・aV_F 誘導で陰性となり，QRS 群の前後に示されますが，QRS 群のなかに埋没して見えないこともあります。

2) **促進性心室固有調律**
   a) 洞調律の頻度を上回る幅広い QRS 群（≧0.12 秒）が 60〜100/分で規則的に現れます。
   b) 心室起源なので ST-T 波も二次性に変化します。

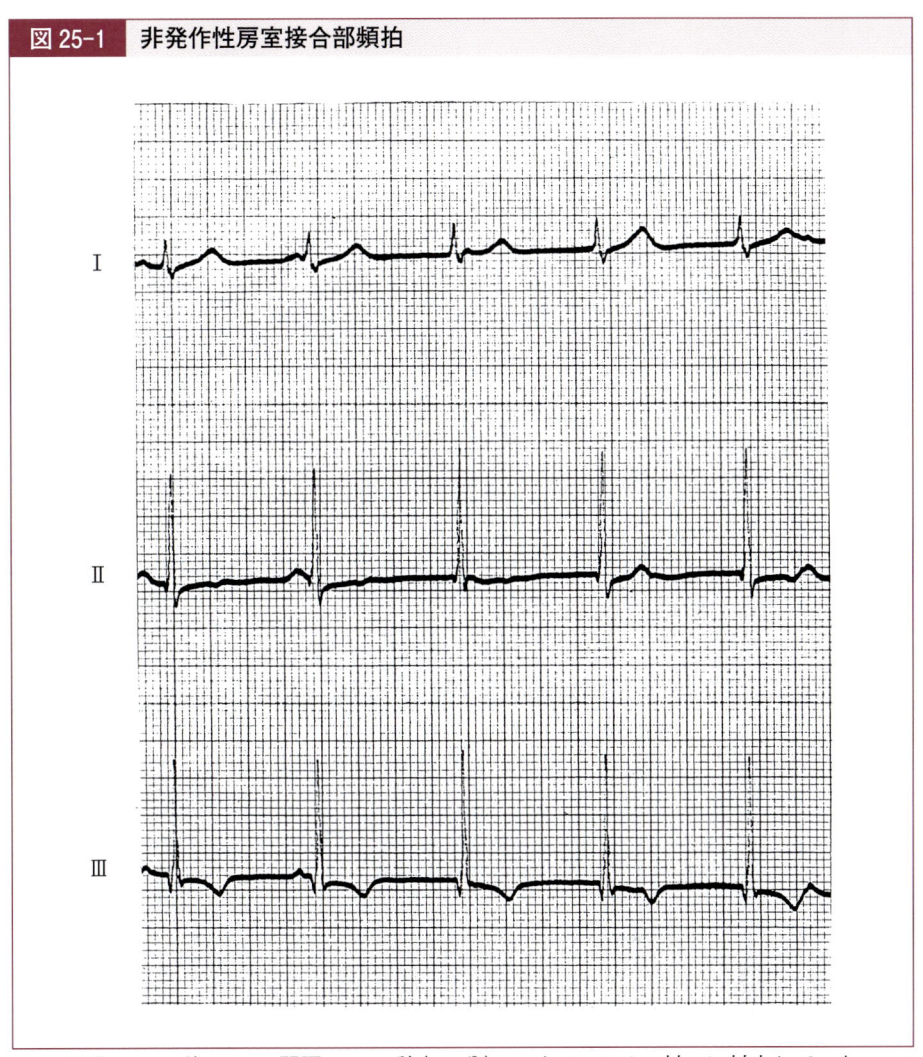

図 25-1　非発作性房室接合部頻拍

QRS 間隔は 0.08 秒で R-R 間隔は 0.80 秒(75/分)。P と QRS は 1 対 1 に対応していない。1 拍目は洞収縮，2 拍目は PQ 間隔が短すぎ伝達性収縮ではなく，2 拍目以後は房室接合部起源である。

c) 洞調律には洞不整脈があるため，促進性心室固有調律の刺激発生数が比較的少ないときは，洞調律の刺激発生数を上回ったときだけ促進性心室固有調律となります。

d) 一般的に促進性心室固有調律は，間欠的に 4〜30 拍連続的に現れては洞調律に取って変わり，再び顔を出すという形をとります。

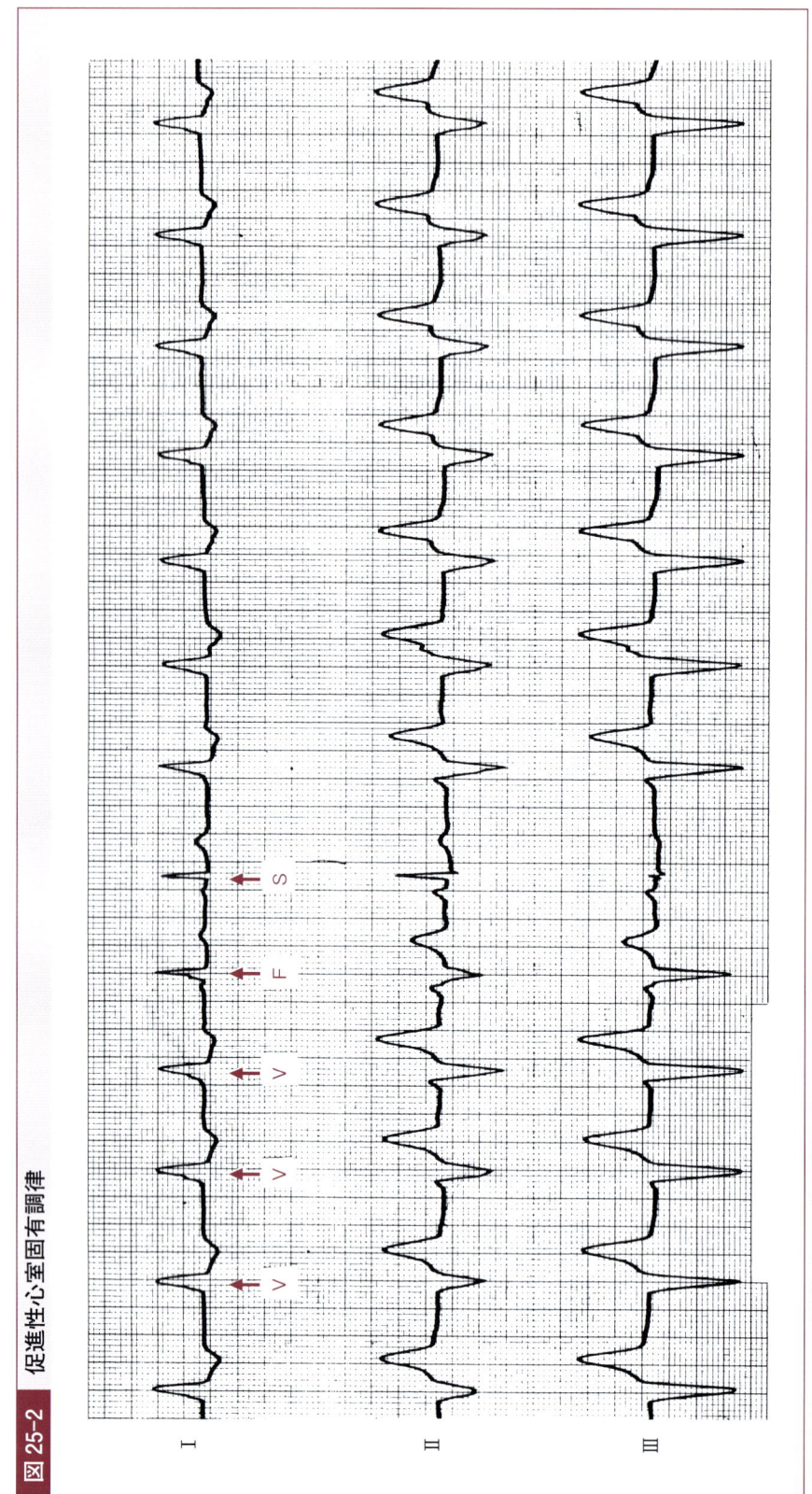

図25-2　促進性心室固有調律

V印の心拍はQRS間隔が0.16秒で左脚ブロックパターンを示しており右脚ブロックされていることから、右室起源を意味している。R-R間隔は0.80秒で心室起源の調律であり、P波はどこにも認められない。したがって心室起源の調律であり、左脚枝側がブロックされてP波を伴っており洞収縮で、直前の収縮との間隔（F-S）は0.70秒とV-V間隔より短い。F印の心拍はQRS群の前にP波があり、QRS群はVとSの中間である。すなわちこの心拍は、心室起源の興奮と洞収縮の両者によって興奮したことになる。それで融合収縮とよぶ。

まとめ

❶ 心拍数としては絶対的にはそれほど多くないが，下位中枢の自動能が亢進して，本来の刺激発生数を超えたために起こる，少しだけ速い頻拍を，**遅い頻拍**あるいは**非発作性頻拍**という。

❷ 洞不整脈があるときに，下位中枢の刺激発生数が洞徐脈時の心拍数を上回ったときだけ，遅い頻拍が間欠的に4〜30拍だけ出現することが多い。

❸ **非発作性房室接合部頻拍**では，QRS幅が正常な房室接合部起源の心拍が，65〜130/分の頻度で洞調律と無関係に現れる。ジギタリス中毒，急性リウマチ熱，心筋炎などでよくみられる。しかし，逆行性に心房を興奮させることも少なくない。

❹ **促進性心室固有調律**では，心室起源の幅広い(≧0.12秒)心拍が60〜100/分の頻度で洞調律と無関係に現れる。急性心筋梗塞，ジギタリス中毒，急性リウマチ熱などでよくみられるが，健常者に長い経過でみられることもある。

セルフチェック　遅い頻拍について正しいものはどれか。

a．房室接合部起源のものはジギタリス中毒が一因である。
b．房室接合部起源のものは心拍数は100〜150である。
c．心室起源のものは心拍数は80〜120である。
d．心室起源のものは間欠性に出現することが多い。
e．心室起源のものは再灌流が起こったときに出現することがある。

解説　房室接合部起源では心拍数は65〜130，心室起源では心拍数は60〜100。促進性心室固有調律は，急性心筋梗塞の再灌流性不整脈として重要である。〔正解：a，d，e〕

26. 補充収縮・補充調律

■ 考え方のポイント

1) 健常者では，安静時に洞結節は 60〜80/分，房室接合部は 40〜60/分，心室は 20〜40/分刺激を発生し，緊急事態に備えて万全の体制をとっています。
2) 通常は，洞結節で発生する刺激の数が，下位中枢である房室接合部や心室が発生する刺激の数よりも多いために，下位中枢は自分達が刺激を発生する前に，洞結節からの刺激によって興奮させられてしまうのです。
3) 洞結節の刺激発生が，房室接合部よりも少なくなると，房室接合部が歩調取りとなりますし，洞結節と房室接合部が障害されると，心室が歩調取りとなります。
4) 下位中枢の歩調取りが **1〜2 拍であれば補充収縮，3 拍以上連続すると補充調律** とよびます。大部分は間欠性に出現します。
5) **補充収縮と補充調律は，急場を救う命の綱**です。
6) よくみられる病態をまとめます。
    a) 洞不全症候群
    b) 急性心筋梗塞（とくに下壁梗塞）
    c) 急性心筋炎
    d) うっ血性心不全
    e) 低酸素血症
    f) ショック
    g) 薬剤（ジギタリス，Ca 拮抗薬，β 受容体遮断薬，クラス Ia 群の抗不整脈薬など）

■ 診断のクライテリア

1) 房室接合部補充収縮（調律）（図 26-1）
    a) 幅が正常な QRS 群が P 波と関係なく，40〜60/分の頻度（R-R 間隔が 1.0〜1.5 秒）で現れます。これが 1・2 拍であれば**房室接合部補充収縮** AV junctional escape beat(s)，3 拍以上連続すれば**房室接合部補充調律** AV junctional escape rhythm といいます。
    b) 房室接合部補充調律は，45/分前後が多くみられます（図 26-2）。

26. 補充収縮・補充調律　175

図 26-1　房室接合部補充調律（間欠性）

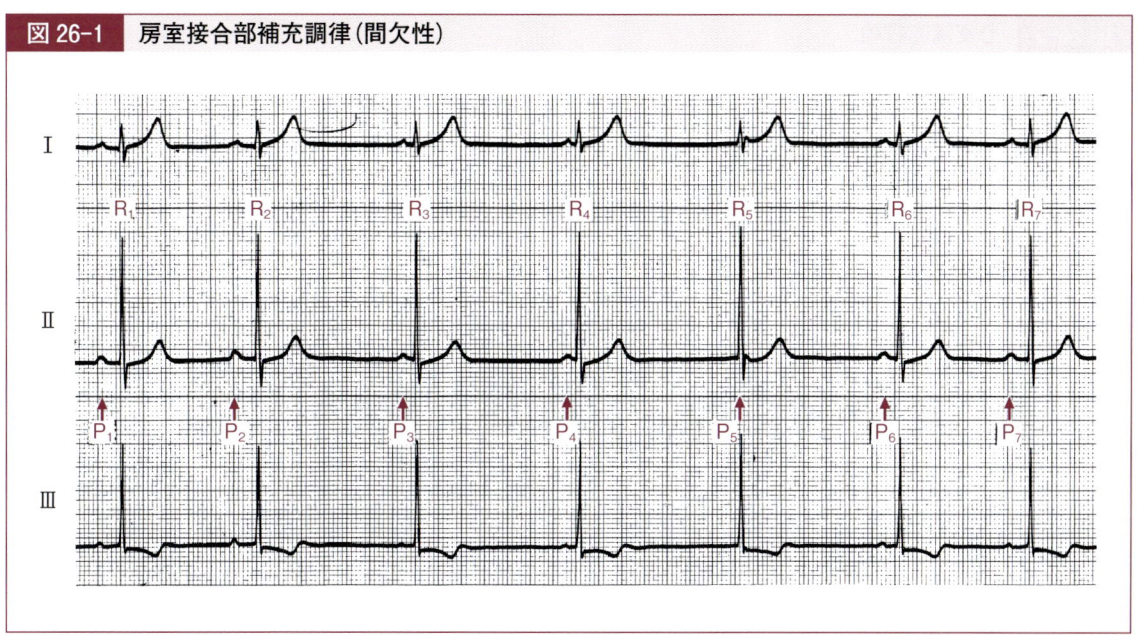

P-P 間隔は 1.12〜1.45 秒と徐脈で，かつ変動している（洞徐脈かつ洞不整脈）。R₁・R₂・R₇ の PQ 間隔は 0.22 秒，その他の心拍も QRS 間隔は正常である。しかし R₃-R₆ の 4 拍は先行 R-R 間隔が 1.44 秒（42/分）と一定で長く，PQ 間隔は全く不整。すなわち，伝達性収縮ではなく，房室接合部補充調律である。

図 26-2　房室接合部補充調律

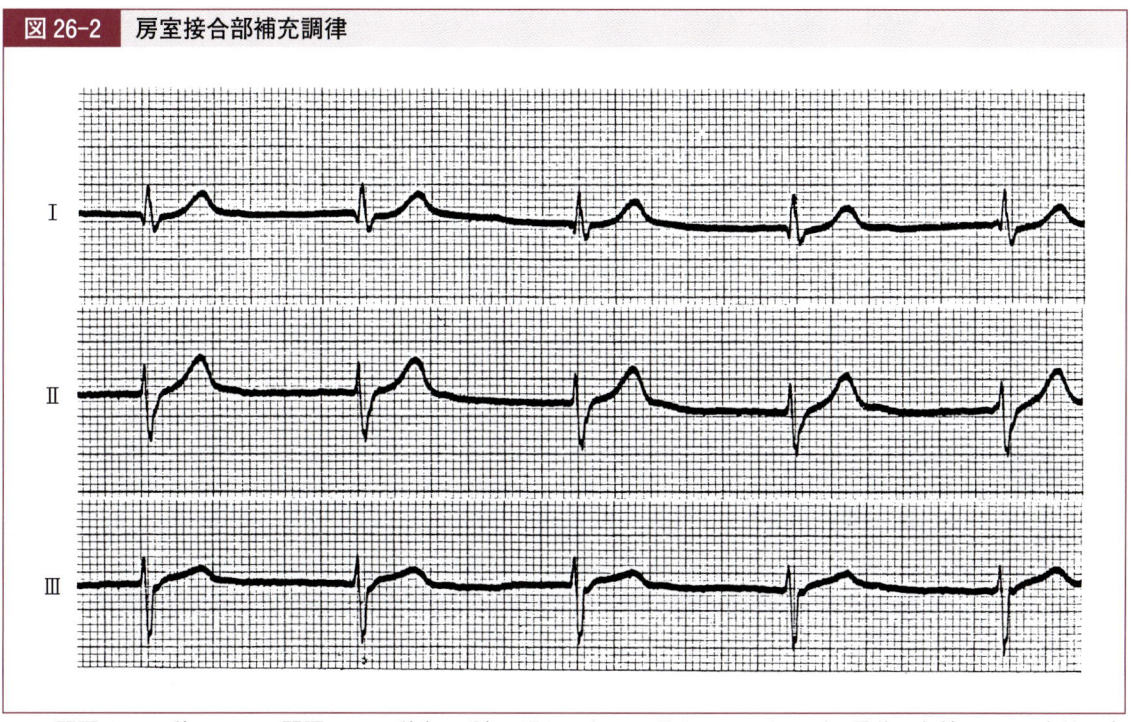

QRS 間隔は 0.10 秒で，R-R 間隔は 1.18 秒（51/分）。明らかな P は示されていないが，最後の心拍の QRS 直前の小さなふれが P 波の一部である。

図26-3 心室補充収縮

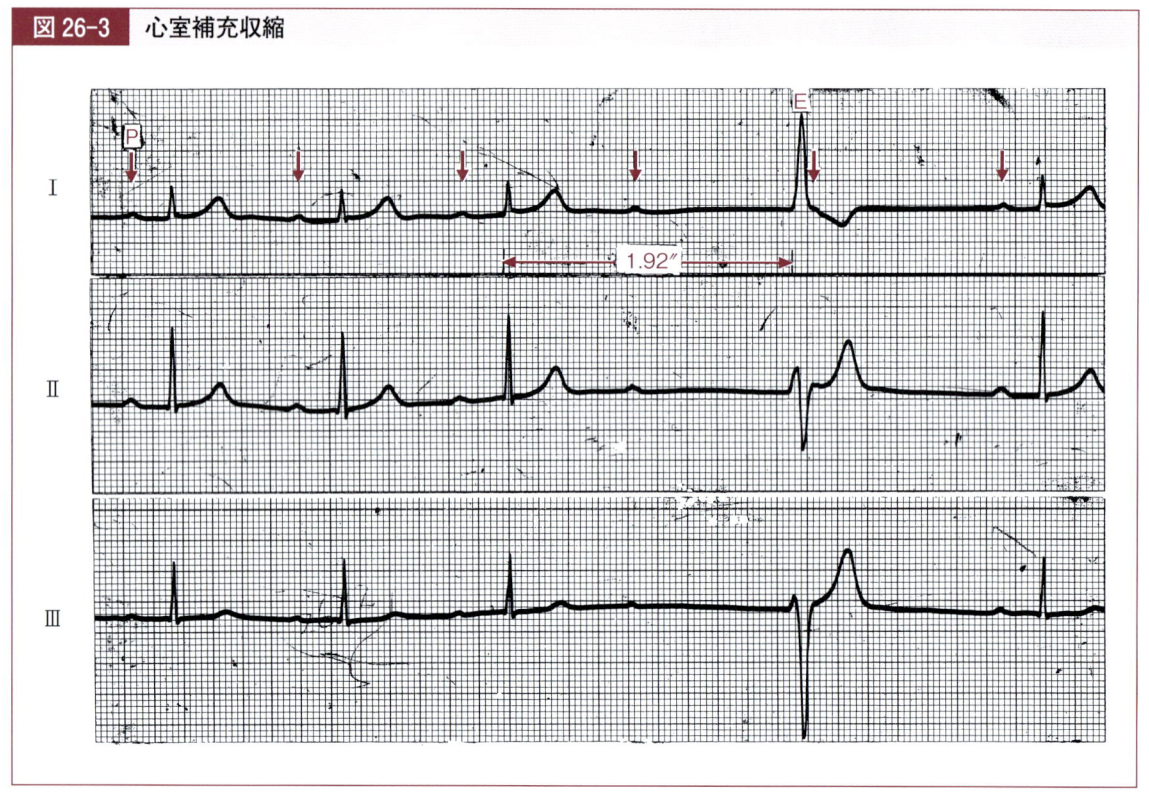

第2度房室ブロック(Mobitz I型)の脱落収縮後に間隔があいたため，心室補充収縮(E)が出現している。

2) **心室補充収縮(調律)**(図 26-3)

a) QRS 幅が広く(≧0.12 秒)ST-T 波が QRS 群の主なふれと逆を向く心拍が，P 波と関係なく遅い周期(20〜40/分，R-R 間隔 1.5〜3.0 秒)で現れます。これが1・2拍であれば**心室補充収縮** ventricular escape beat(s)，3拍以上連続すれば**心室補充調律** ventricular escape rhythm とよびます。

b) 心室補充調律の頻度は 35/分前後のことが多いようです。

c) 心室補充調律は**心室固有調律** idioventricular rhythm ともよびます。

まとめ

❶ 心臓の刺激発生機構は，洞結節(60〜80/分)，房室接合部(40〜60/分)，心室(20〜40/分)と三重に守られている。

❷ 洞結節が正常に機能しなくなり，刺激の発生が房室結節よりも少なくなると，房室接合部が歩調取りとなり，QRS 幅が正常な心拍が 40〜60/分の頻度で出現する。1・2拍であれば**房室接合部補充収縮**，3拍以上連続すると**房室接合部補充調律**とよぶ。

❸ 洞結節と房室接合部が正常に機能しなくなり，刺激の発生が心室よりも少なくなると，心室が歩調取りとなる。QRS は幅広く(≧0.12 秒)ST-T 変化を伴う心拍

が，20〜40/分の頻度で出現する．1・2拍であれば**心室補充収縮**，3拍以上連続すると**心室補充調律**(または**心室固有調律**)とよぶ．
❹ 補充収縮，補充調律は心拍の緊急保持機構である．

セルフチェック　補充収縮について正しいものはどれか．

a．徐脈・徐拍時に出現する．
b．心室起源のほうが R-R 間隔が長い．
c．早期収縮後の長い休止期に出現することがある．
d．β受容体刺激薬の服用が誘因となることがある．
e．補充収縮が出ないように治療するのがよい．

解説　補充収縮は徐拍に伴って出現する．薬剤ではβ受容体遮断薬，Ca 拮抗薬，ジギタリス製剤，I 群の抗不整脈薬などが誘因となることがある．補充収縮は徐拍を補充する重要な内因性のペースメーカー保持機構である．〔正解：a，b，c〕

セルフチェック　補充調律について正しいものはどれか．

a．房室接合部補充調律の R-R 間隔は約 2 秒である．
b．心室補充調律の R-R 間隔は約 4 秒である．
c．10 拍以上連続して起こるものをいう．
d．心室補充調律では二次性の ST-T 変化がみられる．
e．心室補充調律は心室固有調律ともよばれる．

解説　房室接合部補充調律の心拍数は 40〜60．したがって R-R 間隔は高々 1.5 秒．心室補充調律の心拍数は約 30 なので R-R 間隔は約 2 秒．調律の定義は"3 拍以上連続して起こるもの"が一般的である．〔正解：d，e〕

セルフチェック　補充収縮や補充調律が出現しやすい病態はどれか．

a．洞不全症候群
b．第 1 度房室ブロック
c．急性前壁中隔梗塞
d．ジギタリス製剤の投与
e．完全房室ブロック

解説　第 1 度房室ブロックは PR 間隔が延長するだけで，心拍数は保たれている．急性前壁中隔梗塞はむしろ洞頻脈になることも少なくない．Jarisch Bezold 反射によって心拍数が減少したり，房室ブロックが出現しやすいのは急性下壁梗塞．〔正解：a，d，e〕

27. 房室ブロック

考え方のポイント

1) 洞結節に発生した刺激が，房室結節から心室内刺激伝導系までのどこかで，刺激の伝導が障害される病態をいいます。
2) 障害の程度は，部分的(不完全)なものから完全なものまで3段階に分けられます。
3) **第1度房室ブロック** first degree AV block：房室伝導は保たれP波は必ずQRS群を伴うけれども，時間がかかるもの(図27-1)。
4) **第2度房室ブロック** second degree AV block：時々QRS群が脱落するもので，2つの型があります。
   a) **Mobitz I型**：房室伝導(PQ間隔)が1拍ごとに延びていき，ついに伝導しなくなるもので，数拍から5〜6拍が1グループとなり，周期的にくり返します(図27-2)。このような現象を示す1つの周期を**ウェンケバッハ周期** Wenckebach cycle といいます。
   b) **Mobitz II型**：房室伝導(PQ間隔)は一見正常ですが，突如として伝導しなくなるものをいいます(図27-3)。
5) **第3度房室ブロック** third degree AV block：房室伝導が全く途絶したもので，**完全房室ブロック** complete AV block ともいいます(図27-4)。

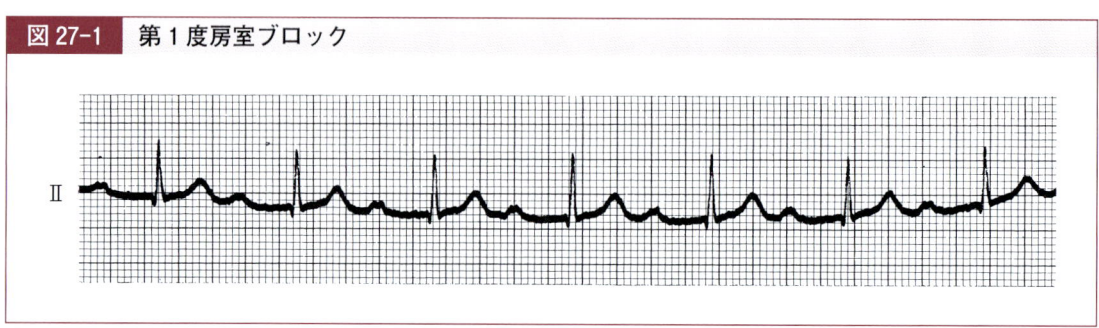

図27-1　第1度房室ブロック

PQ間隔は0.36秒と延長しているが，P波とQRS群は1対1に対応している。

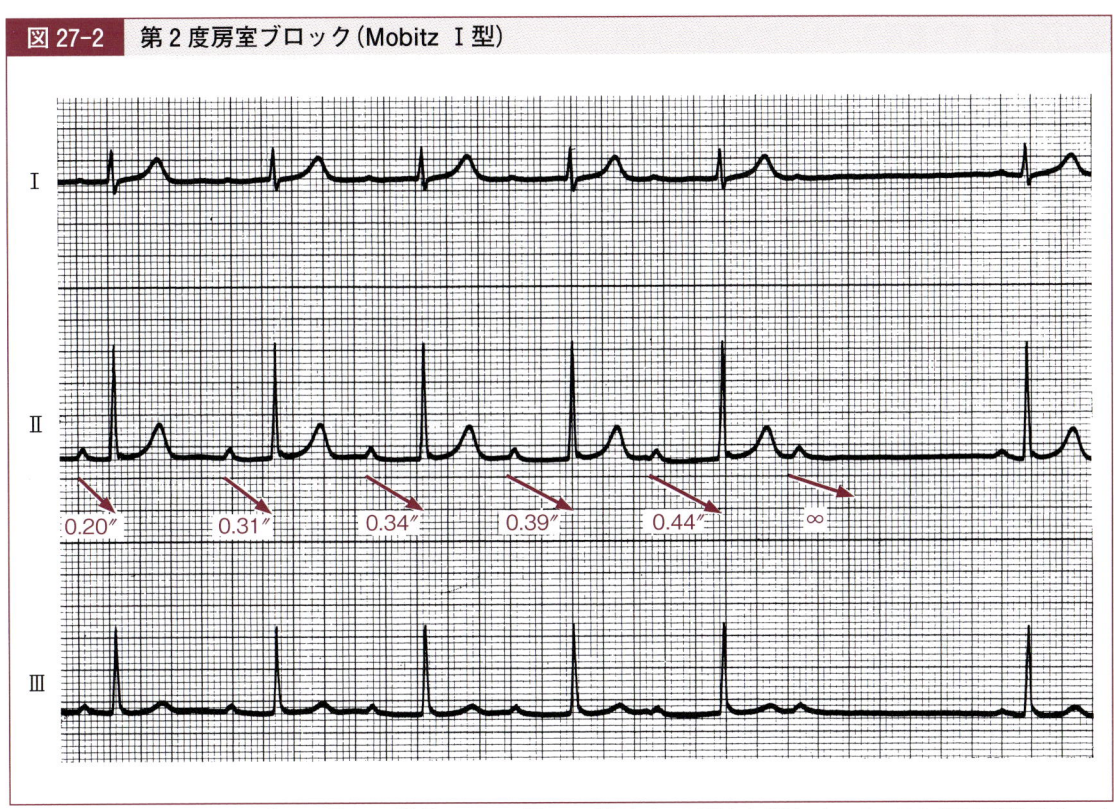

図 27-2　第 2 度房室ブロック(Mobitz I 型)

PQ 間隔は 0.20 から 0.44 秒まで徐々に延長し，6 つ目の P 波は QRS 群を欠落している。PQ 間隔が延びていくと，R-R 間隔は逆に短くなっていくことに注目。

6) 房室ブロックをもたらす原因をまとめておきます。
   a) 急性
      (1) 心臓
         (a) 急性心筋梗塞(とくに下壁梗塞)
         (b) 冠攣縮性狭心症(とくに右冠動脈の攣縮)
         (c) 急性リウマチ熱
         (d) 大動脈弁が関与する感染性心内膜炎
         (e) 急性心筋炎
      (2) 薬剤
         (a) ジギタリス
         (b) 一部の Ca 拮抗薬
         (c) β 受容体遮断薬
         (d) クラス IA 群の抗不整脈薬
         (e) 三環系抗うつ薬
         (f) フェノチアジン
         (g) 電解質異常(とくに高カリウム血症)

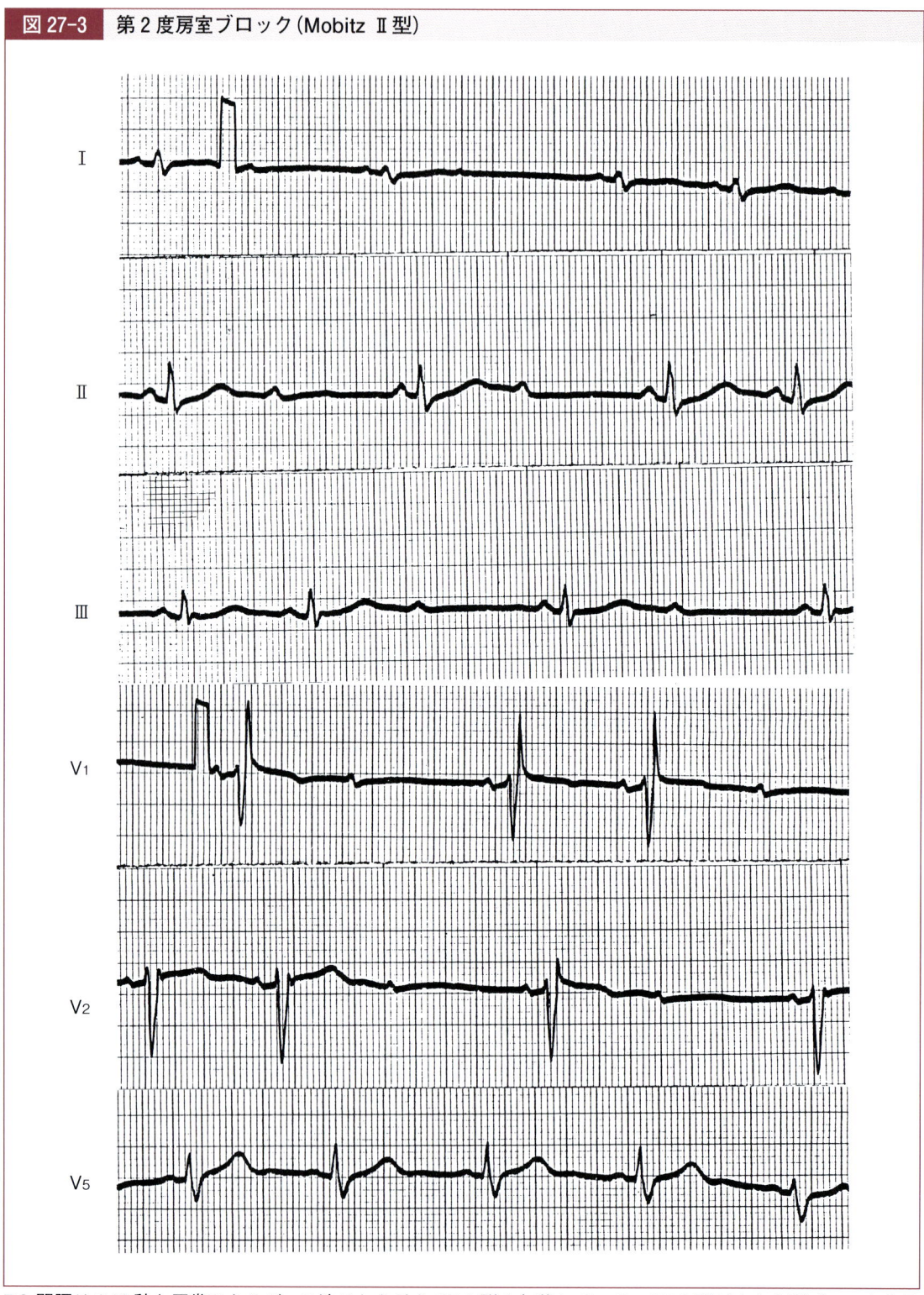

図 27-3　第 2 度房室ブロック（Mobitz Ⅱ型）

PQ 間隔は 0.16 秒と正常であるが，P 波はときどき QRS 群を欠落している。QRS 群が完全右脚ブロックを示し，幅広いことにも注目。

図 27-4　完全房室ブロック

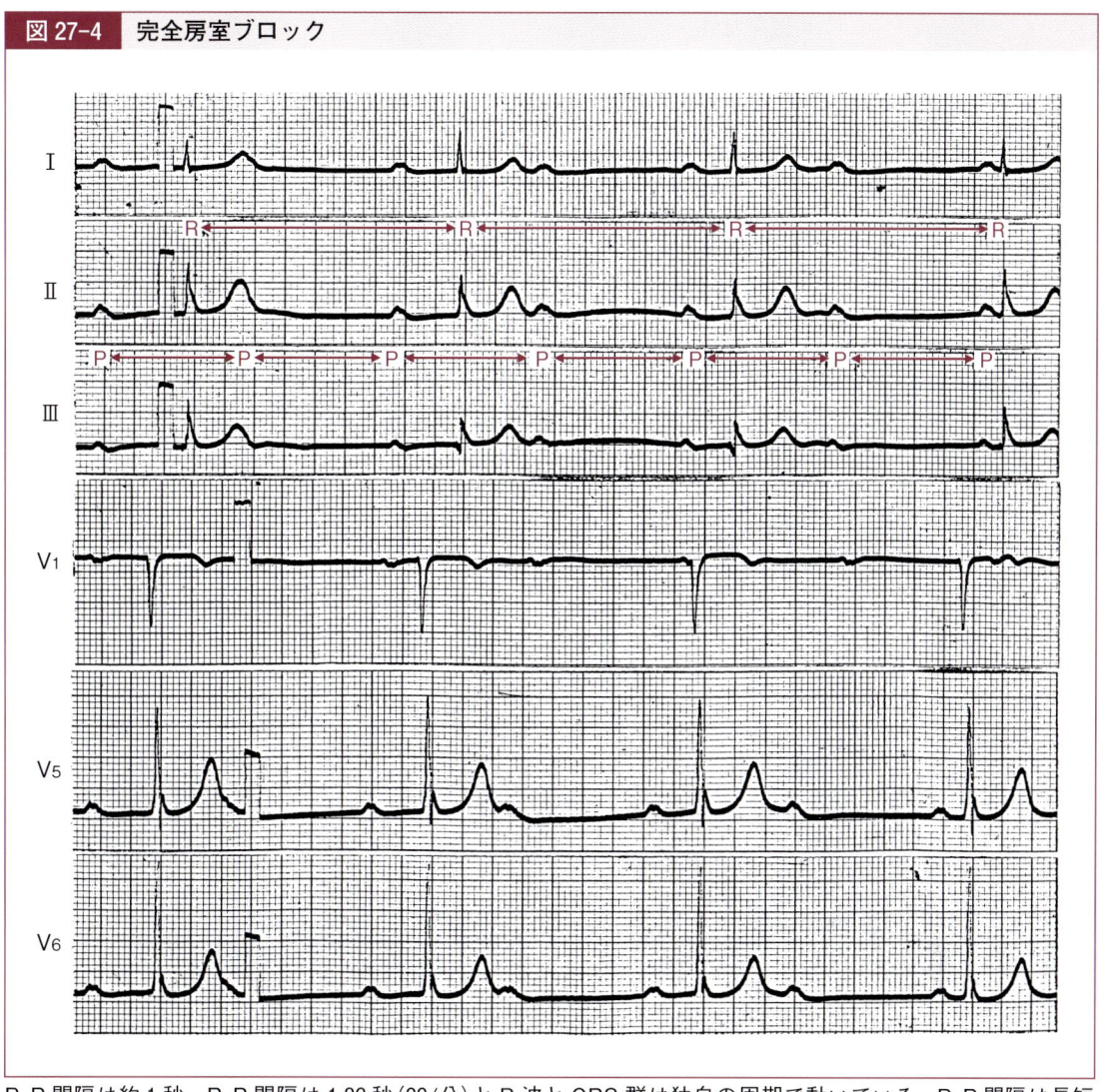

P-P 間隔は約 1 秒，R-R 間隔は 1.82 秒（33/分）と P 波と QRS 群は独自の周期で動いている。P-P 間隔は長短があり，QRS 群を間に挟むとやや短くなっていることにも注目。

　　　　　b）慢性
　　　　　　（1）心臓
　　　　　　　　（a）Lev-Lenègre 病
　　　　　　　　（b）虚血性心臓病
　　　　　　　　（c）大動脈弁狭窄，大動脈弁閉鎖不全
　　　　　　　　（d）心筋症
　　　　　　　　（e）心臓手術
　　　　　　　　（f）先天性，家族性

（2）全身性
- （a）サルコイドーシス
- （b）アミロイドーシス
- （c）全身性エリテマトーデス（SLE）
- （d）皮膚筋炎
- （e）粘液水腫
- （f）ホルモン異常

診断のクライテリア

1) **第1度房室ブロック**
 PQ間隔が一定で，0.21秒以上に延長しているもの。

2) **第2度房室ブロック**
 a) **Mobitz Ⅰ型**
 （1）PQ間隔が，1拍ごとにつぎつぎと延びていき，多くは3・4拍でQRS群が脱落し，P波だけが残ります。
 （2）PQ間隔は，通常は各グループの2拍目の延長幅が一番大きくなります。
 （3）グループをなしているR-R間隔は，しだいに短くなり，突然延長します。
 b) **Mobitz Ⅱ型**
 PQ間隔は一定のまま，数拍から5・6拍後に房室伝導が途絶して，P波のみが出現し，QRS群が消えてしまうものをいいます。

3) **高度房室ブロック**
 3：1伝導以下に伝導比が低下したものを，高度房室ブロック far advanced AV block といいます。

4) **第3度(完全)房室ブロック**
 a) 房室伝導は完全に途絶して，P-P間隔とR-R間隔はそれぞれ独自の周期をもっています。
 b) R-R間隔は一定で，心拍数は20～50/分です。
 c) PQ間隔は全く一定の周期がなくなり，長短まちまちです。
 d) 房室伝導が途絶えていますから，QRS群は下位中枢の自動能に依存し，QRS幅が正常な**房室接合部補充調律**か，QRS幅が広くST-T波が逆を向く**心室補充調律(心室固有調律)**になります。

ノート

■His 束心電図

a）刺激伝導系は質量が少ないために起電力が小さく，12 誘導心電図には記録されません。しかし，His 束以下の心室内刺激伝導系の障害は，房室結節から His 束までの伝導障害に比べて，完全房室ブロックなど高度な伝導障害を起こす確率が高く，慎重な配慮が必要なため，His 束の電位を知ることは意味があります。

図 1　刺激伝導系と His 束心電図

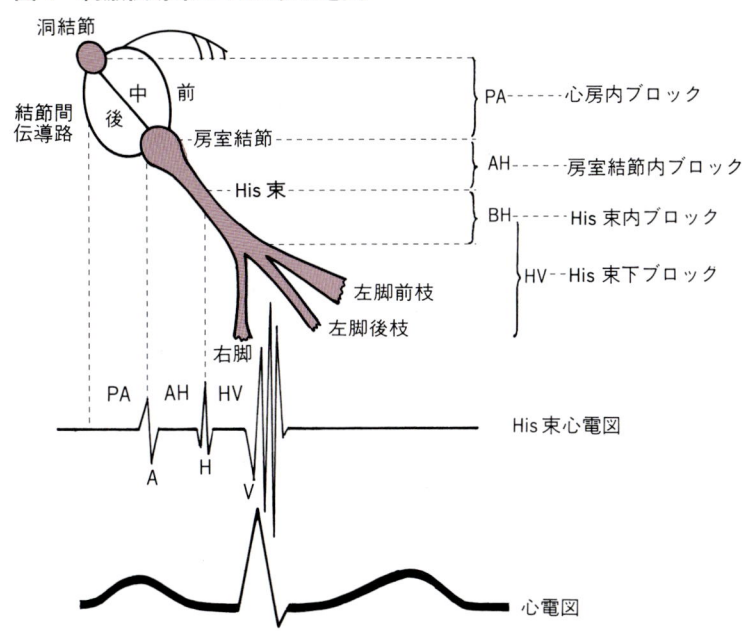

図 2　HV ブロックによる完全房室ブロック

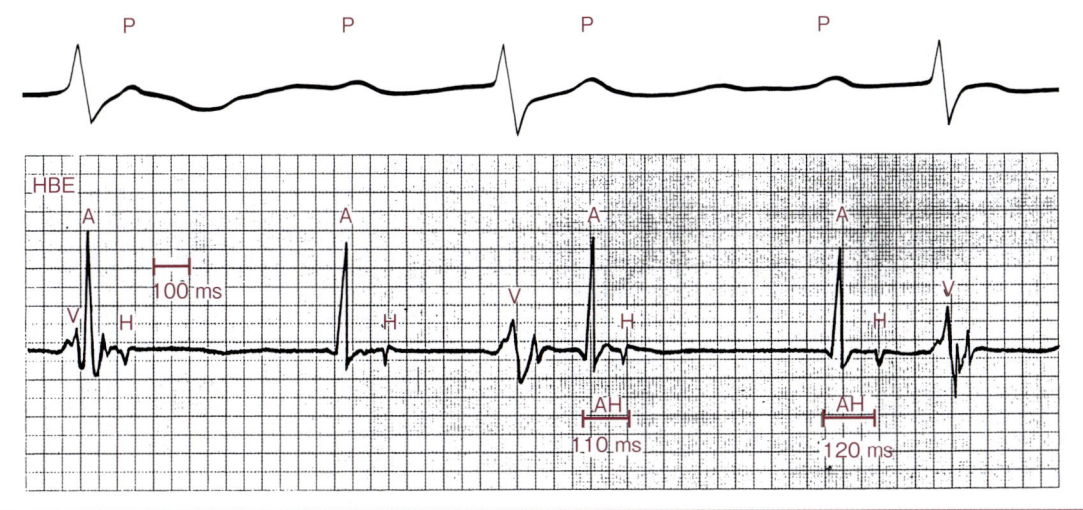

（つづく）

ノート：His 束心電図(つづき)

b) このように伝導障害の部位や複雑な不整脈の診断のために His 束心電図が記録されます。右心カテーテル法を応用して，大腿静脈から電極のついたカテーテルを挿入し，右房から三尖弁を越えて右房と右室の中隔部にそってカテーテル先端を位置させると，①房室結節付近で心房筋の興奮による"ふれ"(A 波)と，② His 束を興奮が伝播して生ずる"フレ"(H 波)とが記録されます(図1)。

c) 正常範囲は，A-H 時間 50〜120 msec，H-V 時間 35〜55 msec です。

d) A-H 時間が延びるのは，His 束より上方の房室伝導に障害があること(His 束上部性ブロック suprahisian block)，H-V 時間が延びるのは His 束より下方の心室内刺激伝導系に障害があること(His 束下部性ブロック infrahisian block)を示します(図2)。

e) 一般に，His 束上部性より His 束下部性のほうが完全房室ブロックに移行する確率が高く，より重症です。His 束心電図を記録すると，この区別ができます。

f) 12 誘導心電図からもある程度の予想は立てられます。一般に第1度と Mobitz I 型の第2度房室ブロックは His 束より上部の，Mobitz II 型の第2度房室ブロックは His 束より下部の伝導障害のことが多いのです。

g) 渡部は QRS 幅に注目し，正常幅のものはほとんどが His 束上部性，QRS 幅が広く心室内伝導障害を示すときには，His 束下部性の伝導障害の可能性が高いと述べています(表)。

表　房室ブロックにおける A 型と B 型との比較

	A 型	B 型
QRS 群	正常幅(心室内伝導障害なし)	幅広い(心室内伝導障害あり)
伝導障害部位	His 束分岐部より上流	His 束分岐部以下が大部分
原因	しばしば機能的(ジギタリス，心筋梗塞とくに下壁梗塞の急性期，迷走神経緊張の増大など)	ほとんど器質的(広汎な前壁梗塞，心筋線維化を伴う諸疾患など)
悪化させる因子	ジギタリス，低カリウム血症，迷走神経刺激など	キニジンその他の抗不整脈薬，高カリウム血症など
経過	非常にしばしば一過性。先天性の高度ブロックにはこの型のものがあり，恒久的でありうる	大部分慢性
第2度から第3度ブロックへの移行	比較的少ない。第2度の際も伝導比率の急激な変動が少ない	A 型におけるよりもはるかに多い。伝導比率の急激な変動がしばしば起こる
Adams-Stokes 発作	まれ	高い頻度にみられる
電気的ペースメーカー	ほとんど必要としない。使用される場合は大部分一時的	多くの例で必要とされ，使用の場合はほとんど恒久的である
第2度の際の P-R 間隔	通常漸次延長して心室収縮脱落(Wenckebach 現象)	普通一定に始まり，突然心室群脱落(Mobitz II 型)

(渡部良夫)

ノート

■ Adams-Stokes 症候群

a) 発作性に心拍が極端に遅くなったり，あるいは速くなると血圧が低下し，心拍出量が著しく減り，立ちくらみ，失神，痙攣などの症状が起こります。

b) 完全房室ブロック，Mobitz Ⅱ型の第2度房室ブロック(図)，洞不全症候群などの**徐拍性不整脈**や，心室細動，心室頻拍，発作性上室頻拍，頻拍性心室反応を伴う心房細動，2：1あるいは1：1心房粗動などの**頻拍性不整脈が原因となって起こる意識喪失発作**を，Adams-Stokes症候群とよびます。

c) 症状の程度はさまざまですが，老齢者で脳動脈硬化があれば，より軽い不整脈によっても起こります。

d) 症状は一過性で，多くは可逆性ですが，反復して起こすこともよくあります。

e) Stokes-Adams 症候群とよばれたり，Morgagni を最初に加えて，Morgagni-Adams-Stokes症候群とよばれることもあります。

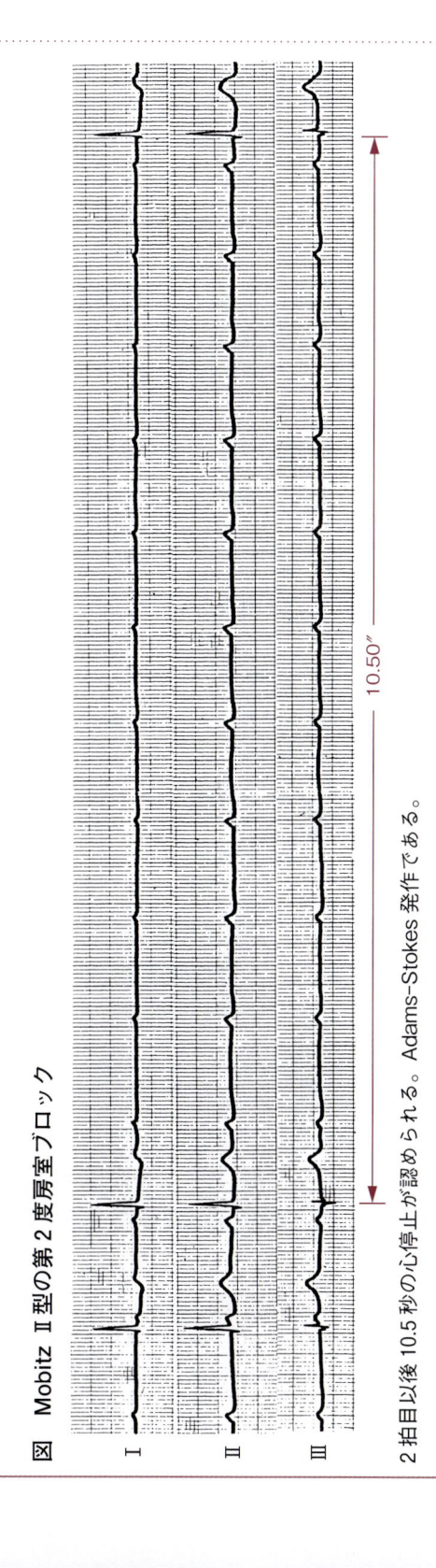

図 Mobitz Ⅱ型の第2度房室ブロック

2拍目以後10.5秒の心停止が認められる。Adams-Stokes発作である。

まとめ

❶ 房室ブロックとは，洞結節に発生した刺激が，房室伝導系のどこかで刺激の伝導が障害されて起こる病態をいう。

❷ 房室ブロックには，不完全房室ブロックと完全房室ブロックがある。

❸ **不完全房室ブロック**には，房室伝導に時間を要するが伝導は保たれている**第1度房室ブロック**と，数拍から5～6拍伝導し，その後伝導が途絶える**第2度房室ブロック**とがある。

❹ **第2度房室ブロック**は，さらに，PQ間隔がつぎつぎと延長してついにQRS群が1拍脱落する（この周期をWenckebach周期という）**Mobitz I型**と，PQ間隔は正常範囲でQRS群が突然脱落（1拍～10数拍）する**Mobitz II型**に分かれる。

❺ **完全房室ブロック**では，心房と心室の連絡は全くなくなり，P-PとR-R間隔は独自の周期で動いている。第3度房室ブロックともいう。

❻ 不完全房室ブロックでは，QRS幅が正常なもの（His束より上部の伝導障害）に比べて，QRS幅が広い（≧0.12秒）心室内伝導障害を示すものは，His束より下部の伝導障害によることが多く，完全房室ブロックへ移行する危険があり，厳重な監視が必要である。

❼ His束より上部か下部かは，His束心電図で区別できる。

❽ 完全房室ブロックでは，QRS群は房室接合部（QRS波は正常幅）か，心室（QRS幅≧0.12秒）から出現する。

❾ 房室ブロックをきたしやすい病因には，虚血性心臓病，急性リウマチ熱，急性心筋炎，一部の薬剤（ジギタリス，一部のCa拮抗薬，β受容体遮断薬など），加齢現象，サルコイドーシス，アミロイドーシスなどがある。

❿ 治療は，Adams-Stokes症候群などでは人工心臓ペースメーカーを植込む。

セルフチェック 必要条件として正しい組み合わせはどれか。

a．PQ間隔が0.30秒以上 ──────────── 第1度房室ブロック
b．PQ間隔が徐々に短縮する ──────── Mobitz I型の第2度房室ブロック
c．PQが一定でQRSが突然脱落する ──── Mobitz II型の第2度房室ブロック
d．P-PとR-R間隔はそれぞれ独自の周期がある ── 完全房室ブロック
e．P波がQRS群を3個以上欠落する ──────── 高度房室ブロック

解説 第1度房室ブロックのPQ間隔は0.21秒以上。Mobitz I型の第2度房室ブロックではPQ間隔は徐々に延長し，最後のP波がQRS群を欠落する。高度房室ブロックはQRS群が2個以上欠落する。3：1伝導以上の房室ブロックをいう。〔正解：c, d〕

セルフチェック　次の心電図（I誘導）の診断が正しいものはどれか。

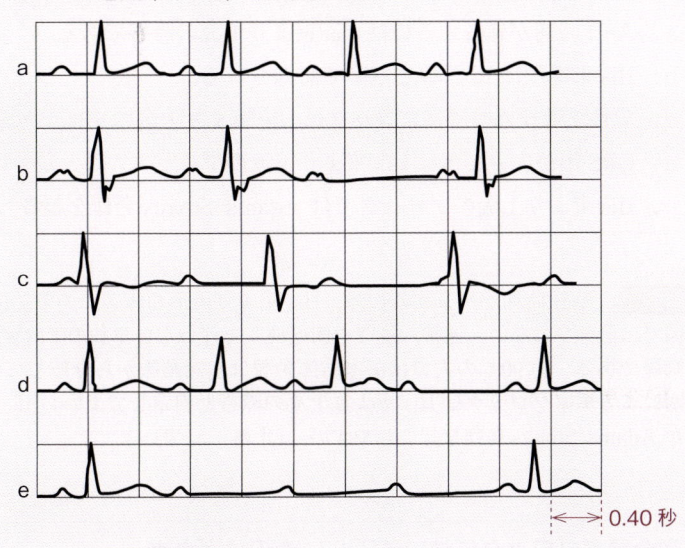

a．His束より下流の障害
b．3枝の伝導障害
c．完全房室ブロック
d．His束より下流の障害
e．高度房室ブロック

解説　a．PQ間隔が明らかに延長して一定：第1度房室ブロック。QRS群が正常なのでHis束より上流の障害である。b．PQ間隔が延長している。QRS群も幅広くI誘導がRs型なので，完全右脚ブロック。PQ延長がありときどきP波がQRS群を欠落しているのは，左脚の伝導障害を意味している。MobitzⅡ型の第2度房室ブロックであり，His束より下流の障害を示唆する。c．PQ間隔は不定。P-P間隔とR-R間隔はそれぞれ独自の周期がある：完全房室ブロック。d．PQ間隔は徐々に延長し，4拍目はQRS群を欠落している。MobitzⅠ型の第2度房室ブロック。e．第1・5拍目のPはQRSを伴い伝達性収縮。第2～4拍はQRSを欠落しており，房室伝導障害。4：1伝導である。〔正解：b，c，e〕

セルフチェック　**第2度房室ブロックについて正しいものはどれか。**

a．A-H時間が延長するのはHis束より下流の障害である。
b．His束電位は12誘導心電図で記録される。
c．急性下壁梗塞の房室ブロックはHis束より上流のブロックである。
d．QRS幅が広いときはHis束より下流のブロックのことが多い。
e．His束より上流のブロックではAdams-Stokes発作を起こしやすい。

解説　A-H時間が延長するのは，His束より上流の障害である。His電位は12誘導心電図では記録されない。通常，後壁や側壁梗塞を伴わない単独の下壁梗塞の責任血管は，右冠動脈である。約90%の人では房室結節動脈は右冠動脈から分岐しているので，急性下壁梗塞による房室ブロックはHis束より上流の障害と判定してよい。His束より下流のブロックがAdams-Stokes発作を起こしやすい。〔正解：c，d〕

セルフチェック　**完全房室ブロックについて正しいものはどれか。**

a．PQ間隔には一定の周期性がある。
b．P-P間隔とR-R間隔はそれぞれ一定の周期がある。
c．QRSは0.12秒以上に幅広い。
d．Ⅰ音の強さは一定ではない。
e．全例が人工心臓ペースメーカー植込みの適応である。

解説　完全房室ブロックは，PQ間隔は全く不定で周期性がないことが特徴。補充収縮が房室接合部起源であればQRS幅は正常であり，心室であれば0.12秒以上に幅広くなる。Ⅰ音の強さは不定で，PQ間隔が短縮したときに大きくなり，大砲音 cannon sound とよばれる。完全房室ブロックを示すものすべてが，人工心臓ペースメーカー植込みの適応となるわけではない。例えば，トップアスリートには，完全房室ブロックが少なくないとされる。〔正解：b，d〕

28. 心室内伝導障害

1) 心室内刺激伝導系は，His束から**右脚**と**左脚**に分かれ，左脚はさらに**前枝**と**後枝**に分岐し，心室内は**3束(3枝)系**(trifascicular system)になっています(図28-1)。
2) **右脚**(right bundle branch)は，幅1mm，長さ45〜50mmと細くて長いため，最も障害を受けやすい枝です。
3) **左脚**(left bundle branch)は，本幹が幅4〜5mm，長さ10mm，**前枝または上枝**(anterior or superior fascicle)は左室流出路に分布し，幅3mm，長さ25mm，**後枝または下枝**(posterior or inferior fascicle)は左室流入路に分布し，幅6mm，長さ20mmと太くて長く，圧の影響も少なく最も障害されにくい枝です。
4) 右脚の伝導が障害されたものが**完全右脚ブロック**(complete right bundle branch block＝CRBBB)，左脚本幹は**完全左脚ブロック**(complete left bundle branch block＝CLBBB)，左脚前枝は**左脚前枝ブロック**(left anterior fascicular block＝LAFB)，左脚後枝は**左脚後枝ブロック**(left posterior fascicular block＝LPFB)とよびます。左脚前枝ブロックは**左脚前枝ヘミブロック**(left anterior hemiblock＝LAH)，左脚後枝ブロックは**左脚後枝ヘミブロック**(left posterior hemiblock＝

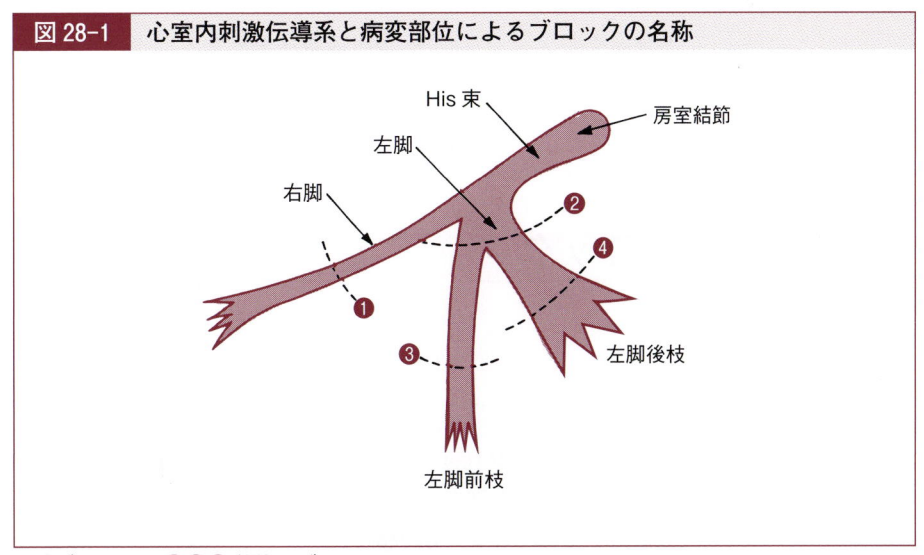

図28-1　心室内刺激伝導系と病変部位によるブロックの名称

1枝ブロック：❶❸❹単独のブロック
2枝ブロック：❶＋❸，❶＋❹，❸＋❹のいずれか
3枝ブロック：8通りの組み合わせがある(表28-1)

表28-1 3枝ブロック

心電図	右脚	左脚前枝	左脚後枝
完全房室ブロック	1) ×	×	×
RBBB＋LAH＋AVB	2) ×	×	△
RBBB＋LPH＋AVB	3) ×	△	×
LBBB＋AVB	4) △	×	×
RBBB＋α	5) ×	△	△
LAH＋α	6) △	×	△
LPH＋α	7) △	△	×
α	8) △	△	△

×：完全ブロック，△：不完全ブロック，
AVB：1度ないし2度房室ブロック，
α：不完全ブロックの程度に応じて種々の組み合わせが起こる

LPH）ともよばれます。

5) 3束系の障害の程度によってさまざまな組み合わせができます（表28-1）。
6) 基礎疾患をまとめます。

右脚ブロック
①冠動脈疾患
②高血圧
③拡張型心筋症
④心筋炎
⑤サルコイドーシス
⑥アミロイドーシス
⑦右室負荷疾患
⑧膠原病
⑨健康成人

左脚ブロック
①冠動脈疾患
②高血圧
③大動脈弁狭窄
④肥大型心筋症
⑤拡張型心筋症
⑥心筋炎
⑦膠原病
⑧アミロイドーシス
⑨サルコイドーシス
⑩加齢現象

完全右脚ブロック

考え方のポイント

1) **完全右脚ブロック**（complete right bundle branch block＝CRBBB）ではHis束を通った興奮は，右脚を通れず左脚だけを通って，まず心室中隔上部を左から右側へ進みます（図28-2，矢印❶）。
2) ついで左室が脱分極し（矢印❷），最後にPurkinje線維網を通って時間をかけて右室が脱分極します（矢印❸）。

28. 心室内伝導障害　191

図 28-2　完全右脚ブロック

図 28-3　完全右脚ブロック

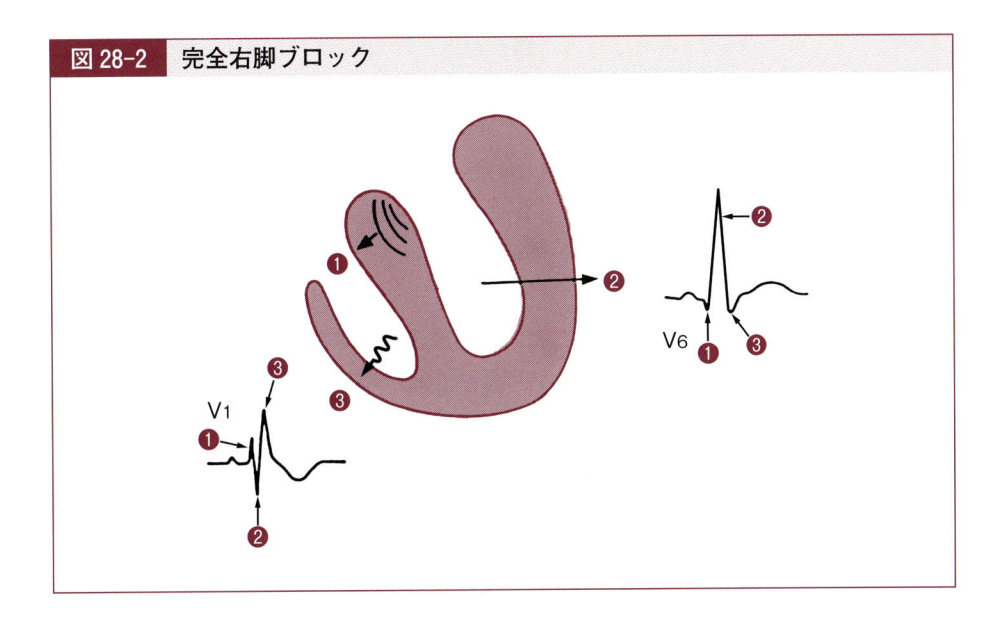

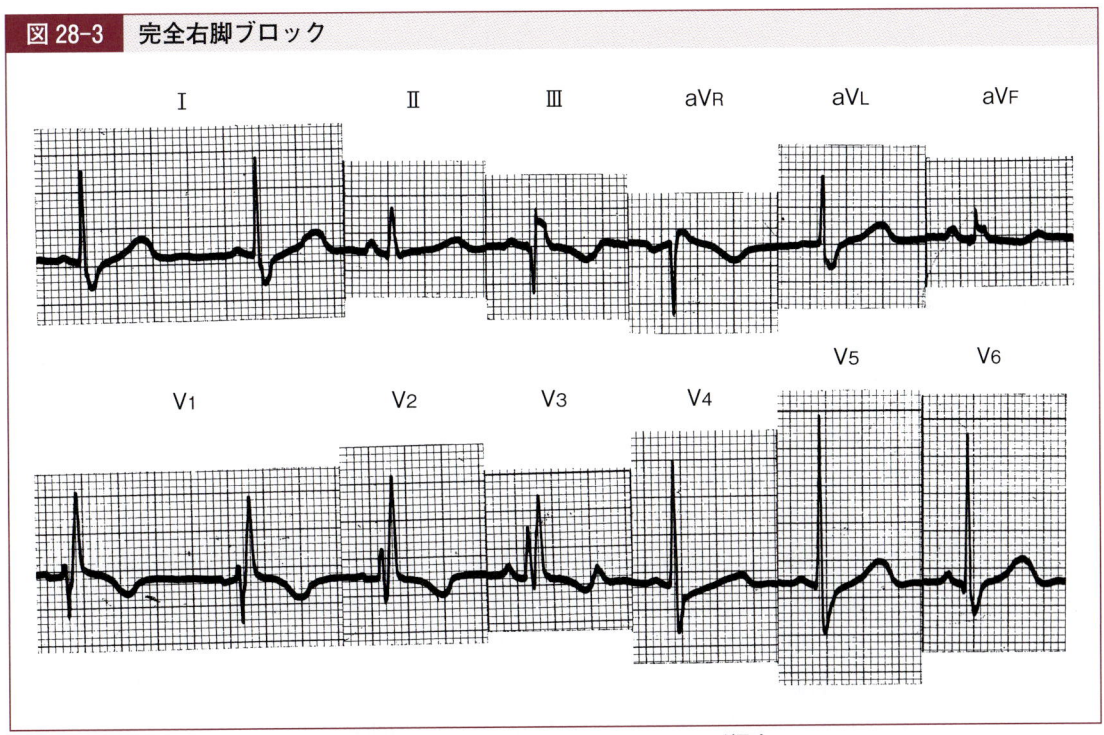

QRS 間隔は 0.12 秒，V₁ は rsR′ 型，V₆ は qRs 型で V₁ の R′ と V₆ の s が幅広い。

3) V₁誘導では興奮❶が電極に向かってくるためr波を，興奮❷は大きく遠ざかっていくためS波を，最後に興奮❸が向かってくるためR′波をつくり，右室の脱分極に時間がかかるのでR′波は幅広くなります(図28-3)。
4) V₆誘導では，興奮の向きをV₁誘導とは逆な関係でみていますから，興奮❶→❷→❸の順にq，R，小さいが幅広いs波が描かれます。
5) 心室内を興奮が伝播する順序が正常と違うので，再分極の順序も違い，ST-T波も変化します。
6) 右脚ブロックでは，**右胸部誘導でST-T波が変化**します。V₁·₂，時にはⅢ・aV_F誘導でST部分が下降しT波が逆転します。

診断のクライテリア

1) QRS幅の延長≧0.12秒。
2) V₁·₂誘導はrsR′あるいはrSR′型で，幅広いR′波。
3) Ⅰ・aV_L・V₅·₆誘導はqRs型で，幅広いs波。
4) V₁·₂，時にⅢ・aV_F誘導で，ST下降，T波が逆転。

完全左脚ブロック

考え方のポイント

1) **完全左脚ブロック**(complete left bundle branch block＝CLBBB)ではHis束を通った興奮は，左脚を通れず，右脚だけを通って，まず心室中隔上部を右から左側へ進みます(**図28-4**，矢印❶)。
2) ついで右室が脱分極し(矢印❷)，最後にPurkinje線維網を通って時間をかけて左室が脱分極します(矢印❸)。
3) V₁誘導では興奮❶は電極から遠ざかっていくためq波が，興奮❷は向かってくるため小さな陽性波となりスラーかノッチが，興奮❸は大きく遠ざかっていくので，幅広い陰性波が描かれます(**図28-5**)。
   理論的にはこうなるはずですが，実際の心電図ではV₁誘導にr波が記録されることがよくあります。心室中隔面の向きの問題と思われます。
4) V₆誘導では，V₁誘導とは逆に小さなr，スラーまたはノッチ，幅広いR波が描かれます。
5) 左脚ブロックでは，**左胸部誘導であるⅠ・aV_L・V₅·₆でST部分が下降し，T波は逆転**します。

28. 心室内伝導障害　193

図 28-4　完全左脚ブロック

図 28-5　完全左脚ブロック

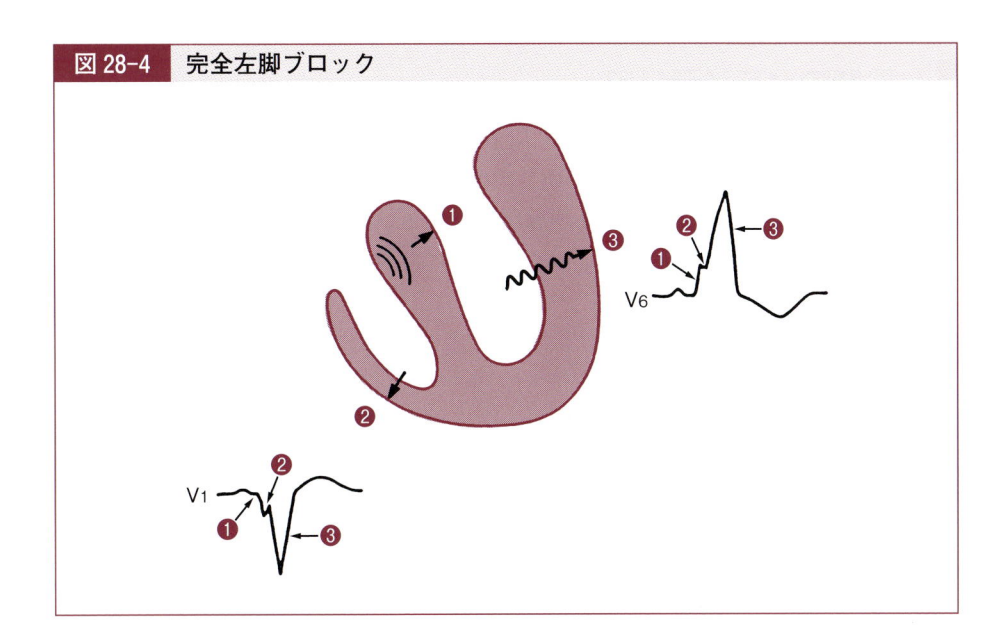

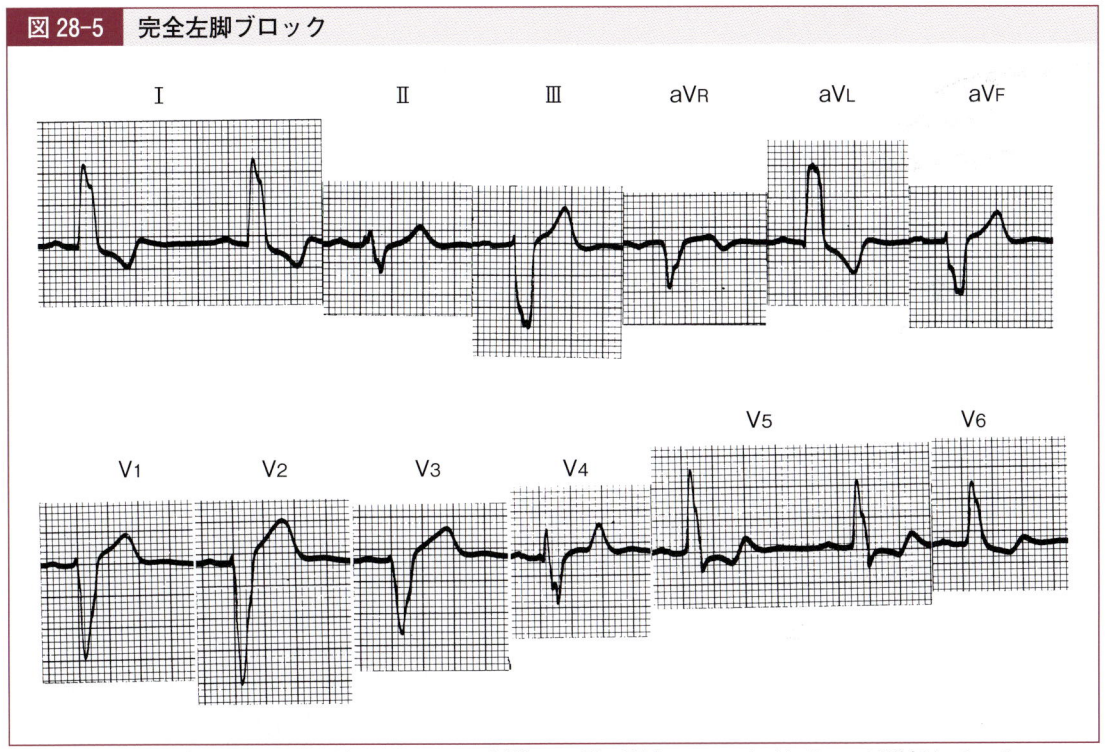

QRS 間隔は 0.16 秒，V1〜3 は rS 型，I・aVL・V6 誘導は R 型で頂点にノッチがあり，T は逆転している。

診断のクライテリア

1) QRS 幅の延長≧0.12 秒
2) V₁ 誘導は rS，あるいは QS 型で下行脚にノッチかスラー。
3) I・aV_L・V_{5·6} 誘導は rsR′ あるいは R 型で上行脚にノッチかスラー。
4) I・aV_L・V_{5·6} 誘導で ST 下降，T 逆転。

左脚前枝ブロック

考え方のポイント

1) 左脚前枝ブロック(left anterior fascicular block＝LAFB or left anterior hemiblock＝LAH)では，前枝と後枝の分布の関係から大きな影響を受けるのは**肢誘導**です。
2) 前枝と後枝は近くにあり，Purkinje 線維網が密なために，QRS 幅はほとんど(≦0.02 秒)広くなりません。
3) **左脚前枝ブロック**では，まず左脚後枝側が興奮する(図 28-6, 矢印❶)ために興奮は上から下方へ向かい，I 誘導では q，aV_F 誘導では r が描かれます。
4) つぎに，左脚前枝側が Purkinje 線維網によって脱分極するためやや時間がかかり，興奮は下から上方へ向かい(矢印❷❸)，**I 誘導では R 波，aV_F 誘導では S 波**が描かれます(図 28-7)。

診断のクライテリア

1) I・aV_L 誘導は qR 型，Ⅱ・Ⅲ・aV_F 誘導は rS 型。
2) **Â QRS は−45°より左方へ偏位**。
3) V_{5·6} 誘導で S 波がやや深い。
4) QRS 幅≦0.10 秒。

28. 心室内伝導障害　195

図 28-6　左脚分枝ブロック

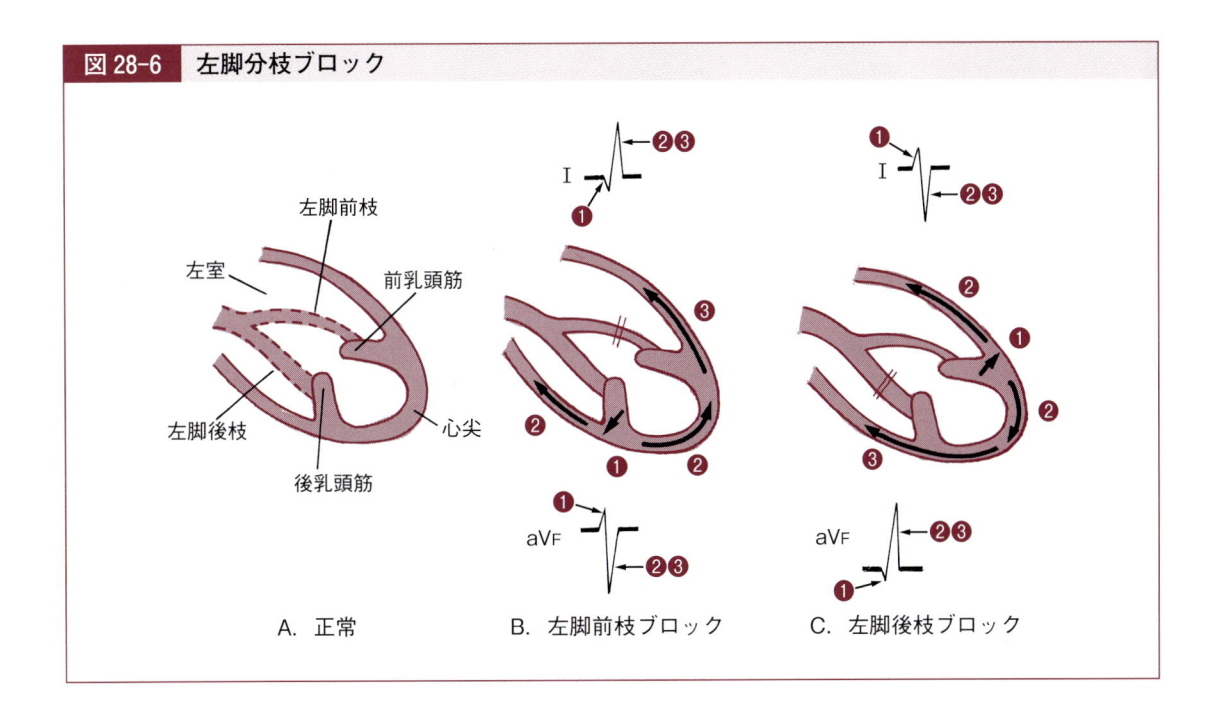

A. 正常　　B. 左脚前枝ブロック　　C. 左脚後枝ブロック

図 28-7　左脚前枝ブロック

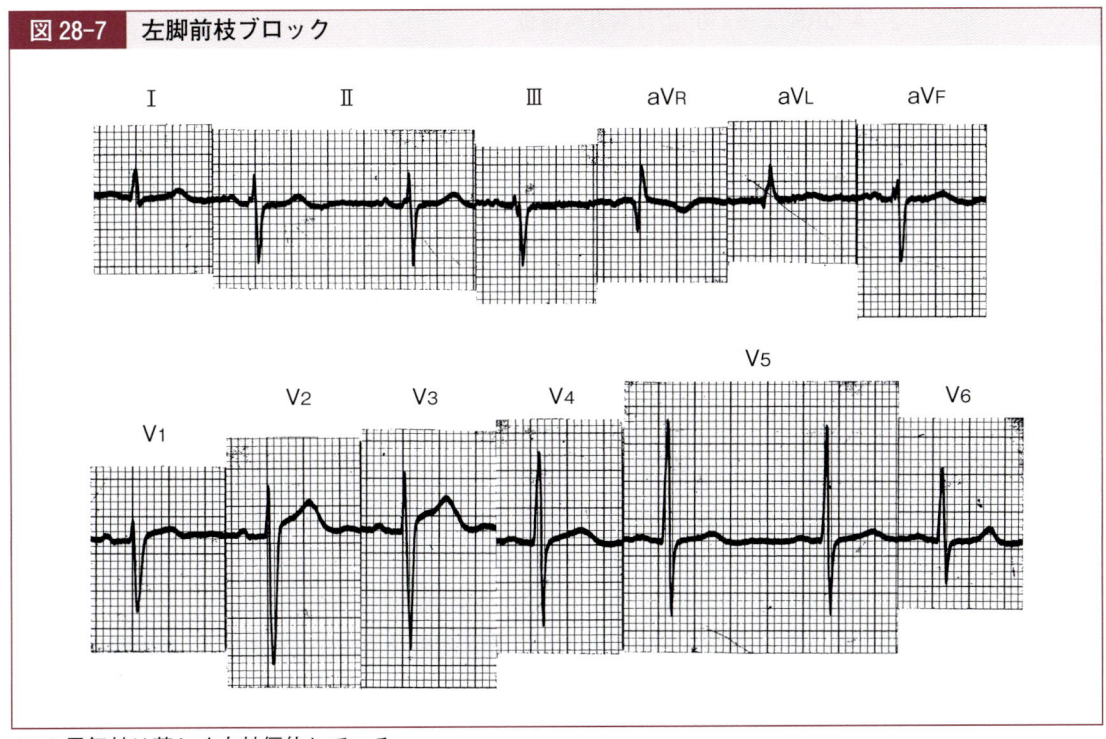

QRS電気軸は著しく左軸偏位している。

左脚後枝ブロック

考え方のポイント

1) **左脚後枝ブロック**（left posterior fascicular block＝LPFB or left posterior hemiblock＝LPH）では，まず左脚前枝側が興奮する（図28-6，矢印❶）ために興奮は下から上方へ向かい，Ⅰ誘導ではr波が，aV_F誘導ではq波が描かれます（図28-6）。
2) つぎに，左脚後枝側がPurkinje線維網によって脱分極するためやや時間がかかり，興奮は上から下方へ向かい（矢印❷❸），Ⅰ誘導では**S波**，aV_F誘導では**R波**が描かれます。

診断のクライテリア

1) Ⅰ・aV_L誘導はrS型，Ⅱ・Ⅲ・aV_F誘導はqR型。
2) Â QRSは＋110°より右方へ偏位。
3) QRS幅≦0.10秒。

脚ブロックの組み合わせ

考え方のポイント

1) 3束系trifascicular systemの伝導障害を組み合わせると8通りになることは前に示しました（表28-1）。
2) ある枝に不完全な伝導障害があると，正常に伝導するときから伝導が途絶するときまで種々の場合があります。
3) 時間をかければ伝導するときは，PQ間隔が延びます。
4) 臨床的に**一番多い組み合わせ**は，**完全右脚ブロック**（CRBBB）に**左脚前枝ブロック**（LAFB）を合併したものです（図28-8）。
5) CRBBB＋LAFBに第1度房室ブロック（PQ延長）が加わったものは，**左脚後枝にも不完全な伝導障害があることを意味し，完全房室ブロックへ移行する可能性が高く，慎重な観察が必要**になります。
6) CRBBB＋LAFBのクライテリアはそれぞれのクライテリアの組み合わせです。

図 28-8 完全右脚ブロック＋左脚前枝ブロック

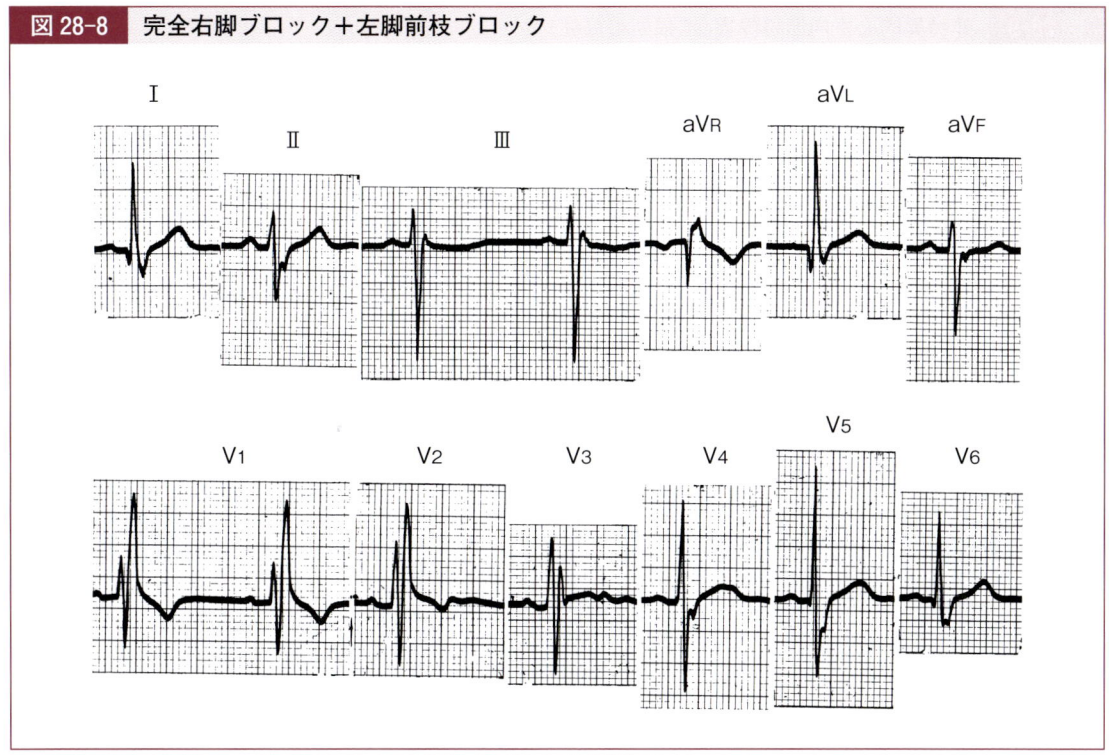

QRS 間隔は 0.16 秒。V₁ は rSR′ 型。QRS 電気軸は著しく左軸偏位している。

非特異的心室内伝導障害（図 28-9）

■ 考え方のポイント

1) 右脚，左脚および左脚分枝のいずれの伝導障害とも診断されずに，QRS 幅が広い（≧0.12 秒）心室内伝導障害のことです。
2) Purkinje 線維網や心室筋自体の広範な障害を意味します。
3) 再分極の状態も変わり ST-T 波も変化します。
4) 代表的な病気には，拡張型心筋症，経過の長い重症な虚血性心臓病，進行性筋ジストロフィー，高カリウム血症があげられます。

図 28-9　非特異的心室内伝導障害（拡張型心筋症）

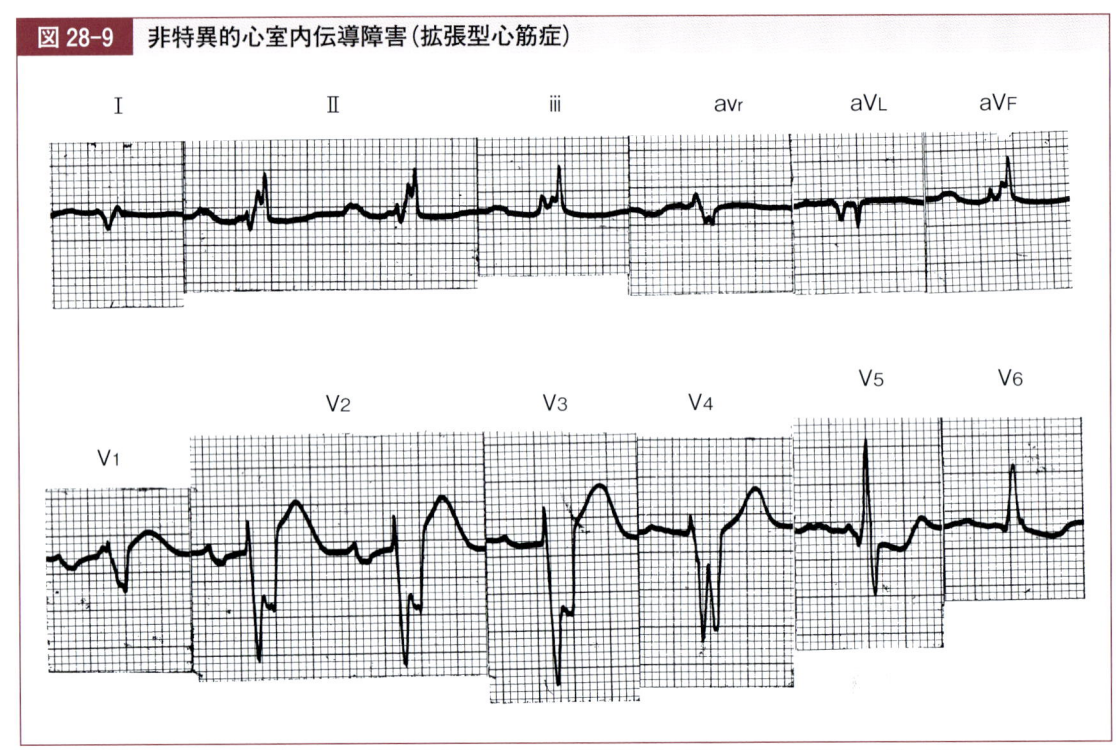

P Ⅱ は 0.16 秒と幅広く二峰性。PQ 間隔は 0.28 秒。QRS 間隔は 0.18 秒と著しく幅広いが，QRS の形態からは右脚ブロックとも左脚ブロックとも判別できない。

■ 診断のクライテリア

1) QRS 幅の延長≧0.12 秒。
2) もともとの QRS 群が単に幅が広くなったり，種々（3束）の心室内伝導障害の要素を兼ね備えていないもの。
3) 多くの誘導で ST-T 変化が示されるもの。

まとめ

❶ 心室内刺激伝導系は，His 束から右脚と左脚に分かれ，左脚はさらに前枝と後枝に分岐する。

❷ 右脚ブロック（RBBB）は，① Ⅰ・aV_L・V_{5·6} 誘導が qRs 型，② V_{1·2} 誘導が rSR′ 型，③ V_{1·2}，時に Ⅲ・aV_F 誘導で ST-T 下降，T 逆転を示す。

❸ 左脚ブロック（LBBB）は，① Ⅰ・aV_L・V_{5·6} 誘導が rsR′ または上行脚にノッチやスラーのある R 型，② V_{1·2} 誘導は rS または下行脚にノッチやスラーのある QS 型，③ Ⅰ・aV_L・V_{5·6} 誘導で ST-T 変化を示す。

④ 左右脚ブロックとも QRS≧0.12 秒を完全ブロック，0.10≦QRS＜0.12 秒を不完全ブロックとよぶ。
⑤ 左脚前枝ブロック（LAFB）は，① Ⅰ・aV_L 誘導が qR 型，Ⅱ・Ⅲ・aV_F 誘導が rS 型，② V_{5·6} 誘導の S 波がやや深い，③ Â QRS は−45°より左方へ偏位する。
⑥ 左脚後枝ブロック（LPFB）は，① Ⅰ・aV_L 誘導は rS 型，Ⅱ・Ⅲ・aV_F 誘導は qR 型，② Â QRS は＋110°より右方へ偏位する。
⑦ 左脚分枝ブロックでは QRS 幅は 0.02 秒以上は延びず，QRS 幅は≦0.10 秒である。
⑧ 3 束系の伝導障害は不完全ブロックを入れると 8 通りの組み合わせができる。臨床的に重要で最も多いものは，**完全右脚ブロックに左脚前枝ブロックを合併**したものである。
⑨ 心電図では，① QRS 幅≧0.12 秒，② ÂQRS は−45°より左方へ偏位，③完全右脚ブロックのすべてを示す。
⑩ ⑨に第 1 度房室ブロックを伴ったものは**左脚後枝の伝導障害も合併**しており，完全房室ブロックへ移行する可能性がある。
⑪ 3 束のいずれともいえない QRS 波形を示し，幅広い心室内伝導障害がある。これは Purkinje 線維網や心室筋の広範な伝導障害によるものであり，非特異的心室内伝導障害とよぶ。

セルフチェック　**心室内伝導障害について正しいものはどれか。**
 a．若年者の完全右脚ブロックは臨床的に問題とならないことが多い。
 b．左脚後枝が最も障害を受けやすい。
 c．左脚前枝ブロックは−20°以上の左軸偏位を示す。
 d．＋110°以上の右軸偏位があれば左脚後枝ブロックとしてよい。
 e．完全左脚ブロックでは中隔性 Q 波は消失する。

解説　左脚後枝は太くて短いので最も障害を受けにくい。障害を受けやすいのは右脚。左脚前枝ブロックは−45°以上の左軸偏位。＋110°以上の右軸偏位は左脚後枝ブロックの必要条件であるが，右室肥大でも右軸偏位するので，十分条件ではない。完全左脚ブロックでは，興奮は右脚により右から左に向かうので，中隔性 Q 波は消失する。〔正解：a, e〕

セルフチェック　**心室内伝導障害について正しいものはどれか。**

　　a．3枝がすべて障害されると完全房室ブロックになる。
　　b．2枝ブロック＋第1度房室ブロックは機能的な3枝ブロックである。
　　c．左脚前枝ブロックではQRS幅は0.10秒以上延長する。
　　d．非特異的心室内伝導障害は心筋自体の線維化でも生じる。
　　e．完全左脚ブロックではⅡ・Ⅲ・aV_FのST下降，T逆転がみられる。

解説　左脚前枝ブロックのみではQRS幅は0.02以上は延長せず，0.10秒以下である。完全左脚ブロックでは，左室を反映するⅠ・aV_L，V_{4～6}誘導のST-T変化(二次性変化)が示される。〔正解：a，b，d〕

セルフチェック　**心室内伝導障害について正しいものはどれか。**

　　a．完全右脚ブロックのRV_1はRIと同じ興奮をみている。
　　b．完全左脚ブロックでは電気軸は左軸偏位する。
　　c．左脚前枝ブロックではⅠはqR，aV_FはrS型になる。
　　d．左脚後枝ブロックの右軸偏位は特異的所見である。
　　e．左脚前枝ブロックに左脚後枝ブロックが加わると完全左脚ブロックになる。

解説　完全右脚ブロックのRV_1は，左脚のPurkinje線維網から右脚の末梢のPurkinje線維網へ伝わった興奮によって描かれる波形。脱分極に時間がかかるので幅広くなる。当然，ⅠおよびV_6誘導のRではなく，sである。完全左脚ブロックの電気軸は種々である。左脚後枝ブロックでは，＋120°以上の右軸偏位が診断の指標。しかし，左脚後枝は解剖学的に3枝のなかでは一番太く，短い。そのうえ，左室の流入路に位置し，圧の影響を受けにくく，単独で障害されることはないとされる。右軸偏位をきたす疾患は右室肥大など他にもあり，左脚後枝ブロックのみに特異的な所見とはいえない。〔正解：c，e〕

29. WPW症候群

WPW症候群

　正常の刺激伝導系のほかに，**Kent 束**とよばれる**副伝導路**(accessory pathway or bundle)を併せもち，特有の心電図を示す人がいます。副伝導路があると，**発作性上室頻拍**を伴いやすくなります。それで，①**安静時の心電図に特有の変化があり**，②**なんらかの発作性上室頻拍の既往があるもの**を，**WPW 症候群**といいます。

　歴史的には，1893 年に Kent が副伝導路を発見し，1930 年に **Wolff, Parkinson, White** の 3 人の学者が，① **PQ 間隔が短縮**し，② QRS 波の始まりに**デルタ波**(δ/$\varDelta$ 波)を伴う幅広い QRS 群があり，③**発作性上室頻拍**を伴う症候群があることを発表しました。

　それ以来，3 人の頭文字をとって，**WPW 症候群**とよばれています。早期興奮症候群，副伝導路症候群とよばれることもあります。

■ 考え方のポイント

1) 副伝導路である **Kent 束** Kent bundle は，房室結節と比べて興奮の伝導が速く，Kent 束を通った興奮は房室結節を通った興奮よりも早く心室に到達します。
2) そのため，① PQ 間隔が短縮し，② QRS 群の始まりに**デルタ (δ/$\varDelta$) 波** delta wave とよばれる波形が描かれ，③ **QRS 幅が広くなります**(図 29-1)。
3) QRS 幅が広いのは，心室が，一部は Kent 束を通った興奮で早く脱分極し，残りは通常の房室伝導路を通った興奮で脱分極するためです(図 29-1)。
4) このように，心室が 2 つの興奮によって脱分極することを，**融合収縮** fusion beat といいます。P 波の始めから QRS 群の終了点までの時間は，正常な場合と同じです(図 29-1)。
5) Kent 束と正常房室伝導路の 2 つの伝導路を通る興奮によってなされる心室の脱分極の割合はさまざまです。PQ 間隔が短いほど，Kent 束によって心室が脱分極される度合が強くなり，QRS 幅は広くなります。

　この逆もまた真で，PQ 間隔が長いほど，正常伝導路によって心室が脱分極される割合が大きく，QRS 幅は狭くなります(図 29-2)。これを，アコーディオン

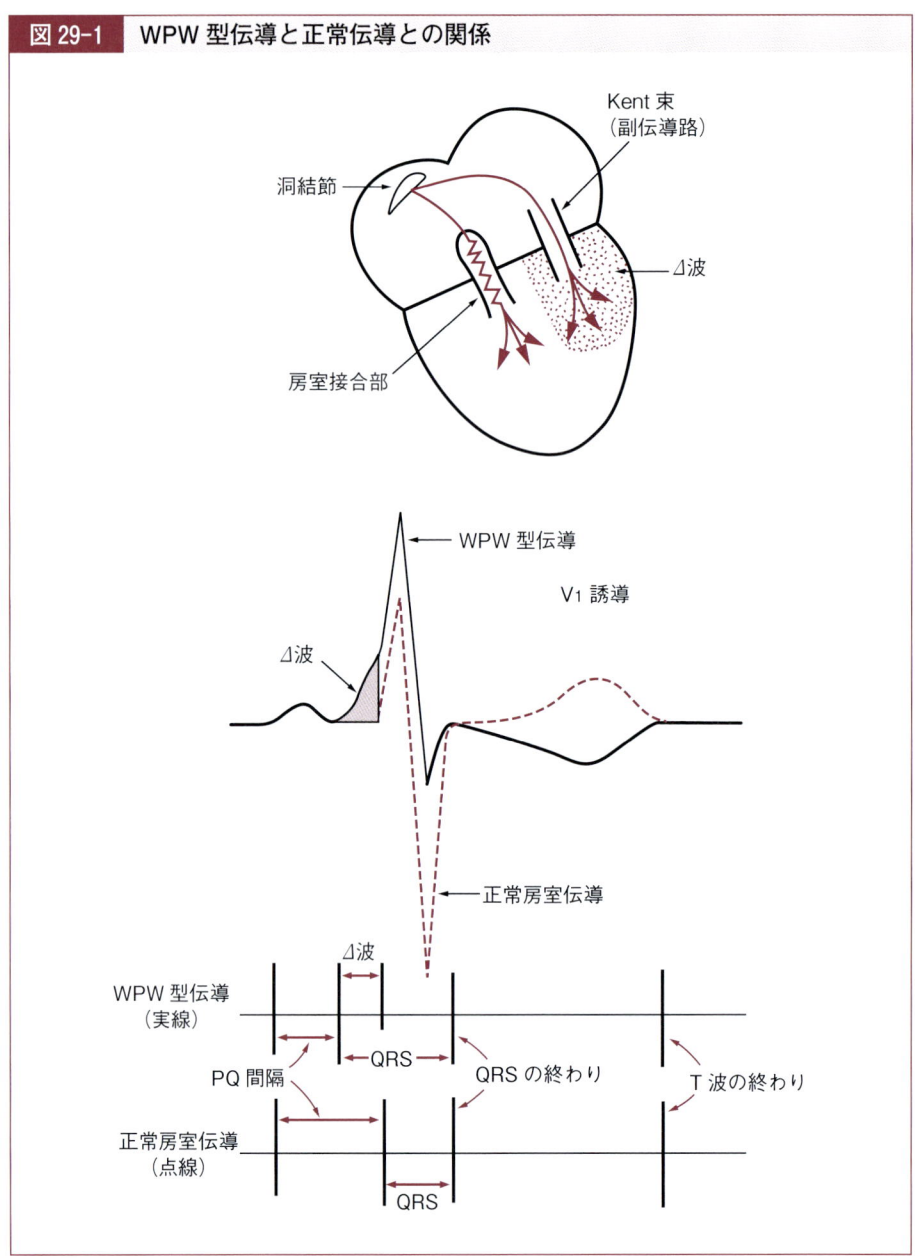

図 29-1　WPW 型伝導と正常伝導との関係

WPW 型伝導では，Kent 束を通る刺激が，正常房室伝導路を通る刺激よりも早く心室を脱分極させる。そのため PQ 間隔は短縮し，Δ 波が描かれ QRS 幅が延長する。T 波の終わりは WPW 型伝導で延長すること（二次性変化）もある。

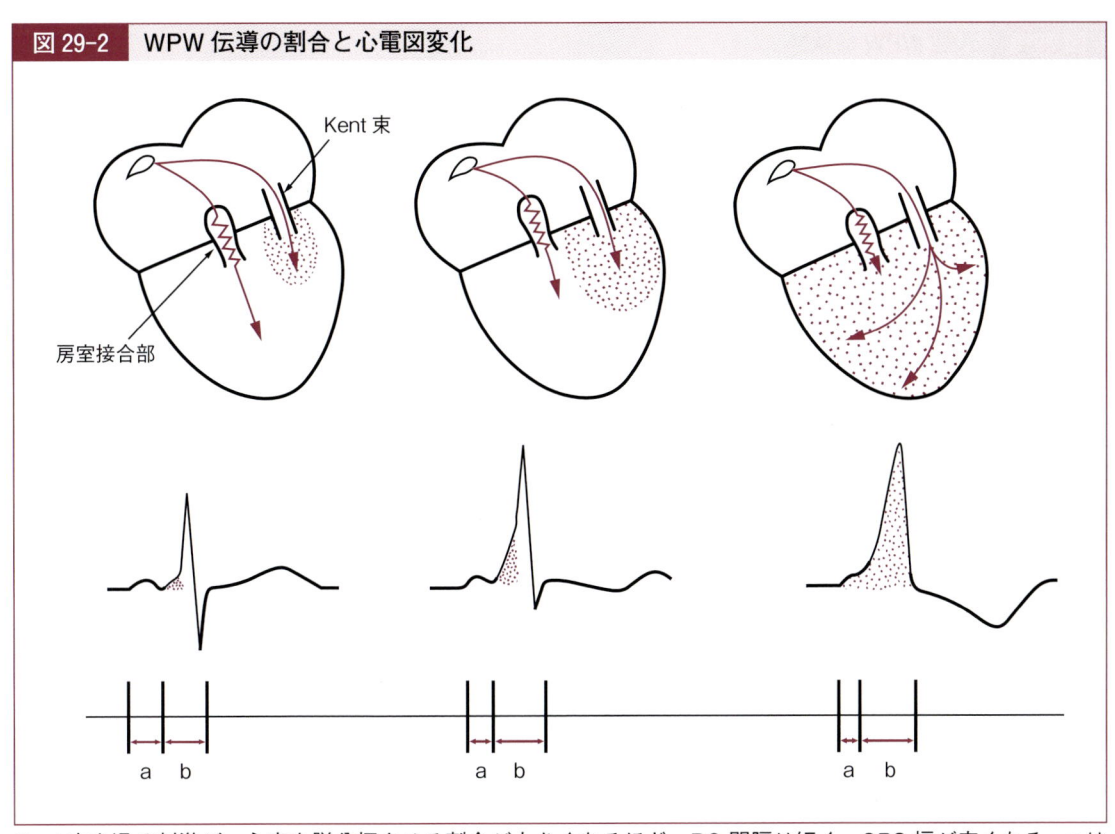

| 図 29-2 | WPW 伝導の割合と心電図変化 |

Kent 束を通る刺激が，心室を脱分極させる割合が大きくなるほど，PQ 間隔は短く，QRS 幅が広くなる。a は PQ 間隔，b は QRS 幅。a と b は逆相関関係にある。

(手風琴)現象 concertina effect といいます。

6) 心室の脱分極の様式が正常と異なるため，**二次的に ST-T 波も変化**し，ST 部分が低下したり，T 波が陰性となります。QT 間隔がやや延長することも少なくありません。
7) **Kent 束**は，**右房-右室**，または**左房-左室**のいずれか，あるいは**両方**にあることや，まれに3本以上あることもあります。
8) 副伝導路があると不整脈(**発作性上室頻拍**など)が発生しやすくなります。
9) 特有の変化がみられる心電図を，**WPW 型心電図**といいます。
10) 安静時の心電図に特有の変化があり，発作性上室頻拍などの頻拍性上室不整脈を伴うものを **WPW 症候群**といいます。

診断のクライテリア

1) PQ 間隔の短縮(<0.12 秒)
2) QRS 幅の延長≧0.12 秒
3) QRS 群の始まりにデルタ波の存在

図29-3　A型 WPW症候群

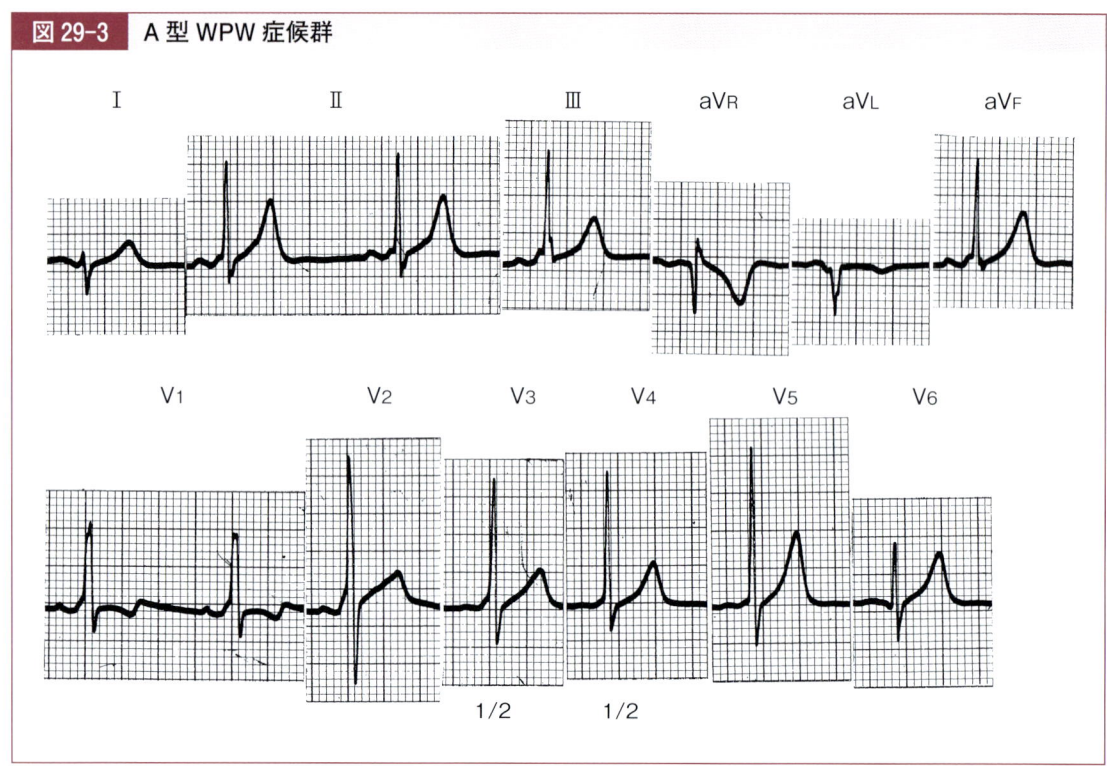

QRS波は幅広くⅡ・Ⅲ・aV_F・V_{1~5}誘導では起始部に明瞭な陽性のデルタ波がある。RV_1は大きい。

4) 発作性上室頻拍などの頻拍性上室不整脈の合併
5) Kent束が左房-左室間にあると，左脚側が早く興奮するため，右脚ブロック（⇨190頁）に近い形をとり，V_1誘導はR波が大きく，RあるいはRs型となります。RosenbaumはA型と名づけました（図29-3）。
6) Kent束が右房-右室間にあると，右脚側が早く興奮するため，左脚ブロック（⇨192頁）に近い形をとり，V_1誘導はrSあるいはQS型となります。RosenbaumはB型と名付けました（図29-4）。

1. 頻度と基礎疾患

1) WPW症候群の頻度は，1,000人に1～3人（0.1～0.3％），多数例の報告では約700人に1人とされています。
2) 大部分（70％）は健常者です。
3) WPW症候群を合併することが多い病気としては，Ebstein奇形，その他の先天性心疾患，肥大型心筋症，心筋炎などが知られています。
4) まれに家族性に発生することもあります。

2. 不整脈の種類

1) なんらかの頻拍発作が認められるのは約70％といわれています。

| 図 29-4 | B 型 WPW 症候群 |

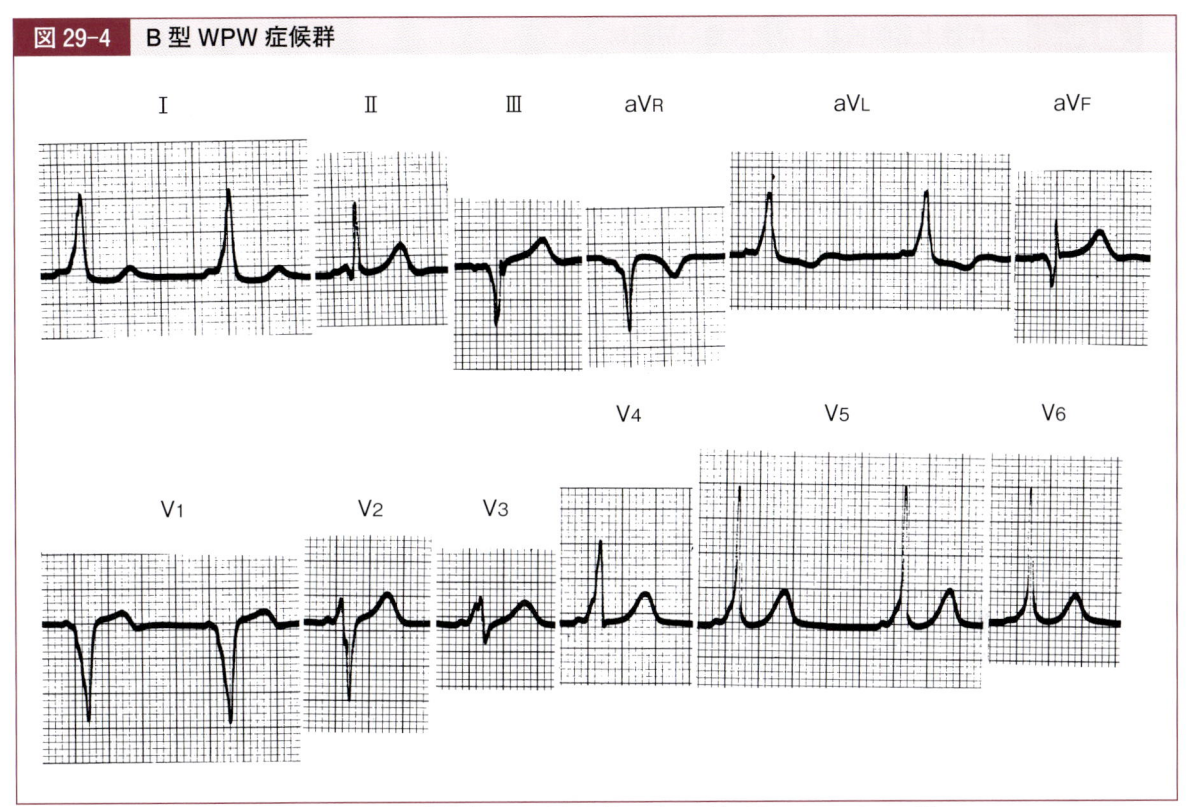

QRS 波は幅広く Ⅰ・aV_L・V_2~5 誘導では起始部に明瞭な陽性のデルタ波がある。V_1 は QS 型。

2) 頻拍発作の 70% は**発作性上室頻拍**，**心房細動**が 20%，**心房粗動**が 5% です。

3. 発作性上室頻拍が起こりやすい理由

1) WPW 症候群のように，正常房室伝導路と副伝導路と 2 本の伝導路があると，異所性に発生した刺激（上室早期収縮）が，たまたま正常房室伝導路だけを上から下に順行性に伝導し，心室を脱分極させると同時に副伝導路を下から上に逆行性に伝導してしまうことがあります。

2) そして，副伝導路を逆行性に伝導した興奮が，もう一度正常の房室伝導路に入り込みます。このように，ある刺激が同じ伝導路に再び入る現象を，**再進入**あるいは**再入（リエントリー reentry）**といいます。

3) リエントリーが引き続いて起こることを，**興奮旋回運動 circus movement** といいます。これが WPW 症候群で，発作性上室頻拍が起こりやすい原因です。2 つの興奮旋回の仕方があります（図 29-5）。

4) **正方向性頻拍** orthodromic tachycardia

　　刺激→正常房室伝導路→心室
　　　　　　↑　　　　　　↓
　　　　　　└── Kent 束 ←┘

図29-5 発作性上室頻拍および発作性心房細動

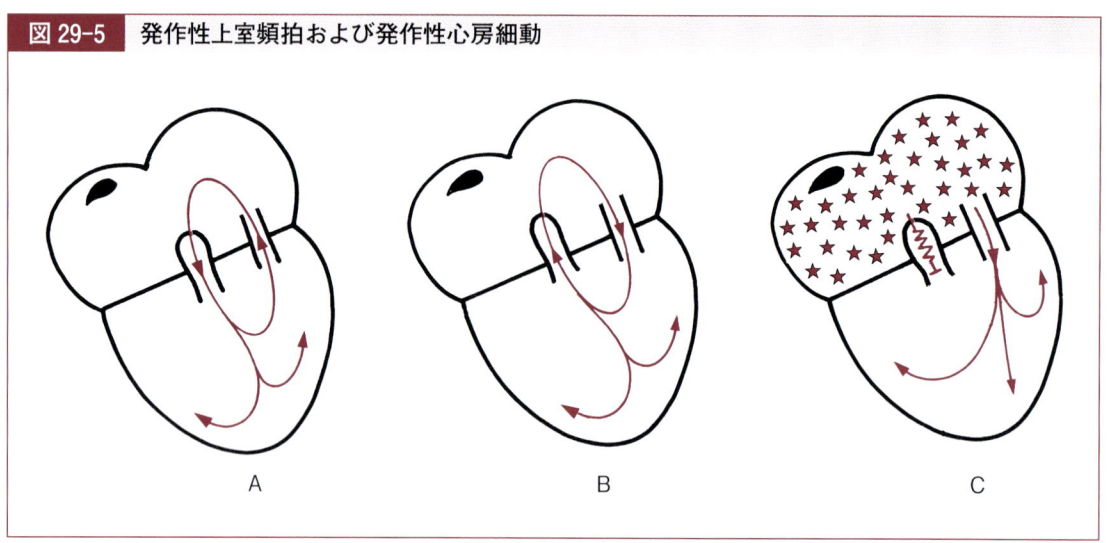

発作性上室頻拍では，興奮旋回路には A，B 2つの方向がある。A では QRS 幅が正常，B では Δ 波を伴い幅広い。発作性心房細動(C)は頻拍性で，刺激は不応期の短い副伝導路を通るため QRS は Δ 波を伴い幅広い。

5) **逆方向性頻拍** antidromic tachycardia

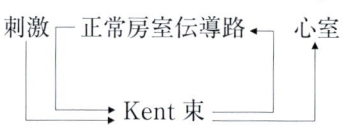

   刺激 ─ 正常房室伝導路 ← 心室
       └→ Kent 束 ──────┘

6) 4)では，デルタ波のない QRS 幅が正常な頻拍，5)では，デルタ波があり QRS が幅広い頻拍となります。

4. WPW 症候群にみられる心房細動

心房細動では，心房が不規則に 400～700 回の刺激を発生します。そのあるものが，正常の房室伝導路より不応期の短い Kent 束を通って，心室を脱分極させます。したがって，QRS 群はデルタ波を伴う幅広いものとなります(図29-6)。

心拍数は 150～300/分と異常に多く，R-R 間隔が短くなります。それで QRS 群は，直前の QRS 群の T 波の頂点近くにある受攻期に乗り，いわゆる R on T 現象(⇨142頁)を呈し，**心室頻拍や心室細動のような致死的な心室性不整脈へ移行**することがあります。緊急に治療しなければならない不整脈の1つとしてぜひ記憶して下さい。一見すると心室頻拍のように見えるため，**偽心室頻拍** pseudo-ventricular tachycardia ともよばれます。

| 図 29-6 | 偽心室頻拍 |

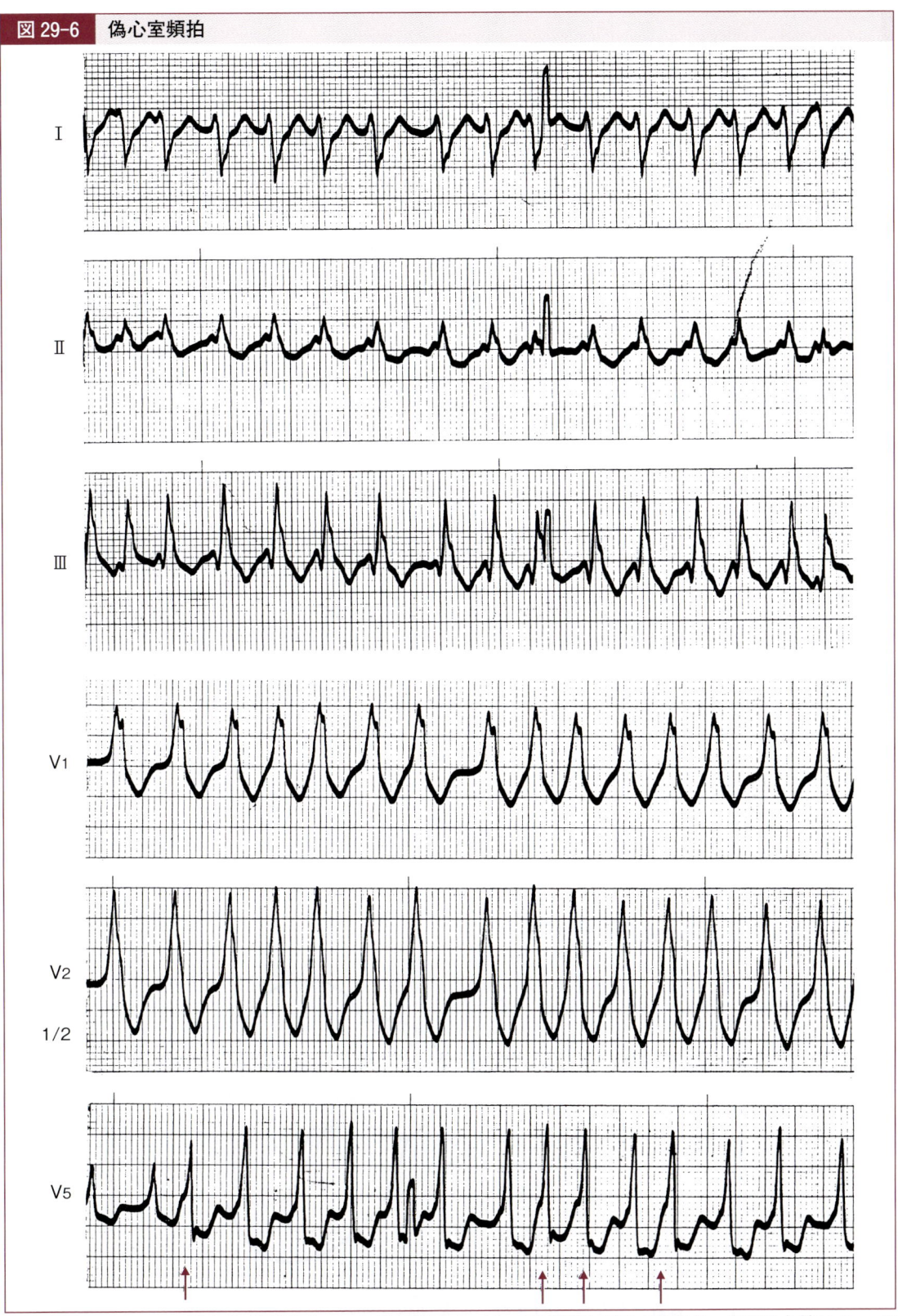

R-R 間隔は 0.24～0.44 秒と全く不規則。QRS 群は幅広く，V₅ では明瞭なデルタ波ある。矢印の心拍は R on T 現象を示している。

非定型的 WPW 症候群

考え方のポイント

1) Kent 束のほかに，副伝導路には **James 線維**があります。James 線維は，房室結節をバイパスして His 束に連絡する線維束です（図 29-7）。
2) James 線維の伝導は速いので，PQ 間隔は短くなります。
3) His 束以下の伝導は正常と同じですから，デルタ波はなく QRS 幅は正常です。
4) このような異常心電図を，PQ 短縮あるいは報告した **Lown, Ganong, Levine** 博士の頭文字をとり，LGL 型心電図あるいは単に PQ 短縮 short PQ 心電図とよびます（図 29-8）。
5) 2 つの伝導路があるので，発作性上室頻拍を伴うことがあります。PQ 短縮に加えて頻拍発作を合併するものを，**LGL 症候群** LGL syndrome といいます。

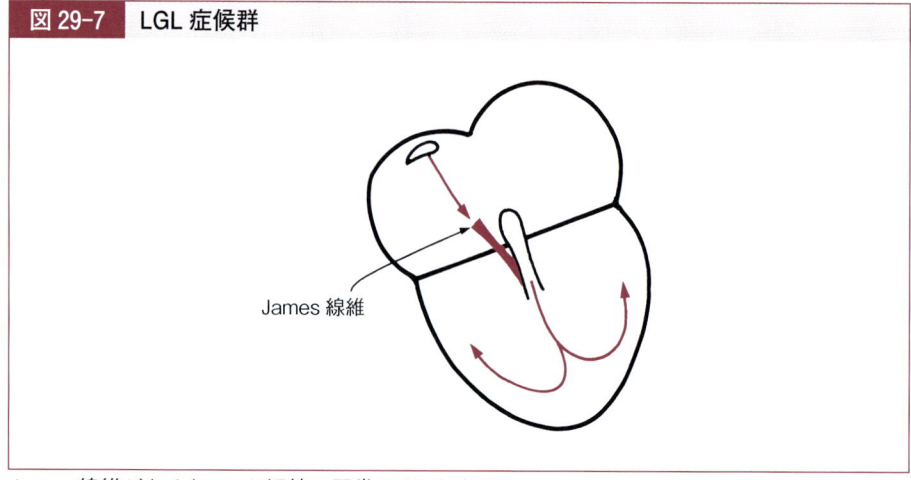

図 29-7　LGL 症候群

James 線維があると，PQ 短縮，正常 QRS となる。

図 29-8　LGL 症候群

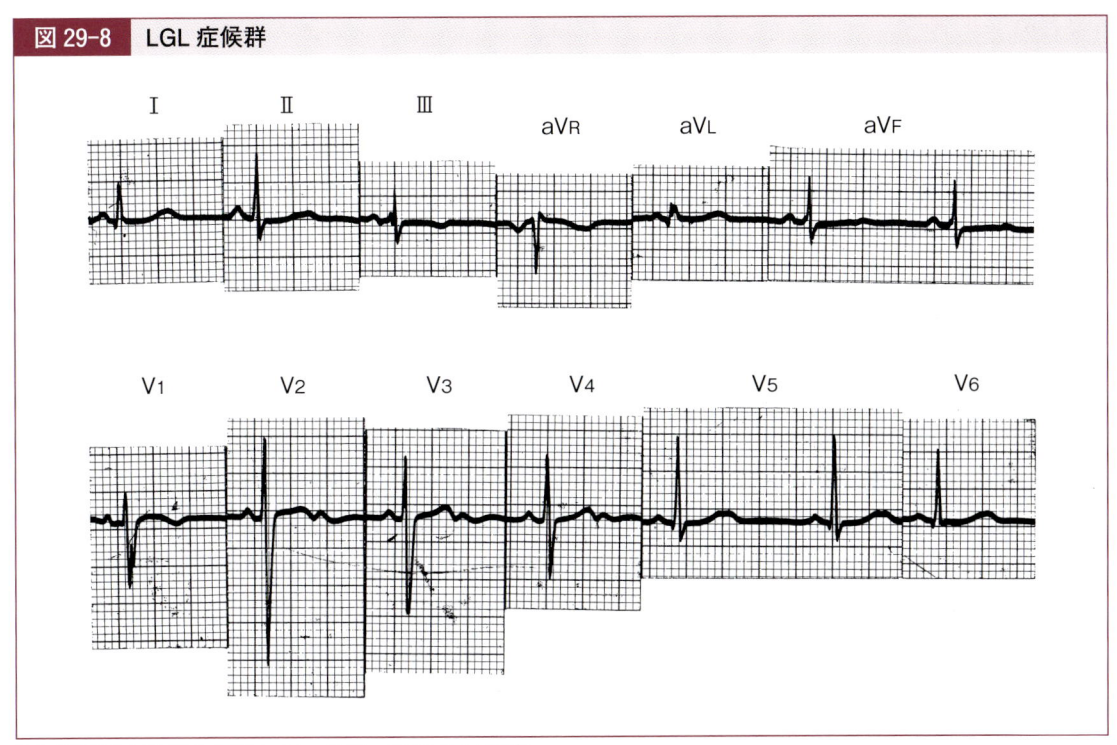

PQ 間隔が 0.10 秒と短縮しているが，QRS 幅は正常。

診断のクライテリア

1) PQ 間隔の短縮 < 0.12 秒
2) 正常な QRS 幅
3) 発作性上室頻拍の合併

ノート

a) WPW 症候群と比べて，LGL 症候群が頻拍発作を合併する頻度は低く，約 20% とされています。

b) ほとんどすべてが，いわゆる健常者にみられ，特定の基礎疾患は知られていません。

まとめ

❶ 正常の刺激伝導路以外に**副伝導路**(Kent 束，James 線維)を有する人がいる。

❷ Kent 束は心房-心室間にあり，興奮伝導が速く，正常房室伝導路を通るよりも早く心室の一部を脱分極させる。それで，① PQ 短縮＜0.12 秒，② QRS 起始部にデルタ波，③ QRS 幅≧0.12 秒と特有の **WPW 型心電図**を示す。

❸ Kent 束が，左房-左室間にあると右脚ブロックに似て V₁ は R または Rs 型を示し **Rosenbaum の A 型**，右房-右室間にあると左脚ブロックに似て V₁ は rS あるいは QS 型を示し **Rosenbaum の B 型**とよばれる。

❹ James 線維は，房室結節をバイパスし His 束に連絡するので，PQ 短縮＜0.12 秒を示し，QRS 群は正常な LGL 型心電図を示す。

❺ 正常伝導路以外に副伝導路があると，リエントリーにより興奮旋回運動を起こし，頻拍発作をきたしやすくなる。Kent 束を有し，頻拍発作を認めるものを WPW 症候群，James 線維を有し頻拍発作を認めるものを LGL 症候群という。

❻ WPW 症候群では，70％ の人に頻拍発作が起こる。内訳は 70％ が発作性上室頻拍，20％ が心房細動，5％ が心房粗動である。

❼ とくに**発作性心房細動**は，デルタ波を伴う幅広い QRS 群が不規則に 150～300/分の頻度で出現し，R on T 現象のために心室頻拍や心室細動など致死的不整脈に移行することがあるので，緊急治療が必要である。

❽ LGL 症候群では発作性上室頻拍がみられるが頻度は 20％ と低い。

セルフチェック　WPW 症候群について正しいものはどれか。

 a．PQ 間隔と QRS 間隔は正相関する。
 b．デルタ波のために QRS 群が幅広くなる。
 c．ST-T 変化は一次性変化である。
 d．V₁ が R 型や QS 型を示すことはない。
 e．100 人に 1 人の頻度でみられる。

解説　PQ 間隔と QRS 間隔は逆相関する。ST-T 変化はデルタ波を伴う幅広い QRS 群による二次性の変化である。V₁ が RS，Rs，R 型をとるものが Rosenbaum A 型。rS や QS 型をとるものが Rosenbaum B 型。QS 型を C 型とよぶこともある。1,000 人に 1～3 人の頻度でみられる。〔正解：b〕

セルフチェック　WPW症候群について正しいものはどれか。

a．発作性頻拍の機序はリエントリーである。
b．リエントリーが連続して起こると興奮が不統一に旋回する。
c．急性心筋梗塞ではWPW症候群を合併することが少なくない。
d．発作性上室頻拍では，通常QRSが幅広くデルタ波を伴っている。
e．発作性心房細動を起こすこともある。

解説　リエントリーとは，興奮の伝導速度と不応期の長さが異なる2つの回路があるとき，一方の回路を通った興奮が逆行性に他方の回路に入る現象をいう。この興奮旋回現象が連続して規則的に起こることが，WPW症候群などに合併する発作性上室頻拍の機序である。急性心筋梗塞でWPW症候群を伴うのは，単に偶然の合併でまれである。発作性上室頻拍では，正房室伝導路→Kent束の順に興奮が旋回することが多く，QRS幅は正常でデルタ波を伴わない。〔正解：a, e〕

セルフチェック　WPW症候群について正しいものはどれか。

a．Pの始まりからQRSの終了点までの間隔は，正常房室伝導と同じである。
b．PQ間隔が短くなるとQRS間隔も狭くなる。
c．心拍数が増えると正常伝導となるものは，頻拍発作時の危険性が少ない。
d．発作性心房細動で最短のR-R間隔が0.25秒以下となるものは高危険群である。
e．発作性上室頻拍で房室結節→Kent束に興奮が伝導するものを逆方向性頻拍といい，QRSが幅広くなる。

解説　WPW症候群ではKent束の伝導が良好であれば，つまりPQ間隔が短かければ，Kent束により心室が脱分極される割合が大となり，デルタ波が明瞭となりQRS幅が延長する。つまり，PQ間隔が短いとQRSが幅広くなり，逆相関する。安静時のWPW型伝導が，運動負荷試験で心拍数が増えると正常伝導となるものは，Kent束の不応期が房室伝導の不応期より長いと考えられる。この場合，頻拍時のR-R間隔がそれほど短くならず，危険性が少ないと予測される。発作性上室頻拍で，興奮が房室結節→Kent束の順に伝導するものは正方向性頻拍。興奮がまずKent束を通って房室結節に回るものは，デルタ波を伴いQRS幅が広くなり，逆方向性頻拍とよぶ。〔正解：a, c, d〕

30. 危険な不整脈

　"突然死"(sudden death = SD)とは，世界保健機関(World Health Organization = WHO)では「24時間以内に前兆がなく，予期されないヒトに突然起こる死亡」と定義しており，国民総死亡の約10%を占めます。内訳は心疾患が約70%，脳血管傷害が約20%とされています。これまでにも"危険な不整脈"については説明してきましたが，とても大事なことなので，ここでまとめておきます。この章では，放置すれば必ず死に至る**致死的な不整脈** life threatening arrhythmias と，それに準じるかなり重症度の高い不整脈について，実例を示しその治療法についても述べます。

1. 致死的で緊急治療が必要な不整脈
   　　a. 心室細動，b. 心停止および20/分以下の極端な徐拍
2. 突然死の危険性が高い不整脈
   1) 心室細動の前兆
      a. 心室頻拍，b. 心室早期収縮(多源性，3連発以上，R on T型)，
      c. WPW症候群に合併した幅広い心室反応を伴う頻拍性心房細動，
      d. 1:1伝導の心房粗動，e. torsades de pointes
   2) 心停止の前兆
      a. 第3度房室ブロック(完全房室ブロック)，b. 高度房室ブロック，
      c. Mobitz II型の第2度房室ブロック，d. 2枝ブロック＋第1度房室ブロック，
      e. 重症の洞不全症候群

1. Brugada症候群

　図30-1のV₁誘導は，RSr′型でV₁₋₃のSTが著しく上昇しています。この症例はV₁.₂は**右下がりの断崖型** coved ですが，**鞍状** saddle-back のこともあります。ベルギーのBrugadaは，この症例のように，右胸部誘導でST上昇を伴う右脚ブロック型を示すもののなかに，**特発性心室細動**をきたすものがあることを報告(1992年)しました。

　心電図所見としては，V₁.₂誘導が一見**右脚ブロック様の波形**を示します。しかし，普通の右脚ブロックと異なり，r′ないしR′波の終末部分は不明で**J波**とよばれます。そのJ波から断崖のように下がり陰性のT波につながる特有の波形を示します。これが典型的な**coved型**で，他にもさまざまなバリエーションがあります。

　ST上昇の対側性変化はありませんし，QT間隔も正常です。

　一般に東洋系の中年以後の男性に多く，肉体的・精神的ストレスが発作の誘因になります。発作は**副交感神経の緊張**と関係があり，深夜から早朝にかけて起こることが

図 30-1　Brugada 症候群

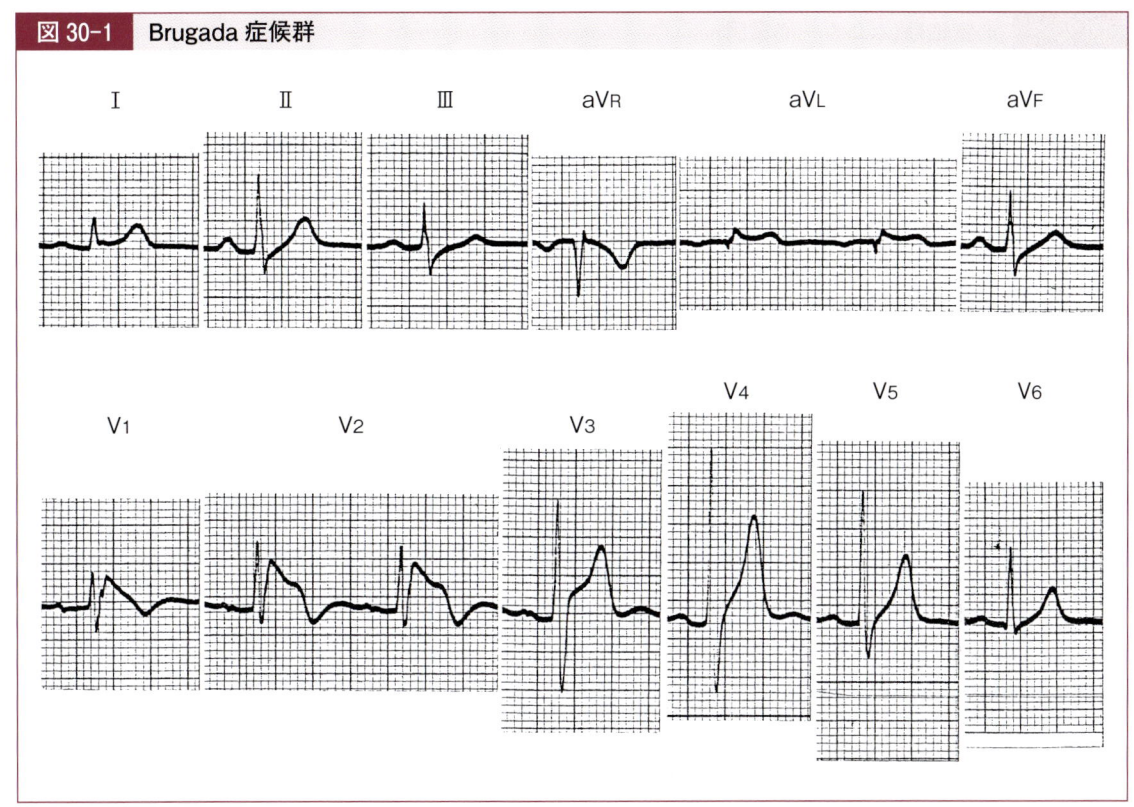

V₁·₂ 誘導が Rsr′ 型。ST は V₁~₃ 誘導で著しく上昇している。V₁·₂ 誘導は典型的な coved 型。

多いようです。多くは突然死の家族歴があります。わが国で以前から"**ポックリ病**"とよばれていたものや，東南アジアで"**夜間突然死症候群**"として報告されていたものと同じ範疇に入るものとされます。

このST上昇はβ受容体刺激薬，α受容体遮断薬，Kチャネル開口薬(nicorandil)，副交感神経遮断薬(atropine)および運動することで正常化ないし軽減し，β受容体遮断薬，α受容体刺激薬，副交感神経刺激薬(edrophonium)，クラスIa群の抗不整脈薬で増強します。また **ST 上昇は固定したものではなく，時には正常化**します。さらに**心室細動発作前にはST上昇がさらに増大する**など，変動しやすいことも知られています。またⅡ・Ⅲ・aVF 誘導および V₅·₆ 誘導のJ波を伴うST上昇も"**J 波症候群**"(**J wave syndrome**)として注目されています。

このようなST上昇波形はこれまで，**早期再分極症候群** early repolarization syndrome とよばれ正常の亜形とされてきました。しかし，そのなかで V₁·₂ 誘導が特有の型を示し，本人が失神発作を自覚しているもの，家族歴を有するものは，心室細動の予測因子の1つとなる可能性があります。

治療は心室細動の予防です。有効な抗不整脈薬を投与する以外に，つぎの項で述べる"**植込み型除細動器**"が必要なこともあります。

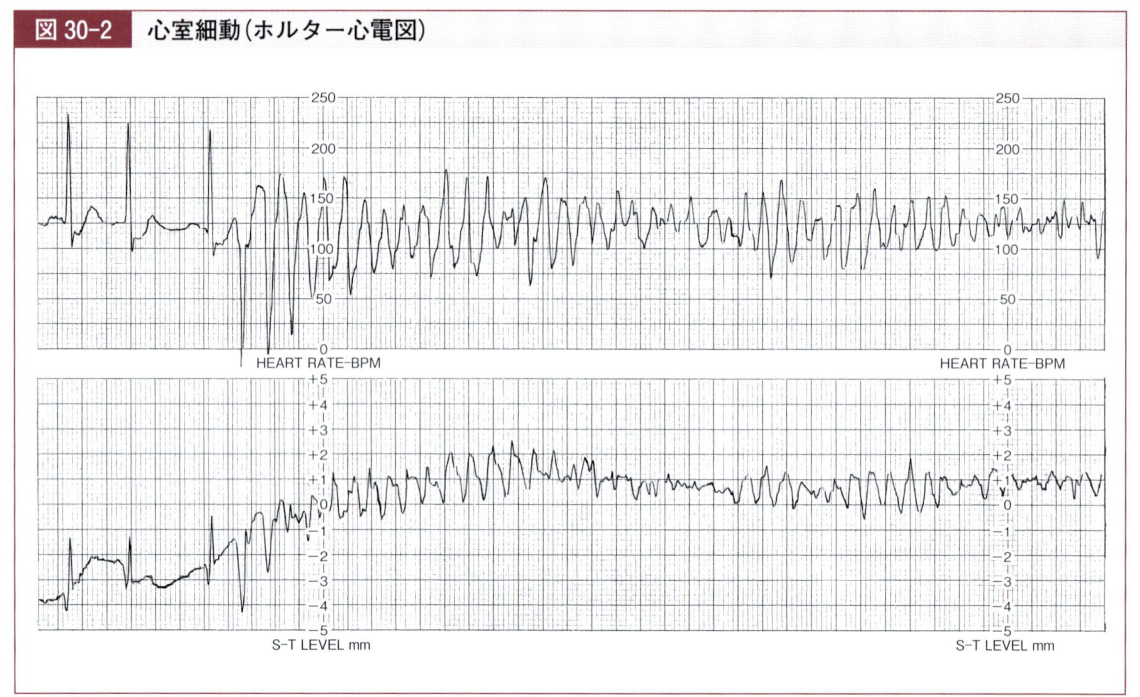

図 30-2　心室細動（ホルター心電図）

R on T 型の心室早期収縮に引き続き心室頻拍となり，心室細動へ移行している。

2．心室細動

　図 30-2 は，R on T 型の**心室早期収縮**に引き続いて**心室頻拍**となり，その後**心室細動**に移行しています。心室細動は，不規則な正弦波状で脳波のように見えます。心室粗動は規則的な正弦波状の波形で，頻度は 150～300/分です。このような場合，波形が示すように心室の電気活動はあっても血液は拍出されず脈は触れません。そのため**無脈性電気活動**（pulseless electrical activity＝PEA）とよばれます。

　治療は，まず拳骨で胸骨下部をゆっくり数回叩きます。これを thump version といいます。その間に除細動の準備をします。除細動はまず 200 ジュールで行い，効果がなければ 300～400 に上げます。洞調律に回復したらリドカインを持続点滴します。

　ここで**植込み型除細動器**と **AED** について触れておきます。

1）植込み型除細動器 implantable cardioverter defibrillator＝ICD

　緊急治療に成功しても，薬剤抵抗性で致死的な心室性不整脈の患者さんの治療として，最近では**植込み型除細動器**が登場しました。ICD は，不整脈の監視と放電の制御を行うための電子回路，それにリチウム電池を収めた ICD 本体と不整脈の感知と放電するための電極からなります。人工心臓ペースメーカーが心室細動を感知して，除細動します。心停止の場合は，バックアップのペーシング機構もついています。また，リエントリーの回路を断ち切る抗頻拍ペーシング機構も組み込まれています。旧型は重く，腹壁の皮下に植込みますが，最新型は小型（容積は 39 cc と第 1 世代の 1/5 弱）で，普通のペースメーカーと同様に，胸部に植込んで使えます（図 30-3）。

　これまでの薬物療法では，致死的な心室性不整脈をもつ患者さんの 1 年死亡率は

図 30-3 植込み型除細動器（ICD）

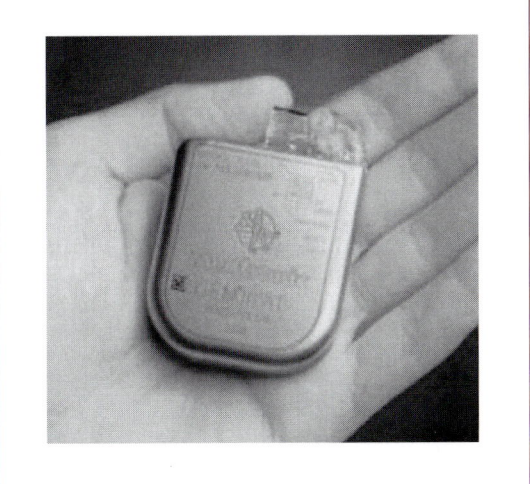

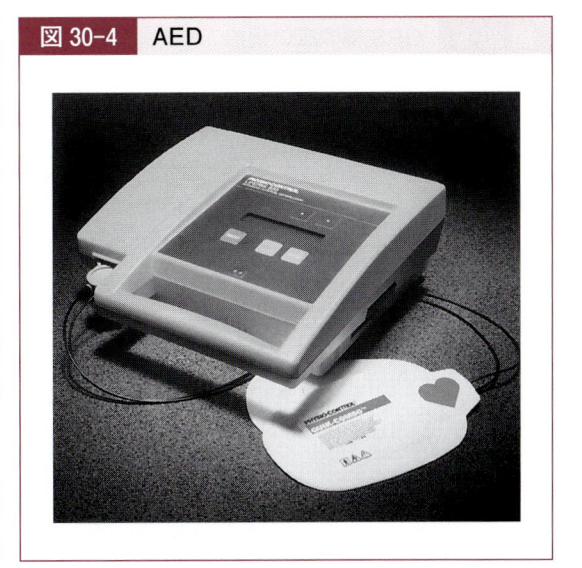

図 30-4 AED

52.5％，突然死の割合は 43.6％ でした．ところが，欧米の研究では，ICD を植込むと 1 年生存率は 98.0％，3 年で 95.2％，5 年で 89.7％ と報告されています．

2) automated external defibrillator＝AED

高度に自動化された**体外式除細動器**（図 30-4）で，現在ではわが国でも人の集まる場所には設置されています．小型軽量で器械の点検も自動的になされ，リチウム電池を使用しているため 5 年間使用可能です．そのうえ，器械の音声指示に従い操作すれば，除細動の必要性の有無まで正確に判断します．**突然の心停止**（sudden cardiac arrest＝SCA）から 3 分以内に心活動を再開させれば 75％ は蘇生でき，**1 分毎に 7〜10％ 低下する**とされています．

救急救命士制度ができても**病院到着時心停止患者**（death on arrival＝**DOA**）の病院における救命率は惨憺たるものです．真の救命という点では病院における医師の役割は少なく，その場に居合わせたヒト bystander の処置にかかっています．AED の操作に関しては 4 時間の訓練で事足りるとされています．**地域住民への救命治療教育を徹底すべき**です．

3. QRS 幅の広い頻拍 wide QRS tachycardia

図 30-5 は QRS が 0.16 秒と幅広く，R-R 間隔は 0.32 秒で心拍数は 188/分です．V_1 誘導の ST 部分には所々に小さなフレが見えます．これが P 波で，P と QRS は関連がなく，**房室解離**が示されています．診断は**心室頻拍**．治療は時間的な余裕があれば，リドカインを静注します．効果がなければ他の I 群薬を使います．緊急治療は電気ショックです．

図 30-6 は，まず幅広い QRS に注目します．R-R 間隔は 0.20〜0.36 秒と短いながらも全く不規則で，心拍数は約 167〜300/分です．QRS は 0.16 秒と幅広く，I・aV_L・$V_{1〜6}$ 誘導の立ち上がりに**スラー**があります．また ST 部分はそれらの誘導で

図 30-5　QRS 幅の広い頻拍

1 mV＝5 mm　　　　　　　　　　　　1 mV＝2.5 mm

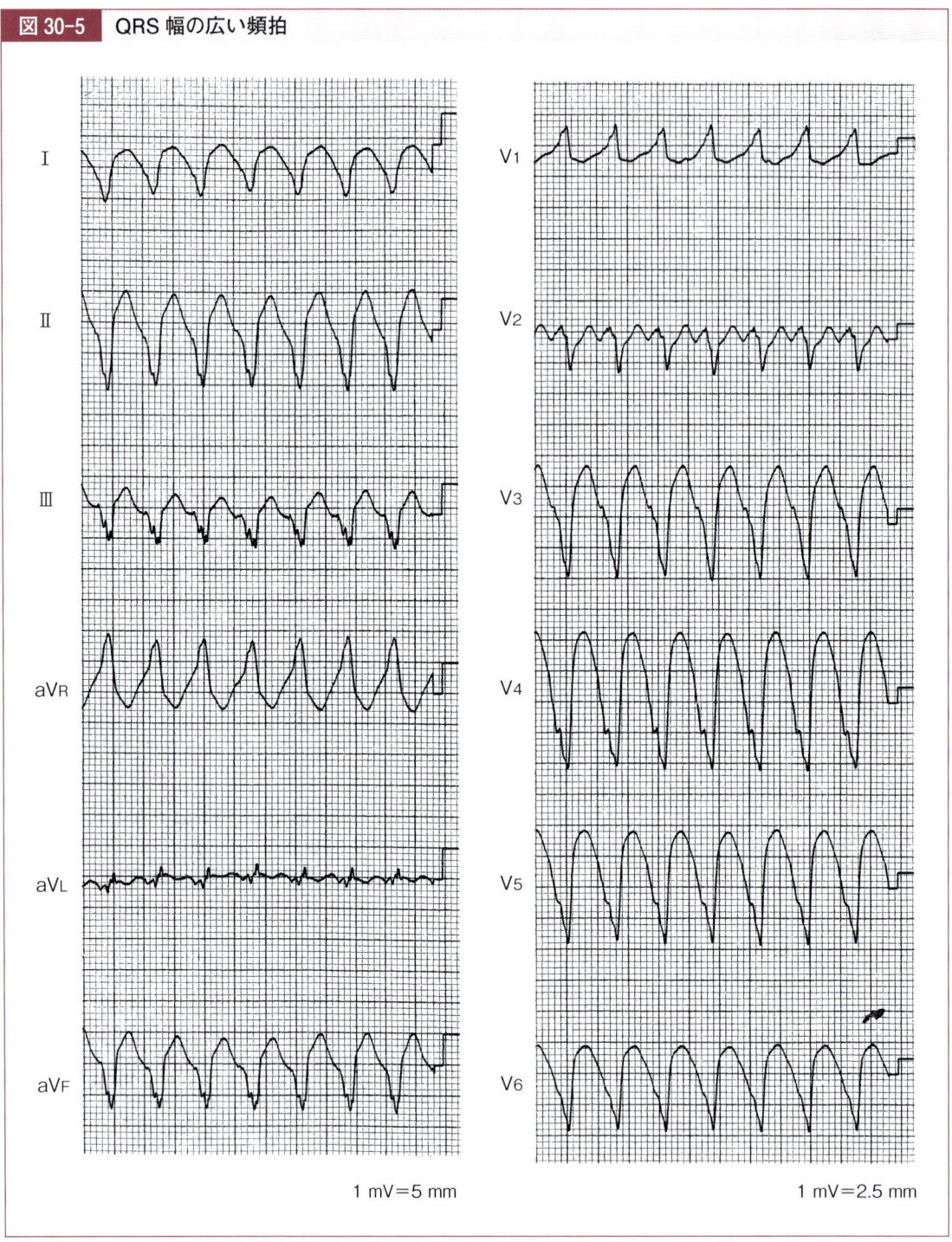

QRS 間隔は 0.16 秒，R-R 間隔は 0.32 秒（心拍数は 188/分）。V₁ 誘導の 3 拍目および 5 拍目の ST 部分に P 波が示されている。心室頻拍である。

図30-6 QRS幅の広い頻拍

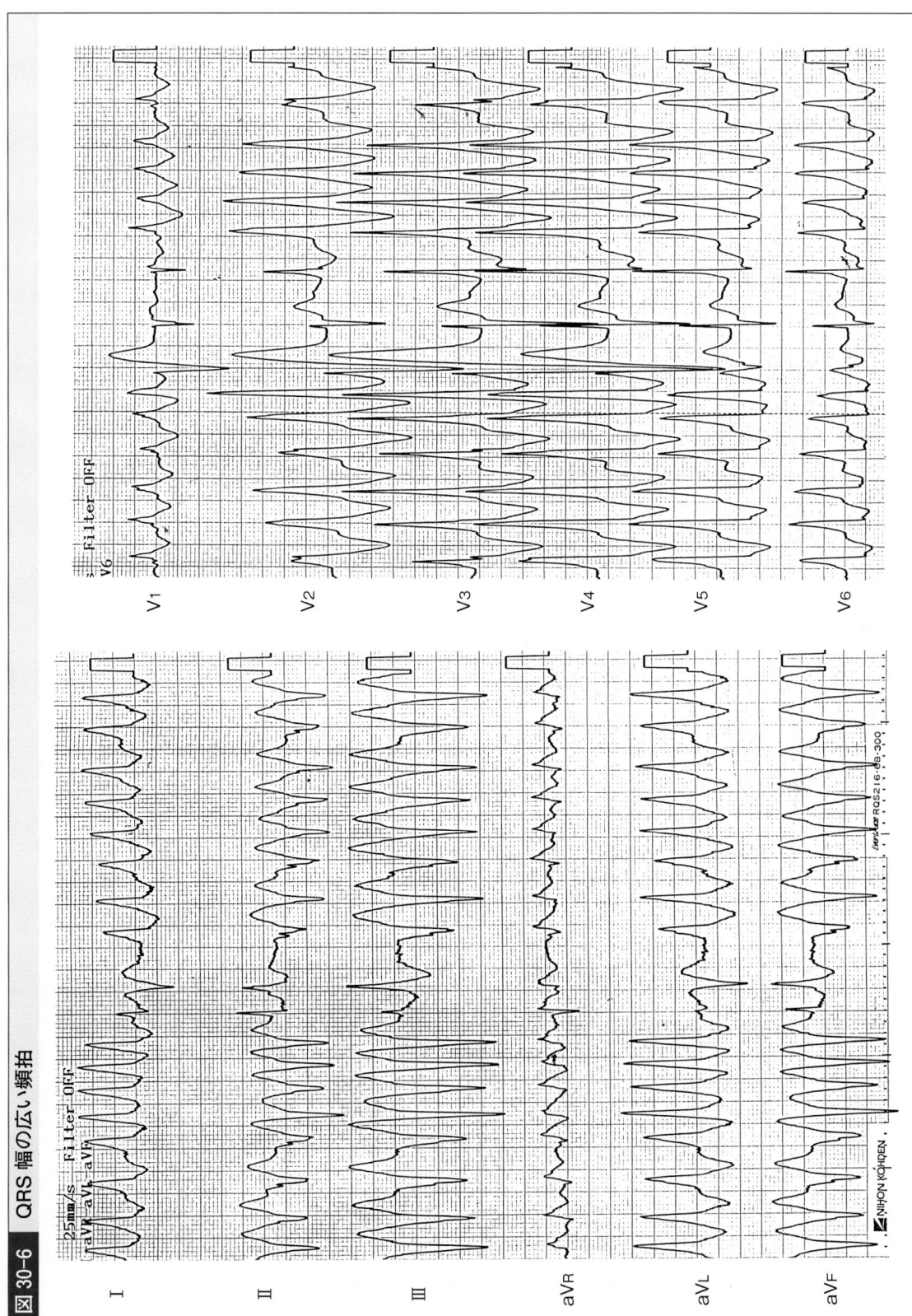

QRS間隔は長短種々であり、波形も大まかに3種類ある。幅が広いものはI・aVL、胸部誘導の起始部にデルタ波がある。QRS幅が狭いものは正常伝導型をしている。最も短いR-R間隔は0.20秒であり、R on T型を示しており、直前の心拍のT波に乗っており、WPW症候群に伴う頻拍性心房細動である。

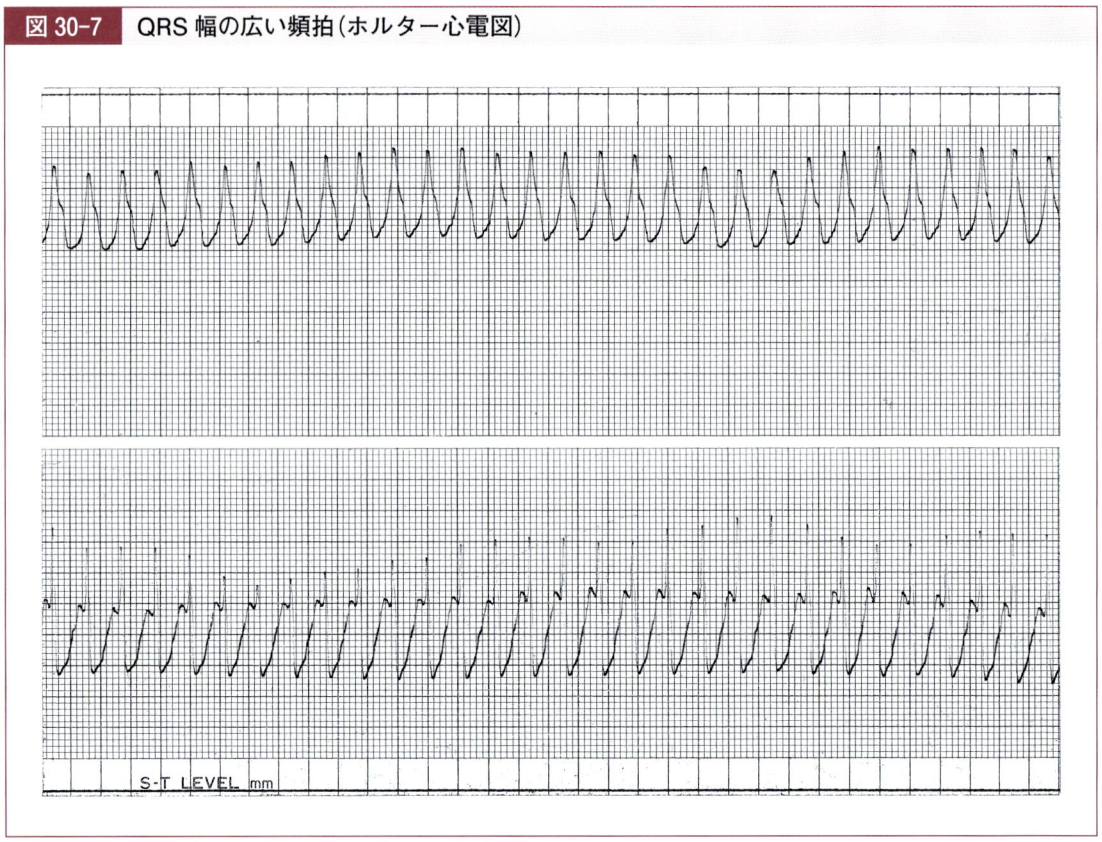

図30-7　QRS幅の広い頻拍(ホルター心電図)

R-R間隔は0.22秒(273/分)。1:1伝導の心房粗動。

低下し，Tは逆転しています。これらの所見から，**WPW症候群に合併した頻拍性心室反応を伴う心房細動**と診断されます。

　所々に幅の狭いQRSが示されています。房室ブロックではないので，タイミングが合えば，f波が房室結節を通って正常に心室が興奮するからです。

　治療は時間的な余裕があれば，プロカインアミドを静注します。**心房細動ですが，ジギタリスやCa拮抗薬の静注は禁忌**です。正常の房室結節の伝導を抑えて，副伝導路の疎通をむしろ良くしてしまうからです。それで心拍数がさらに増えて，**R on T現象**が起こりやすくなってしまいます。R-R間隔が短いために**R on T**となって，心室細動へ移行する危険性のあるものを，**高危険群**とよびます。**R-R間隔≦0.25秒(心拍数≧240/分)のものは高危険群**とよばれ，**除細動の適応**です。

　つぎはホルター心電図記録(図30-7)。心拍数は約300/分。QRSは幅広く見え規則的です。wide QRS tachycardiaの鑑別診断を復習すると，①**心室頻拍**，②**WPW症候群に合併する幅広い心房細動**，③**発作性上室頻拍で脚ブロックを合併するもの**，および④**発作性上室頻拍で心室内変行伝導を伴うもの**，などがあげられます。

　この症例は**心拍数約300/分が重要なヒント**になります。**心房粗動のF波の数**です。

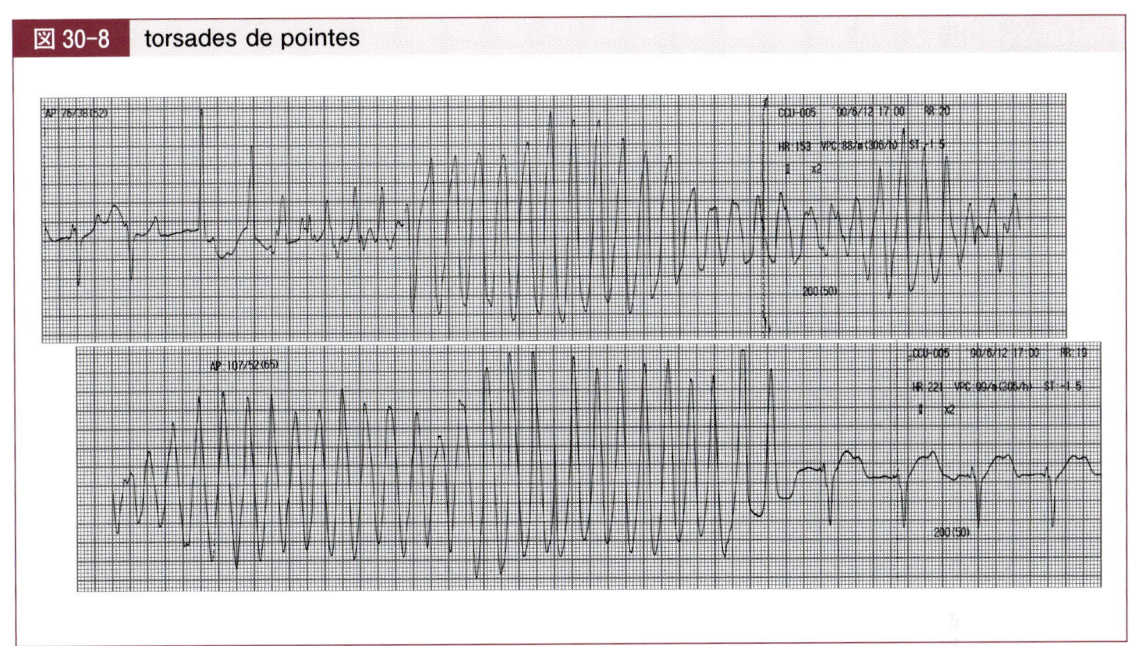

図 30-8　torsades de pointes

上下段は連続記録。下段の最後の 4 拍は洞調律で QT 間隔は 0.60 秒と延長している。幅広い QRS は振幅と極性が周期的に変化している。QT 延長症候群に伴う torsades de pointes である。

診断は **1：1 伝導の心房粗動**。上室調律ですが，これほど頻拍になると心室内変行伝導を伴っても不思議ではありません。この状態では治療は電気ショックです。心房粗動は 25 ジュール程度の低いエネルギーで洞調律に回復します。この症例は 20 ジュールで洞調律に戻りました。

4. torsades de pointes

つぎの心電図(図 30-8)は，等電位線を軸としてその回りを回転しているような独特な QRS 波形をもつ**多形性心室頻拍**(トルサード・ド・ポアンツ torsades de pointes)です。頻拍発作が起こる前の QT 間隔が延長しています。自然に停止するものが多いのですが，心室細動へ移行することもあります。そのときの治療はもちろん除細動です。反復する患者さんでは，当座は心拍数をやや多めにして一時的ペーシングを行います。torsades de pointes は交感神経が突然昂ぶったとき(怒り，恐怖，驚愕)に誘発されます。

5. 両脚ブロック

図 30-9 は，P 2 個に対して QRS は 1 個ですから，2：1 房室ブロック。QRS は 0.12 秒と幅広く，Ⅰの s が幅広いので**完全右脚ブロック**。加えて，QRS 電気軸は約 −70° と著しく左軸偏位しているので，**左脚前枝ブロック**も合併しています。

ということは，3 本の心室内刺激伝導系のうち，**右脚と左脚前枝は完全に伝導がブロックされ，残る左脚後枝は 2 回に 1 回しか伝導していない**ことを示しています。機

図 30-9　両脚ブロック

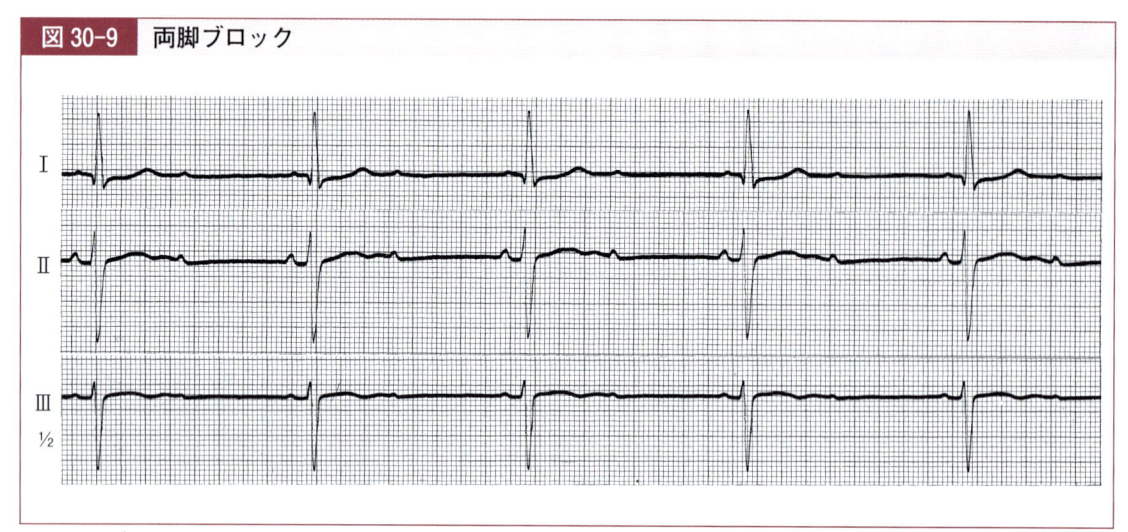

Pは1拍ごとにQRSを伴っている。PQ間隔は0.14秒。QRSは0.12秒と幅広くⅠ誘導はqRs型。QRS電気軸は約-70°と著しく左軸偏位している。2:1房室ブロック，完全右脚ブロック，左脚前枝ブロック。

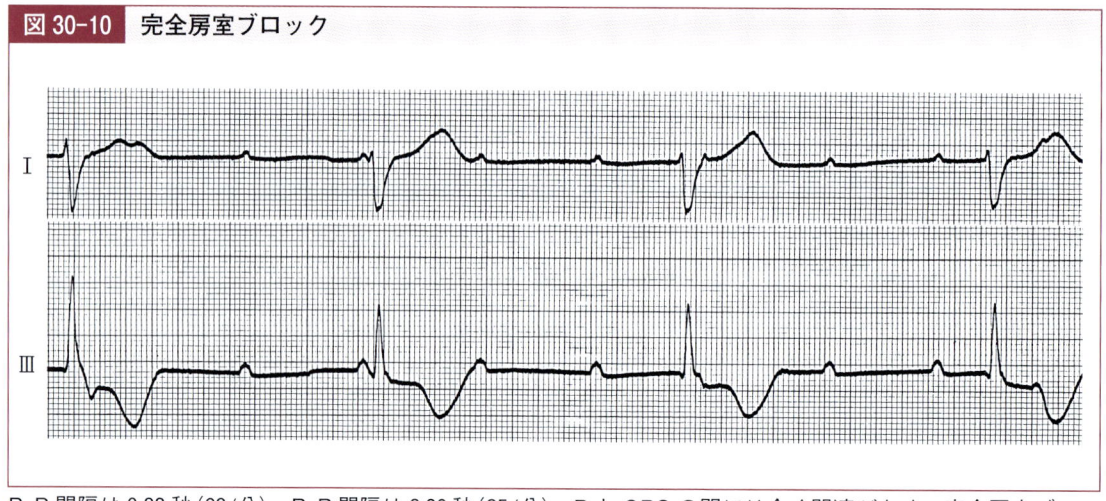

図 30-10　完全房室ブロック

P-P間隔は0.88秒(68/分)。R-R間隔は2.36秒(25/分)。PとQRSの間には全く関連がなく，完全房室ブロックである。

能的な3枝ブロックです。治療は**人工心臓ペースメーカーの植込み**です。

図30-10はQRS間隔が0.16秒と幅広く，R-R間隔は2.36秒，心拍数は毎分25です。PとQRSは全く関係がなく，QRSは心室補充調律で完全房室ブロックです。やはり人工心臓ペースメーカー植込みの適応です。

6. 洞不全症候群

図30-11は，ホルター心電図記録。R-R間隔は7.12秒，**洞停止**です。後のQRSにはP波がなく，心室補充収縮です。著しく洞機能が低下しています。もちろん人工

図 30-11　洞不全症候群

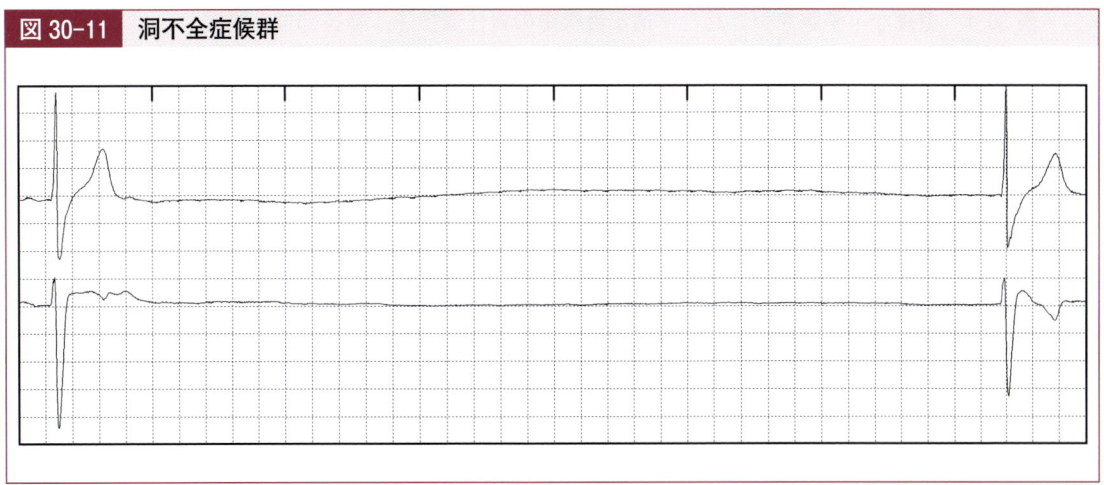

1拍目は洞収縮。その後7.12秒の洞停止があり，先行するPを伴わないQRSが出現している。このQRSは1拍目と同様の形をしており，心室性補充収縮である。

心臓ペースメーカー植込みの適応です。

7. イオンチャネル病

　近年，分子生物学，分子遺伝学が急速に進歩し，重篤な不整脈が心筋イオンチャネル機能や細胞の膜蛋白を調節する**遺伝子の変異** mutations によってもたらされることが明らかにされてきました(表30-1)。先天性QT延長症候群は，心筋イオンチャネルの変異によることが比較的早くから知られていましたが，最近ではLQT 1～13型まで報告されています。

　その他，**Brugada症候群**，**不整脈源性右室心筋症**(異形成) arrhythmogenic right ventricular cardiomyopathy (dysplasia)，**カテコラミン誘発性多形性心室頻拍** catecholaminergic polymorphic ventricular tachycardia, **QT短縮症候群** short QT syndrome では，**torsades de pointes** や**心室細動**が突然死の原因になります。

　一方，**先天性洞不全症候群**は洞機能低下による徐拍を，**進行性心臓伝導障害** progressive cardiac conduction defect をきたす **Lev-Lenègre病**はHis束以下の房室伝導障害が漸次進行し完全房室ブロックに至ります。**家族性心房細動**ではその名のとおり心房細動を引き起こします。これらの**イオンチャネル病** ion channelopathies が，特有の心電図異常や不整脈をきたす機序を，簡単に説明します。

　心筋の活動電位は，主としてNa^+，Ca^{2+}，K^+が細胞内へ出入りすることによって生じます。細胞外に多く分布するNa^+やCa^{2+}を細胞内へ取り込むチャネルが**機能亢進** gain of function してNa^+やCa^{2+}が細胞内へ流入しすぎたり，あるいは細胞内に多く分布するK^+チャネルの**機能が低下** loss of function してK^+が細胞外へ汲み出されにくくなると，細胞内に陽イオンが増え，正電荷が滞るので再分極に時間がかかり，活動電位の間隔が延長します。活動電位の持続時間が延長すると，早期後脱分極(early after depolarization＝EAD)が生じやすくなるのです。これがQT延長と心

表 30-1　重篤な不整脈を引き起こす遺伝性疾患の責任遺伝子，障害部位と電流

疾患名	分類	染色体	責任遺伝子	障害される電流
先天性 QT 延長症状群				
Romano-Ward 症候群	LQT1	11	KCNQ1	IKs
	LQT2	7	KCNH2	IKr
	LQT3	3	SCN5A	INa
	LQT4	4	ANK2	INa-Ca, INa-K, INa
	LQT5	21	KCNE1	IKs
	LQT6	21	KCNE2	IKr
	LQT7	17	KCNJ2	IK1
	LQT8	12	CACNA1C	ICa-L
	LQT9	3	CAV3	INa
	LQT10	11	SCN4B	INa
	LQT11	7	AKAPq	IKs
	LQT12	20	SNTA1	INa
	LQT13	11	KCNJ5	IKach
Jervell & Lange-Nielsen 症候群	JLN1	11	KCNQ1	IKs
	JLN2	21	KCNJ5	IKs
Brugada 症候群	BrS1	3	SCN5A	INa
	BrS2	12	CACNA1C	ICa-L
	BrS3	10	CACNB2	ICa-L
	BrS4	3	GPD1-L	INa
	BrS5	19	SCN1B	INa
	BrS6	11	KCNE3	Ito
	BrS7	19	SCN3B	INa
	BrS8	12	KCNJ8	IKATP
	BrS9	7	CACNA2D1	ICa-L
	BrS10	1	KCND3	Ito
	BrS11	17	MOG1	INa
	BrS12	3	SLMAP	INa
	BrS13	11	SCN2B	INa
	BrS14	14	CALM1	Calmodulin-1
	BrS15	17	CALM2	Calmodulin-2
早期再分極症候群	ERS1	12	KCNJ8	IKATP
	ERS2	12	CACNA1C	ICa
	ERS3	10	CACNB2b	ICa
	ERS4	7	CACNA2D1	ICa
	ERS5	12	ABCC9	IKATP
	ERS6	3	SCN5A	INa
Lev-Lenegre 病（心臓伝導障害）	CCD1	3	SCN5A	INa
	CCD2	19	TRPM4	cation
	CCD3	19	SCN1B	INa
	CCD4	1	GJA5	GJ conductance
先天性洞不全症候群	SSS1	3	SCN5A	INa
	SSS2	15	HHN4	If
心房停止	AS1	1	Cx40	コネキシン 40
	AS2	3	SCN5A	INa
不整脈源性右室心筋症	ARVD2	1	hRyR2	リアノジン受容体
	ARVD8	6		Desmoplakin
	ARVD9	12		Plakophilin

表 30-1　重篤な不整脈を引き起こす遺伝性疾患の責任遺伝子，障害部位と電流（つづき）

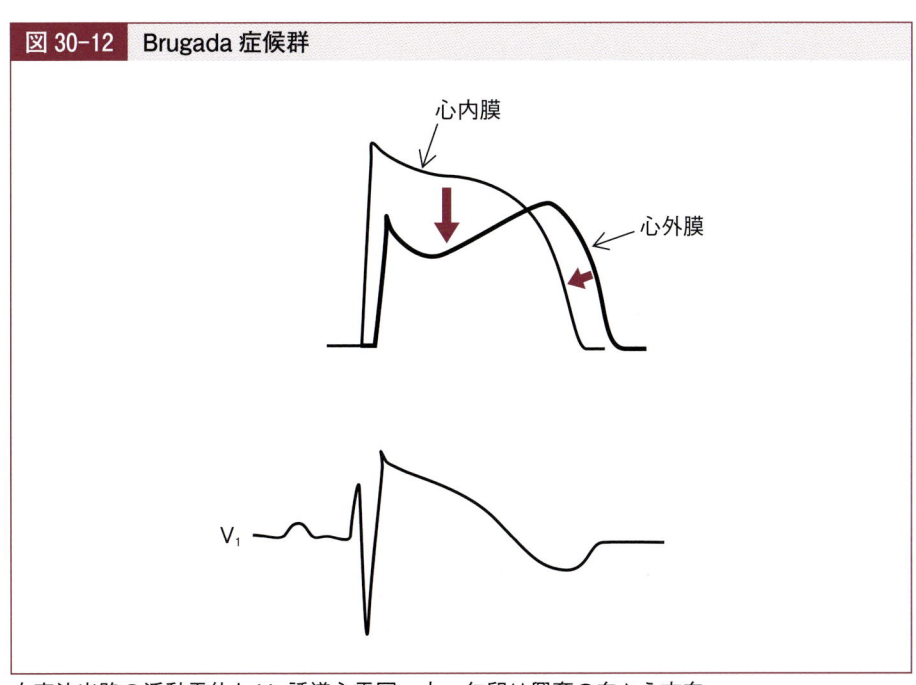

疾患名	分類	染色体	責任遺伝子	障害される電流
Naxos 病	NAXOS	17		Plakoglobin
家族性心房細動	PAF1	11	KCNQ1	IKs
	PAF2	21	KCNE2	IKr
	PAF3	3	SCN5A	INa
カテコラミン誘発性多形性心室頻拍	CPVT1	1	RYR2	ICa-L
	CPVT2	1	CASQ2	ICa-L
	CPVT3	17	KCNJ2	IK1
	CPVT4	6	TRDN	Triadin
	CPVT5	14	CALM1	Calmodulin-1
QT 短縮症候群	SQTS1	7	KCNH2	IKr
	SQTS2	11	KCNQ1	IKs
	SQTS3	17	KCNJ2	IK1
	SQTS4	12	CACNA1C	ICa-L
	SQTS5	10	CACNB2	ICa-L
	SQTS6	7	CACNA2D1	ICa

図 30-12　Brugada 症候群

右室流出路の活動電位と V₁ 誘導心電図。太い矢印は興奮の向かう方向。

室性不整脈が起こる機序です．QT 短縮はこの逆の現象が起こり，細胞内の正電荷が減少するので，活動電位を維持することができず短縮します．

　Brugada 症候群は右室流出路の**心外膜に病変**があります．Na^+ チャネルの機能低下のために Na^+ イオンが取り込まれにくく，正電荷が減少するので活動電位が小さくなります．それで内膜との間に電位差が生じ，ST 部分の興奮が内膜側から外膜側に向かってくるので，ST 部分が上昇します（図 30-12）．この電位差が徐々に小さくな

るので ST 部分は次第に下行し，断崖型 coved になります。終盤は正電荷が電極から逃げていくので T 波は陰転化します。

また，表 30-1 を見ておわかりのように，*SCN5A* などは多くの疾患に共通の原因遺伝子となり，併発するものがあり，**オーバーラップ症候群** overlap syndrome とよびます。**Brugada 症候群に心房細動や房室ブロックあるいは冠攣縮狭心症を合併する**ことが知られています。ただし，これらの疾患についても，まだすべてが解明されたわけではありません。Brugada 症候群でも Na^+ チャネル以外に，Ca^{2+} チャネルや Ito とよばれる一過性外向き K チャネルの変異もみつかりました。しかし，分子遺伝学はまだまだ緒についたばかりなのです。

ノート

■加算平均心電図 signal-averaged ECG

12 誘導心電図は mV 単位の電位を記録します。しかし心臓には μV レベルの貴重な信号もあります。このような微小電位を記録するために，時相を一致させて加算します。得られた微小電位のノイズ部分は加算数の平方根に比例して小さくなります。それで信号(S)とノイズ(N)の比(S/N 比)が大きくなり，信号を選別して取り出せます(図)。

例えば心筋梗塞で心室筋が変性し，伝導が遅延した部分にリエントリー回路が形成されると，重篤な心室性不整脈が起こります。このような**基質** substrate を電気的な**遅延電位** late potential として検出するのが，加算平均心電図の役割です。とくに陳旧性心筋梗塞では遅延電位が記録されないと，心室性不整脈による突然死の確率が非常に少ないという陰性予測率が非常に高いとされます。

心室遅延電位の他にも，心房遅延電位や条件が合えば His 束電位も記録できます。

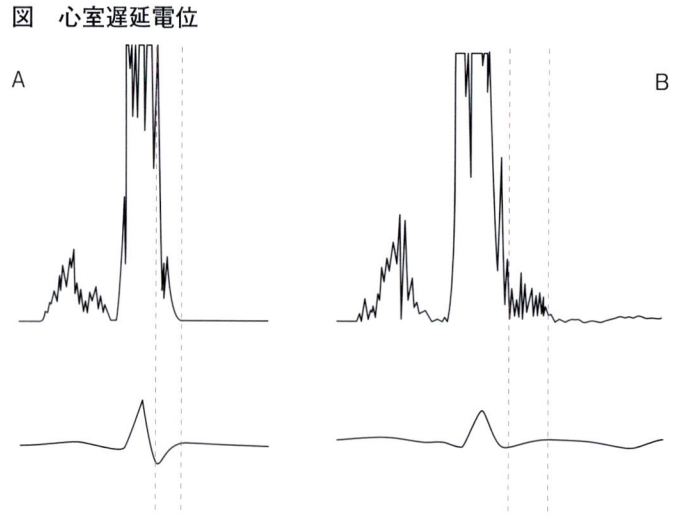

図　心室遅延電位

A は心室遅延電位が陰性。B は心室遅延電位が陽性。

31. 不整脈の治療

■ 考え方のポイント

1) **心不全**は,「生体が必要とする血液を,心臓が拍出できなくなった状態」と定義されるように,**心臓の最も大切な働きは,さまざまな条件のもとで適切な心拍出量を供給すること**です。
2) そのためには心房と心室が正しく連関して収縮し,作業心筋が健常であることが必要です。不整脈のあるものでは,この連関がうまくいかなくなります。
3) 著しい頻拍や徐拍では,ある範囲を越えるとまず数が影響して,頻拍では1回拍出量が減り,徐拍では心拍数が少なすぎて心拍出量を維持できなくなります。
4) 早期収縮が多いときにも,十分な1回拍出量を維持できる心拍数が減って,心拍出量が低下します。
5) 心室頻拍や心室細動では,速やかに適切な治療をしないと死に至ることがあります。
6) 心房細動では,拡張期の終わりに心房が収縮して心室を充満させる機構 atrial kick がなくなります。健常者では,拡張期の終わりに心房が収縮して心室にたまるべき血液量の 15〜20% を送り込みますが,心疾患によっては 40〜50% にも達することがあります。そういう患者さんでは心臓の効率がとても悪くなります。
7) QRS 群の後に P 波が現れるような不整脈では,心室が収縮した後に心房が収縮し,心房から心室へ血液がうまく流れ込まないことと,心房への血液流入が障害されるために,心拍出量は減少します(⇨ 264 頁)。
8) **洞不全症候群,房室ブロック,心室頻拍,心室停止,心室細動**では,症状はおろか**死へ直結**することがあります。
9) 不整脈は,**緊急に徹底的な治療が必要なものから全く放置してよいものまで,幅広い病態**があります。以下に**頻拍性不整脈**と**徐拍性不整脈**に分けて大要をまとめます。

図 31-1 thump version

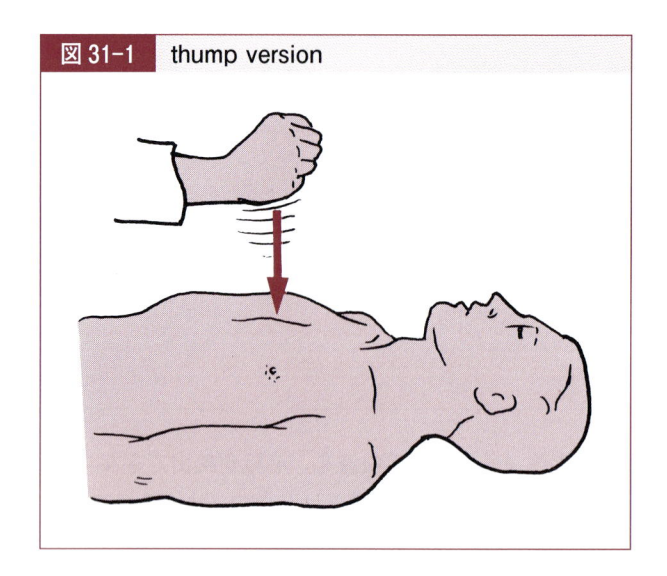

1. 頻拍性不整脈の治療

頻拍性不整脈の治療には，9つの可能性があります。

① 迷走神経刺激試験　　⑥ 直流通電法(カウンターショック)，AED を含めて
② 鎮静薬　　　　　　　⑦ カテーテルアブレーション
③ 抗不整脈薬　　　　　⑧ 植込み型除細動器(ICD)
④ 胸部叩打法　　　　　⑨ 外科手術
⑤ 人工心臓ペースメーカー

どれを適用するかは，正確な診断と判断が必要です。少なくとも，**上室性か心室性かを区別する**ことは非常に大切です。ただし，⑦以下は発作時の治療ができて慢性期の対策として，慎重に適応を検討して行われるものです。

まず，①は上室性のものにしか効果がありません。不整脈の診断のためと，発作性上室頻拍の停止に効果があります。

頻拍性不整脈は，交感神経の緊張が誘発することがありますし，頻拍になったことで交感神経が緊張するので，マイナートランキライザーは好んで投与されます。

④は拳骨1つでできるので，心室頻拍や心室細動ではまず行うべき方法です(図31-1)。thump version ともいいます。⑤については，人工心臓ペースメーカーの章で述べてあります。③と⑥⑦⑧について少し詳しく説明します。

1. 抗不整脈薬

1) Vaughan-Williams の分類

たくさんの抗不整脈薬があります。Vaughan-Williams は主な作用機序によって4群に分けています。電気生理，作用部位，心臓性の副作用について**表31-1** に，実際の薬剤について一般名，商品名，含有量とともに**表31-2** に示します。

表 31-1　Vaughan-Williams の分類

分類と主な作用機序		活動電位持続時間	自動能 生理的	自動能 異常	作用部位 洞結節	心房筋	房室結節	Purkinje	心室筋	副伝導路	心臓性の副作用 洞徐脈	房室伝導障害	その他の不整脈	QT延長	心筋抑制
I	a 膜安定化作用 (Naチャネル抑制)	↑	↓	↓↓	+	‡	±	‡	‡	‡	+	+	+	+	+
	b	↓	～	↓↓	−	−	−	‡	‡	−	−	−	−	−	−
	c	↑	～	↓↓	+	‡	±	‡	‡	‡	+	+	+	+	+
II	交感神経β受容体遮断	↓	～	↓	‡	−	‡	−	−	−	+	+	+	−	+
III	活動電位持続時間延長 (不応期の延長)	↑↑	～	↓↓	+	+	‡	+	+	+	+	+	−	+	+
IV	Caチャネル抑制作用	～	↓	↓↓	‡	−	‡	−	−	−	+	+	−	−	+

図 31-2　抗不整脈薬の選択方法の対比

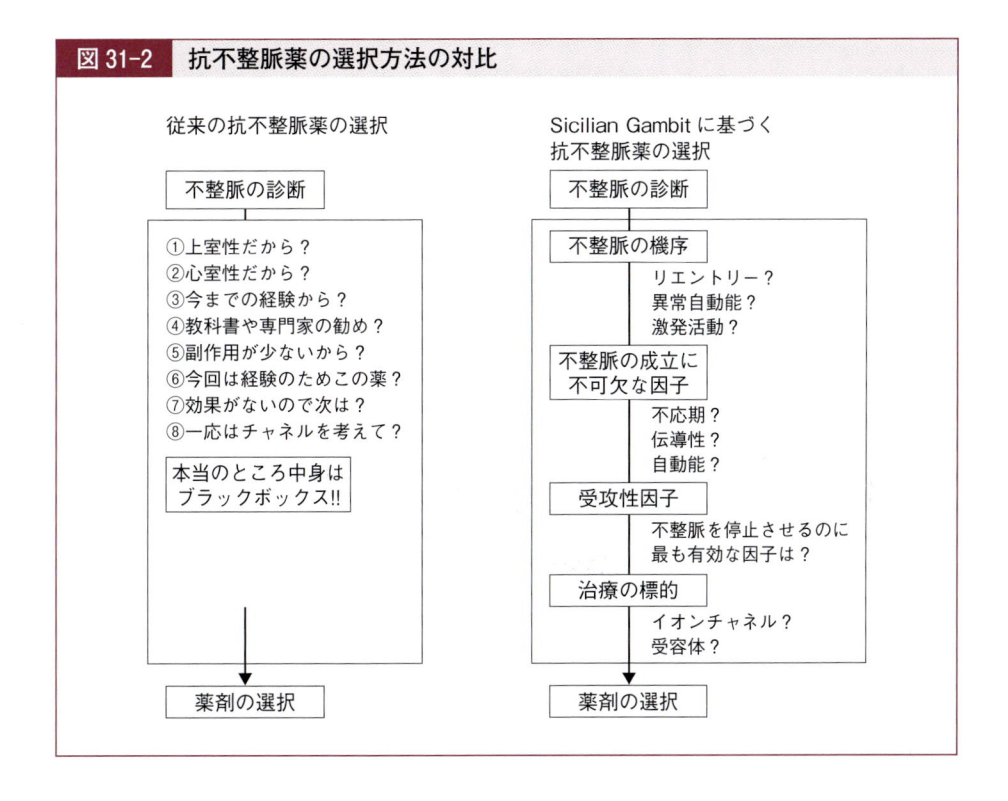

従来の抗不整脈薬の選択

不整脈の診断
→
①上室性だから？
②心室性だから？
③今までの経験から？
④教科書や専門家の勧め？
⑤副作用が少ないから？
⑥今回は経験のためこの薬？
⑦効果がないので次は？
⑧一応はチャネルを考えて？

本当のところ中身はブラックボックス!!
→
薬剤の選択

Sicilian Gambit に基づく抗不整脈薬の選択

不整脈の診断
→
不整脈の機序
　リエントリー？
　異常自動能？
　激発活動？

不整脈の成立に不可欠な因子
　不応期？
　伝導性？
　自動能？

受攻性因子
　不整脈を停止させるのに最も有効な因子は？

治療の標的
　イオンチャネル？
　受容体？
→
薬剤の選択

　具体的にどの薬剤がどのような不整脈に適応があるのかを，**表 31-3** にまとめました．アデノシン三リン酸（ATP）は抗不整脈薬ではありませんが，PSVT に著効があり，よく用いられているので取り上げておきます．

2）Sicilian Gambit による分類

　Sicilian Gambit とは，イタリアのシシリー島に不整脈の専門家が集まって作成した治療戦略という意味です．これまでの不整脈治療は，**診断した医師の経験というブラックボックス**によってなされていました．これを改めるべく，①不整脈が起こった

表 31-2 抗不整脈薬の常用量，適応，副作用および他の薬剤と併用する際の注意

クラス	一般名，商品名，メーカー	常用量	適応	副作用	併用薬剤との効果
Ia	quinidine （硫酸キニジン） 100 mg/T	初回 100 mg（過敏性検査） 常用量 200～600 mg/日 PO	PSVT AF, AFT VPC, VT	胃腸障害，キニーネ中毒 心副作用，ITP，抗コリン作用 溶血性貧血，過敏症	ジギタリスの血中濃度↑ Warfarinの効果↑
	procainamide 100, 200 mg/A アミサリン（第一三共） 120, 250 mg/T 100/200 mg/A	750～2,000 mg/日 PO3～4× 最大 1,000 mg（100 mg/分）iv 1～3 mg/kg/hr ivd	PSVT AF, AFT VPC, VT	胃腸障害，SLE様症状 心副作用，抗コリン作用	
	disopyramide リスモダン（サノフィ） ノルペース（ファイザー） 50, 100 mg/C リスモダンP 50 mg/A リスモダンR 150 mg/T	150～400 mg/日 PO 3～4× 50～100 mg（1～2 mg/kg）iv 3～6 μg/kg/min ivd 300 mg/日 2×	SVC, PSVT AF, AFT VPC, VT	抗コリン作用，胃腸障害 心副作用	Warfarinの効果↑ β遮断薬との併用は陰性 変力作用↑
	cibenzoline シベノール（アステラス） 50, 100 mg/T, 70 mg/A	300～450 mg/日 3× PO 1.4 mg/kg iv	他の抗不整脈薬が無効 の頻拍性不整脈	顆粒球減少 血小板減少	
	pirmenol ピメノール（ファイザー） 50, 100 mg/C	200 mg/日 2× PO	他の抗不整脈薬が使用 できないか無効の頻拍 性不整脈	類似化合物との併用により 低血糖症状 ジゴキシンの血中濃度↑	
Ib	aprindine アスペノン（バイエル） 10, 20 mg/C, 100 mg/A	40～60 mg/日 PO 2～3× 最大 200 mg（25 mg/分）iv	PSVT PVC, VT WPWのPSVT, AF	中枢神経症状，QT延長 無顆粒球症，皮膚症状 （皮疹，紅斑）	
	lidocaine キシロカイン（アストラゼネカ） 100 mg/A	50～100 mg（1～2 mg/kg）iv 1～3 mg/min ivd	PVC, VT	中枢神経症状（眩暈，振戦， 複視，嗜眠，せん妄状態， 幻覚，痙攣，呼吸抑制）	phenytoinとの併用で中枢 神経症状↑，肝障害，老齢 者は中毒を起こしやすい
	mexiletine メキシチール（ベーリンガー） 50, 100 mg/C 50, 125 mg/A	150～450 mg/日 3× PO 150～250 mg/2～5分 iv	PVC, VT	中枢神経症状 胃腸障害，起立性低血圧	他の抗不整脈薬との併用 は作用↑
Ic	propaferone プロノン（トーアエイヨウ） 100, 150 mg/T	300～450 mg/日 PO 2～3×	PSVT PVC, VT	心副作用，胃腸症状 中枢神経症状	
	flecainide タンボコール（エーザイ） 50, 100 mg/T, 50 mg/A	100～200 mg/日 2× PO 0.1～0.2 mg/10分 iv （最大 150 mg まで）	SVPC, PSVT AF, AFT VPC, VT		
	pilsicainide サンリズム（第一三共） 25, 50 mg/T	150 mg/日 3× PO	SVC, PSVT AF, AFT VPC, VT	胃腸障害 心副作用	他の抗不整脈薬との併用 は作用↑
II	landiolol オノアクト（小野） 50 mg/バイアル	0.5～40 μg/kg/分 iv	洞頻脈 PSVT, AF, AFT 手術時 術後に限定	低血圧 徐脈	Ca拮抗薬，ジギタリス の併用で作用↑ クラスI抗不整脈薬 心機能抑制
III	amiodarone アンカロン（サノフィ） 100 mg/T	導入期 400 mg/日 PO 1～2× 維持 200 mg/日 PO 1～2×	af, AF VPC, VT	眼症状 光線過敏症，甲状腺機能↓ 心副作用，中枢神経症状 胃腸障害，肺線維症	Warfarinの作用↑，ジギ タリスの血中濃度↑
	sotalol ソタコール（ブリストル） 40 mg, 80 mg/T	80 mg/日 2× PO から開始， 最大 320 mg まで漸増可能	オーファンドラッグ 生命に危険のある心室 頻拍，心室細動で他の 抗不整脈薬が無効か使 用できないとき	めまい，脱毛 BUN↑，好中球↓	
	bretylium tosylate	5～10 mg im, iv	VPC, VT	胃腸障害，起立性低血圧 耳下腺腫脹，疼痛	交感神経興奮性薬剤の作 用↑，ジギタリスの血中 濃度↑
	nifekalant シンビット（ホスピーラ） 50 mg/バイアル	単回 0.3 mg/kg 5分間で iv 維持 0.4 mg/kg/時	致死性不整脈 心室頻拍，心室細動 禁忌，QT延長症候群	催不整脈 torsades de pointes など	
IV	verapamil ワソラン（エーザイ） 40 mg/T, 5 mg/A	120～480 mg/日 3× PO 5～10 mg（1～2 mg/分）iv	PSVT, SVPC AF, AFT 再灌流性 VPC, VT LAD+RBBB型のVT	過敏症，心副作用 胃腸障害，中枢神経症状	ジギタリスの血中濃度↑ β遮断薬との併用で相乗 作用
	diltiazem ヘルベッサー（田辺三菱） 30, 60 mg/T 10, 50, 250 mg/A ヘルベッサーR 100, 200 mg/C	90～180 mg/日 3× PO 10 mg（2 mg/分）iv 持続 5～15 γ/kg/分 100～200 mg/日 1×	PSVT, SVPC AF, AFT	心副作用，胃腸障害	ジギタリスの血中濃度↑ β遮断薬との併用で相乗 作用
	bepridil ベプリコール（MSD） 50, 100 mg/T	200 mg/日 2× PO	他の抗不整脈薬が使用 できないか無効の頻拍 性不整脈	無顆粒球症	

表 31-3 主な抗不整脈薬の適応・容量と薬剤選択の順序

一般名 商品名	ST	SVPC	PSVT	AF	AFT	VPC	PVT	WPW AF	静脈内投与法	経口投与法
quinidine sulfate 硫酸キニジン										400〜600 mg 2〜3×
procainamide アミサリン									1,000 mg を 100 mg/分以下で発作停止まで iv. 必要なら 2〜4 mg/分で維持	1,000〜2,000 mg 3×
disopyramide リスモダン, ノルペース									50〜100 mg (1〜2 mg/kg) を 5 分以上で発作停止まで iv	150〜600 mg 3×
aprindine アスペノン									100 mg (1.5〜2 mg/kg) までを 5〜10 で iv	40〜60 mg 2〜3×
lidocaine キシロカイン									初回 50〜100 mg (1 mg/kg) を数分で iv. 効果あれば 1〜3 mg/分で維持。最高 3,000 mg/日まで	
mexiletine メキシチール									125 mg (2〜3 mg/kg) までを 5 分以上かけて iv。または 0.4〜0.6 ms/kg/時で点滴静注	150〜450 mg 3×
propranolol インデラール									1〜5 mg を 1 mg/分以下で発作停止まで iv	30〜90 mg 3×
verapamil ワソラン							*		5〜10 mg を 5 分以上かけて発作停止まで iv	120〜240 mg 3×
diltiazem ヘルベッサー									10〜20 mg を 3 分以上かけて発作停止まで iv	90〜180 mg 3×
ATP アデホスコーワ									10〜20 mg を数秒以内に iv	
phenitoin アレビアチン									3 mg/kg を 5 分以上かけて iv。無効なら 5 分ごとにもう 2 回まで繰り返す	300〜400 mg 1〜3×
propafenone プロノン										300〜450 mg 2〜3×
flecainide タンボコール									150 mg (1〜2 mg/kg) を 10 分以上かけて iv	100〜200 mg 2×
pilsicainide サンリズム										100〜200 mg 2×

■ は 1 番目の適応, □ は 2 番目の適応
＊特発性持続性心室性頻拍

"機序" mechanism を決定し, ②治療に最もよく反応する電気生理学的指標である "受攻性因子" vulnerable parameter (伝導性/不応期) を同定し, ③治療の "標的" target として細胞膜レベルのチャネルや受容体を決定し, ④この標的に作用する "薬剤" drugs を, 専門家が作成した「抗不整脈薬一覧表」から "選択して使用する" therapeutic choice という手順を踏んで, 不整脈をより客観的に治療しようという試み (図 31-2) です。

さらに抗不整脈薬の特徴と副作用を表 31-4 に示します。

シシリー島で作成された「抗不整脈薬一覧表」を, さらにわが国の実情に合うように改編したものが報告されているので, 引用して示します (表 31-5)。

3) 催不整脈作用

抗不整脈薬の重篤な副作用は, 不整脈の治療薬でありながら不整脈を誘発する**催不整脈作用** proarrhythmic effect と**陰性変力作用** negative inotropic effect です。催不整脈作用としてジギタリス剤による各種の不整脈, キニジンによる失神発作 quini-

表 31-4 抗不整脈薬の特徴と副作用

抗不整脈薬	左室への影響	排泄経路(%)	催不整脈要因	心臓外の副作用
リドカイン	→	肝	(QRS 幅拡大)	ショック,嘔吐,痙攣,興奮
メキシレチン	→	肝	(QRS 幅拡大)	消化器症状,幻覚,紅皮症
プロカインアミド	↓	腎(60),肝(40)	QT 延長,QRS 幅拡大	SLE 様症状,顆粒球減少,肝障害,血圧低下*
ジソピラミド	↓	腎(70)	QT 延長,QRS 幅拡大	口渇,尿閉,排尿困難,低血糖
キニジン	→	肝(80),腎(20)	QT 延長,QRS 幅拡大	Cinchonism(めまいなど),消化器症状
プロパフェノン	↓	肝	QRS 幅拡大	筋肉痛,熱感,頭痛,悪心,肝障害
アプリンジン	→	肝	QRS 幅拡大(QT 延長)	しびれ,振戦,肝障害,白血球減少
シベンゾリン	↓	腎(80)	QRS 幅拡大	頭痛,めまい,口渇,尿閉,低血糖
ピルメノール	↓	腎(70)	QT 延長,QRS 幅拡大	頭痛,口渇,尿閉
フレカイニド	↓	腎(85)	QRS 幅拡大	めまい,耳鳴,羞明,霧視,下痢
ピルシカイニド	↓	腎	QRS 幅拡大	消化器症状,神経症状(ともに少ない)
ベプリジル	→	肝	QT 延長,徐脈	めまい,頭痛,便秘,肝障害,倦怠感,肺線維症
ベラパミル	↓	肝(80),腎(20)	徐脈	便秘,頭痛,顔面のほてり
ジルチアゼム	↓	肝(60),腎(35)	徐脈	消化器症状,ほてり
ソタロール	↓	腎(75)	QT 延長,徐脈	気管支喘息,頭痛,倦怠感
アミオダロン	→	肝	QT 延長,徐脈	肺線維症,甲状腺機能異常,角膜色素沈着,血圧低下*
ニフェカラント	→	腎(50),肝(50)	QT 延長	口渇,ほてり,頭重感
β 遮断薬	↓	肝,腎	徐脈	気管支喘息,血糖値低下,脱力感,レイノー現象
アトロピン	→	腎	頻脈	口渇,排尿障害,緑内障悪化
ATP	→	腎	徐脈	頭痛,顔面紅潮,悪心,嘔吐,気管支攣縮
ジゴキシン	↑	腎	ジギタリス中毒	食欲不振,嘔吐

催不整脈要因の( )は過量投与時にみられる. *静注

(日本循環器学会:不整脈薬物治療に関するガイドライン 2009)

dine syncope が有名です.当然のことながら抗不整脈薬は,不整脈を治療すると予後が改善することを期待して投与されます.

ところが,米国で心筋梗塞後の心室早期収縮を対象に Ic 群薬の効果を検討した Cardiac Arrhythmia Suppression Trial(CAST 1991 年)によると,実薬群では不整脈が抑制されていたにもかかわらず期待に反して偽薬群より死亡率が高かったと報告されました.この原因が**催不整脈 proarrhythmia** と**陰性変力作用**です.したがって,抗不整脈薬ははっきりとした目的のもとに,**必要に応じて必要最少量を用いる**ことが大切です.

臨床的には Vaughan-Williams Ⅰa・Ⅰc・Ⅲ群の抗不整脈薬が問題になります.

Ⅰ群薬では QRS 幅の延長や QT 延長により単形性持続性心室頻拍が,Ⅲ群薬では QT 延長により多形性心室頻拍 torsades de pointes が誘発され,心室細動に移行する

表 31-5　Sicilian Gambit の提唱する薬剤分類枠組み（日本版）

薬剤	イオンチャネル Na 速(fast)	Na 中間(med)	Na 遅(slow)	Ca	K	I_f	受容体 α	β	M₂	A₁	ポンプ Na-K ATPase	臨床効果 左室機能	洞頻度	心臓外作用	心電図変化 PR間隔	QRS幅	JT間隔
リドカイン	○											→	→	◐			↓
メキシレチン	○											→	→	◐			↓
プロカインアミド		Ⓐ			◐							↓	→	●	↑	↑	↑
ジソピラミド			Ⓐ		◐				○			↓	→	◐	↑↓	↑	↑
キニジン		Ⓐ			◐		○		○			→	↑	◐	↑↓	↑	↑
プロパフェノン		Ⓐ						◐				↓	↓	○	↑	↑	
アプリンジン		Ⓘ		○	○	○						→	→	○	↑	↑	→
シベンゾリン			Ⓐ	○	◐				○			↓	→	○	↑	↑	→
ピルメノール			Ⓐ		◐				○			↓	↑	○		↑	↑→
フレカイニド			Ⓐ		○							↓	↑	○	↑	↑	
ピルシカイニド			Ⓐ									↓→	→	○	↑	↑	
ベプリジル	○			●	◐							?	↓	○			↑
ベラパミル	○			●				◐				↓	↓	○	↑		
ジルチアゼム				◐								↓	↓	○	↑		
ソタロール					●			●				↓	↓	○			↑
アミオダロン	○			○	●		◐	◐				→	↓	●	↑		↑
ニフェカラント					●							→	→	○			↑
ナドロール								●				↓	↓	○	↑		
プロプラノロール	○							●				↓	↓	○	↑		
アトロピン									●			→	↑	◐	↓		
アデノシン										■		?	↓	○	↑		
ジゴキシン											●	↑	↓	●	↑		↓

ブロックの相対的強さ：　○弱(low)　◐中間(moderate)　●強(high)　Ⓐ＝活性化チャネルブロッカー(activated state blocker)
　　　　　　　　　■＝作動薬　　　　　　　　　　　　　　　　　Ⓘ＝不活性化チャネルブロッカー(inactivated state blocker)

(Jpn Circ J 2001；65 Suppl V；931-998 より一部邦訳追加して引用)

ことがあります．ことに低 K 血症，低 Mg 血症，低 Ca 血症，うっ血性心不全，心機能低下例，高齢者（肝・腎機能低下），心室頻拍や心室細動の既往例，QT 延長例や QT 延長をきたす薬剤の併用，には気をつけることが肝要です．

2．直流通電法

　心臓にエネルギーの高い電気刺激を瞬間的に与えると，個々の心筋細胞は一斉に脱分極し，それまであったバラバラな状態が統一されて，第 1 次中枢である洞結節がペースメーカーとなります．それでさまざまな頻拍性不整脈を，少なくとも一時的には停止させて，洞調律とすることができます．

　このように，心臓に電流を流して心臓の再統一を図る方法が，**直流通電法**です．**カルディオバージョン** cardioversion，**除細動** defibrillation，**直流カウンターショック**

図 31-3　直流通電法

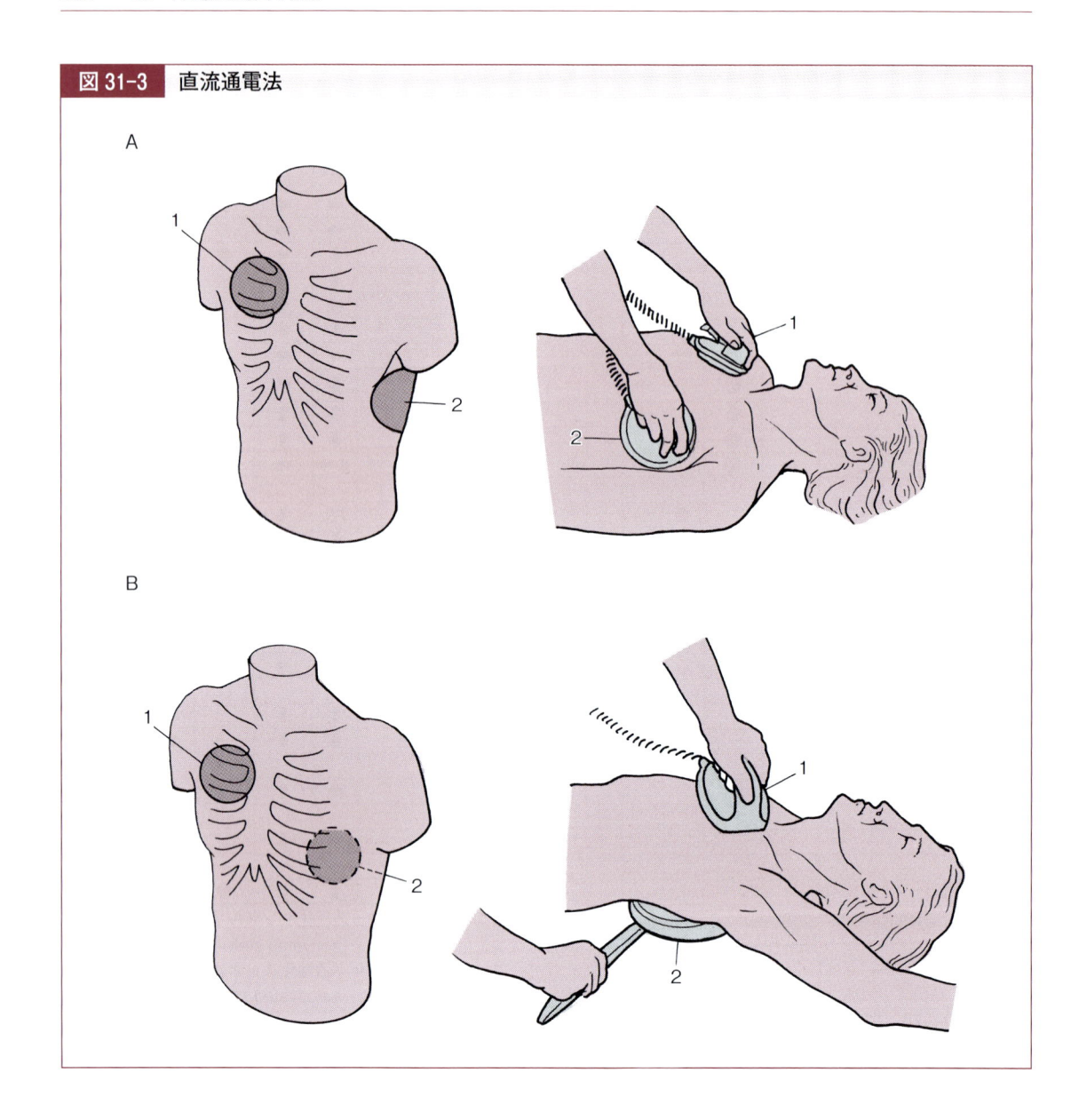

DC counter shock などとよびます。定義的には心房細動と心室細動のときは除細動で、その他はカルディオバージョンです。

通電エネルギーは心室細動は200〜400ジュール。心室頻拍は50ジュールから初めて50ジュールずつ上げていきます。ただし、脈の触れない心室頻拍は、はじめから200ジュールで行います。心房細動は100〜200ジュール。心房粗動は25ジュールから始めて25ジュールずつ上げていきます。

1) 方法

①電極は心臓の長軸と平行になるように**前側方向**(図31-3-A)に置く方法と、小児などスペースが狭いときには、心臓の長軸と垂直に**前後方向**(図31-3-B)に置く

方法があります。
②骨組織はインピーダンスが高く効果が弱くなるので，胸骨や肩甲骨の上に置かないように注意します。
③電極と皮膚の接触をよくして熱傷を予防します。
④ペーストが多すぎて電極間でつながっていると電流がペーストを通って体表面に流れてしまい効果が弱くなるので，ペーストは適当な量を正しくつけます。
⑤静脈ルートを確保しておきます。
⑥施行前6～8時間は禁食とします。
⑦バイトブロックを入れて舌を咬まないようにします。
⑧意識のある患者さんは，麻酔科医の協力のもとに行います。

2) 適応
①**緊急電気ショック**：絶対的な適応は，心室細動ですが，その他心室頻拍，PSVT，心房細動，心房粗動，WPW症候群における心房細動など患者さんの状態が悪く時間的余裕のない頻拍性不整脈に対しても行われます。
②**待期的電気ショック**：薬剤に反応しない心房細動で，洞調律の維持される可能性の高いもの。慢性心房細動で2年以内のもの。心臓手術後のものなどが含まれます。

3) 副作用と合併症
①皮膚の熱傷
②R波に同期しないと，心室の受攻期に通電して心室細動を起こすことがあります。
③慢性心房細動に行うと，動脈血栓が0.5～6%に起こるとされています。前もって十分な抗凝固療法を行うことが必要です。

3．カテーテルアブレーション

カテーテルアブレーション catheter ablation とはカテーテル先端から不整脈起源となる領域へ通電し，発作性上室頻拍，心房細動，心房粗動，心室頻拍などの頻拍性不整脈を根治しようとする治療法です。

通電エネルギーは高周波電流 radio frequent-current が利用されています。最近では冷凍凝固 cryothermal，マイクロ波 microwave，超音波 ultrasound，レーザー laser などが応用されています。

高周波法はカテーテル電極と体表の対極板との間で300 kHz～750 kHzの通電を行うアブレーション法により，発熱効果で電極が接触している組織を凝固壊死させます。一般に46℃以上の加温を30秒以上持続させると，非可逆的な組織変化がもたらされます。

表 31-6　徐拍性不整脈の治療薬

分類	一般名	商品名（メーカー）	含有量	用量	用法	副作用	禁忌
交感神経刺激薬	isoproterenol	プロタノールS プロタノールL	15 mg/T 0.2 mg/A	45〜60 mg/日 0.5〜1.0 μg/分 緊急時 0.02〜0.2 mg 静・筋・皮下注 心停止時 0.02〜0.2 mg 心内注射	3〜4×	動悸 頭痛 振戦	狭心症 急性心筋梗塞 大動脈狭窄 肥大閉塞型 　心筋症
副交感神経遮断薬	atropine sulfate	アトロピン ロートエキス散	0.5 mg/T 0.5 mg/A 100 mg/g	1.5 mg/日 60 mg/日	3× 3×	口渇，悪心，頭痛，食欲不振，視力調節障害，複視，排尿障害，便秘	緑内障 前立腺肥大 麻痺性イレウス
	propantheline	プロ・バンサイン（ファイザー）	15 mg/T	60 mg/日	3×		

2. 徐拍性不整脈の治療

洞不全症候群や房室ブロックなど徐拍性不整脈では，原因に対する治療を行うのはもちろんですが，救急的に薬物療法も行われます。しかし本質的な治療は人工心臓ペースメーカーの植込みです。

1. 薬物療法

交感神経刺激薬や副交感神経遮断薬が用いられます（表31-6）。緊急時には静脈注射や点滴静注法が行われます。

2. 人工心臓ペースメーカー

人工心臓ペースメーカーの章を参照して下さい。

まとめ

❶ 不整脈には緊急に治療しないと死に至るものから，放置してもかまわないものまで，幅広い病態がある。

❷ 不整脈の治療には，
　　a）迷走神経刺激試験
　　b）鎮静薬
　　c）抗不整脈薬
　　d）胸部叩打法
　　e）直流通電法（カウンターショック）
　　f）人工心臓ペースメーカー
　　g）カテーテルアブレーション
　　h）植込み型除細動器
　　i）外科手術
　がある。各々の適応を頭に入れておくこと。

❸ Vaughan-Williams は抗不整脈薬を薬理作用により 4 群に分類した。
　　Ⅰ群：Na チャネルの抑制による膜安定化作用
　　Ⅱ群：交感神経 β 受容体遮断作用
　　Ⅲ群：活動電位持続時間の延長作用
　　Ⅳ群：Ca チャネルの抑制作用
❹ Sicilian Gambit：不整脈の治療を機序，不可欠な成立要因，受攻性因子，標的を詳細に検討したうえで抗不整脈薬を選択しようという新しい試み。詳細が一覧表にまとまっているので参考になる。
❺ 頻拍性不整脈の救急治療として，直流通電法の手順と適応を熟知しておくこと。
❻ 徐拍性不整脈の根本的な治療法はペースメーカーである。適応をよく学んでおくこと。

V その他の心電図検査・人工心臓ペースメーカー

32. 運動負荷試験

■ 考え方のポイント

1) 種々の機器を使用して，血圧と心電図を監視しながら，運動負荷中の心臓の反応をチェックする非侵襲的な検査法を**運動負荷試験** exercise test といいます。
2) 以下の方法があります。
   a) Master 2 階段試験(single/double)(図 32-1，表 32-1)
   b) 自転車エルゴメータ(座位/臥位)
   c) トレッドミルテスト(図 32-2)
   d) ハンドグリップテスト
3) 運動負荷試験の目的
   a) 虚血性心臓病の診断
   b) 運動ができる範囲(運動耐容能)の評価
   c) 薬剤の効果の判定
   d) リハビリテーション
   e) 心臓病の予後の評価
   f) 虚血性心臓病の再発(二次)予防
4) 運動負荷試験はむやみに行ってよいものではありません。**明確な目的のもとに，患者さんの心臓の状態を十分に把握したうえで，厳重に適応を選ばなければなりません。**
   運動負荷を行うにあたり，厳重な注意が必要なものと，禁忌を表 32-2 にまとめます。

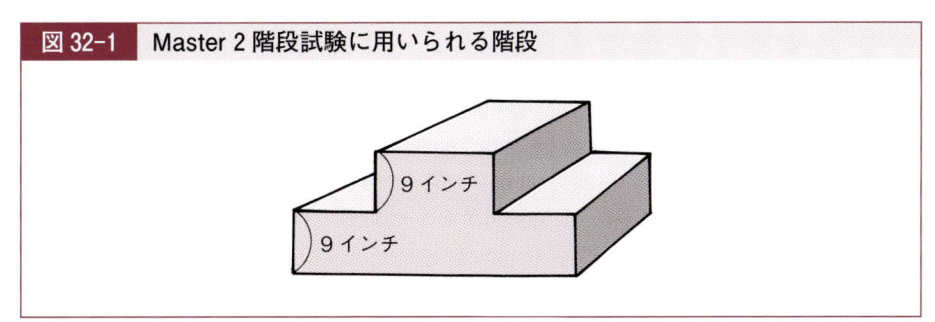

図 32-1　Master 2 階段試験に用いられる階段

年齢，性別，体重によって定められた回数を昇降する。片道で 1 回と数え，降りたときは足を踏みかえる。

表 32-1 Master 2 階段試験の階段昇降回数

体重(kg)	性	5〜9	10〜14	15〜19	20〜24	25〜29	30〜34	35〜39	40〜44	45〜49	50〜54	55〜59	60〜64	65〜69
18〜22	男	35	36											
	女	35	35	33										
23〜26	男	33	35	32										
	女	33	33											
27〜31	男	31	33	31										
	女	31	32	30										
32〜35	男	28	32	30										
	女	28	30	29										
36〜40	男	26	30	29	29	29	28	27	27	26	25	25	24	23
	女	26	28	28	28	28	27	26	24	23	22	21	21	20
41〜44	男	24	29	28	28	28	27	27	26	25	25	24	23	22
	女	24	27	26	27	26	25	24	23	22	22	21	20	19
45〜49	男	22	27	27	28	28	27	26	25	25	24	23	22	22
	女	22	25	25	26	26	25	24	23	22	21	20	19	18
50〜53	男	20	26	26	27	27	26	25	25	24	23	23	22	21
	女	20	23	23	25	25	24	23	22	21	20	19	18	18
54〜58	男	18	24	25	26	27	26	25	24	23	23	22	21	20
	女	18	22	22	24	24	23	22	21	20	19	19	18	17
59〜63	男	16	23	24	25	26	25	24	23	23	22	21	20	20
	女	16	20	20	23	23	22	21	20	19	19	18	17	16
64〜68	男		21	23	24	25	24	24	23	22	21	20	20	19
	女		18	19	22	22	21	20	19	19	18	17	16	16
69〜72	男		20	22	24	25	24	23	22	21	20	20	19	18
	女		17	17	21	20	20	19	19	18	17	16	16	15
73〜76	男		18	21	23	24	23	22	22	21	20	19	18	18
	女		15	16	20	19	19	18	18	17	16	16	15	14
77〜81	男			20	22	23	23	22	21	20	19	18	18	17
	女		13	14	19	18	18	17	17	16	16	15	14	13
82〜85	男			19	21	23	22	21	20	19	19	18	17	16
	女			13	18	17	17	17	16	16	15	14	14	13
86〜90	男			18	20	22	21	21	20	19	18	17	16	15
	女			12	17	16	16	16	15	15	14	13	13	12
91〜94	男				19	21	21	20	19	18	17	16	16	15
	女				16	15	15	15	14	14	13	13	12	11
95〜99	男				18	21	20	19	18	17	17	16	15	14
	女				15	14	14	14	13	13	12	11	11	11
100〜104	男				17	20	20	19	18	17	16	15	14	13
	女				14	13	13	13	13	12	12	11	11	10

年齢，体重，性に応じて決められた回数の昇降を1分30秒で行う(シングル)。2倍の回数を行うときは3分間で行う(ダブル)。

図32-2　トレッドミル運動負荷試験

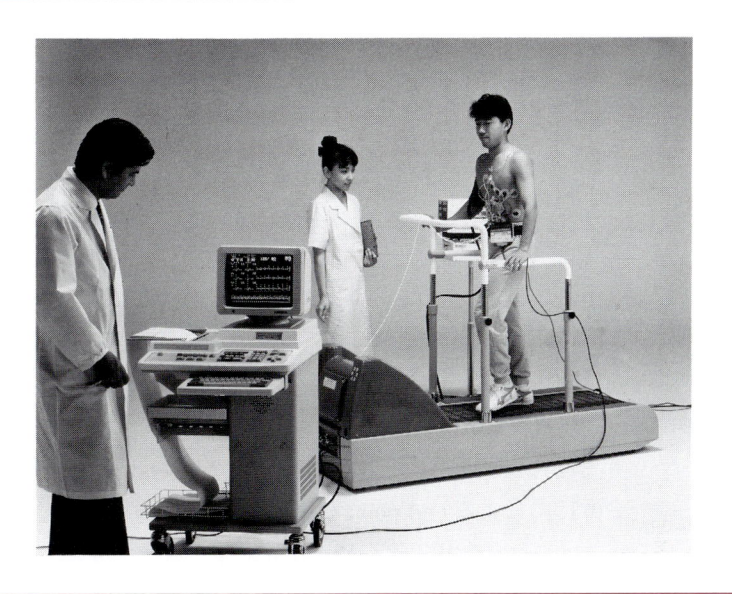

表32-2　運動負荷禁忌および負荷時厳重に注意を要する疾患

（A）絶対的禁忌	（B）相対的禁忌	（C）厳重に注意を要する疾患
1. 浮腫，腹水，呼吸困難などうっ血性心不全 2. 心筋梗塞の超急性期 3. 脳出血や脳血栓など新しい脳血管障害 4. 急性あるいは活動性のある心筋炎 5. 不安定狭心症 6. 肺梗塞 7. 中等症以上の肺気腫，慢性気管支炎，肺性心 8. 重症肺機能不全（肺結核，サルコイドーシス，肋膜癒着，肺手術後） 9. 解離性大動脈瘤 10. 急性，熱性，感染疾患 11. 血栓性静脈炎 12. 心室頻拍や危険性のある不整脈 13. 多源性および連発性，R on T型心室早期収縮 14. 重症大動脈狭窄・縮窄 15. ジギタリス中毒 16. 腎不全	1. 頻拍性の上室性不整脈 2. 頻発する心室早期収縮 3. 重症高血圧症（250/120以上，網膜症Ⅲ以上） 4. 重症肺高血圧症 5. 心室瘤 6. 中等度大動脈狭窄・縮窄 7. 重症心筋疾患 8. 高度の心臓拡大 9. 妊娠高血圧症候群 10. 流・早産のおそれのある妊娠後期 11. 重症甲状腺機能亢進症 12. 重症甲状腺機能低下症 13. 重症糖尿病 14. 重症貧血 15. チアノーゼを有する疾患	1. 刺激伝導異常 　(a)完全房室ブロック 　(b)完全左脚ブロック 　(c)両脚ブロック 　(d)WPW症候群 2. 高度の徐脈（sick sinus syndromeなど） 3. その他重篤な不整脈 4. 電解質異常（とくに低カリウム血症） 5. 心臓薬使用（ジギタリス，β遮断薬など） 6. 僧帽弁狭窄 7. 肥大閉塞型心筋症 8. 中等度以上の高血圧症（拡張期110以上） 9. 狭心症，冠不全 10. 高度の肥満 11. 肝障害 12. 腎障害 13. 精神・神経疾患 14. 神経・筋疾患 15. 筋肉・骨・関節疾患

（岡本登，一部改変）

表 32-3 年齢別の目標心拍数

年齢（歳）	25	30	35	40	45	50	55	60	65
予測最大心拍数	200	194	188	182	176	171	165	159	153
90%	180	174	168	163	158	153	148	143	137
85%	170	165	160	155	150	145	140	135	130

トレッドミル運動負荷試験の目標心拍数は一般に 85〜90％（亜最大心拍数）を用いる。また，予測最大心拍数＝220－年齢を用いることもある。

診断のクライテリア

1) 終了点の決め方

運動負荷では，自他覚症状を監視しながら，**必要かつ十分な負荷**をかけなければなりません（表 32-3）。それと同時に**終了点** end point の決めかたも大切です。WHO（1971 年）による end point の決め方を示します。

- a) 自覚症状：狭心痛，呼吸困難，強い息切れ，高度の疲労感，眩暈，ふらつき，四肢の疼痛
- b) 他覚症状：顔面蒼白，チアノーゼ，冷汗，あえぎ歩行や不安定な歩行，質問に対する応答が乱れてきたとき
- c) 心拍数：目標心拍数（190－年齢）を越えたとき
- d) 血圧変化：250 および/または 120 mmHg 以上の上昇，あるいは 10 mmHg 以上の血圧下降
- e) 心電図変化：①明らかな虚血性 ST-T 変化
  ②2 度以上の房室伝導障害
  ③頻発する不整脈
  ④心房粗細動
  ⑤R on T 現象
  ⑥陰性あるいは陽性 U 波

2) 心電図の評価法

- a) P 波：PV_1の陰性後成分（**Morris 指数**）が左房負荷を反映して大きくなります。
- b) ST 部分の下降：**J 型**（右上がり型 J type or upsloping），**右下がり型** downsloping，**水平型** horizontal の 3 種類があります。ST 下降は，QRS 群の終末部分である J 点から 0.08 秒の部位で，基線からの偏位を測定します（図 32-3）。

  1 mm 以上は確実に陽性所見ですが，右下がり型と水平型では 0.5 mm でも陽性と考えます。
- c) ST 部分の上昇：J 点か J 点から 0.08 秒の部位で判定します。1 mm 以上を陽性とします。
- d) T 波：陰性や平坦な T 波が陽性となり，一見正常化したように見えること

図 32-3　ST下降の3型

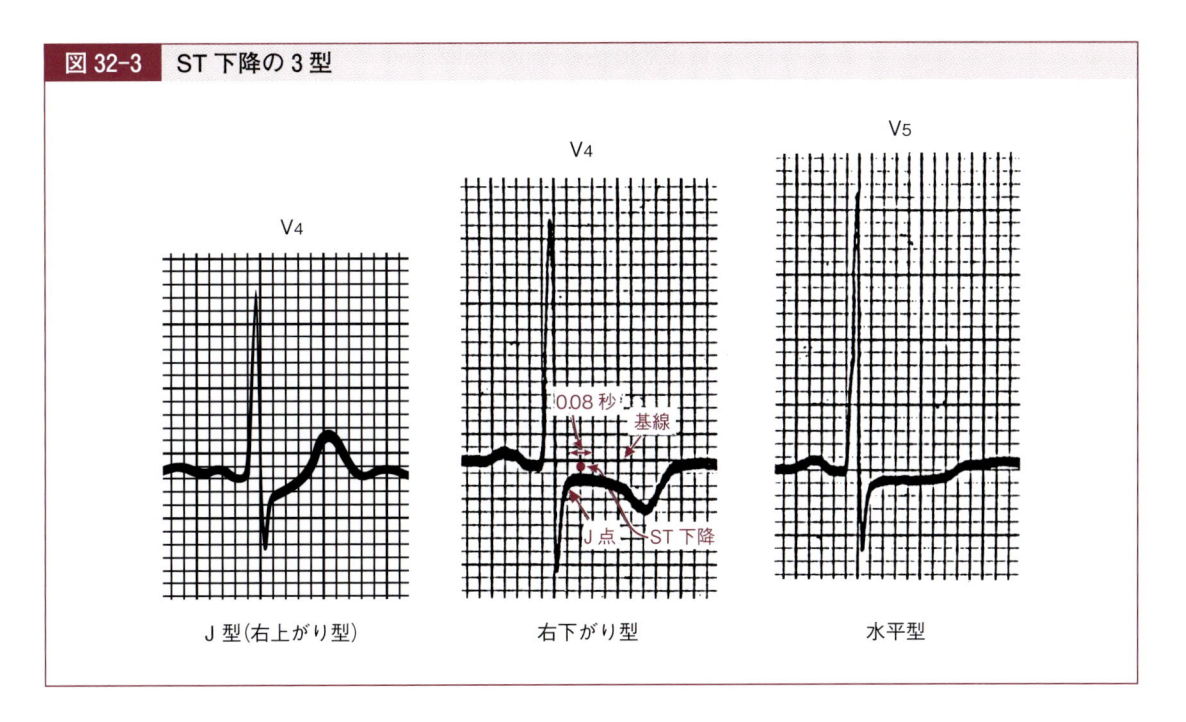

V₄　　　V₄　　　V₅

0.08秒
基線
J点　ST下降

J型(右上がり型)　　　右下がり型　　　水平型

図 32-4　Ta波によるみかけ上のST下降

P波　　Ta波　　基線

a　b

本来(正常)の基線
Ta波によるみかけ上のST下降

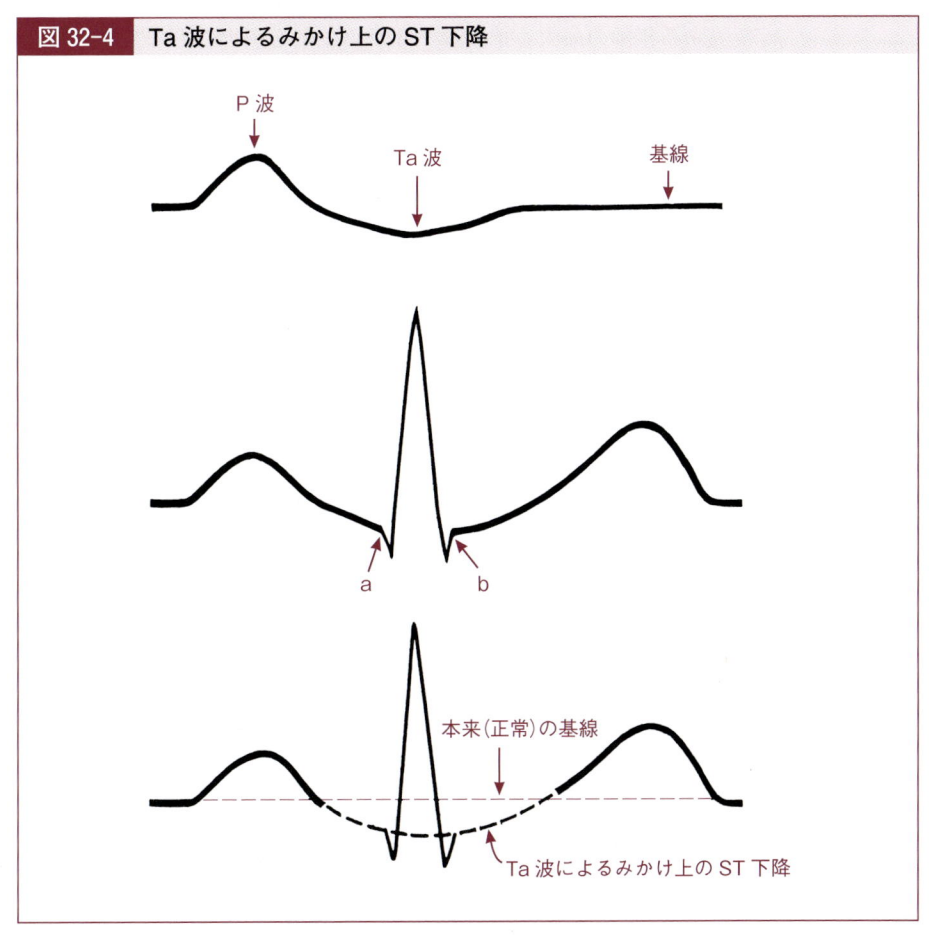

があります。**偽正常化** pseudonormalization といいます。それが意味することははわかっていません。

T波の陰性化や，もともとある陰性T波がさらに深くなったものは，陽性とみなします。

e）陰性U波：出現率はあまり高くない（20〜30%）のですが，もし出現すれば左冠動脈前下行枝中枢側の高度な狭窄か，多枝病変を示唆します。特異度はほぼ100%と非常に高い所見です。

f）陽性U波：$V_{1\sim3}$誘導に出現したときは左冠動脈回旋枝病変を示唆します。

g）不整脈：心室早期収縮，心室頻拍，心室細動，上室早期収縮，心房細動，発作性上室頻拍，房室ブロックなどがみられることがあります。もちろん中止徴候です。

3）みかけ上のST下降

頻脈になるとP波が大きくなり，P波の再分極波である**Ta波**も大きくなります。それでJ型のときは，**Ta波**を考慮して，QRS群の始まりのa点と終了点のb点が弧を描いていれば，Ta波によるみかけ上のST下降であり，異常所見とはみなしません（図32-4）。

4）重症な冠動脈病変

ある年齢の最大心拍数は220から年齢を引いたものです。その最大心拍数の70%以下の心拍数で，つぎに述べるような所見が現れたときは，左冠動脈主幹部に狭窄性病変があるか，または2枝あるいは3枝に病変があるなど重症の冠動脈病変が示唆されます（図32-5）。

a）2mm以上のST下降（右下りか水平型）
b）5誘導以上のST下降（右下りか水平型）
c）血圧の低下
d）下降したSTの回復に6分以上かかるとき

図 32-5　運動負荷試験

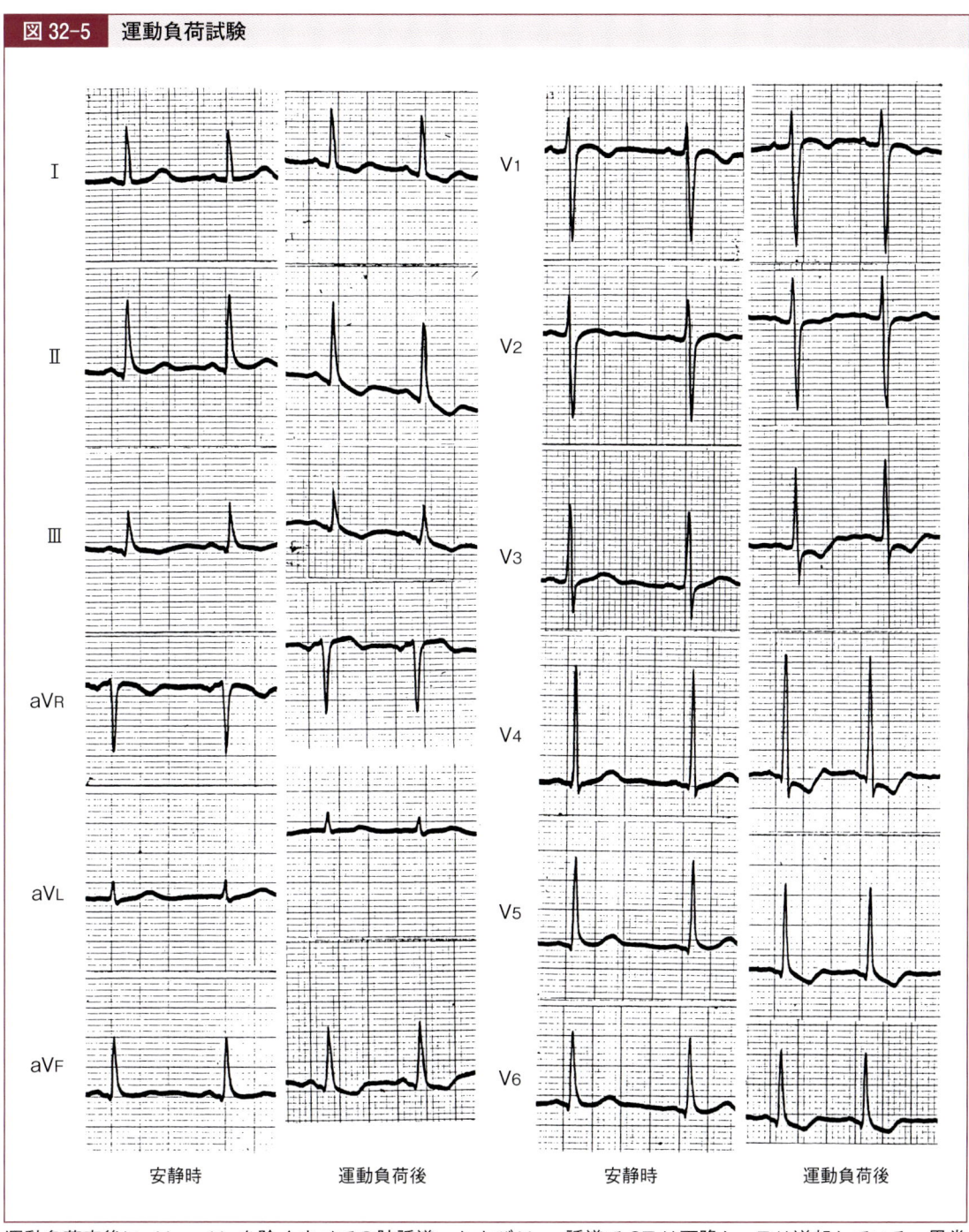

運動負荷直後に aVR・aVL を除くすべての肢誘導，および V3~6 誘導で ST は下降し，T は逆転している。異常反応を示す誘導数が多く，重症の冠動脈疾患が示唆される。

ノート

■運動負荷試験の評価

a) 運動負荷試験が最もよく用いられるのは，**虚血性心臓病の診断**と**運動耐容能力**を見届けるためです．とくに，胸痛のある患者さんが本当に狭心症であるかどうかの診断によく用いられます．

b) クライテリアの項で述べた陽性所見があっても胸痛がない場合の評価は，よほど慎重にしなければなりません．逆に心電図で陽性所見が現れない狭心症もよくあります．

c) **運動負荷試験が，狭心症を正しく診断する確率（感度）は 60～90%，正常を正常と診断する確率（特異度）は，80～90%** とされています．

d) つまり，**狭心症があっても 10～40% の患者さんは異常が出ませんし，逆に健常者でも 10～20% は陽性所見が出てしまいます．**

e) ほとんどすべての検査法は，このような限界があるので，**感度と特異度を常に頭に入れて結果を評価しなければなりません．**ともすれば検査の結果を鵜呑みにしがちですから，このことを念頭に置くことはとても大切です．重ねて強調します．

f) 狭心症は，胸痛が本当に心筋虚血によるものなのか，アナムネーゼをよく聞くという医学の原点で，ほとんど大部分は診断ができるのです．**検査は自分の診断が正しいかどうかを確認する手段**と思って下さい．

■偽陽性をきたしやすい病態

運動負荷試験で陽性所見を示しても，冠動脈に病変のない**偽陽性** false positive をきたしやすい病気や原因をまとめます．

(1) 重篤な弁膜機能異常のあるリウマチ性心疾患
(2) 他の原因による大動脈弁閉鎖不全
(3) 先天性大動脈および肺動脈狭窄
(4) 肺高血圧
(5) 慢性収縮性心膜炎
(6) 重症貧血
(7) 左室肥大
(8) 高血圧
(9) 薬物：ジギタリス，キニジン，プロカインアミド
(10) 低カリウム血症
(11) 食後の変化
(12) 過呼吸
(13) 体位の変化
(14) 血管調節の異常
(15) 僧帽弁逸脱症
(16) 漏斗胸
(17) 心室内伝導障害や WPW 症候群
(18) 中年の女性 (syndrome X)
(19) 自律神経障害

まとめ

❶ 運動負荷試験は，労作中の心臓の反応を検査する方法である。
❷ 虚血性心臓病の診断，運動耐容能の評価，薬物療法の判定などに用いられる。
❸ 運動負荷の終了点は，自覚症状や ST 下降，血圧の推移，心拍数などを目標とするが，**終了点の決め方を熟知**していなければならない。
❹ 心電図では，ST 下降のほか，PV_1 の陰性後成分，U 波の陰性化，不整脈などにも注目する。
❺ 最も一般的な適用となる狭心症の診断では，感度は 60～90%，特異度は 80～90% である。
❻ 逆にいえば，狭心症であっても 10～40% は正しく評価されないし，健常者でも 10～20% は偽陽性所見が出てしまう。
❼ ほとんどすべての検査法はこのような限界があることを銘記し，初心に帰ってアナムネーゼをよくとることを心がけるべきである。

セルフチェック 運動負荷試験について正しいものはどれか。

a．狭心症があれば誘発できる。
b．年齢別の最大心拍数は 250 - 年齢で近似できる。
c．頻脈時には La 波によって ST 下降がみられる。
d．脚ブロックや WPW 症候群では ST-T 変化を評価できない。
e．心筋虚血により陰性 U 波の出現することがある。

解説 狭心症があっても誘発できるのは 70～80%，逆に健常者でも約 10% は陽性反応を示す。年齢別の最大心拍数は 220 - 年齢が広く用いられている。頻脈時には心房興奮の再分極波である La 波ではなく Ta 波のために，みかけ上 ST が下降したように見えることがある。心筋虚血による反応として，ST 下降に先行して陰性 U 波の出現することがある。ST-T 変化がなく陰性 U 波だけが示されることもある。〔正解：d，e〕

セルフチェック 運動負荷試験を行ってもよいものはどれか。

a．うっ血性心不全
b．急性期の脳血管障害
c．陳旧性心筋梗塞
d．不安定狭心症
e．心電図における両脚ブロックの存在

解説 陳旧性心筋梗塞以外の項目は，運動負荷試験を行ってはいけない。つまり禁忌である。〔正解：c〕

33. Holter 心電図

■ 考え方のポイント

1) 12誘導心電図は，各誘導を4〜5秒しか記録しないので，10数秒で記録が終わってしまいます。
2) 動悸，息切れ，胸痛，眩暈，失神などの訴えがある場合，**症状があるときの心電図を記録することが，正しい診断と治療のためにぜひとも必要**です。
3) このような目的で，**Norman J. Holter**(1961年)は，長時間記録できる携帯用の小型心電計を開発しました。
4) この検査の最大の利点は，自覚症状や日常生活中の主な行動と心電図記録を対比して検討することにあることをよく説明して正確に記載するように指示します。
5) **Holter 心電図検査の目的**
   a) **自覚症状の精査**：動悸，眩暈，失神では頻拍性・徐拍性不整脈が関係しているのか，胸痛ではST-T波が変化しているのかを検討します。
   b) **不整脈の精査**：12誘導心電図でなんらかの不整脈が記録されており，さらに詳しく重症度や日内変動を知りたいときに検査します。
   c) **治療効果の評価**：不整脈，狭心症，心筋梗塞で，不整脈の発生頻度や程度，およびST変化が治療によってどう変わったのか評価します。
   d) **人工心臓ペースメーカーの機能**を評価するため。
   e) **無痛性心筋虚血** silent myocardial ischemia：狭心痛がなくとも虚血性ST変化が起こることが少なくありません。虚血性心臓病の患者では，Holter 心電図を一度は記録しておく必要があります。
   f) 不整脈の信頼性は高いのですが，ST-Tは体位などでかなり変化するので，評価は慎重にしなければなりません。
6) **装置と記録法**
   綺麗な記録をするためには，皮膚を前処理剤で清潔にして，電極とリード線をしっかりと固定することがとても大切です。
7) **携帯用記録器と解析装置**
   携帯用記録器(図33-1)はきわめて小型軽量で，入浴が可能な機種もあります。記録はICメモリーを用いたデジタル方式でSDメモリーカードに書き込まれます。時定数が通常の心電計と同じで波形の信頼性も高くなりました。また，音がなく静かなので睡眠も妨害しません。

図33-1 携帯用記録器

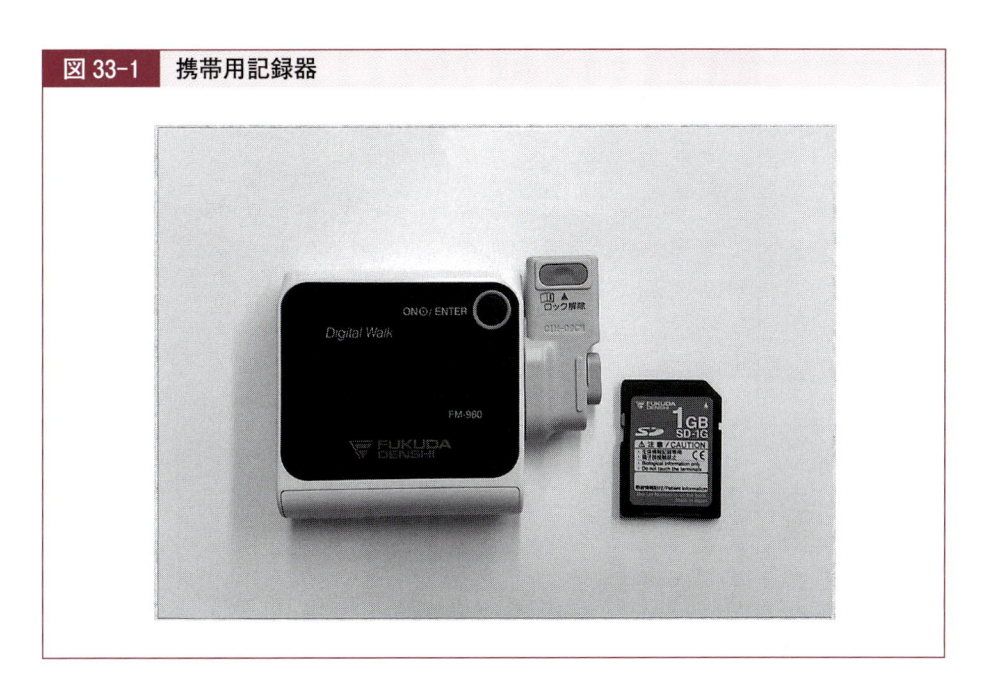

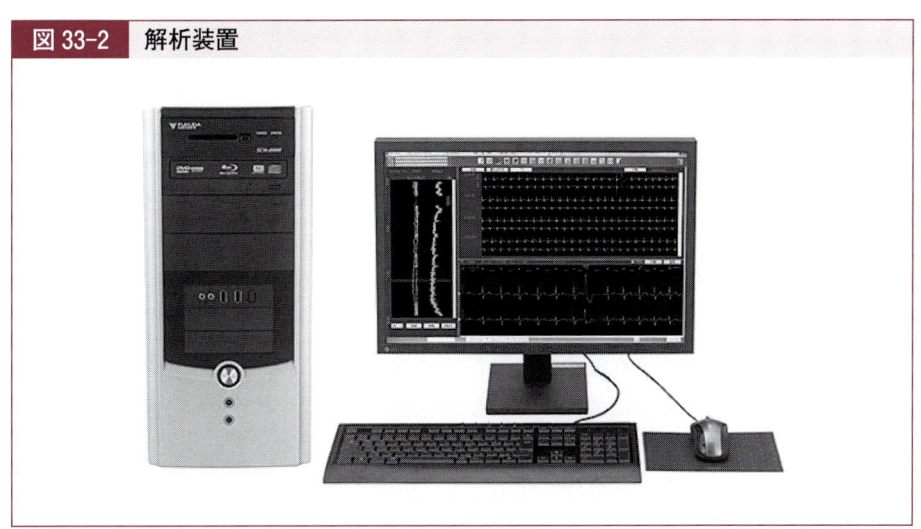

図33-2 解析装置

左側がタワー型パソコン，右側が大型画面の液晶ディスプレイ。

　解析装置(図33-2)は，解析装置を搭載したパソコン，大きめの液晶ディスプレイとプリンタで構成されます。

8) 誘導法

　Holter心電図ではNASA，CC$_5$，CM$_5$の3誘導が多用されています(図33-3)。

　CM$_5$誘導は(＋)誘導(ch1)を通常の心電図のV$_5$誘導に，(－)誘導(ch1)を胸骨上端部に付けます。CC$_5$誘導は(＋)電極(ch2)をV$_5$部位に，(－)電極(ch2)をV$_{5R}$部位に付けます。NASA誘導は(＋)電極(ch3)胸骨下端部に，(－)電極(ch3)を胸骨上端部に付けます。

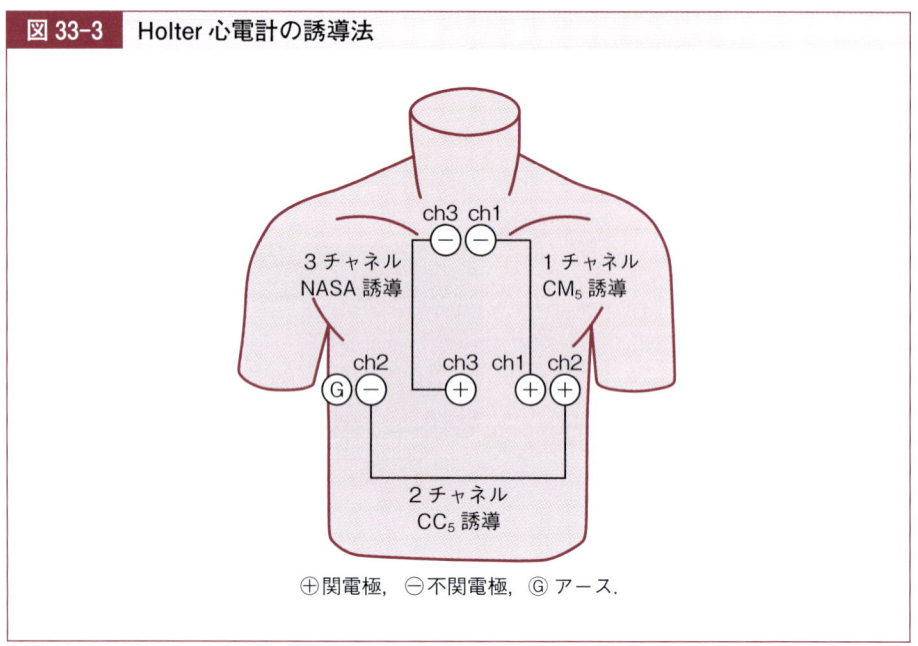

図 33-3　Holter 心電計の誘導法

⊕関電極，⊖不関電極，Ⓖアース.

⊕は関電極。⊖は不関電極。Ⓖはアース。

　CC_5 と CM_5 誘導は心電図の V_5 誘導に類似した波形が得られ，ST-T 変化をとらえるのによい誘導です。NASA 誘導は V_1 誘導に類似した波形が得られ，P 波を良好にとらえることができ，不整脈の解析に適しています。通常の Holter 心電図は NASA と CC_5 あるいは NASA と CM_5 誘導の組み合わせが用いられています。

9）長時間解析型レコーダー

　リチウム電池を使用して R-R 間隔を最大 40 日間モニタリングできる機器もあります。発作はまれであるものの患者の自覚症状が強い不整脈の診断に使用します。電極は 3 個で毎日付け替える必要はありますが，ネックストラップ式携帯ケースにセットして首から掛けて使用でき，患者さんへの負担はほとんどありません。電極は皮膚清浄用のクリームで電極接着部分を丁寧に拭いてからしっかりと接着し，リードはたるみを少なく，皮膚に直接固定して動かないようにします。最近はディスポーザブル電極の接着が非常によく，きれいな心電図が記録できます。

　V_1・V_5・aV_F 誘導相当の 3 チャネルを記録し，X・Y・Z 誘導に換算してベクトルループを合成し，逆に 12 誘導心電図を作図する方法が開発されました。必要な箇所を多誘導にすると診断価値が上がることが期待されます。

10）データの解析

　SD メモリーカードを解析器にかけると，24 時間データはあっという間に再生可能です。1 分毎の心拍数と ST 偏位（心拍数タコグラムと ST トレンドグラム）が 24 時間にわたって表示されます（図 33-4）。この情報を実際の心電波形と対比して検討します。慣れれば解析に必要な時間は 15〜20 分です。

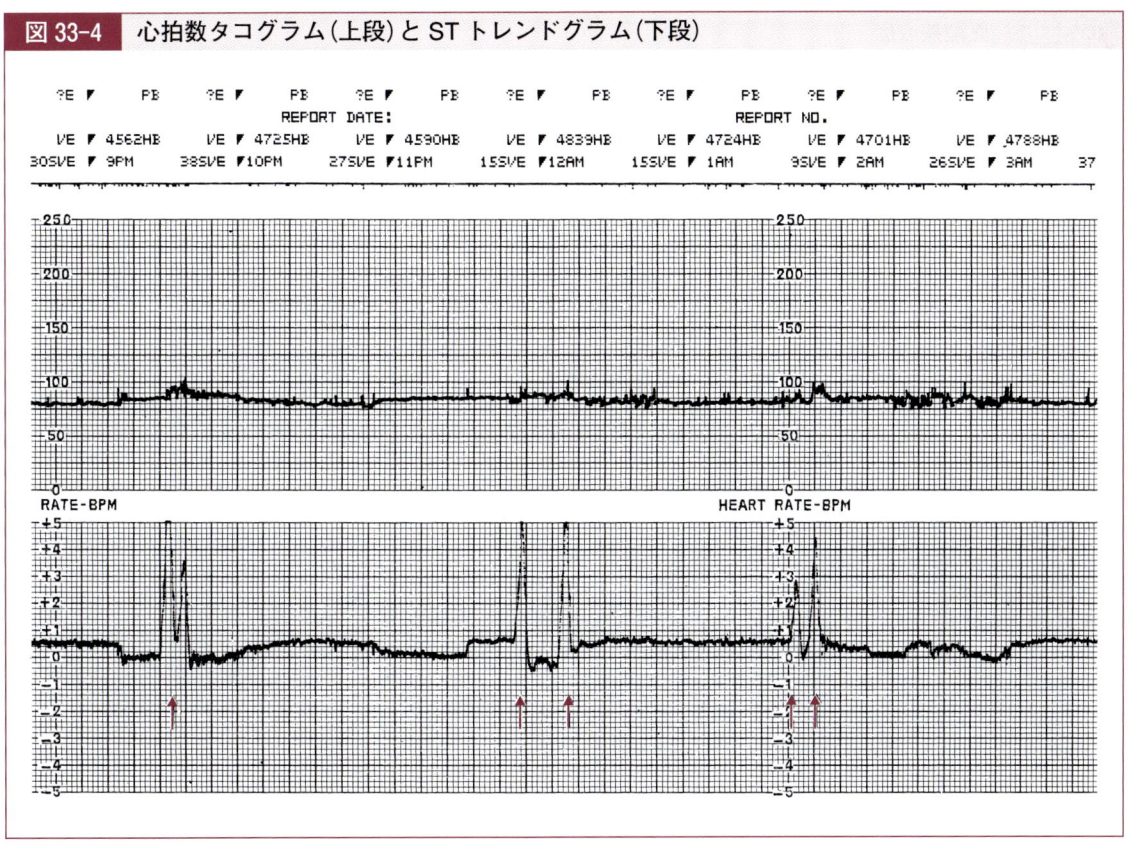

| 図 33-4 | 心拍数タコグラム（上段）と ST トレンドグラム（下段） |

矢印の部位で ST が著しく上昇している。

11）実際の症例

 a）異型狭心症の発作時（図 33-5），上段で ST 部分の著しい上昇が認められます。

 b）発作性上室頻拍と，その停止時に overdrive suppression による洞停止が認められます（図 33-6）。

 c）高度房室ブロック（図 33-7）。

図 33-5　異型狭心症

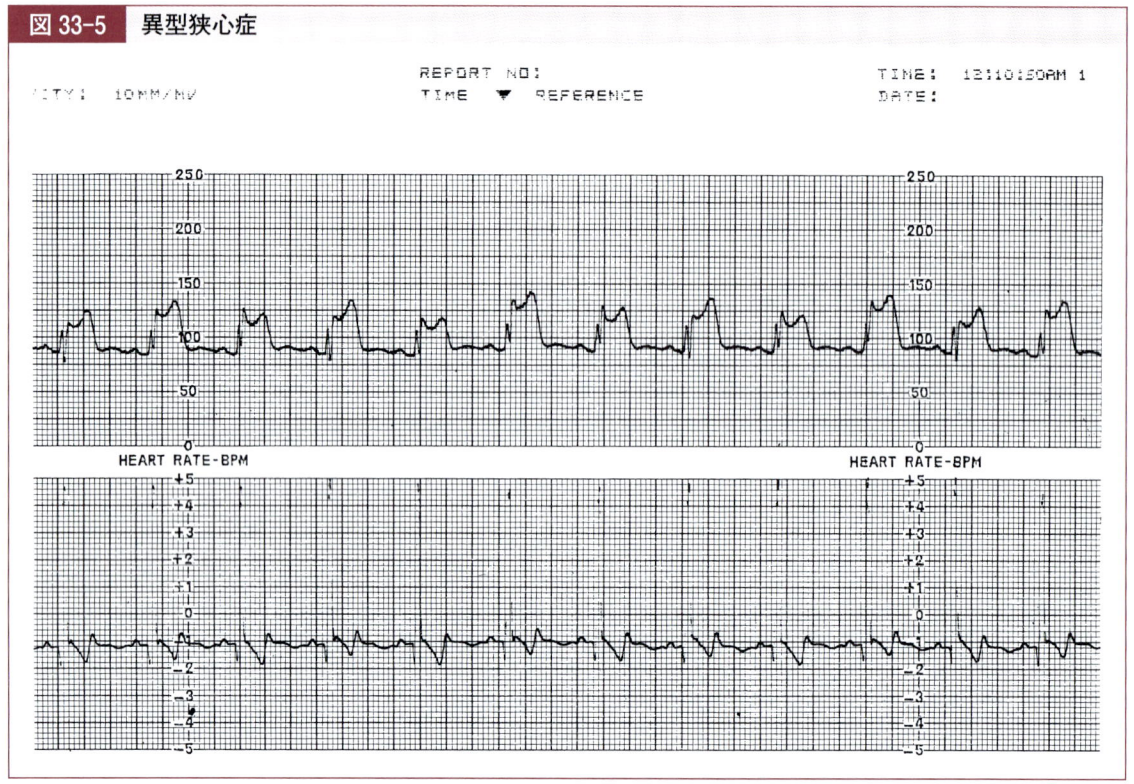

上段の CC₅ で ST が著しく上昇している。この ST 上昇は1拍ごとに高さが交替していることにも注目。

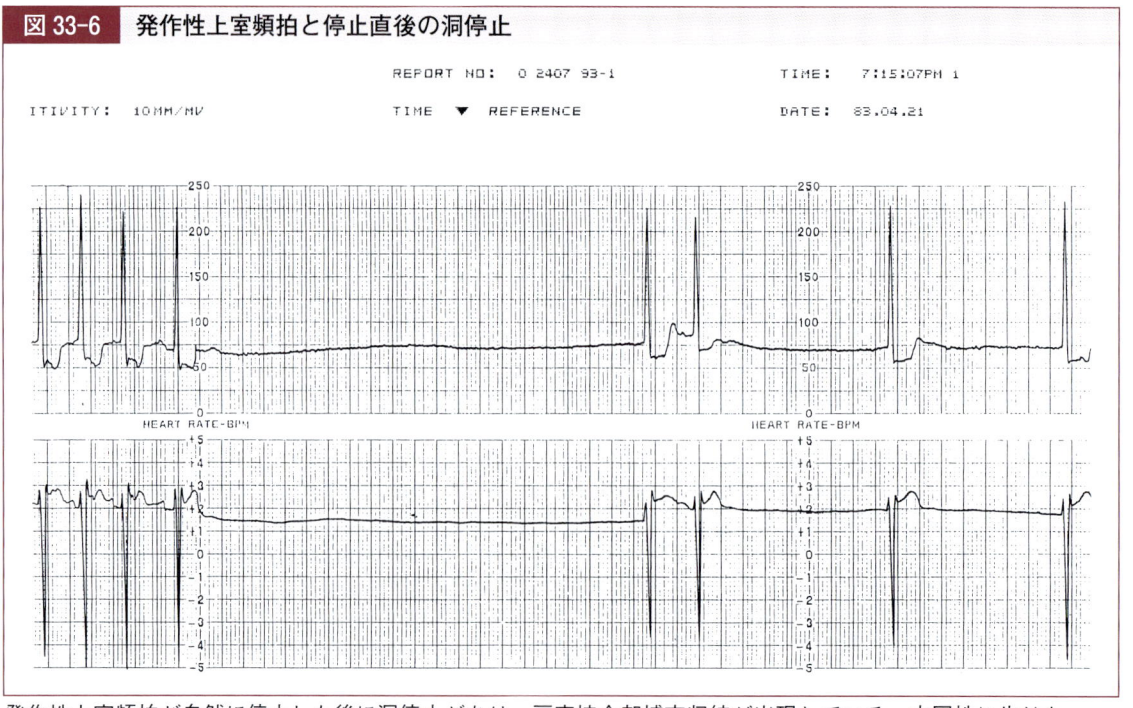

図 33-6　発作性上室頻拍と停止直後の洞停止

発作性上室頻拍が自然に停止した後に洞停止があり，房室接合部補充収縮が出現している。内因性に生じた overdrive suppression test といえる。

図 33-7　高度の房室ブロック

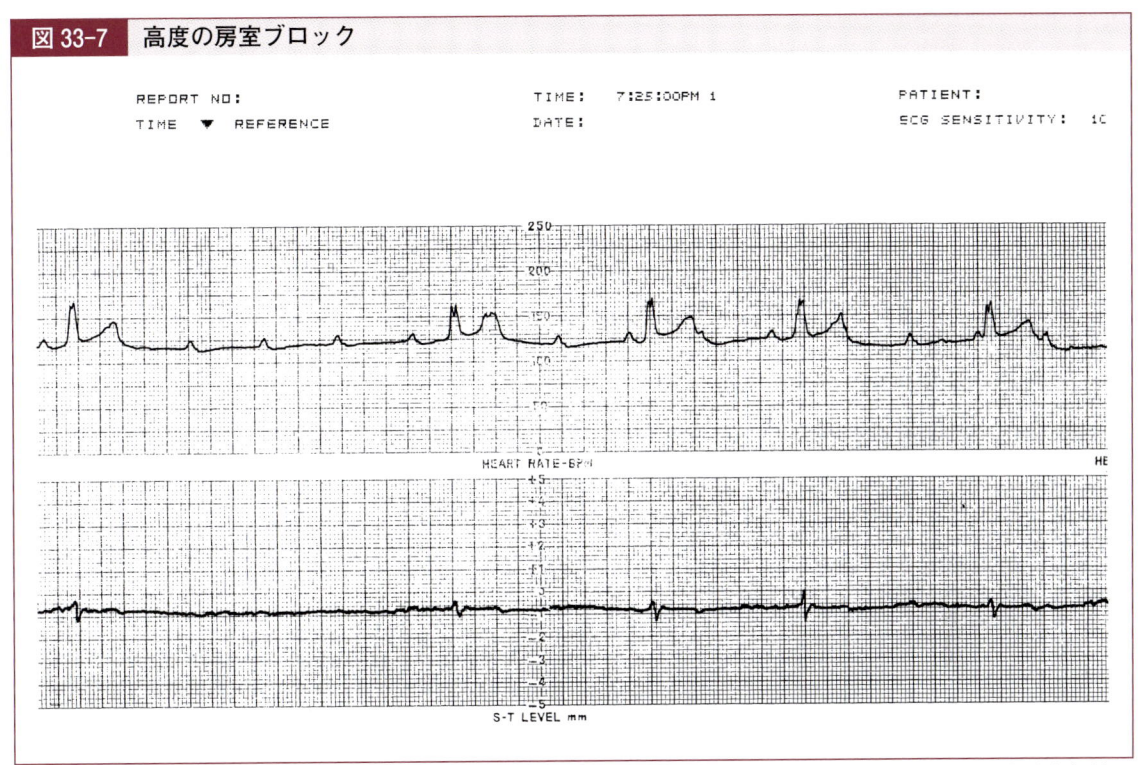

P-P 間隔は約 0.7 秒 (85/分)。おそらく 4 拍目の QRS 群は伝達性収縮であるが，その他の QRS は房室接合部性である。

まとめ

❶ Holter 心電図法は，日常生活中の自覚症状や労作との関係を心電現象と対比することができ，陽性所見が得られたときはもちろんであるが，そうでなくとも具体的にムンテラでき，良好な医師-患者関係を保つのによい検査法である。

❷ 最近の機種は心電図の記録は，SD メモリーカードを用いて，心電波形を通常の心電計と同じように正確に再生できるようになった。

❸ 虚血性心臓病では，自覚症状がなくとも，心電図に虚血性変化の示される無痛性心筋虚血 silent myocardial ischemia が少なくないので，その検出に本法は価値がある。しかし，ST-T は体位などにより大きく変動するので慎重に評価しなければならない。

❹ 薬物治療やリハビリテーションの効果を判定する際にも有用である。

❺ 機器は小型軽量化し，症状を自覚したときにイベントマークを入れることができる。日常生活中の出来事と心電現象を対比することが，この検査法の最大の利点であることを患者に話し，正確に記載するように指導することが大切である。

❻ 最近では，心電図に加えて血圧を組み込んだり，12 誘導を記録できる機器が登場し，よりいっそうの知見が得られることが期待される。

34. 人工心臓ペースメーカー

考え方のポイント

1. 人工心臓ペースメーカーとは

a）最近，IC関連の科学技術が急速に進歩した結果，人工心臓ペースメーカー機器は小型で軽く，長寿命となりました。また，さまざまな機能を備え，患者の状況に応じて体外から無線周波通信で自由にプログラムを変えることができます。

b）人工心臓ペースメーカー(artificial cardiac pacemaker)の使用は，①緊急時に心臓カテーテル法を応用して，ペースメーカー本体(図34-1)は体外に置いて用いられる**緊急(一時的)ペーシング法**と，②体内に植込まれる**永久(長期)ペーシング法**とがあります。

c）緊急ペーシング法では，急性心筋梗塞やその他の超緊急時にはベッドサイドでバルーン付カテーテル電極を鎖骨下静脈から，多少とも時間的に余裕がある場合は透視下に大腿静脈からカテーテル電極を挿入し，右室心尖部に留置します。

d）長期ペーシング法では，一般的にカテーテル電極は外頸静脈から入れて右室心尖部に留置し，ペースメーカー本体(パルス発生器)は大胸筋下または腹壁の皮下にポケットを作製して植込まれます(図34-2)。

2. 人工心臓ペースメーカーシステム(体内植込み用)

a）**パルス発生器**，先端に電極のついた**リード**およびその**接続部**からできています(図34-3)。

b）パルス発生器は，**パルスジェネレーター**ともよばれ，本体はリチウム電池で，一部にプログラム機能をプリント配線した回路が組み込まれています(図34-4)。X線写真で透視できます(図34-5)。

c）リードが植込み部から離脱しないように，先端の型にはさまざまなものがあります(図34-6)。心室用ではタインド型，スクリュー型，心房用は曲がりのついたタインドJ型，開胸して心外膜に縫い着ける心筋リードにはスーチャレスリードがあります。

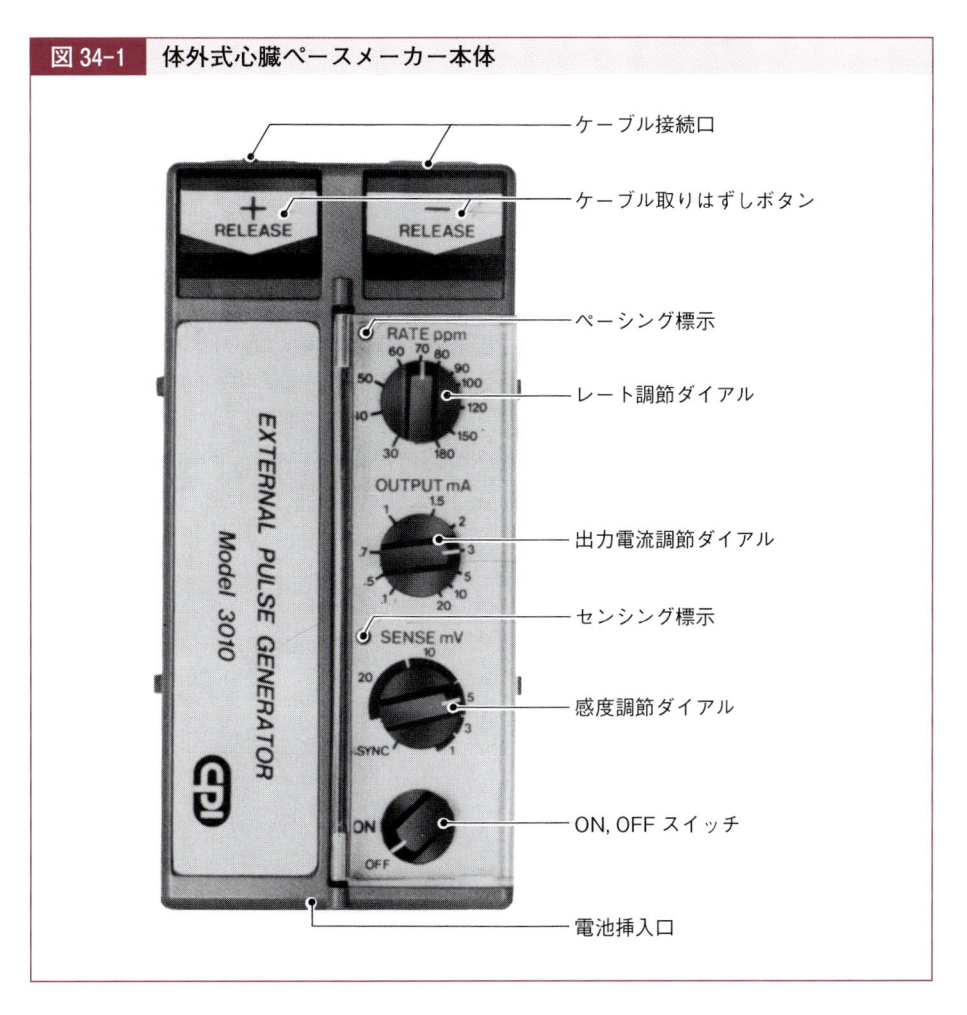

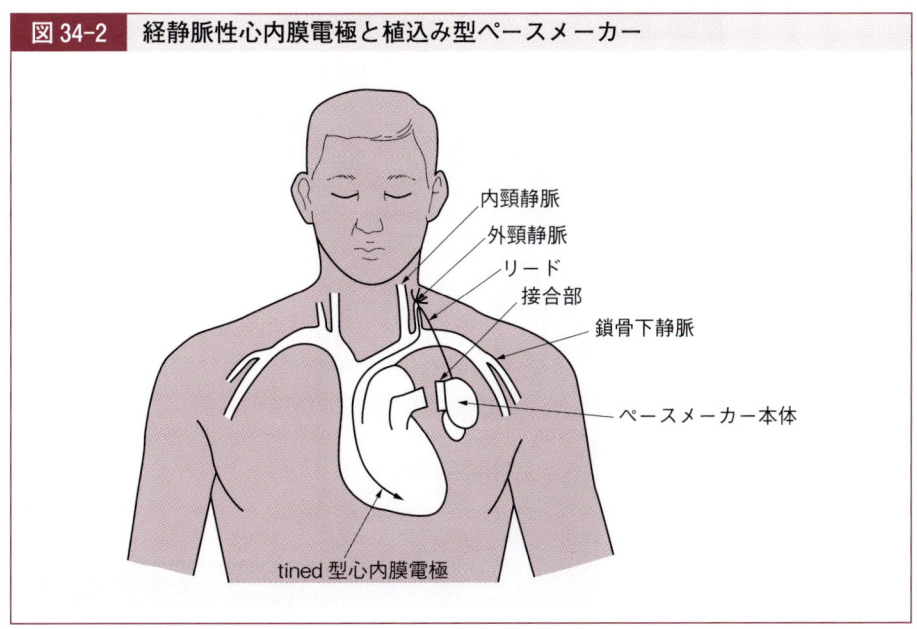

34. 人工心臓ペースメーカー　253

図 34-1　体外式心臓ペースメーカー本体

図 34-2　経静脈性心内膜電極と植込み型ペースメーカー

図 34-3 ペースメーカー

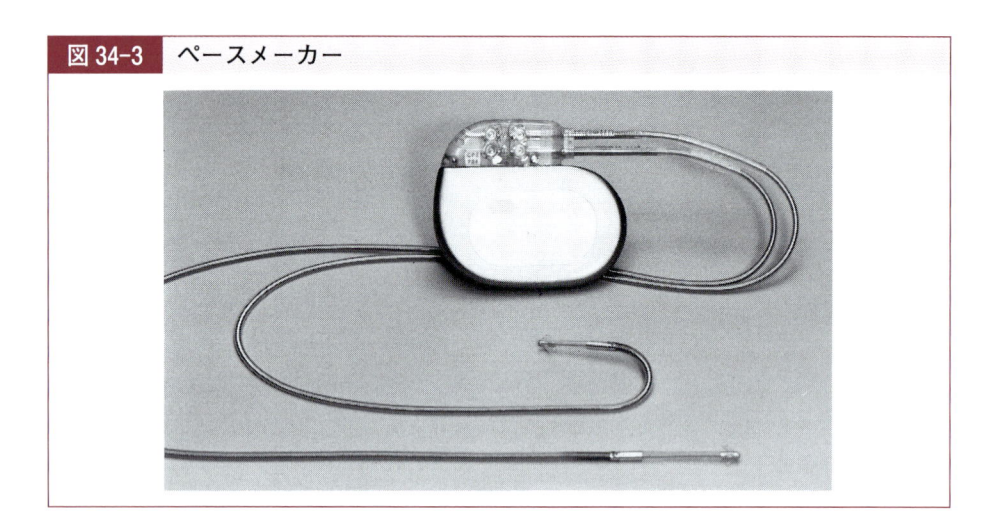

図 34-4 種々のペースメーカー本体

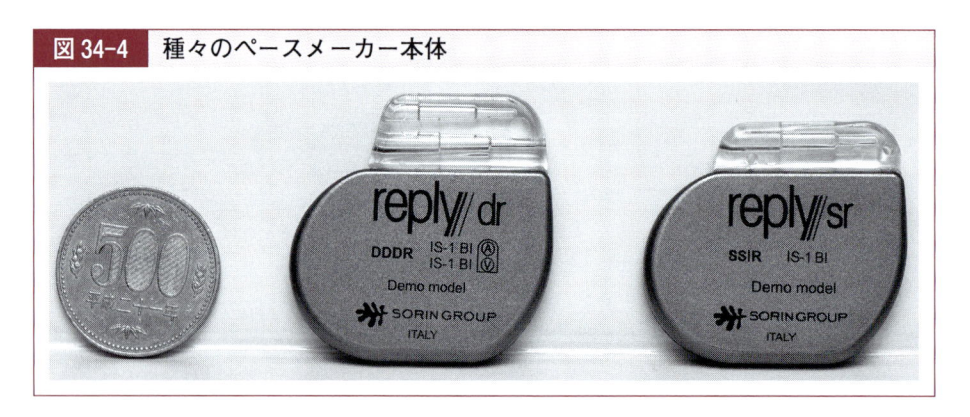

図 34-5 ペースメーカーのX線透視像

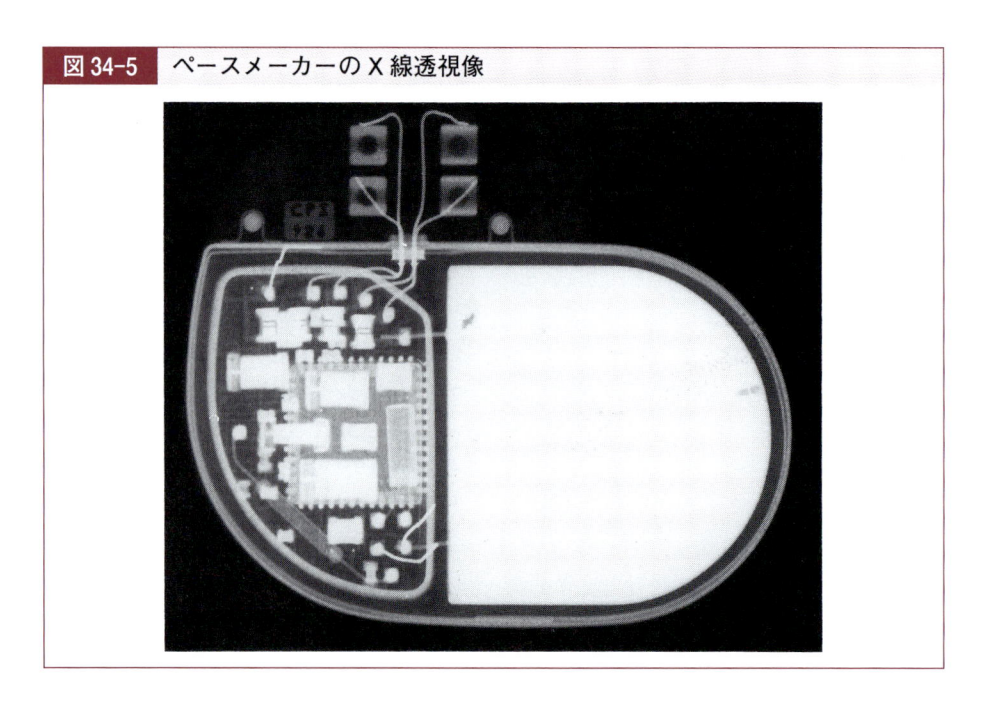

図 34-6　ペースメーカー先端の型

スーチャレス リード(心筋電極)　　双極　スクリューイン型

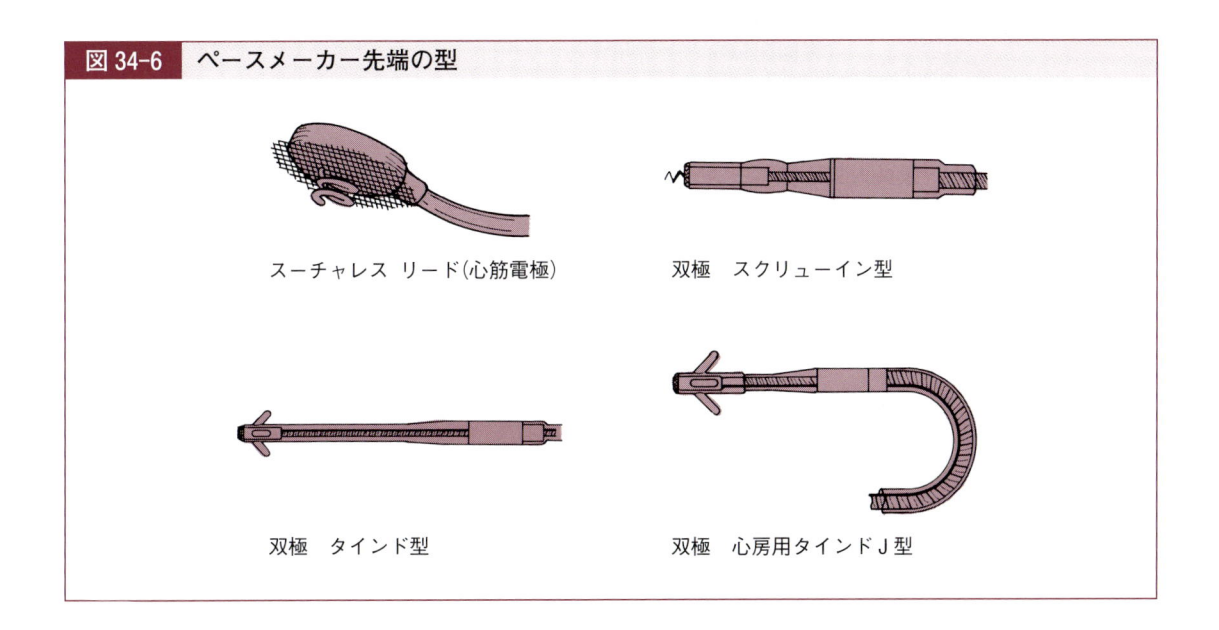

双極　タインド型　　双極　心房用タインドJ型

表 34-1　人工心臓ペースメーカー機能のコード分類(NBG, 1987)

位置	Ⅰ	Ⅱ	Ⅲ	Ⅳ	Ⅴ
項目	ペーシング (刺激)部位	センシング (感知)部位	応答様式	プログラム機能 心拍応答調整	抗頻拍機能
文字	V—心室 A—心房 D—両者 S—心房か 　心室の一方 O—なし	V—心室 A—心房 D—両者 S—心房か 　心室の一方 O—なし	T—同期型 I—抑制型 D—心房同期 　心室抑制型 O—なし	P—プログラム機能 　(心拍数と出力) M—多機能プログラム C— communicating R—レート調整 O—なし	P—ペーシング 　(頻拍抑制ペーシング) S—ショック D—P+S O—頻拍抑制機能なし

3. 人工心臓ペースメーカーの型式と機能

　ペーシング(刺激)をする部位，センシング(感知)をする部位，応答のしかたをアルファベットで表示する3文字コード表記法が一般的に用いられます。最近ではさらに複雑な機能を備えた機種があり，プログラム機能と頻拍性不整脈に対する機能を加えて，5文字表記法も必要となってきました(表34-1)。表記法は後で説明します。

4. 人工心臓ペースメーカーの適応

1) 緊急(一時的)ペーシング
    (1) 永久ペーシングの救急目的
    (2) 急性心筋梗塞時の第2度/3度房室ブロック
    (3) 心臓外科手術の直後
    (4) 不整脈診断のための電気生理学的検査
        (a) 洞不全症候群における overdrive suppression test
        (b) 発作性上室頻拍の成因や各種房室ブロックの部位診断のために His 束心

電図記録などと併用する。
（5）重篤な心室性不整脈の急性期の治療効果判定のため，発作性心室頻拍や心室細動を誘発させて薬剤の急性効果をみる。

2）永久人工心臓ペースメーカー植込みの適応

1998年に米国心臓病学会（ACC/AHA）から発表されたガイドラインを示します。

なお適応に関して，クラスⅠ：絶対的な適応，クラスⅡ：相対的な適応，Ⅱa：どちらかといえば適応，Ⅱb：必要性が確立されていない，クラスⅢ：有益とはいえないし，場合によっては有害，と3段階に分けられています。ここではクラスⅠとⅡaを示します。

①後天性房室ブロック
◉クラスⅠ
（a）第3度房室ブロック
・房室ブロックによる徐拍や症状のあるもの
・不整脈や他の疾患で薬物療法の結果生じた症候性徐拍
・3秒以上の心停止，あるいは覚醒し症状のない患者で40以下の補充調律が明らかにされているもの
・房室接合部以下のアブレーション
・手術後に生じた回復見込みのない房室ブロック
・房室ブロックのある神経筋疾患
（b）型やブロック部位にかかわらず症候性徐拍のある第2度房室ブロック

◉クラスⅡa
（a）解剖学的部位にかかわらず，無症候性の第3度房室ブロックで，覚醒時の心拍数が40/分以下のもの
（b）無症候性のMobitz Ⅱ型の第2度房室ブロック
（c）偶然に電気生理学的検査で見つかった，His束内あるいはHis束下の無症候性のMobitz Ⅰ型，第2度房室ブロック
（d）"ペースメーカー症候群"を示唆する症状があり，一時的ペーシングで症状が緩和する第1度房室ブロック

②2枝および3枝ブロック
◉クラスⅠ
（a）一過性の第3度房室ブロック
（b）Mobitz Ⅱ型の第2度房室ブロック

◉クラスⅡa
（a）心室頻拍など他の原因が除外されるが，房室ブロックによることが証明されない失神
（b）無症候性患者に電気生理学的検査で偶然HV間隔の延長（≧100 msec）が見つかったもの
（c）電気生理学的検査でペーシング誘発性のHis束下ブロック（生理的でない）が見つかったもの

③急性心筋梗塞
- ●クラスⅠ
  - (a) 両脚ブロックを伴う His-Purkinje 系の持続性第2度房室ブロック，あるいは His-Purkinje 系内または以下の第3度房室ブロック
  - (b) 一過性かつ高度(第2度または3度)の房室結節より下位の房室ブロック。ブロック部位が不確実なときは電気生理学的検査が必要である。
  - (c) 持続性かつ症候性の第2度または第3度房室ブロック
- ●クラスⅡa
  - なし

④洞不全症候群
- ●クラスⅠ
  - (a) 症状をきたし頻発する洞停止を含む明らかな症候性徐拍を伴う洞機能不全：他に代える手段のない必須で長期にわたる薬物療法によることもある。
  - (b) 症候性の変時性不全
- ●クラスⅡa
  - (a) 自然あるいは必要な薬物療法の結果生じる心拍数40/分以下の洞機能不全で，徐拍によると思われる症状が実際の徐拍との間に因果関係が証明されないとき

⑤頸動脈洞過敏症候群あるいは神経血管性症候群
- ●クラスⅠ
  - (a) 頸動脈洞刺激による反復性の失神：洞結節や房室結節を抑制する薬剤の投与なしに，軽い頸動脈圧迫で3秒以上の心室停止が誘発されるとき
- ●クラスⅡa
  - (a) 明らかな誘発的な出来事がなく過敏性心抑制反応を伴う反復性の失神
  - (b) 説明不能の失神があり，電気生理学的検査で洞機能や房室伝導の異常が見つかり，かつ誘発されるとき

⑥小児および成人における永久ペーシングの適応
- ●クラスⅠ
  - (a) 症候性の徐拍，うっ血性心不全，低心拍出を伴う高度の第2度あるいは第3度房室ブロック
  - (b) 年齢不相応の徐拍があり，それが症状と関連する洞不全症候群
  - (c) 手術後の高度第2度あるいは第3度房室ブロックで，回復が見込まれないか術後7日以上持続するとき
  - (d) 先天性第3度房室ブロックで，QRSが幅広いか，心室機能不全があるとき
  - (e) 幼児の先天性第3度房室ブロックで，心室レート50〜55/分以下あるいは先天性心疾患で心室レート70/分以下のとき
  - (f) QT延長の有無にかかわらず，ペーシングの効果が明らかにされている持

続性の徐脈依存性心室頻拍があるとき
● クラスⅡa
（a）ジギタリス以外に慢性の抗不整脈薬治療を必要とする徐脈-頻脈症候群
（b）QT延長症候群で2：1あるいは第3度房室ブロックを伴うもの
（c）複雑な先天性心疾患のある小児にみられる無症候性の洞徐脈で，安静時の心拍数＜35/分，あるいは心室レートに3秒以上の間隔があるとき

⑦ **植込み型除細動器（ICD）**
● クラスⅠ
（a）一過性あるいは可逆的な原因によらない心室細動あるいは心室頻拍による心停止
（b）自然発生の持続性心室頻拍
（c）原因不明の失神発作があり，電気生理学的検査で誘発可能な心室頻拍あるいは心室細動が，臨床的にみられるものと同じように血行動態に重大な影響を与え，薬物療法が無効か，耐えられないか，あるいは望ましくないとき
（d）冠動脈疾患，陳旧性心筋梗塞，左室機能不全を伴う非持続性心室頻拍があり，Ⅰ群の抗不整脈薬で抑制されない心室細動あるいは持続性心室頻拍が電気生理学的検査で誘発可能なとき
● クラスⅡa
なし

5. ペーシングモードの選択と適応（図34-7）

1）固定型（非同期）ペーシング
① 固定型心房ペーシング（**AOO**）：自発のPに関係なく（非同期），一定の頻度で心房ペーシングを行うレート固定型（非同期型）心房ペーシング。

図34-7　ペーシングモード

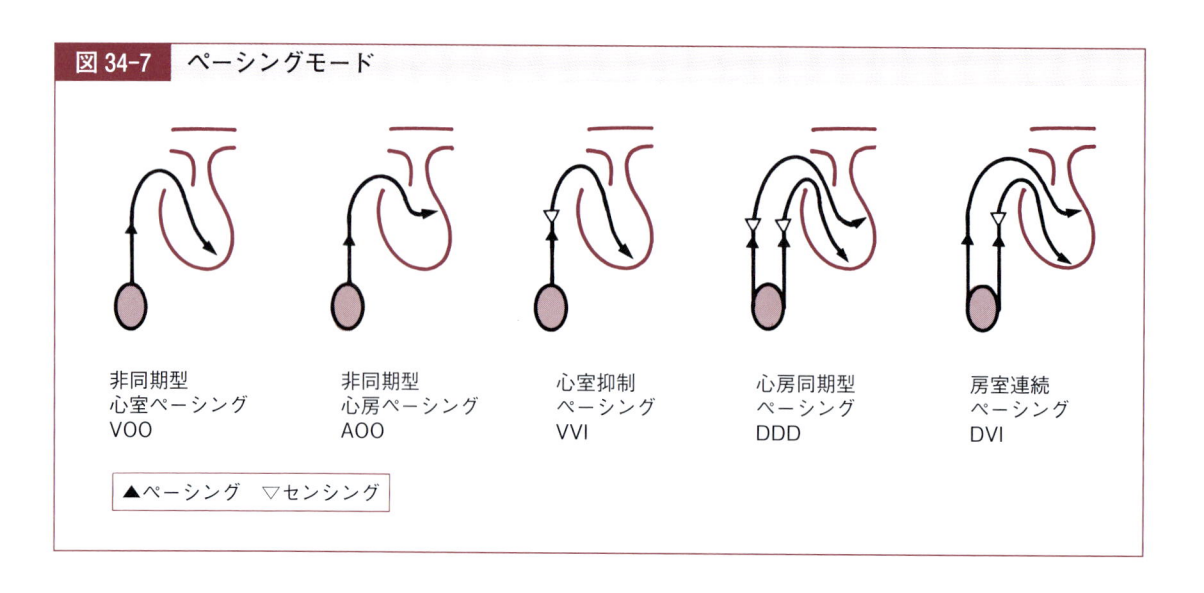

| 非同期型心室ペーシング VOO | 非同期型心房ペーシング AOO | 心室抑制ペーシング VVI | 心房同期型ペーシング DDD | 房室連続ペーシング DVI |

▲ペーシング　▽センシング

②固定型心室ペーシング(VOO)：自発のQRSに関係なく(非同期)，一定の頻度で心室ペーシングを行うレート固定型(非同期型)心室ペーシング。いずれもペースメーカーモードの原型で，強制的にペーシングする方法は現在では用いられません。

2) P波抑制型心房ペーシング(AAI)

心房でPを感知 sensing し抑制 inhibition 応答をしながら，Pが設定された間隔で出ないときにペーシングを行います。

3) R波抑制型心室ペーシング(VVI)

自発のQRSがペースメーカーの基本周期より速く出ると，それを感知してペースメーカーは信号を送りません(これが抑制)。感知したQRSの後の休止が基本周期より長いときに信号を送ります。それで応需型 demand type のペーシングともいいます。ペースメーカーが右室心尖部(最もよい部位)に植込まれると，**心電図は著しい左軸偏位を伴う完全左脚ブロック型**を示します(図34-8)。このパターンを認識しておくことはとても大切です。

ノート

■ 経食道ペーシング

食道は左房後面に接しているため，食道誘導心電図としてP波を同定したり，心房ペーシングを代用するなど，広い応用範囲があります。

1) 食道誘導心電図

12誘導心電図でP波が明らかでない場合，P波を明確に同定し，幅の広いQRSを伴う頻拍や発作性上室頻拍の鑑別診断などに利用できます。成人では門歯から35 cm前後の部位が最適です。

2) 経食道ペーシング

a) 洞不全症候群の緊急ペースメーキング：真の救急時に，経静脈性ペースメーカーを準備するために用います。心房で刺激するので，房室ブロックは適応になりません。

b) overdrive suppression test や室房/房室伝導の評価

c) 心房粗動やリエントリー性発作性上室頻拍の停止

d) torsades de pointes の予防：QT延長症候群で torsades de pointes が頻発するとき，心拍数を増加させて予防することがあります。

■ 新しい人工心臓ペースメーカー治療

【発作性心房細動】

心房細動を起こす患者さんは解剖学的に心房筋の変性や線維化があり，電気生理学的に心房内伝導障害に加えて，部位による不応期の長短があるなど，リエントリーが起こりやすい素地があります。最近，心房内の2箇所(右心耳とBachmann束あるいは右心耳と冠静脈洞)で同時にペーシングして心房内の興奮伝導をよくすると，心房早期収縮の発生を抑制するなど，心房細動の発生を予防できるとされています。

さらに欧米では常に心拍数をモニターし，それより5～10拍多い頻度でペーシングする心拍数適応型 rate adaptation のペースメーカーも同様の目的で治験されています。

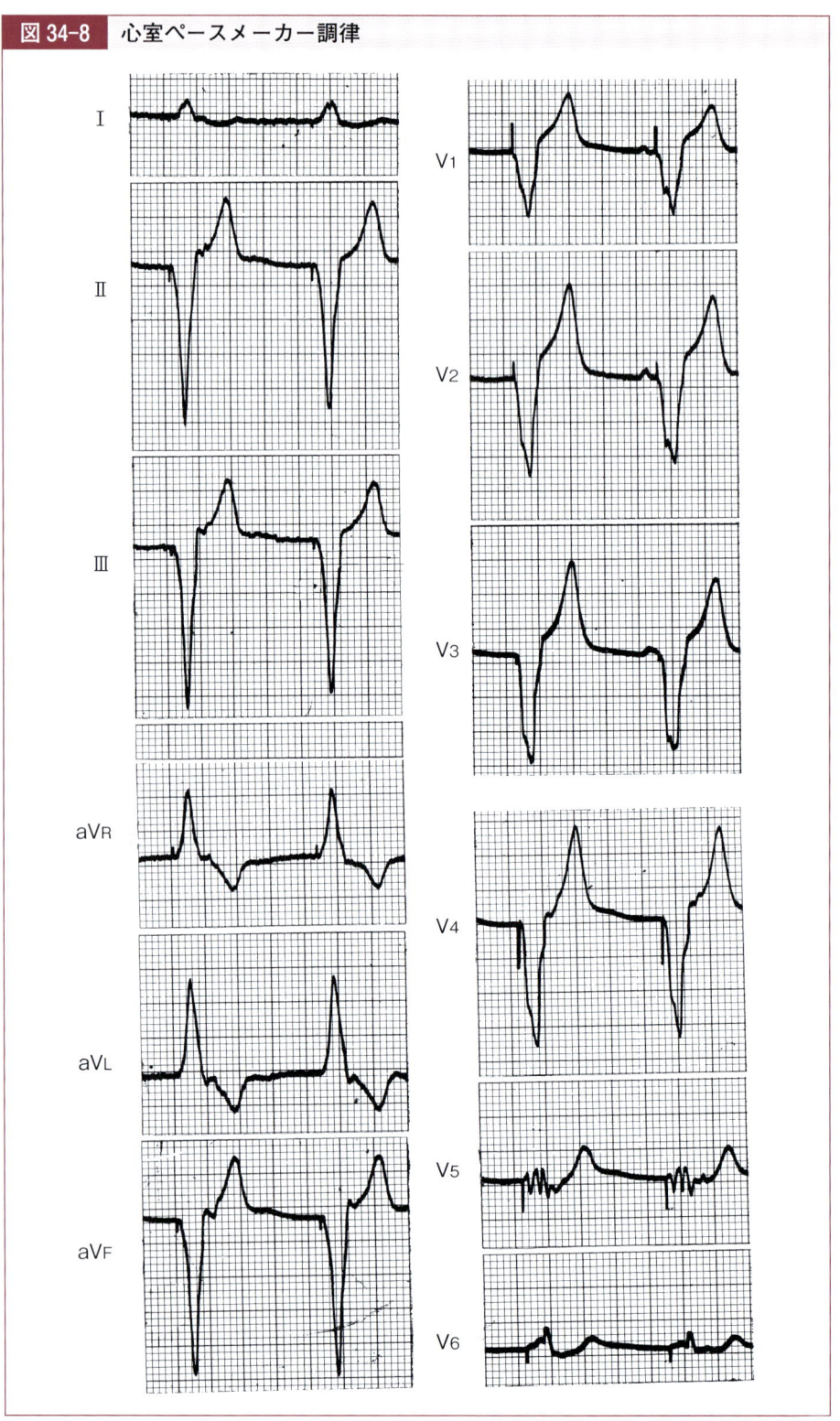

図34-8　心室ペースメーカー調律

QRS群はスパイクで始まっており，左脚ブロックパターンを示し，電気軸は著しく左軸偏位している。

図 34-9　DDD ペースメーカー

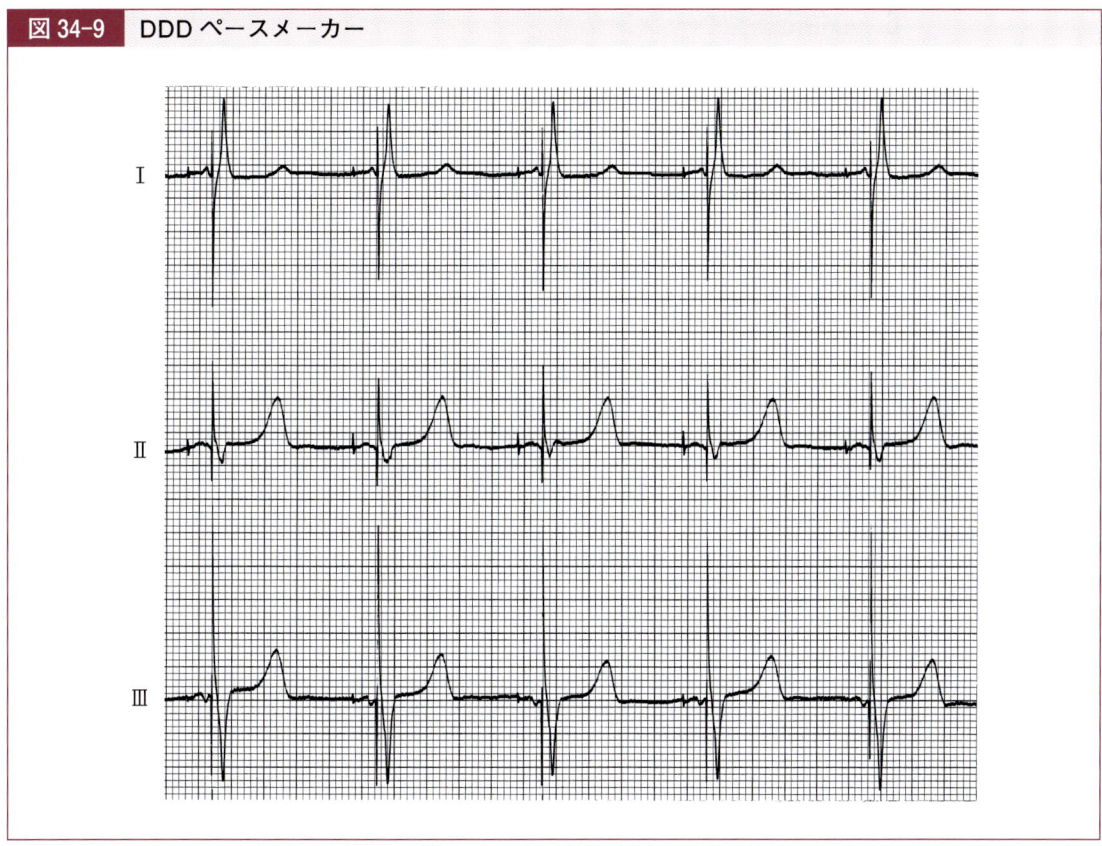

ペースメーカーのスパイクが 2 つあり，P 波と QRS 群が電気刺激によって生じている。

4) **P 波同期型ペーシング**

①**心房同期心室抑制型ペーシング(VDD)**：自発の P を感知して，設定間隔の後 QRS が出ないと心室ペーシングを行う様式です。

②**生理的ペーシング(DDD)**：心房と心室が，刺激と感知機能を備えもつ最も生理的なペーシングモードで，**ユニバーサル** universal あるいは**完全自動型** full automatic ペーシングともよばれます(図 34-9)。

5) **R 波抑制型心房順次ペーシング(DVI)**

VVI に心房刺激機能をつけて房室連続ペーシングするものが DVI です。すなわち，心房を刺激する前に自発の QRS を感知すると，つぎの心房刺激を中止します。そして，その時点からつぎの心房刺激までの周期が始まります。

6) VVI と AAI は機種が同じでリードが 1 本なので **SSI**(S は single)とよばれることもあります。その他のリードが 2 本のものは dual です。

日本不整脈デバイス工業会の調査によると，わが国で 2012 年に行われた人工心臓ペースメーカー植込みは，新規が 38,893 例，交換が 20,548 例の合計 59,441 例でした。内訳は，シングルチャンバーが 12,163 例，デュアルチャンバー以上が 47,278 例です。その他，ICD が 5,594 例，CRT-D が 3,371 例に植込まれました。

6. 心拍応答型ペーシング

　ペースメーカーの心拍数は 60〜70 に固定されています。若〜壮年者では，身体活動(生体の需要)に応じて心拍数が増える"**心拍応答型ペースメーカー** rate responsive pacemaker"のほうが生理的です。刺激発生を制御する指標には，加速度センサーにより体動を感知するもの，分時換気量，血液温，QT 間隔などあり，体動と分時換気量両者の信号を完全に混合して制御する機種もあります。心拍数の変動幅，運動の程度による反応の仕方，心拍数の上昇・下降時間は任意に設定できます。表示はAAIR，VVIR，DDDR などとなります。

7. ヒステリシス

　応需型のペースメーカーは一定の心拍数でペーシングを行いますが，自己心拍が設定した R-R 間隔より延長したときに作動する機構をもっています。この機構がヒステリシス hysteresis です。つまり，パルス発生器の補充間隔は自発の QRS を感知してから次のペースメーカー刺激が出るまでとなり，設定した心拍数の R-R 間隔より長くなります。これは自己心拍(洞調律)をできるだけ維持させるためです。補充間隔 1,000 msec，基本周期 857 msec(基本心拍数 70)のヒステリシス機構をもつペースメーカーは，自発の心拍数が 60 になって初めて作動します。しかしいったんペーシングを始めると，洞収縮が基本周期より早く出ない限り，ペースメーカー調律のままです。

　この機構は現在はほとんど使用されていないようですが，ペースメーカー心電図を読むときに必要な事項です。

8. 心臓再同期療法

　慢性心不全は，多彩な心疾患に起因する症候群です。自・他覚症状が顕在化するにつれて，生命予後は急速に悪化します。左脚ブロック型で QRS 幅が広い(130 msec≦)心不全では，興奮伝播様式に変化が起こり，収縮のタイミングにズレ(**同期不全** mechanical dyssynchrony)が生じます。その結果，左室収縮は非効率的となり，血圧が低下し，等容収縮期が延長し，拡張機能が低下し，僧帽弁や大動脈弁の開閉が遅れます。したがって，ポンプとしての効率がとても悪くなります。

　これを克服し，興奮収縮連関を調整し，右房・右室・左室の同調性を取り戻すために，心臓再同期療法(cardiac resynchronization therapy＝CRT)が開発されました。3 本のリードを経皮的に心臓に挿入します。1 本めは右房，2 本めは右室，3 本めは左室です。左室へは，経静脈的に冠静脈洞から冠静脈分枝に挿入し，左室自由壁を心外膜側からペーシングします(図 34-10)。右房ペーシングは，洞調律の場合，心房-心室間を至的間隔にするためです。

　こうして，**房室間，心室間の再同期を計ります**。その結果，心室容積が減少し，駆出率が増大し，心拍出量が増加し，僧帽弁逆流量が減少することがねらいです。

　リモデリング remodeling とは機械的負荷，神経-体液性因子，炎症反応，酸化ストレスあるいは遺伝的要因により，左室の容積や形状および機能を悪い方向へ導く過

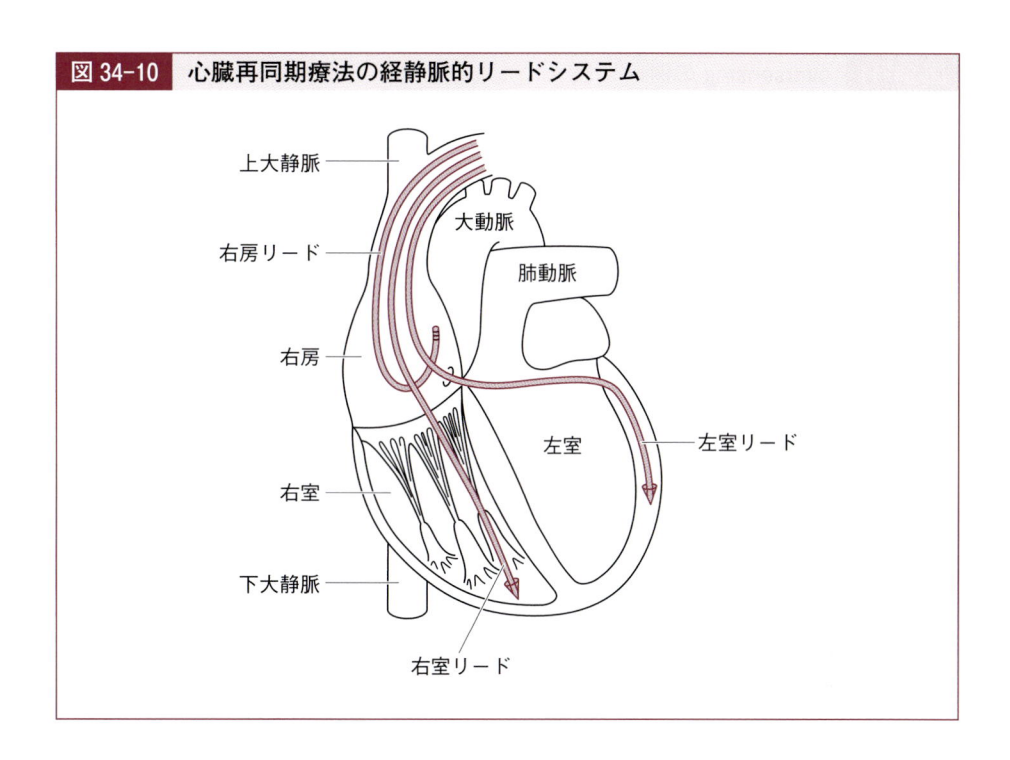

図 34-10 心臓再同期療法の経静脈的リードシステム

程を指します。心臓再同期療法は，リモデリングを逆転させ，**逆リモデリング** reverse remodeling へ導きます。

9. 人工心臓ペースメーカーの合併症
 (1) 電極の離脱やフローティング
 (2) リードの破損や接続不良
 (3) 絶縁の不良
 (4) 電池の消耗
 (5) 電子機構の故障
 (6) 外部の電磁信号による干渉
 (7) 不十分な QRS 信号による過小感知
 (8) その逆の過大感知(図 34-11)
 (9) 刺激閾値の上昇
 (10) 心臓の穿孔
 (11) Twiddler 症候群：パルス発生器が植込み部内で動いてリードをねじってしまうと，リードの破損や電極移動などを起こす原因となります。

10. ペースメーカー症候群
 a) ペースメーカーを植込んで，心拍数は回復しても，動悸，息切れ，疲れやすい感じなどが増強し，心不全がかえって悪くなることがあります。医原病といえるもので，現在ではまずないでしょうが考え方として理解して下さい。

264 Ⅴ．その他の心電図検査・人工心臓ペースメーカー

図 34-11 oversensing の例

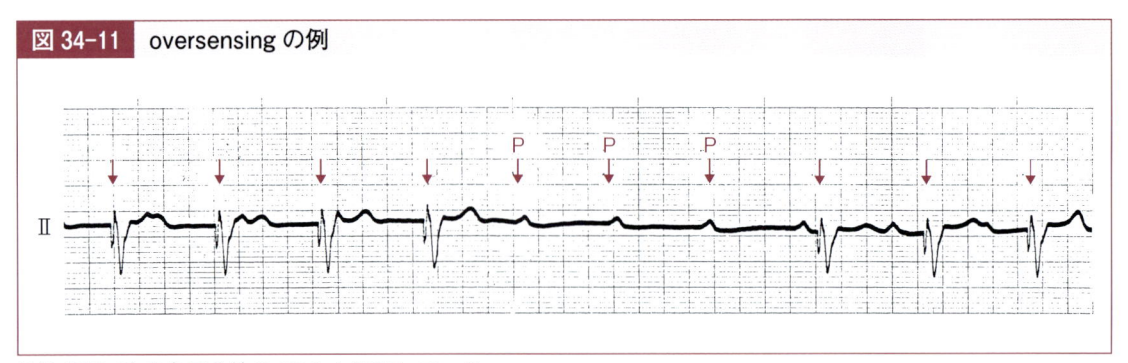

P（矢印の P）を自己心拍の QRS と誤認している。

図 34-12 ペースメーカー症候群

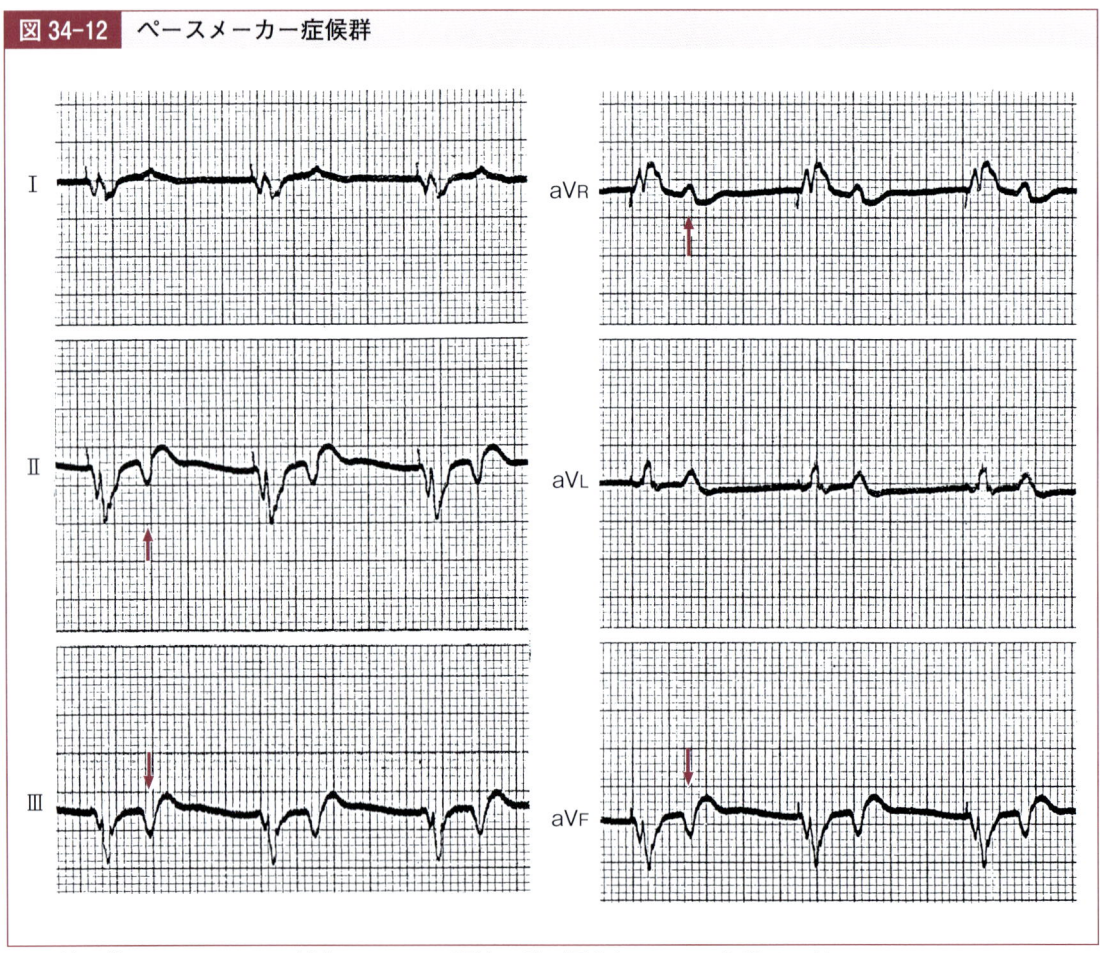

QRS 波の後に Ⅱ・Ⅲ・aV_F で逆転し，aV_R で陽性 P 波が示されている。矢印は P 波。

b）これは洞不全症候群に心室ペーシングを行ったときによくみられます。P波の後にスパイクが入りQRS波が続くときは、正常の房室伝導となり心房から心室へ血液が流入するので、血行動態は良好に維持されます。

c）ところが、QRS波の後に逆行性P波が出現することが問題となります（図34-12）。すなわち、心室をペーシングして心室が収縮すると、その圧によって房室弁も閉じます。

d）そのときにP波が出て心房が収縮しても血液は心室に流れ込めないので、心房内圧は高くなります。

e）そのため右房内の血液は上下大静脈へ逆流し、左房内の血液は肺静脈へ逆流します。その結果、心臓へ帰ってくる血液が減って心拍出量は少なくなり、血圧も低くなります。これがペースメーカー症候群の機序です。

まとめ

❶ 人工心臓ペースメーカーは、緊急時に体外式に用いられる緊急ペーシングと、体内に植込まれる長期ペーシングとがある。

❷ 主として徐拍性不整脈の治療に用いられるが、最近では難治性の頻拍性不整脈や致死的心室性不整脈の治療にも応用されている。

❸ 人工心臓ペースメーカーの型式と機能は、ペーシング部位、センシング部位、応答様式をアルファベットで示す3文字コード表記法が基本である。

❹ ペーシングモードは適応をよく検討して選択することが大切。実際的にはVVI（R）とDDD（R）が大部分を占め、残りがVDD（R），AAI（R）である。

❺ 若～壮年者には体動などを指標として心拍数を変化できる、生理機能を付加した"心拍応答型ペースメーカー"がある。

❻ 人工心臓ペースメーカーの合併症には、電子機構やリードの障害、閾値の上昇、信号の過大評価や過小評価、心臓の穿孔などがある。

❼ ペースメーカー症候群は、QRSの後に逆行性Pの出現することが主な原因となり、動悸、息切れ、疲れやすい感じなどが増強したり、心不全がかえって増強する症候群である。

❽ 人工心臓ペースメーカーの新しい治療法として、発作性心房細動や左室内伝導障害を有する心不全治療へ応用されている。

セルフチェック　人工心臓ペースメーカーについて正しいものはどれか。

　　　a．DDDはユニバーサルペーシングである。
　　　b．3文字コード表記の3番目の文字はセンシング部位を表す。
　　　c．QRSの電位が低すぎるとundersensingになることがある。
　　　d．洞不全症候群にVVIを植込むとかえって心不全が悪化することがある。
　　　e．右室心尖部に植込むとQRSは右軸偏位，完全右脚ブロック型を示す。

解説　3文字コード表記では順にペーシング部位，センシング部位，応答様式を示す。QRS群の電位が低すぎると，P波をQRS群と誤認してペーシングしない。つまり過大感知oversensingになることがある。洞不全症候群は房室伝導障害がないので，VVIを植込むと，興奮は心室から心房へ逆転導し，QRS直後に逆行性のP波が出現し，心房収縮が起こる。この時期は心房は拡張期なので，静脈還流が障害され心不全が悪化することがある。ペースメーカー症候群である。右室心尖部に植込むと興奮は下から上へ向かい，QRS電気軸は下から上，つまり極端に左軸偏位する。また右室が先に興奮するから左脚の興奮は遅れ，完全左脚ブロック型となる。〔正解：a，d〕

用語解説

【欧文】

Adams-Stokes 症候群
極端な頻拍性または徐拍性不整脈時に，心拍出量が低下して，脳血流が障害されたために眩暈，立ちくらみ，失神などが起こる症候群。

A-H ブロック
His 束上ブロックと同義。

Brugada 症候群
心電図で $V_{1·2}$ 誘導で J 波があり，coved 型の ST 上昇を呈し，原因不明の心室細動を合併する症候群。

CK
骨格筋や心筋などの興奮性を持つ細胞のエネルギー代謝に重要な役割を果たす酵素。心筋では MB 型が多い。

Eisenmenger 症候群
左→右短絡の先天性心臓病で，肺高血圧が進行して，右→左短絡となりチアノーゼを示すようになった病態。

en salvos
short run と同義。

Fallot 四徴症
右室肥大，肺動脈狭窄，心室中隔欠損，大動脈騎乗を合併する先天性心疾患。

His 束下ブロック
His 束より下位に伝導障害が示される房室ブロック。

His 束上ブロック
His 束より上位に伝導障害が示される房室ブロック。

His 束内ブロック
His 束に伝導障害が示される房室ブロック。

Holter 心電図
Holter が開発した携帯用心電計による長時間 (24〜48 時間) 心電図記録法。日常生活中の出来事と心電図を対比できることが最大の長所。

HV ブロック
His 束下ブロックと同義。

James 線維
心房から房室結節をバイパスして His 束に連絡する副伝導路。⇨LGL 症候群。

Jervell and Lange-Nielsen 症候群
QT 延長に先天性聾を伴い，常染色体劣性遺伝を示す症候群。

J 点
QRS の終末点。ST 部分への移行点という意味から Junction の J をとり，J 点とよぶ。

Kent 束
心房と心室とを連絡する副伝導路。左右のいずれかにあるが，まれに両方や数本存在することもある。健常者にもみられるが，生理的に存在するものではない。

LGL 症候群
房室結節をバイパスする James 線維束があるために，QRS 幅は正常であるが，PQ 短縮を示し，発作性上室頻拍を伴うもの。

Lown 分類
急性心筋梗塞でみられる心室早期収縮を，重症度によって分類したもの。

Mobitz Ⅰ型の第 2 度房室ブロック
房室伝導が徐々に悪くなり，ついに途絶える現象 (Wenckebach 現象) を周期的に (通常は数拍〜8 拍) に起こす状態。PQ 時間が徐々に延長して QRS を欠く現象を繰り返す。多くは A-H ブロックである。

Mobitz Ⅱ型の第 2 度房室ブロック
房室伝導は正常に保たれているが，突然に途絶える型の房室伝導障害。PQ 時間は正常であるが突然 QRS が欠落する。多くは H-V ブロックである。

Morris 指数
P の陰性後成分の振幅 (等号をつけて mm で表す) と幅 (秒) をかけ合わせた値。基準値は −0.03 mm・sec より大きい (絶対値が小)。⇨左房負荷。

overdrive suppression test
洞不全症候群を診断するための検査法。

PQ 間隔
P の始まりから QRS の始まりまでの時間間隔。基準値は 0.12〜0.20 秒。PR 間隔と同義。

P 波
心房の脱分極によって描かれる波形。

QRS 波形群
心室の脱分極によって描かれる波形。

QT 延長症候群
QT 延長，失神発作，時に突然死を主徴とする遺伝性や薬剤に基づく疾患。

QT 間隔
QRS 群の始まりから T の終わりまでの時間間隔。多くは心拍数に依存する。

R on T
心室早期収縮が T の頂点付近に出現したもの。⇨受攻期。

R progression
胸部誘導の R が V_1 から V_5 まで順に高さを増し，V_6 が少し低くなる正常のパターン。

reciprocal change
対側性変化。ある部位の現象が，ほぼ反対側からみた場合に示される変化。たとえば急性前壁中隔梗塞で $V_{1〜4}$ の ST が上昇すると II・III・aV_F で ST 下降が示されること。

Romano-Ward 症候群
先天性聾唖を伴わない，常染色体優性遺伝を示す QT 延長症候群。

Rosenbaum の A 型
Kent 束が左房-左室間にあると興奮は左脚側を早く通り，右脚側は遅れて興奮するため右脚ブロックに近い QRS 群を示し，V_1 が R ないしは Rs 型を示す WPW 症候群。

Rosenbaum の B 型
Kent 束が右房-右室間にあるため左脚の刺激伝導が遅れ，V_1 が rS または QS 型を示す WPW 症候群。

short run
早期収縮が 3 拍以上続いたもの。en salvos と同義。

Sokolow-Lyon の診断基準
心室肥大の診断基準。左室肥大と右室肥大とがある。

ST 下降
ST 部分が下降するもの。右下がり型，水平型，右上がり型 (J 型)，ストレインパターン，盆状降下がある。

ST 上昇
ST 部分の上昇。⇨急性心筋梗塞など。

ST 部分
QRS と T の間の部分。心室興奮の極期から再分極が始まるあたりに相当する。正常では P 波の始まりを結んだ線上にある。

Ta 波
心房の再分極によって生じる波。心房 (atrium) の T 波を意味する略語。P 波とは逆方向になる。

torsades de pointes
QRS 群があたかも Cheyne-Stokes 呼吸のように大きさと R/S 比を変化させる発作性心室頻拍の一型。

T 波
心室の再分極によって描かれる波形。

U 波
T の後に生ずるなだらかで小さな波形。成因は不明。

Vaughan-Williams 分類
抗不整脈薬を作用機序によって分類したもの。

Weaver-Burchell の診断基準
低カリウム血症をポイント制によって診断する基準。

Wenckebach 周期
Mobitz I 型の第 2 度房室ブロックでは周期的に PQ が徐々に延長し，QRS を欠落するが，この 1 周期をいう。

WPW 症候群
安静時の心電図で PQ 短縮，Δ 波，幅広い QRS を認め，かつ発作性に上室性の頻拍を伴う症候群。

【和文】

異型狭心症
比較的太い冠動脈の攣縮により，多くは夜明け頃に胸痛発作が起こり，心電図は ST 上昇を示す特異な狭心症。自発，安静，Prinzmetal および冠攣縮性狭心症と同義語。

移行帯
胸部誘導で R と S の大きさが等しい部位。正常では V_3 を中心としている。

異常 Q 波
Q 波の幅が 0.04 秒以上で，深さが R 波の 1/4 (25%) 以上のもの。ただし，aV_R は心腔内を眺める誘導で正常でも QS 型をしており，この誘導は除く。貫壁性心筋梗塞の診断にきわめて重要な所見。

移動ペースメーカー
洞結節のペースメーカーが，洞結節内あるいは房室接合部まで周期的に移動すること。

移動連結性
連結期が一定でなく変動する状態。

右脚ブロック
右脚の刺激の伝導が障害された状態。QRS≧0.12 秒と幅広く，Ⅰ，aV_L，V_6 の幅広い S，V_1 の rSR′ 型が特徴。

右軸偏位
電気軸が＋110°より右方へ向かうもの。右室肥大，左脚後枝ブロックが代表。

右室肥大
右室壁厚が 4 mm か，それ以上に肥厚した状態。容量負荷と圧負荷によるものがある。右軸偏位，RV_1＋SV_{5・6}≧10.5 mm が代表的なクライテリア。

運動負荷テスト
運動により負荷をかけた状態で，心臓の電気的および機械的な反応をみる検査法。

拡張型心筋症
原因不明で左室壁が菲薄化，左室内腔が拡大し，収縮性も低下する病気。

活動電位
筋細胞や神経細胞が興奮したときに生ずる電位。心電図は心筋の活動電位の変化を全体として体表面から記録したもの。

完全房室ブロック
房室伝導が完全に途絶した状態。P と QRS は全く関係がなく，独自の周期をもっている。

冠攣縮性狭心症
自発，安静，異型，Prinzmetal 狭心症と同義語。冠動脈の比較的太い部位の攣縮により招来される狭心症。

基線
静止電位によって記録される心電図の基本線。基線，等電位線，零線と同義。

基本洞周期
洞収縮が 2 拍以上続くときの P-P 間隔。

狭心症
一過性の心筋虚血によって生ずる胸痛発作を総称する症候群。

胸部誘導
胸部に電極を置く V_{1~6} の 6 誘導。単極誘導である。

虚血性心臓病（虚血性心疾患）
冠状動脈が粥状硬化性狭窄をきたしたために冠状動脈を流れる血流量が減少するか不足して起こる心臓病。冠動脈性心臓病（冠動脈疾患）と同義。

巨大陰性 T 波
陰性 T が目で見て明らかに大きなもの。一般に陰性 T の振幅が 10 mm 以上のものをいう。

高カリウム血症
血清カリウム＞5.5 mEq/L に上昇した状態。

高カルシウム血症
血清カルシウム＞10.5 mg/dL に上昇した状態。

高血圧
安静時の血圧が収縮期≧140 mmHg および/または拡張期≧90 mmHg を示すもの。

較正曲線
心電図は一般に 1 mV を 10 mm で記録するが，それを確認するために入れる短形波。波形が大きいときは 1 mV＝5 mm，小さいときは 1 mV＝20 mm で記録するため，どの感度を用いたかを知らせる。

興奮旋回運動
リエントリーが 2 回以上続いている状態。

固有心筋
特殊心筋に対して，実際に収縮を行う作業心筋。

再分極
筋細胞が脱分極を完了し，分極状態に戻る過程。再分極の間に細胞膜は高い抵抗を回復して細胞外に（＋）電荷，細胞内に（－）電荷が並ぶ静止状態に戻る。

左脚後枝ブロック
左脚後枝（下枝）の刺激伝導障害。QRS≦0.10 秒で ÂQRS が＋110°以上の右軸偏位を示す。左脚前枝ブロックは心電図から診断されるが，左脚後枝は単独で障害されることがほとんどなく，臨床所見を加味して診断することが大切。

左脚前枝ブロック
左脚前枝（上枝）の刺激伝導障害。QRS≦0.10 秒で ÂQRS が－45°以上の左軸偏位を示す。

左脚ブロック
左脚は本幹とそれ以下は前枝と後枝に分岐する。各々の刺激伝導が障害された状態。左脚本幹ブロック，左脚前枝ブロック，左脚後枝ブロックが含まれるが，一般的に左脚ブロックといえば本幹の伝導障害を意味する。QRS≧0.12 秒と幅広く，Ⅰ・aV_L・V_6 は R 型，V_{1・2} は QS 型が特徴。

左軸偏位
電気軸が−30°より左方へ向かうもの。左室肥大，左脚前枝ブロックが代表。

左室肥大
左室壁厚が 12 mm 以上に肥厚した状態。容量負荷と圧負荷によるものがある。$SV_1+RV_5≧35$ mm が代表的なクライテリア。

ジギタリス中毒
ジギタリスの過剰投与によって起こる中毒。

刺激伝導系
心臓の電気現象を固有心筋に伝導する特殊心筋で構成される。洞結節→結節間経路→房室結節→His 束→左右脚→Purkinje 線維網からなる。

修正 QT 間隔
QT 間隔は心拍数と正相関を示すから，心拍数の影響を除外するために，実測 QT 間隔を $\sqrt{R-R}$ で割った値。基準値は 0.36〜0.43 で単位はつけない。

修正洞機能回復時間
overdrive suppression test 時の洞機能回復時間から，test 前の周期を引いた値。⇨洞不全症候群。

肢誘導(四肢誘導)
四肢に電極を置く，Ⅰ・Ⅱ・Ⅲ・aV_R・aV_L・aV_F の 6 誘導。Ⅰ〜Ⅲは双極誘導。aV_R〜aV_F は単極誘導。

受攻期
T の頂点付近。この時期に心室早期収縮が遭遇すると，心室頻拍や心室細動が起こることがある。

上室早期収縮
心房から房室接合部にかけて興奮が発生する早期収縮。

食道誘導心電図
不整脈で P が明らかでないときに，明白にするために食道内に電極のついたカテーテルを入れて，心房の電位を大きく記録した心電図。

徐脈−頻脈症候群
洞不全症候群で上室性の頻拍性不整脈と徐拍性不整脈を併せ示すもの。

心筋梗塞
冠動脈の粥状硬化性狭窄部に粥腫の破裂，出血，内膜損傷などが起こり，血小板の粘着，凝集を中心としてフィブリンや赤血球を巻き込んだ血栓ができるとともに，プロスタノイドにも異常が生じ，完全閉塞をきたしたり攣縮が起こって生じた心筋の壊死をいう。

人工心臓ペースメーカー
徐拍性不整脈の治療のために，カテーテル先端の電極から刺激を送り，心臓の調律を維持する器械。最近では頻拍性不整脈の治療にも応用される。

心室固有調律
ペースメーカーの第 3 次中枢として心室自動能による調律。刺激発生数は 20〜40/分。

心室早期収縮
心室から発生する早期収縮。

心室内伝導障害
心室内には右脚と左脚，左脚はさらに前枝と後枝に分岐し，合計 3 本の伝導系があるが，これらの単独あるいは複数の伝導障害。

心室内変行伝導
上室性に起こった刺激が，心室内の刺激伝導路に着いたときに，左右脚のいずれかがまだ不応期から回復していないと脚ブロックのような QRS を示す状態。右脚ブロックパターンが多い。

心室頻拍
心拍数が 100〜240/分の心室から刺激が発生している QRS 幅の広い頻拍発作。

心電図
心臓の個々の細胞で起こる電気現象を，全体として体表面から記録したもの。

心拍数
1 分間の心臓拍動数なので単位は不要。心拍数と脈拍数とは必ずしも一致しない。これを脈拍欠損という。

心房細動
心房の電気現象が頻回(400〜700/分)で全く無秩序に起こっている不整脈。

心房早期収縮
心房から出現する早期収縮。

心房粗動
心房の電気現象が頻回(250〜350/分)で，規則的に起こっている不整脈。

ストレインパタン
心室肥大心電図で，ST が上に凸型を示しながら右下がりに低下し，T も逆転する ST-T の形。

正常洞調律
洞結節がペースメーカーとなって心臓の電気現象が機能している状態。P はⅠ・Ⅱ・aV_F・$V_{3〜6}$ で陽性，aV_F で陰性で，安静時の刺激発生数は 60〜100/分。

用語解説

絶対性不整脈
心房細動ではR-R間隔が全く不整であるために用いられている呼称。

絶対不応期
心筋細胞がいかに強大な刺激にも反応しない時期。

早期興奮症候群
WPW症候群と同義。

早期収縮
つぎに予想される洞収縮よりも早く心房，房室接合部または心室から能動的に発生した刺激。期外収縮と同義。

双極誘導
(+)電極と(-)電極の両方を電位領域内におき，その差を検出する誘導法。I・II・IIIがあたる。

僧帽性P
左室負荷疾患のときの左房肥大・拡張を示すP波異常。

促進性心室固有調律
心拍数が60～100/分の心室性調律。

第1度房室ブロック
心房と心室の刺激伝導に正常時より時間のかかるもの。PQ間隔が一定で0.21秒以上に延長している。

第2度房室ブロック
房室伝導が時に完全に途絶える状態。Mobitz I型とMobitz II型がある。

大動脈弁閉鎖不全症
大動脈弁の障害のために，拡張期に弁尖が完全に閉鎖せずに，血液が大動脈から心室へ逆流する弁膜症。

大砲音
完全房室ブロックのとき，P波とQRS群の間隔が0.12秒前後になると聴取される巨大なI音。

脱分極
筋細胞が刺激され，膜の電気抵抗が下がって，(+)電荷が急速に細胞内に入り，(-)電荷が細胞外に出ていく状態。

単極誘導
(+)電極を測定部位，(-)電極を0電位に置き，測定部位の起電力だけを検出する誘導法。I・II・IIIを除いた全誘導は単極誘導。

調律
同じ心拍が3拍以上続いたもの。リズムと同義。

低カリウム血症
血清カリウム<3.5 mEq/Lに低下した状態。

低カルシウム血症
血清カルシウム<8.7 mg/dLに低下した状態。

低電位差
QRS振幅が肢誘導では5 mm以下，胸部誘導では10 mm以下のもの。

電気軸(前額面平均電気軸)
QRS群の起電力が平均として向かう方向を正面(前額面)からみたもの。ÂQRSと略す。

洞機能回復時間
overdrive suppression test時に，最後のペースメーカー刺激から，洞収縮が開始するまでの時間間隔。⇨洞不全症候群。

洞不全症候群
洞結節の機能が低下したり，結節間経路の伝導障害によって起こる徐拍性不整脈。

洞房ブロック
洞結節から房室結節までの刺激伝導障害。

時計方向回転
横臥位で足から頭の方向に眺めて，心室が正常より時計の針と同じ方向に回転しているもの。移行帯がV4かそれより時計方向側(V5~6)にあるものをいう。

肺性P
右室負荷疾患のときの右房の肥大・拡張を示すP波異常。

肺性心
肺の機能と構造に影響を与える病気が進展して右室肥大をきたした状態。

反時計方向回転
横臥位で足から頭の方向に眺めて，心室が正常より時計の針と反対方向に回転しているもの。移行帯がV2かそれより反時計方向側(V1)にあるもの。

肥大型心筋症
原因不明で左室心筋が著しく肥大する疾患。

非発作性心室頻拍
促進性心室固有調律と同義。

不完全房室ブロック
房室伝導が不完全に障害されている状態。第1度と第2度房室ブロックが含まれる。

復原周期
早期収縮と直後の洞収縮との時間間隔。

不整脈
刺激の生成，刺激の伝導の障害および両者による心電図異常。

不整脈源性右室心筋症（異形成）
右室自由壁に脂肪侵潤や線維化が起こり，右室起源の反復性心室頻拍をきたす原因不明の心筋症。心電図ではV$_{1\sim3}$誘導のT逆転とQRS群終末のイプシロン波が特徴的。催不整脈性右室心筋症ともよばれる。まれに左室心筋が侵されるものもある。

分極状態
筋細胞が外面に(+)電荷，内面に(-)電荷が同数並んでいる静止状態。

ペースメーカー症候群
心室ペーシング時に，心室刺激が逆行性に心房を興奮させると，心拍出がうまくいかなくなって起こる病態。

房室接合部
房室結節からHis束にかけての部位。

房室ブロック
心房と心室の伝導に障害のある状態。不完全房室ブロックと完全房室ブロックとに分けられる。

補充収縮
上位中枢の機能が低下したために，それ以下の自動中枢がペースメーカーとなる救急的な収縮。

補充調律
上位中枢の機能が低下したために，それ以下の自動中枢（房室接合部または心室）がペースメーカーとなる救急的な調律。

発作性上室頻拍
心拍数が120～250/分の頻拍発作で，心房，房室接合部，および副伝導路が関係している不整脈。⇨リエントリー。

脈拍欠損
心拍数が速かったり，早期収縮でR-R'間隔が短いと，拡張期が短いために心室が充満されず，心室が収縮しても血液の拍出が少なく，脈として触知されないこと。

脈拍数
1分間に打つ脈の数。心拍数とは異なる。

無脈性収縮
心室は収縮して心拍はあるが，実際に血液を拍出しないため脈を触知しない無効収縮。⇨脈拍欠損。

リエントリー(reentry)
ある刺激が別の伝導路を通って，再び以前の伝導路に帰ってきた状態。再(進)入。

両室肥大
左右両心室の壁が肥厚した状態。一方の心室肥大に矛盾したときに考慮する。

両房負荷
左右両方の心房に負荷のかかった状態。

連結期
洞収縮と早期収縮との時間間隔。

セルフアセスメント70題

〔解答・解説は 327〜337 頁〕

　医学部の学生は良質の医師になることが最大の目標です。しかしその前に医師国家試験に合格しなければなりません。このセルフアセスメントは，公表された国家試験問題から，第94回(2000年)のA→F問題の順に第89回(1995年)まで過去6年を遡って，心電図を中心に心血管系疾患に関するものを取り上げました。国家試験の図は小さくて見にくいので，筆者が鮮明な図を用意して問題に合致するものに変えました。それに伴って年齢など多少は変更しました。本書で心電図を学ばれる研修医や循環器以外を専門とされている先生およびコメディカルの方々は，これらの問題が現在の越すべき医学水準と思って挑戦して下さい。今回の増補版では新作問題を追加しました。

1 心臓の聴診所見で正しい記載を3つ選びなさい。
 a．安静時にはⅠ音とⅡ音の間隔はⅡ音とⅠ音の間隔より短い。
 b．収縮性心外膜炎では心膜ノック音が聴取される。
 c．大動脈弁閉鎖不全症での心尖部拡張期雑音は Austin Flint 雑音である。
 d．中高年者で聴取されるⅢ音は生理的である。
 e．Ⅳ音は心房細動で出現する。
〔94回A問題37〕

2 一過性意識消失の原因として予後が最も悪いのはどれか。
 a．起立性低血圧
 b．欠神てんかん
 c．血管迷走神経反射
 d．不整脈
 e．過換気症候群
〔94回B問題22〕

3 突然の意識消失発作を主訴とした患者の来院時の第Ⅱ誘導心電図を示す。

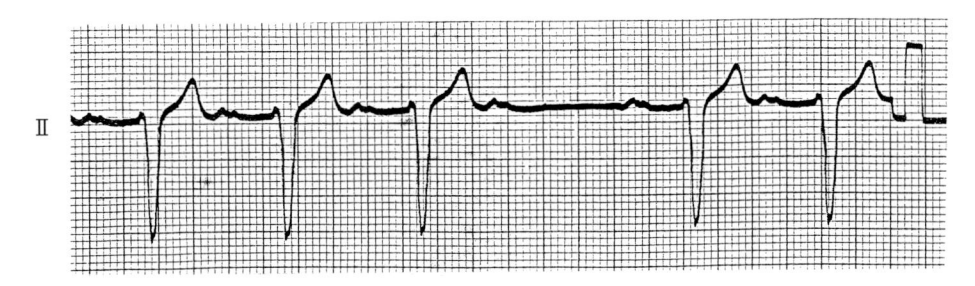

この患者で考えられるものを2つ選びなさい。
 a．洞不全症候群
 b．心室頻拍
 c．心房粗動
 d．高度房室ブロック
 e．Adams-Stokes 症候群
〔94回B問題23〕

4 高血圧症の患者で，レニン-アンジオテンシン系抑制薬が適応となる病態を3つ選びなさい。
 a．糖尿病腎症
 b．左心不全
 c．心筋梗塞後
 d．両側腎動脈狭窄
 e．高カリウム血症

〔94回B問題25〕

5 脳塞栓の原因として頻度が低い心疾患はどれか。
 a．狭心症
 b．心房細動
 c．弁膜症
 d．粘液腫
 e．心内膜炎

〔94回B問題67〕

6 55歳の女性。動悸と呼吸困難とを主訴に来院した。5年前に僧帽弁置換術を受けている。現在ジギタリス，フロセミドおよびワルファリンの投薬を受けている。術後の代表的な心電図(A)と来院時の心電図(B)とを示す。

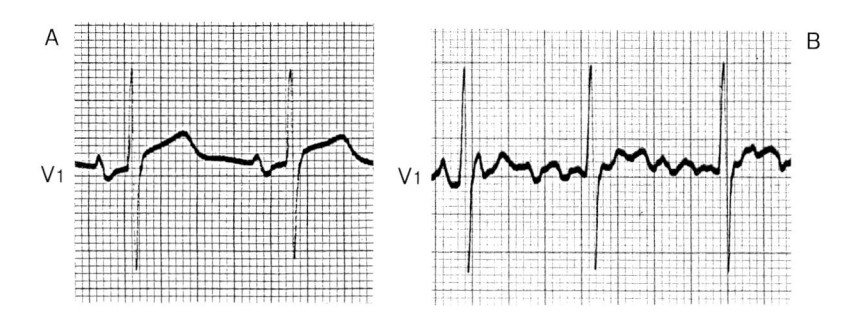

この患者に静脈内投与で用いる治療薬はどれか。
 a．トロンビン
 b．アトロピン
 c．アミノフィリン
 d．塩化カリウム
 e．ピルシカイニド

〔94回D問題28〕

7 75歳の男性。今朝から動悸を感じ，気が遠くなるようなめまいも出現したため来院した。20年前から高血圧があり，5年前から1〜2時間持続する動悸を感じ，かかりつけの医師から抗不整脈薬の投与を受けていた。4日前から下痢が続いていた。来院時の心電図を示す。

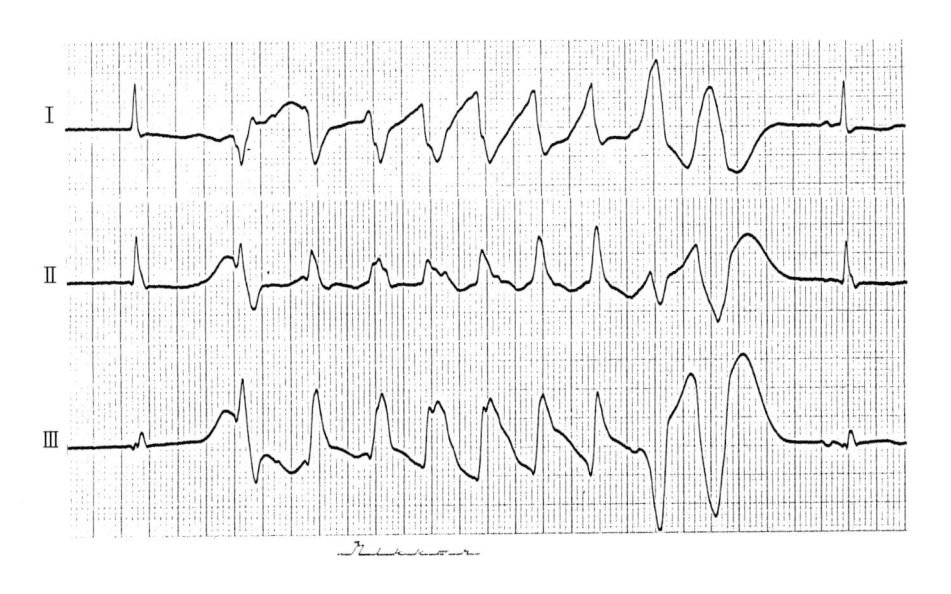

直ちに確認すべきことを2つ選びなさい。
a．服薬内容
b．家族歴
c．生活歴
d．動脈血ガス
e．血清電解質

〔94回E問題15〕

8 32歳の女性。今朝数歩走った後，激しい動悸と呼吸困難があり，その後意識消失したので救急車で来院した。到着時には意識は回復していた。チアノーゼを認めない。2年前から胸部圧迫感と息切れとを感じるようになり，徐々に増強してきたが，安静により軽快するため放置していた。脈拍78/分，整。血圧122/80 mmHg。胸骨左縁第2肋間にⅡ音の亢進と2/6度の駆出性収縮期雑音とを聴取する。肝を右肋骨弓下に2 cm触知する。胸部X線写真（正側；A，B）と心電図（C）を示す。

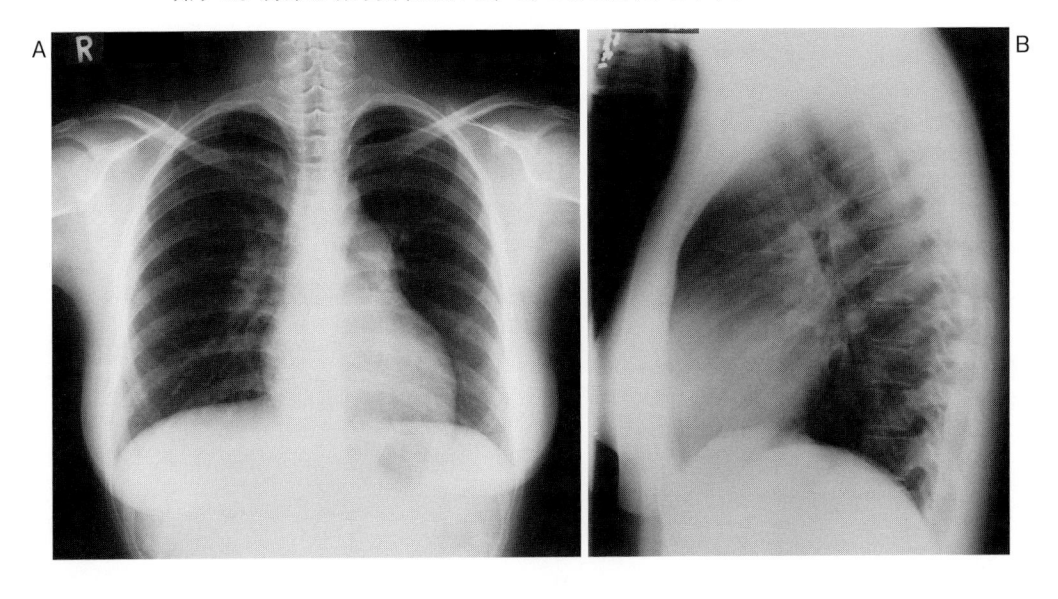

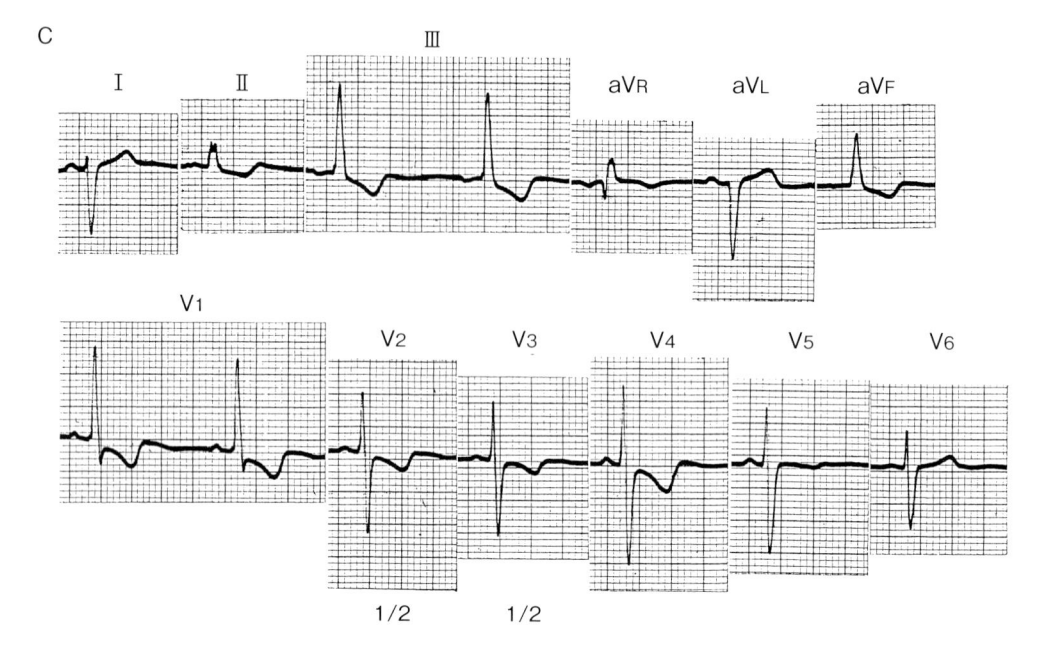

(1) この疾患について正しいものを2つ選びなさい。
　　a．肺血流増加
　　b．肺動脈楔入圧高値
　　c．肺血管抵抗増加
　　d．右室肥大
　　e．左室肥大

〔93回E問題23〕

(2) この疾患によくみられるものを3つ選びなさい。
　　a．頸静脈の怒張
　　b．Ⅱ音肺動脈成分の亢進
　　c．チアノーゼ
　　d．湿性ラ音
　　e．喘鳴

〔94回F問題7〕

9 64歳の男性。約2か月前から労作時に前胸部痛が生じるようになった。痛みは頸部から左肩に放散し，安静により3～4分で消失した。専門医で十分な投薬治療を受けたが，労作時の胸痛は消失しないため来院した。この2か月で胸痛発作の増悪はない。脈拍65/分，整。血圧132/78 mmHg。血液所見に異常は認めない。安静時心電図は正常。冠動脈造影写真〔右冠動脈は第2斜位（左前斜位；A），左冠動脈は第1斜位（右前斜位；B）〕を示す。

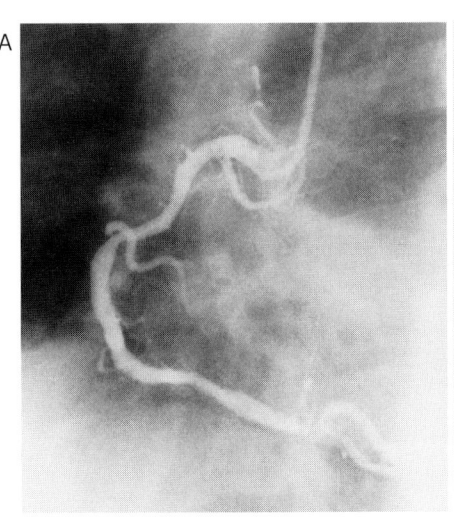

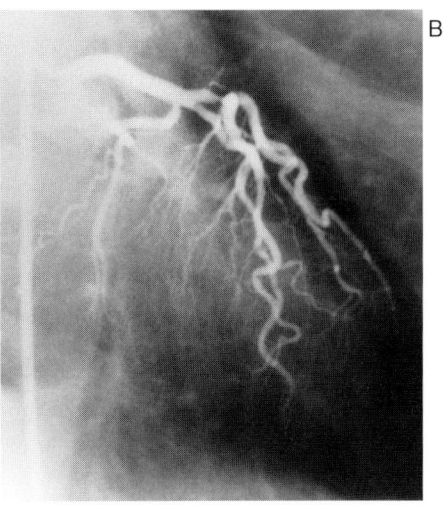

この患者で正しいものを3つ選びなさい。
a．心エコー図で左室後下壁運動の低下がみられる。
b．運動負荷心筋シンチグラムで左室前壁中隔に欠損像がみられる。
c．運動負荷心電図でST下降がみられる。
d．経皮的経管式冠動脈形成術（PTCA）の適応がある。
e．緊急冠動脈バイパス術（CABG）の適応がある。

〔94回F問題8〕

10 28歳の男性。生来健康であった。4日前から前胸部圧迫感を自覚したが，放置していた。2日前から深呼吸時に前胸部痛が出現し，昨夜から胸痛が増強し安静時にも認められるようになったため来院した。脈拍75/分，整。血圧112/68 mmHg。意識は清明。血液所見：赤血球425万，Hb 13.8 g/dL，白血球7,800。血清生化学所見：AST 38単位（基準40以下），ALT 30単位（基準35以下），CRP 2.8 mg/dL（基準0.3以下）。来院時の心電図を示す。

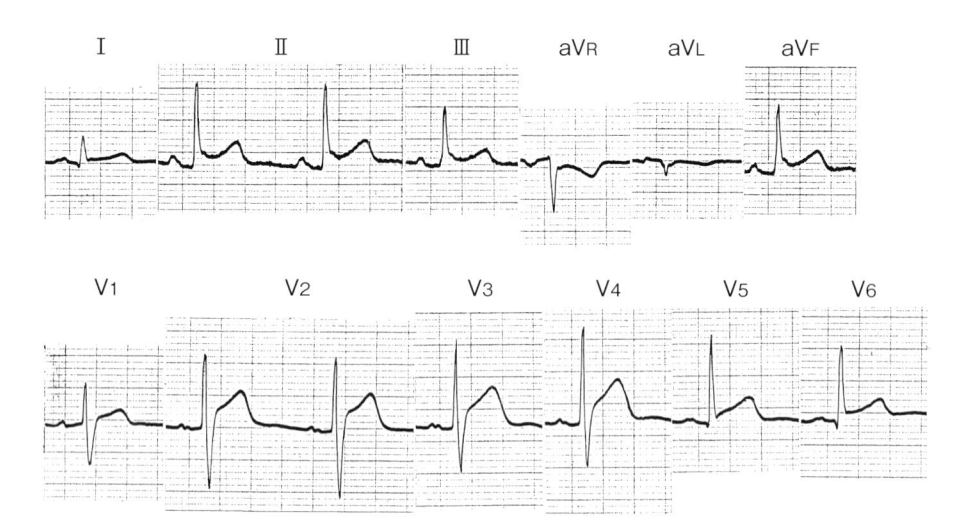

この患者でみられるものを2つ選びなさい。
a．血清クレアチンキナーゼの上昇
b．左冠動脈攣縮
c．心室瘤
d．心膜摩擦音
e．心膜液貯留

〔94回F問題9〕

11 65歳の女性。心雑音の精査のために来院した。脈拍92/分，整。血圧120/80 mmHg。心尖部に2/6度の拡張期雑音を聴取するが，体位によっては聴取されない。左室長軸断層心エコー図を示す。(A：拡張期，B：収縮期)

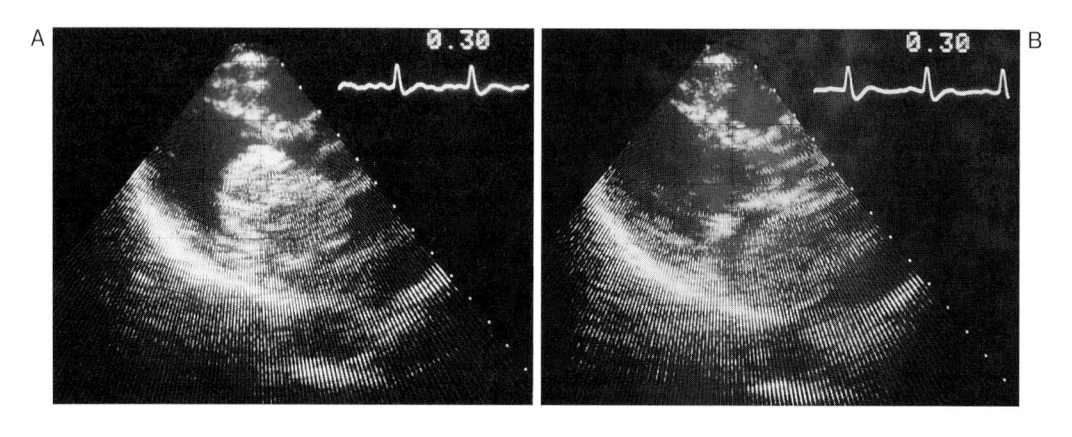

この疾患の手術時期として正しいのはどれか。
a．心房細動の合併時
b．肺高血圧の進行時
c．心不全症状の出現時
d．塞栓症の合併時
e．診断されたとき

〔94回F問題10〕

12 54歳の女性。一過性の意識消失発作で来院した。来院時の心電図を示す。

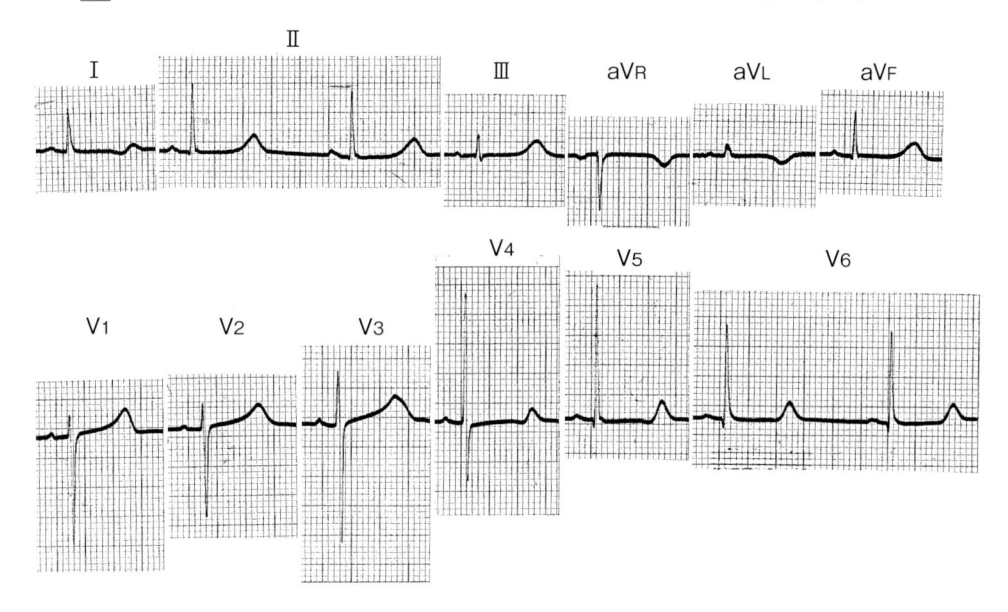

この患者に起こりうるものを2つ選びなさい。
a．心房細動
b．上室頻拍
c．房室ブロック
d．多形性心室頻拍
e．心室細動

〔93回 A 問題 34〕

13 心電図について正しいものを3つ選びなさい。
a．心房粗動波（F波）は約500/分である。
b．完全右脚ブロックではⅡ音の奇異性分裂をみる。
c．房室結節補充調律の心拍数は約40/分である。
d．WPW症候群では頻拍発作をきたしやすい。
e．QT間隔短縮は高カルシウム血症で生じうる。

〔93回 A 問題 66〕

14 急性心筋梗塞の患者で心雑音が新たに出現したときに考えるべき合併症を2つ選びなさい。
a．心室瘤
b．心内膜炎
c．心室中隔穿孔
d．乳頭筋断裂
e．大動脈弁閉鎖不全

〔93回 B 問題 27〕

15 13歳の少年。学校心臓検診で不整脈を指摘されて来院した。症状はない。胸部の聴診で心雑音は認めない。心拍は吸気時に速くなり，呼気時に遅くなる。心電図を示す。

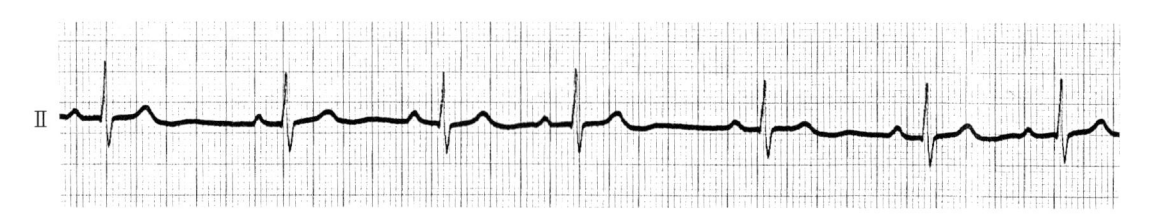

適切な対応はどれか。
a．心配はないと説明する。
b．運動負荷心電図検査を行う。
c．心エコー検査を行う。
d．Holter 心電図検査を行う。
e．プロプラノロールを投与する。

〔93回 D 問題 29〕

16 56歳の男性。5年前から労作時の呼吸困難を自覚していたが，徐々に増強してきたため来院した。心電図(A)，胸部X線写真(正側；B)，^{99m}Tc-MAA肺血流シンチグラム(C)，^{81m}Kr肺換気シンチグラム(D)を示す。

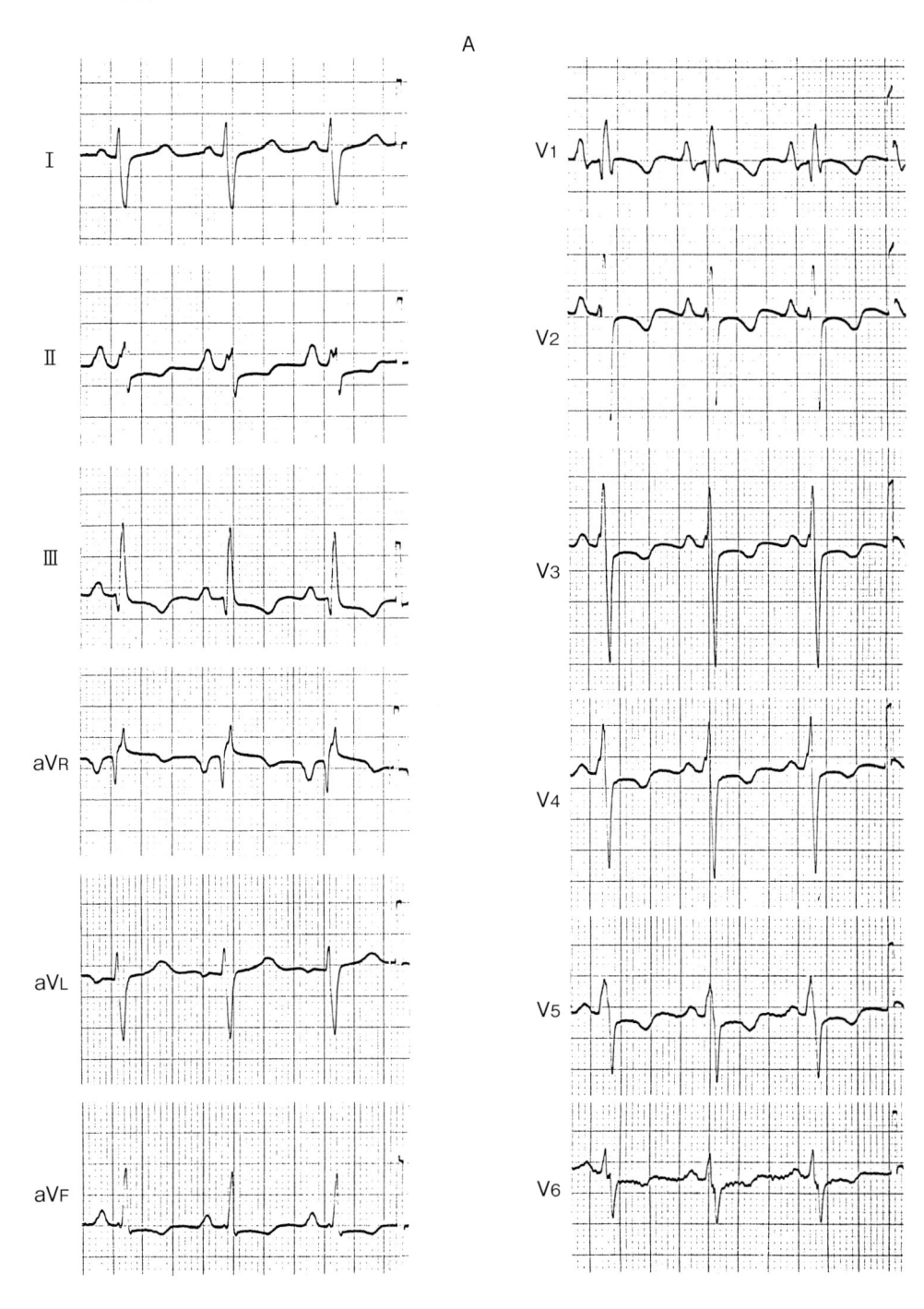

A

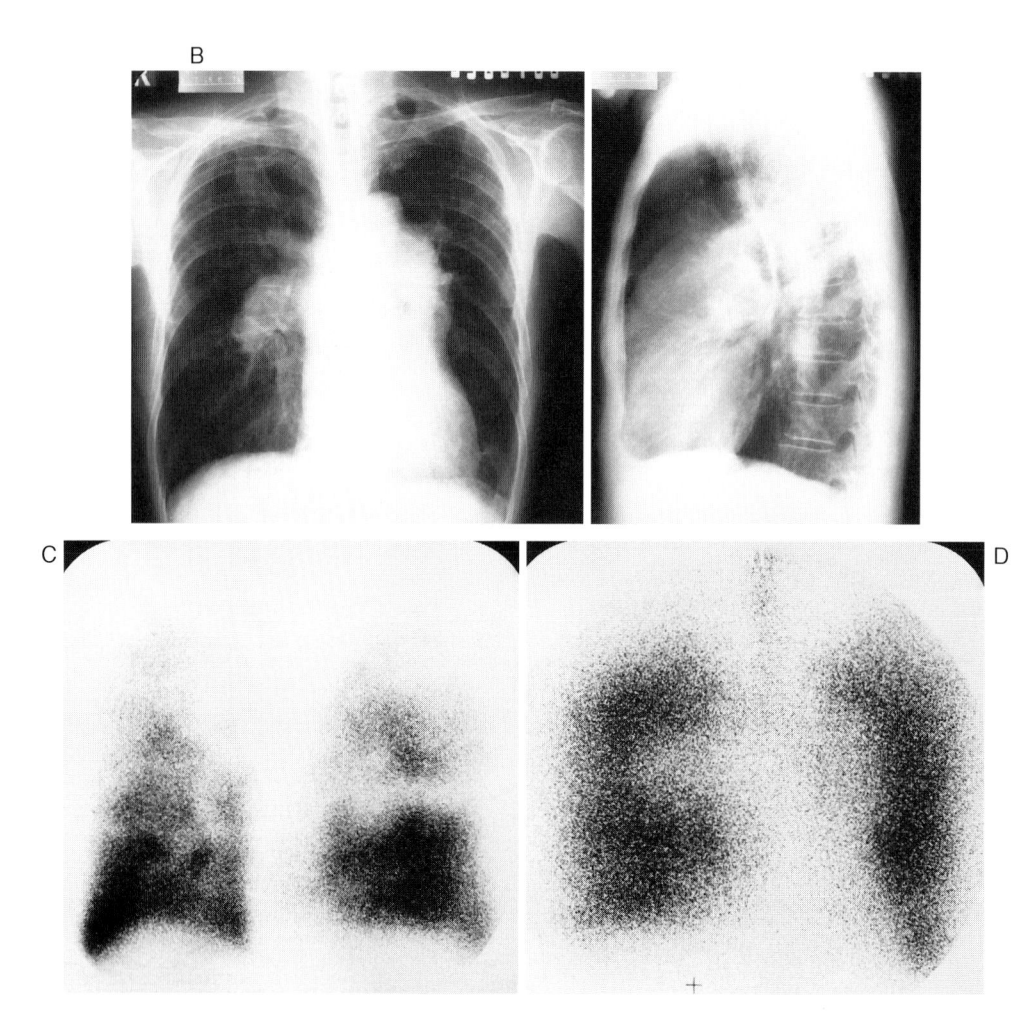

(1) この患者で正しいものを3つ選びなさい。
　　a．肺高血圧がみられる。
　　b．深部静脈血栓症の既往がある。
　　c．高炭酸ガス血症を伴う。
　　d．血管拡張薬が著効する。
　　e．抗血栓療法の適応がある。

〔89回 E 問題 5〕

(2) 考えられるのはどれか。
　　a．僧帽弁狭窄症
　　b．肺動脈弁狭窄
　　c．本態性肺高血圧症
　　d．反復性肺塞栓症
　　e．多発性動脈炎

〔93回 E 問題 33〕

17 70歳の男性。10年前に心雑音を指摘されたが症状がなく放置していた。1年前に労作時に動悸を感じ，最近では労作時に胸痛を感じるようになったため来院した。胸骨右縁第2肋間に3/6度の収縮期雑音と胸骨左縁第3肋間に拡張期雑音とを聴取する。心電図(A)，胸部X線写真正面像(B)を示す。心カテーテル検査では，肺動脈楔入圧10 mmHg，左室収縮期圧180 mmHg，大動脈圧100/70 mmHg。

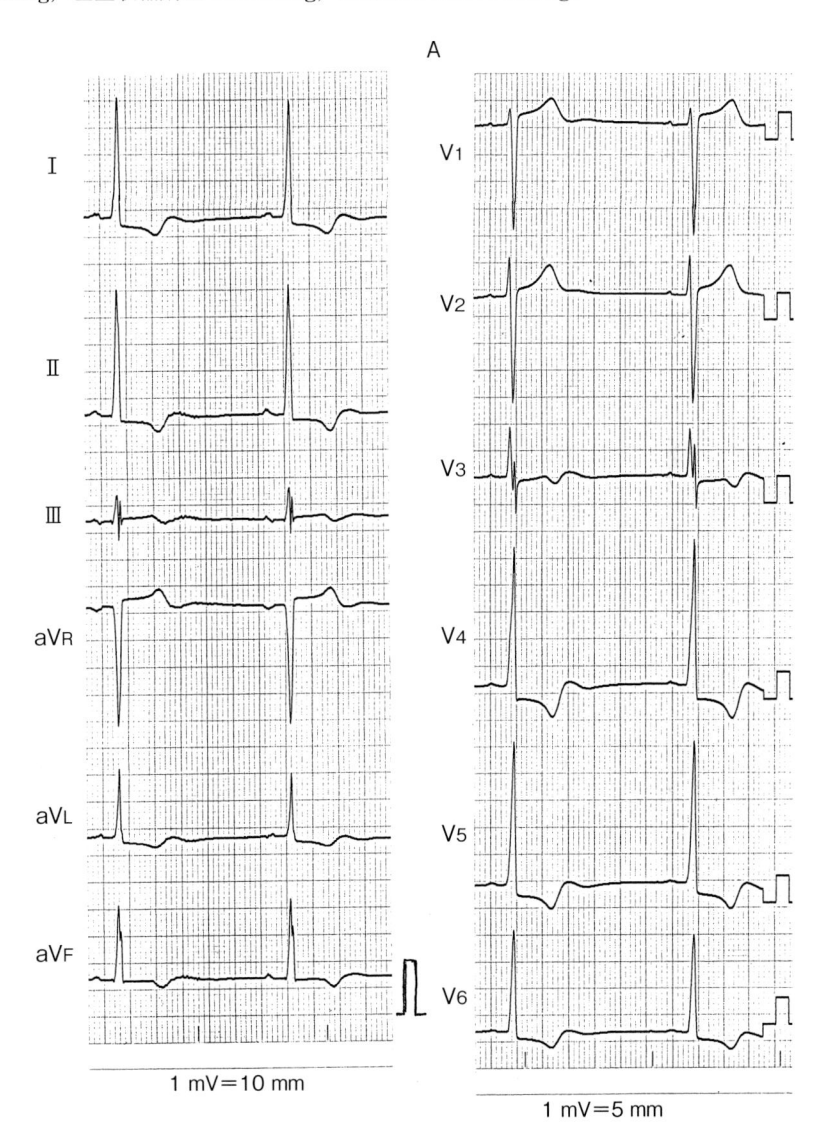

A

1 mV=10 mm

1 mV=5 mm

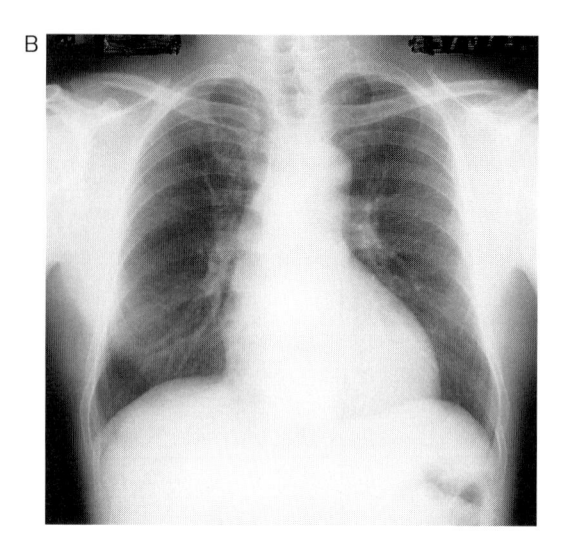

この患者の手術適応因子を2つ選びなさい。
a．狭心痛
b．左室肥大
c．大動脈弁位の石灰化像
d．肺動脈楔入圧
e．左室-大動脈収縮期圧較差＞50 mmHg

〔93回F問題7〕

18 50歳の男性。会社の健康診断で心電図異常を指摘されていたが、日常生活の制限はしていなかった。今朝、寝ていて動悸が出現し、数時間たっても止まらないので来院した。血圧 120/60 mmHg。以前の健康診断時の心電図(A)と発作時の心電図(B)を示す。

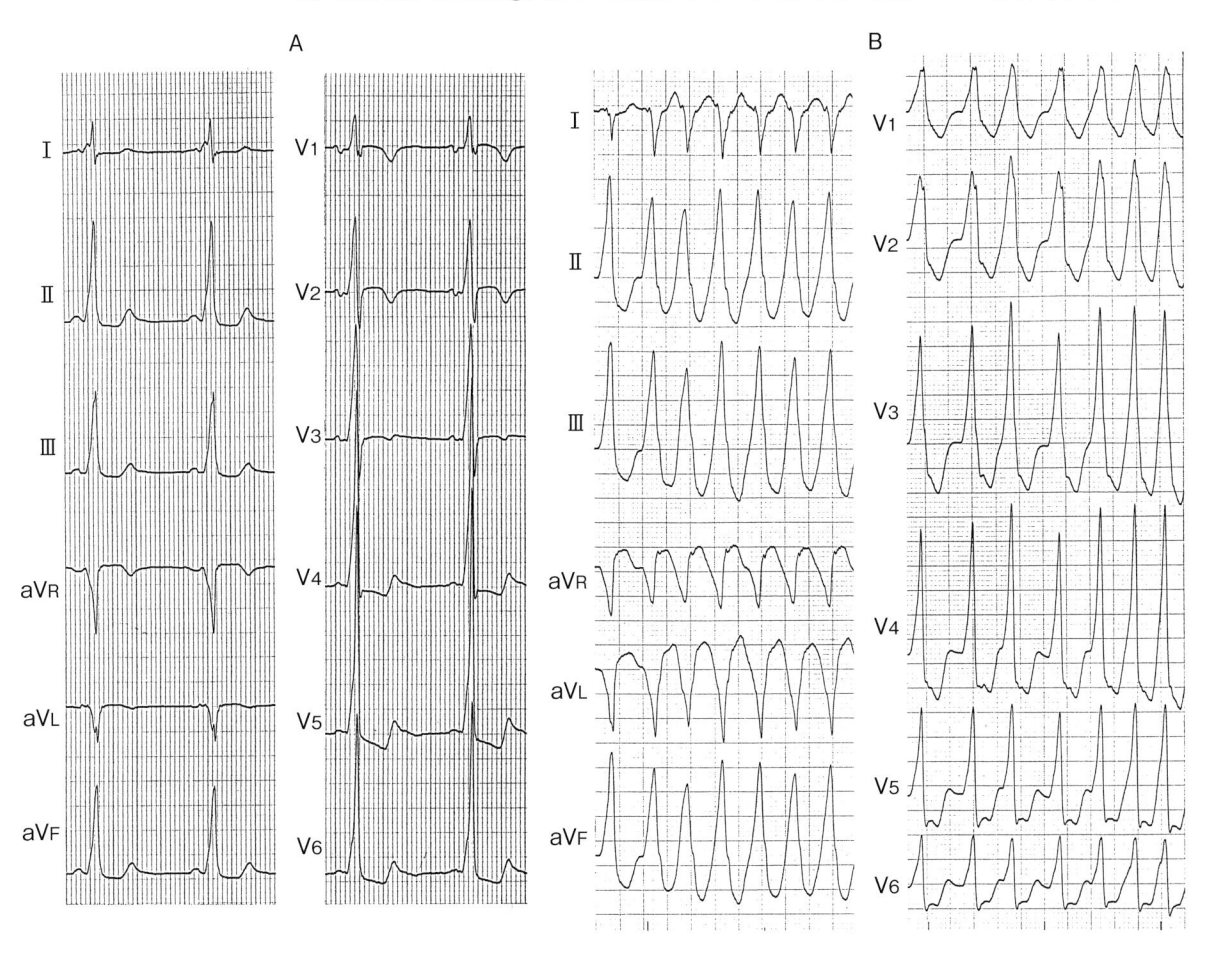

適切な初期治療薬はどれか。
a．ジギタリス
b．リドカイン
c．ベラパミル
d．ジソピラミド
e．プロプラノロール

〔93回 F 問題 8〕

19 正しいものを3つ選びなさい。
a．完全右脚ブロックはそれのみでは病的意義はない。
b．左脚前枝ブロックの QRS 平均電気軸は 90°以上である。
c．WPW 症候群では房室ブロックが生じる。
d．補充調律は高度な徐脈に伴って出現する。
e．頸動脈洞圧迫で徐脈が誘発される。

〔92回 A 問題 70〕

20 心エコー・Doppler法により診断できるものを3つ選びなさい。
　a．Lutembacher症候群
　b．QT延長症候群
　c．WPW症候群
　d．Ebstein奇形
　e．左房粘液腫

〔92回B問題21〕

21 急性心筋梗塞の早期合併症（2週間以内のもの）を3つ選びなさい。
　a．心室瘤
　b．心破裂
　c．心原性ショック
　d．房室ブロック
　e．Dressler症候群

〔92回B問題24〕

22 虚血性心疾患の予後が不良であることを示すものを3つ選びなさい。
　a．強い狭心痛
　b．心室頻拍
　c．駆出率の低下
　d．冠動脈多枝病変
　e．冠攣縮性狭心症

〔92回B問題25〕

23 電気的除細動が有効なものを3つ選びなさい。
　a．2：1伝導の心房粗動
　b．上室頻拍
　c．心室頻拍
　d．多源性心室期外収縮
　e．房室解離

〔92回B問題26〕

24 46歳の男性。前胸部痛と失神発作とを訴えて来院した。
現病歴：1年前から時々圧迫感と冷汗とを伴う前胸部痛を自覚するようになった。発作の多くは真夜中から早朝にかけて出現し，5分程度で自然に消失した。胸痛と労作とに因果関係はなかった。起床後，妻と会話中，前胸部痛が出現したあと失神した。痙攣はなく5分ほどで意識は回復した。
既往歴：5年前に高血圧，脂質異常症および耐糖能異常を指摘されたが，とくに治療は受けていなかった。
嗜好：日本酒3合/日。喫煙40本/日を26年間。
現症：身長166cm，体重78kg。体温36.5℃。呼吸数20/分。脈拍72/分，整。血圧150/98mmHg。眼瞼結膜に貧血なく，眼球結膜に黄疸を認めない。心・肺に雑音を聴取しない。肝・脾を触知せず，浮腫を認めない。神経学的異常はない。
検査所見：尿所見：蛋白（−），糖（−）。血液所見：赤血球489万，Ht 45％，白血球8,900，血小板29万。血清生化学所見：AST 31単位（基準40以下），ALT 34単位（基準35以下），CK 35単位（基準10〜40），LDH 343単位（基準176〜353），Na 137mEq/L，K 3.6mEq/L，Cl 104mEq/L，空腹時血糖140mg/dL，ヘモグロビンAlc 7.2％（基準4.0〜6.0），総コレステロール260mg/dL，トリグリセリド220mg/dL（基準50〜130）。

入院2日目の早朝に前胸部痛が出現した。そのときの心電図(A)と症状が消失した後の心電図(B)とを別に示す。入院5日目に施行した冠動脈造影では右冠動脈は正常であったが，アセチルコリン負荷によって近位部に高度の狭窄が出現した。

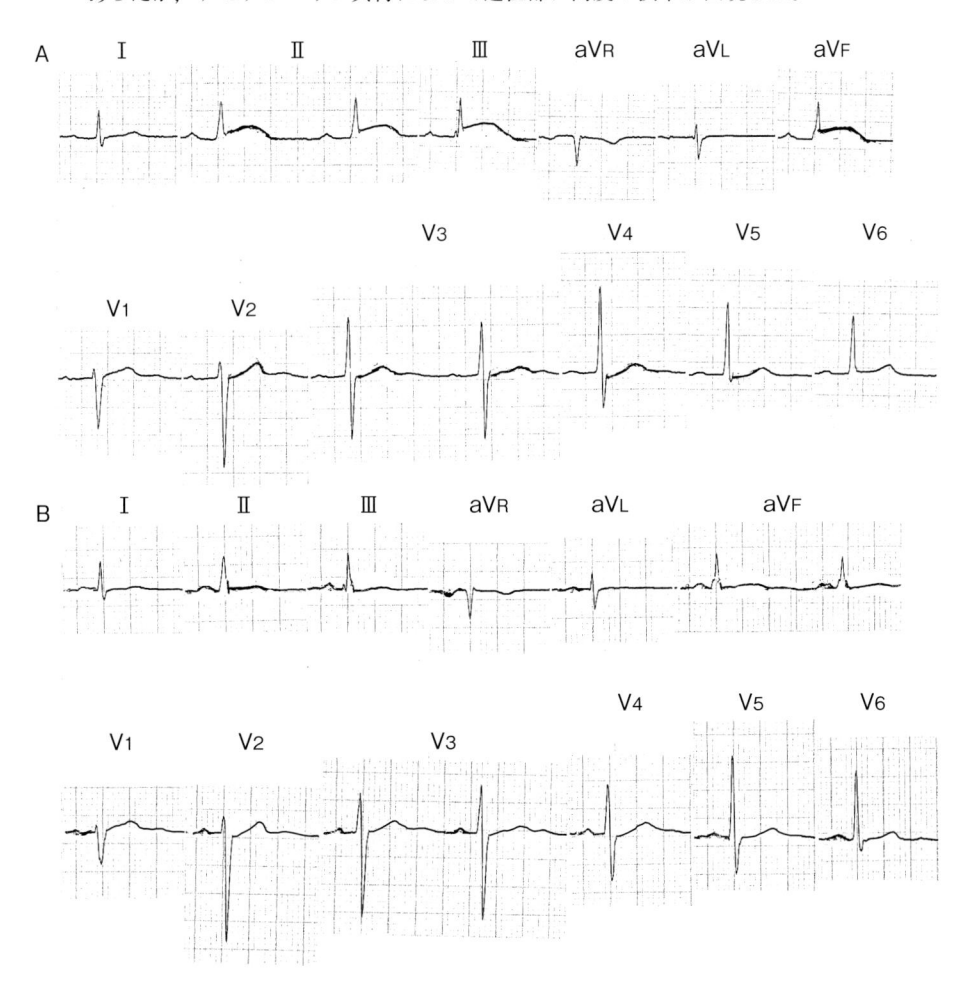

A

B

(1) 発作時の心電図で認められる異常を2つ選びなさい。
 a．房室伝導遅延
 b．STレベルの偏位
 c．心室固有調律
 d．異常Q波
 e．左軸偏位

〔92回C問題16〕

(2) 失神の原因として最も可能性が高いのはどれか。
 a．急性心筋梗塞
 b．Adams-Stokes症候群
 c．一過性脳虚血発作
 d．起立性低血圧
 e．てんかん

〔92回C問題17〕

（3）この患者に適切な治療薬を2つ選びなさい。
 a．亜硝酸薬
 b．β受容体遮断薬
 c．ジギタリス
 d．プロカインアミド
 e．カルシウム拮抗薬

〔92回C問題16〜18〕

25　64歳の男性。息切れと下肢のむくみとを主訴として来院した。
現病歴：2年前，他院で白内障の手術を受けたときに収縮期血圧170〜180 mmHgと心拡大とを指摘されたが，仕事上の多忙を理由に治療を受けていなかった。1か月前から下肢のむくみに気づくようになった。
既往歴：気管支喘息のため，5年前から時々吸入薬を使用し症状は安定している。
生活歴：仕事第一主義の会社社長。睡眠時間は1日4〜5時間で外国出張が多い。
嗜好：喫煙30本/日を30年間，現在も喫煙中。機会飲酒。
現症：身長168 cm，体重72 kg。体温35.8℃。呼吸数20/分。脈拍80/分，整。血圧180/110 mmHg（右上肢）。意識清明。両側頸動脈に血管雑音を聴取する。胸部では，両側下肺野に粗大水泡音を聴取する。腹部では肝腫大と臍部両側に聴取される血管雑音とを認める。大腿から足背にかけて著明な浮腫を認める。
検査所見：尿所見：蛋白(2+)，糖(−)。血液所見：赤血球385万，Hb 11.8 g/dL，白血球5,700。血清生化学所見：総蛋白5.7 g/dL，尿素窒素25 mg/dL，クレアチニン1.2 mg/dL，総コレステロール158 mg/dL，総ビリルビン0.5 mg/dL，AST 50単位（基準40以下），ALT 58単位（基準35以下），LDH 275単位（基準176〜353）。胸部X線写真(A)と心電図(B)を示す。

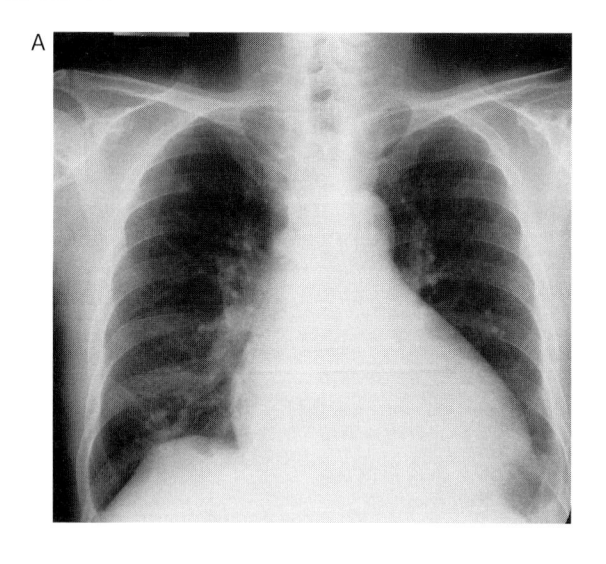

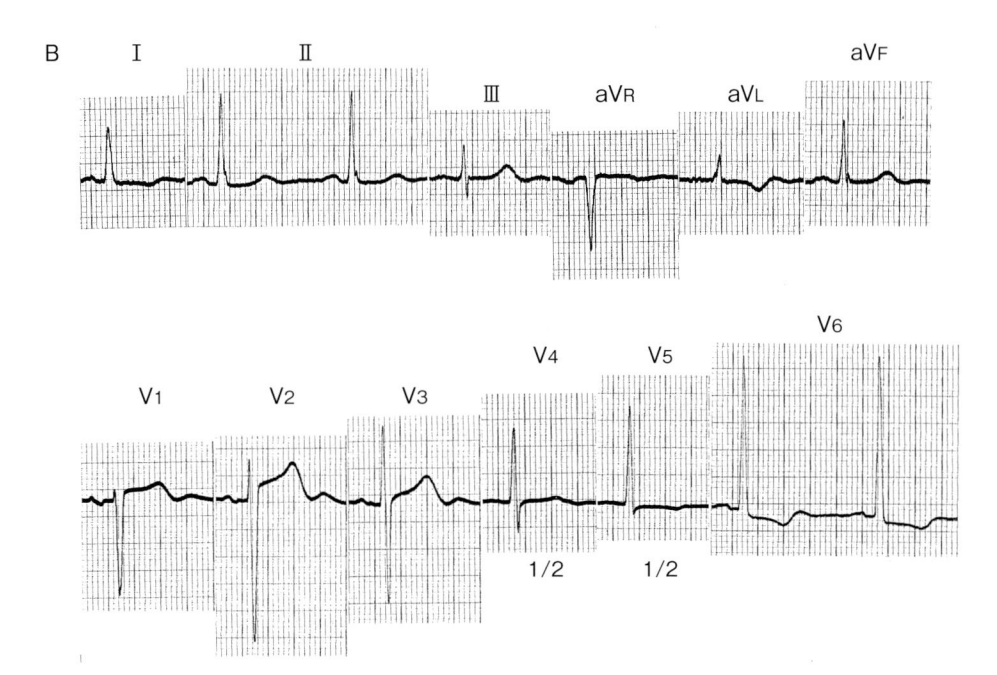

（1）この患者の心臓の診察で認められないのはどれか。
　　a．心濁音界の拡大
　　b．心尖拍動を左第6肋間前腋窩上で触知
　　c．心尖部の聴診でⅠ音亢進
　　d．心基部の聴診でⅡ音亢進
　　e．心尖部の聴診でⅢ音を聴取

〔92回C問題19〕

（2）この患者で入院が必要な理由を2つ選びなさい。
　　a．患者コンプライアンスに不安があるため
　　b．安静を要するため
　　c．腹部で血管雑音を聴取するため
　　d．尿素窒素値が異常なため
　　e．緊急心カテーテル検査が必要なため

〔92回C問題20〕

26 59歳の男性。3年前から定期健康診査で徐脈を指摘されていたが，3か月前から数回めまいを感じることがあった。会社から帰宅途中に意識消失発作があり，救急車で来院した。来院時，意識清明であったが，めまいを訴えている。脈拍34/分。血圧124/82 mmHg。心電図を示す。

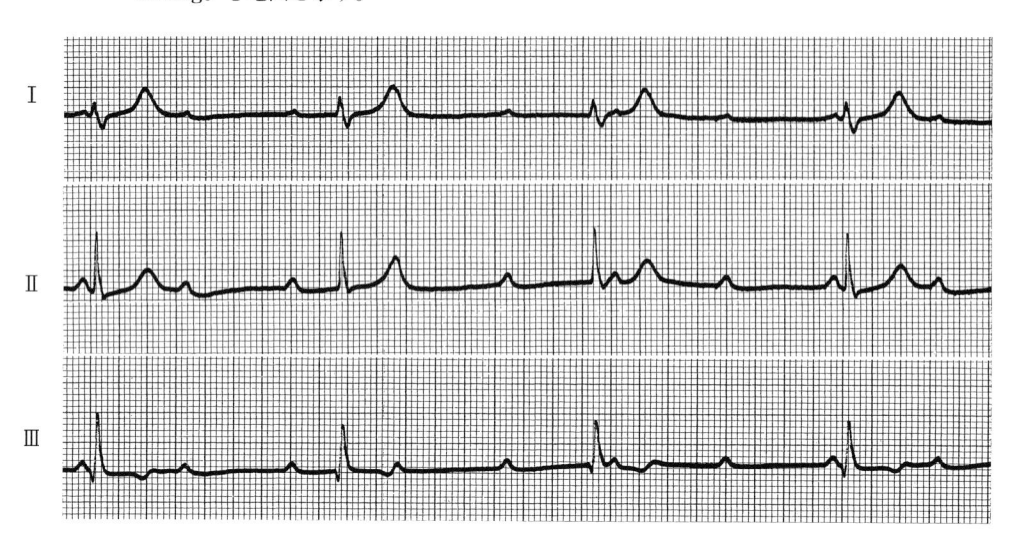

適切な初期治療薬はどれか。
a．リドカイン
b．ニトログリセリン
c．イソプロテレノール
d．プロプラノロール
e．ノルエピネフリン

〔92回D問題25〕

27 58歳の女性。子宮癌根治手術の後，3日間の仰臥位安静後にトイレ内で突然，意識消失とチアノーゼとが出現した。すぐに酸素吸入と補助呼吸とを開始した。肺野に喘鳴は聴取されず，気管内への送気は容易であった。身長154 cm，体重65 kg。呼吸数36/分。脈拍140/分，整。血圧60/40 mmHg。動脈血ガス分析（F_IO_2 0.4）：PO_2 70 Torr，PCO_2 28 Torr。

最も考えられるのはどれか。
a．心タンポナーデ
b．急性左心不全
c．自然気胸
d．大動脈解離
e．急性肺塞栓症

〔92回E問題14〕

28 68歳の女性。5年前から腰痛があり，骨粗鬆症と診断されて活性型ビタミンDの投与を受けている。最近，脱力感が強くなり，尿量の増加と便秘の傾向が強くなった。血清生化学所見：Na 141 mEq/L，K 4.2 mEq/L，Cl 98 mEq/L，Ca 12.8 mg/dL，P 3.8 mg/dL。

この患者の心電図で最も予想される所見はどれか。
a．PQ間隔短縮
b．QRS間隔短縮
c．T波の増高
d．QT間隔短縮
e．ST上昇

〔92回E問題20〕

29　30歳の男性。生来健康であったが，6日前からかぜ様症状が出現し，近医から解熱薬の投与を受けた。3日前から全身倦怠感，動悸および息切れを自覚するようになった。今朝から起座呼吸が出現し救急車で来院した。脈拍35/分，整。血圧82/66 mmHg。皮膚は冷たく，湿潤している。心臓聴診でⅢ音を認める。心電図(A)と心エコー図のシェーマ(B)とを示す。

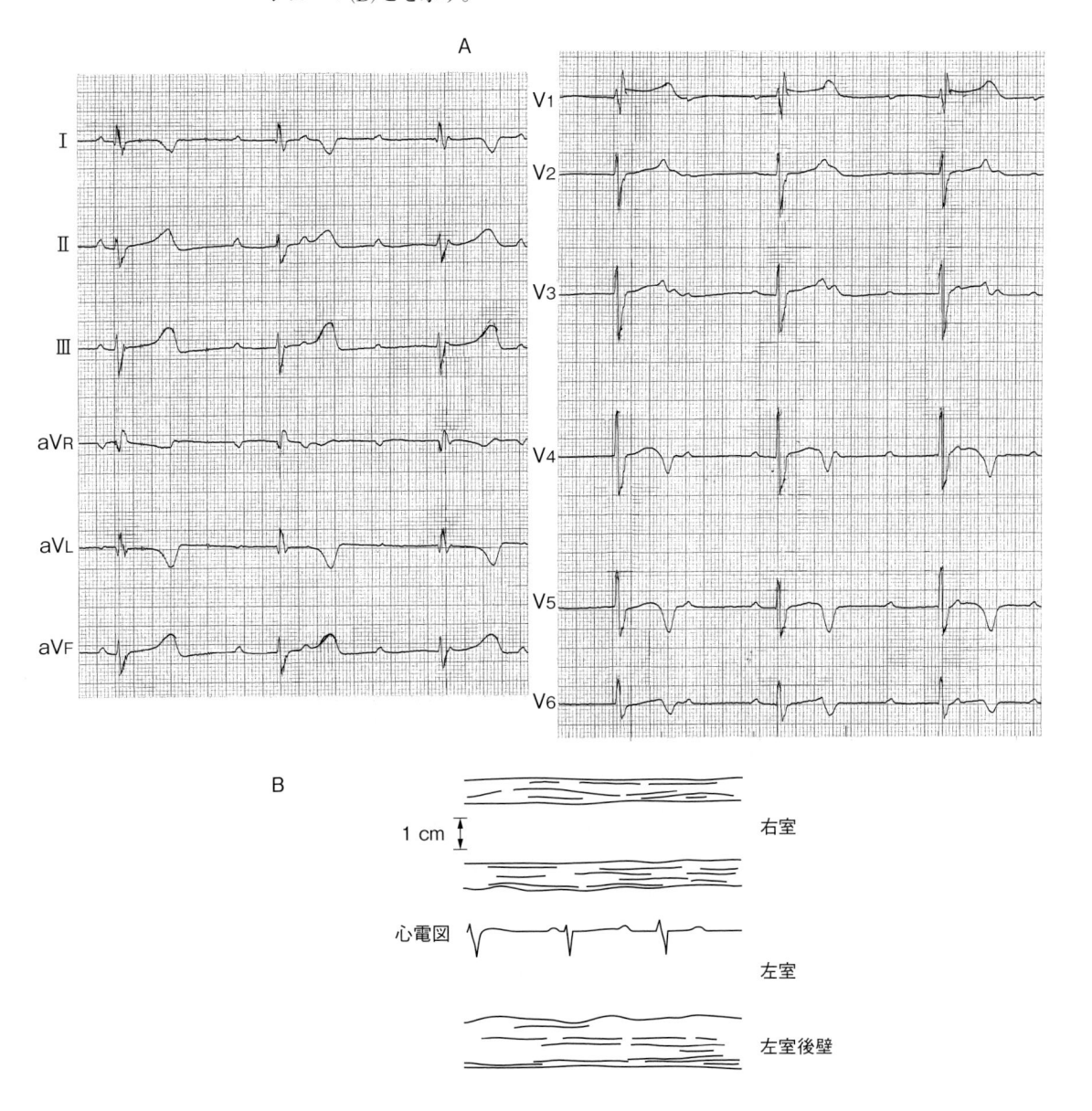

最も考えられるのはどれか。
a．急性心筋梗塞
b．心タンポナーデ
c．拡張型心筋症
d．急性心筋炎
e．収縮性心外膜炎

〔92回F問題9〕

30　左心室の拡大を示す診察所見はどれか。
a．左前腋窩線上で幅広い心尖拍動を触知
b．胸骨下部で心拍動に伴った膨隆を触知
c．心基部で収縮期雑音を聴取
d．心尖部で拡張期雑音を聴取
e．心尖部で第Ⅳ心音を聴取

〔91回A問題59〕

31　心電図を示す。

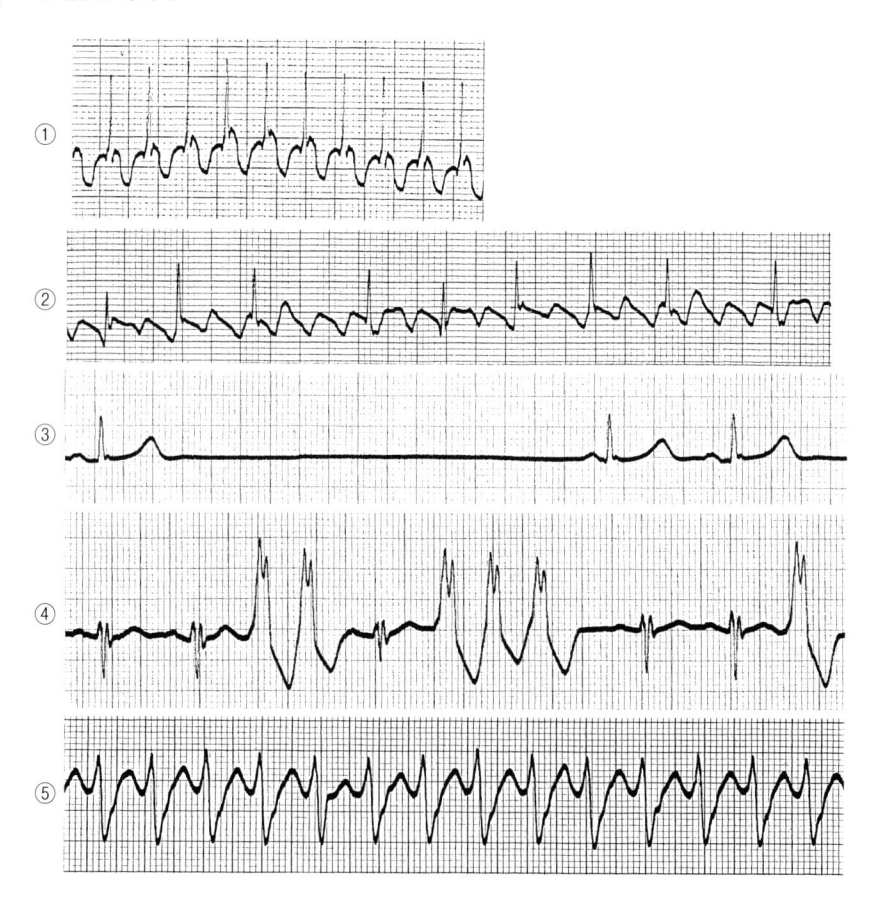

直ちに電気的除細動が必要なものを 2 つ選びなさい。
a．①
b．②
c．③
d．④
e．⑤

〔91 回 B 問題 18〕

32 疾患と心病変・所見との組合せで正しいものを 3 つ選びなさい。
a．心アミロイドーシス―――――――――両心室求心性肥大
b．心サルコイドーシス―――――――――完全房室ブロック
c．Duchenne 型進行性筋ジストロフィ―――心筋線維化
d．甲状腺機能低下症――――――――――心房粗動
e．全身性エリテマトーデス――――――――細菌性心内膜炎

〔91 回 B 問題 19〕

33 房室ブロックを合併しやすいものを 2 つ選びなさい。
a．急性下壁心筋梗塞
b．WPW 症候群
c．特発性心室頻拍
d．肥大型心筋症
e．急性心筋炎

〔91 回 B 問題 20〕

34 56 歳の男性。2 年前から労作時呼吸困難，3 か月前から腹部膨満を訴えている。2 か月前から利尿薬の投与を受け，一時腹部膨満は軽快したが，再び増悪してきたため来院した。胸部 X 線写真(A，B)と右室圧曲線(C)を示す。

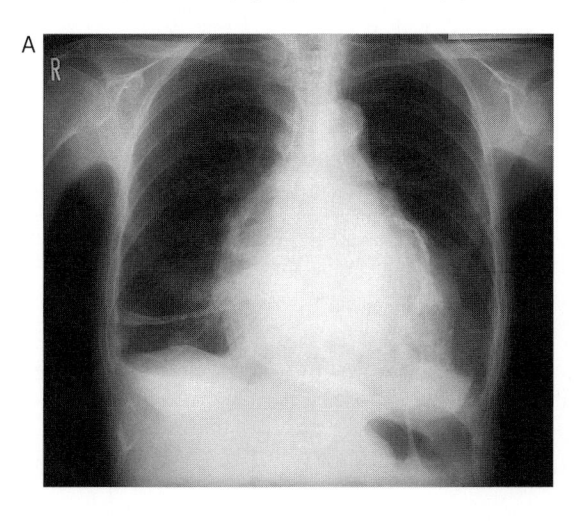

B

C

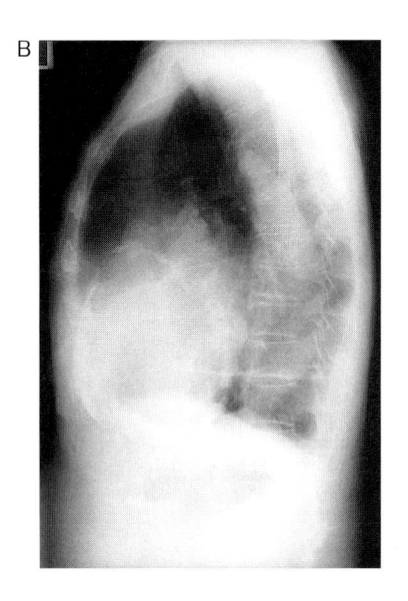

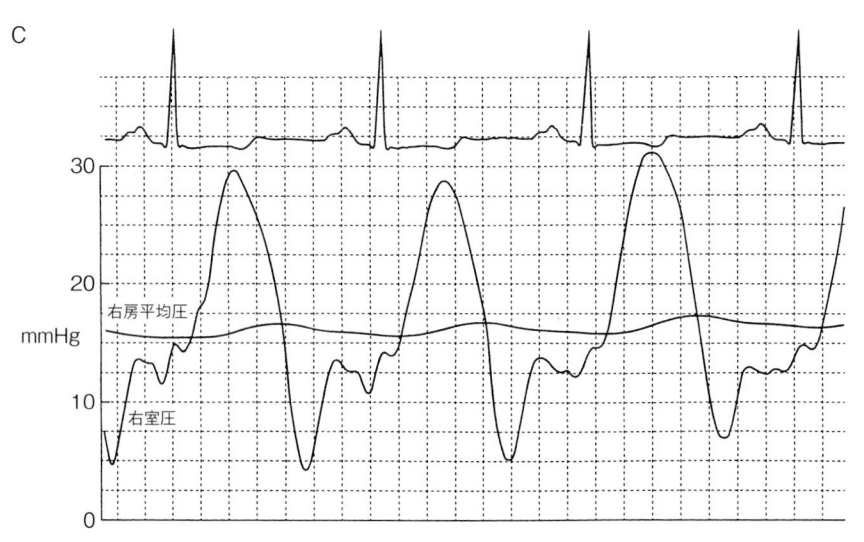

治療として適切なのはどれか。
a．カルシウム拮抗薬投与
b．ジギタリス投与
c．ドパミン投与
d．心嚢ドレナージ
e．心膜切除術

〔91回 E 問題 9〕

35　53歳の女性。25歳のときにリウマチ性弁膜症と診断された。心電図(A)と胸部X線写真(B)を示す。

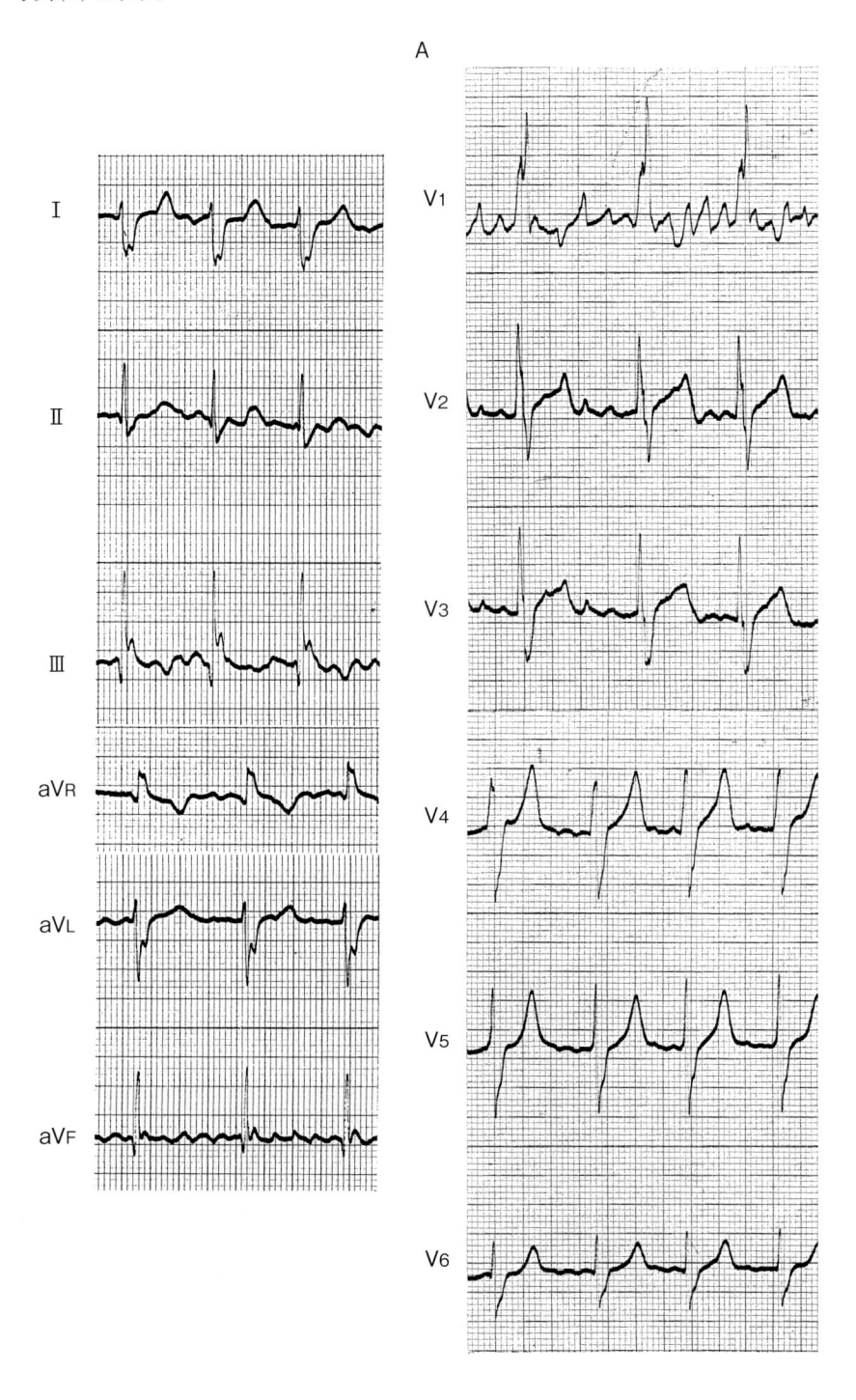

A

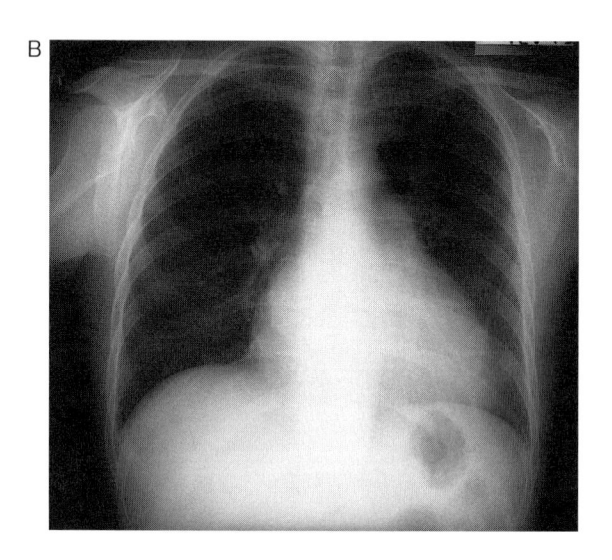

この患者にみられるものを3つ選びなさい。
a．労作時呼吸困難
b．右室肥大
c．左房拡大
d．高心拍出量
d．下行大動脈瘤

〔91回E問題27〕

36　27歳の女性。心雑音を指摘されていたが，生来健康でとくに症状がなかった。心臓の聴診で，Ⅱ音の固定性分裂を認め，肋骨左縁第2肋間を最強点とする3/6度の収縮期雑音と胸骨左縁第4肋間を最強点とする2/6度の低調な拡張期雑音とを聴取する。他に特記すべき身体所見はない。胸部X線写真(A，B)と心電図(C)を示す。

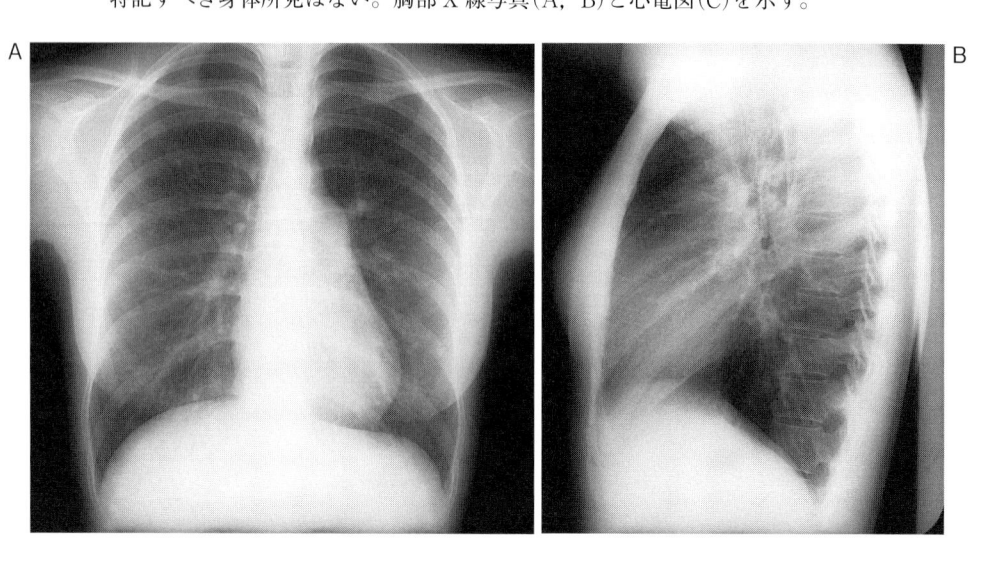

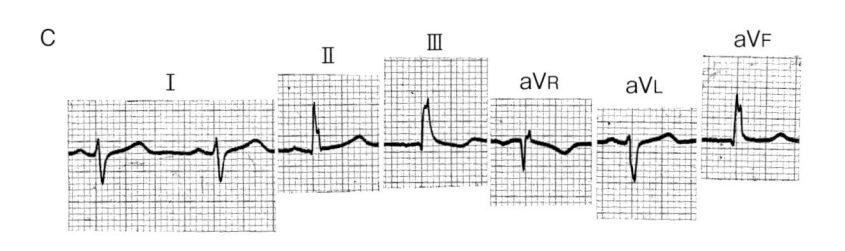

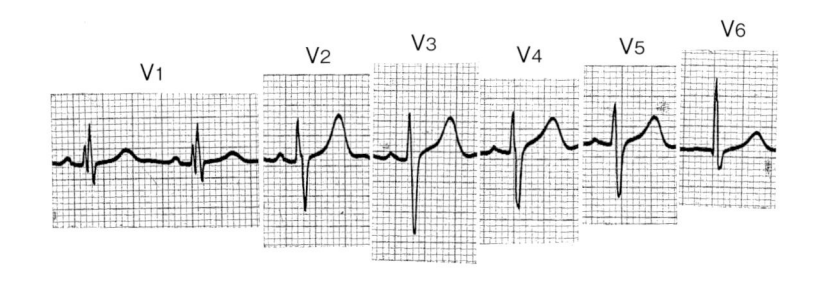

この患者の心カテーテル検査で予想されるものを2つ選びなさい。
a．右心房から左心房へのカテーテル進入
b．右心房血の酸素飽和度上昇
c．肺静脈血の酸素飽和度上昇
d．肺動脈圧上昇
e．左心室・大動脈間の圧較差

〔91回F問題6〕

37 50歳の男性。5年前から坂道を上るときに胸痛を覚えたが、1週間前からその頻度が増加した。非発作時の心電図(A)、発作時の心電図(B)および左冠動脈造影写真(C)を示す。

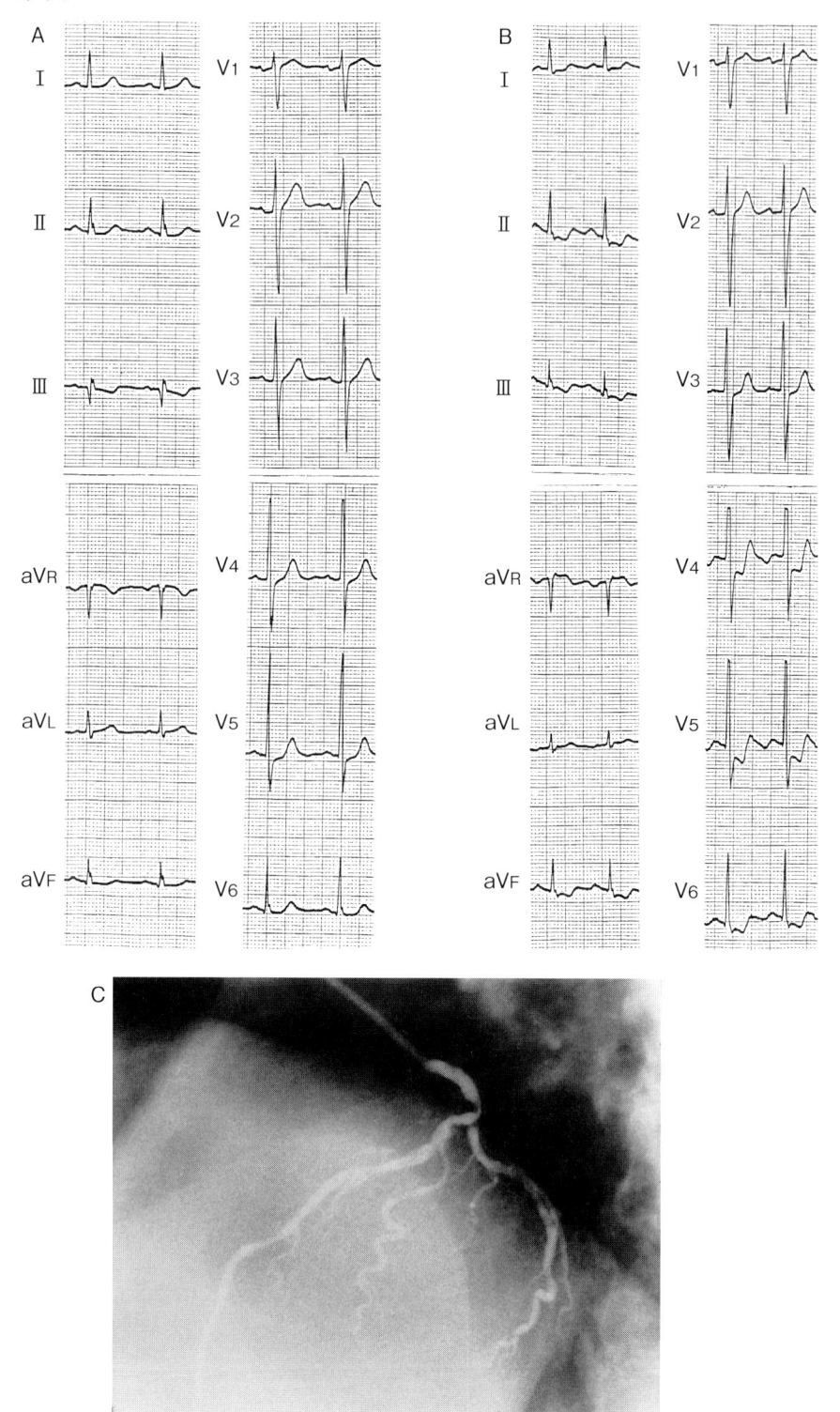

最も適切な治療法はどれか。
a．抗狭心症薬による内科療法
b．血栓溶解療法
c．経皮的冠動脈形成術
d．冠動脈バイパス術
e．大動脈内バルーンパンピング

〔91回F問題9〕

38 64歳の女性。3か月前から動悸とともに一瞬ふらっとする症状が時々生じるようになり来院した。常用薬はない。脈拍60/分，整。血圧142/78 mmHg。心雑音はない。血清生化学所見：総蛋白7.0 g/dL，クレアチニン1.2 mg/dL，AST 38単位（正常40以下），CK 35単位（正常10〜40），Na 142 mEq/L，K 4.0 mEq/L，Cl 105 mEq/L，Ca 9.2 mg/dL。心電図を示す。

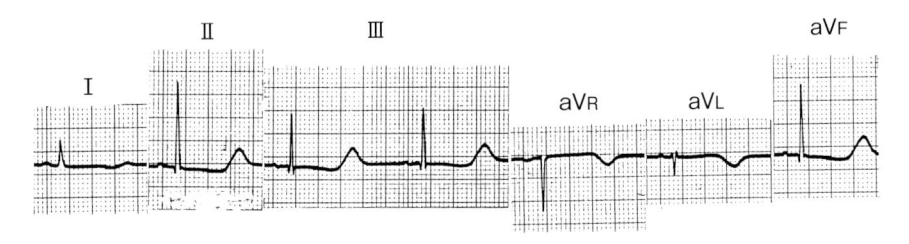

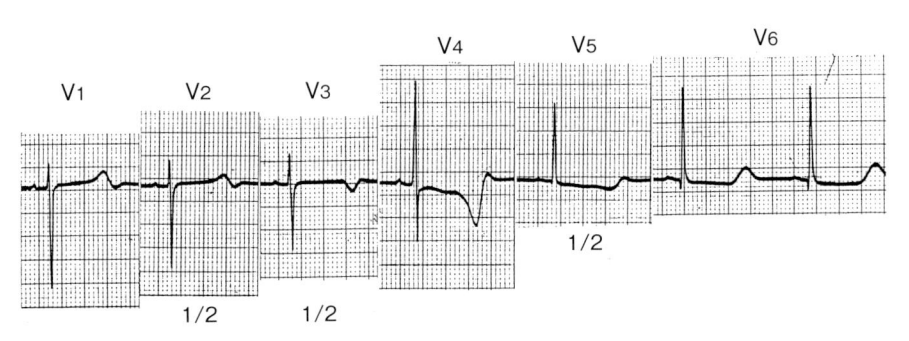

この患者の症状の原因と考えられるのはどれか。
a．上室頻拍
b．心房粗動
c．心室細動
d．房室ブロック
e．完全左脚ブロック

〔91回F問題10〕

39 57歳の男性。3時間前から続く強い前胸部痛のため入院した。血栓溶解療法後，胸痛は間もなく消失したが，翌日，再び強い前胸部痛が出現した。前胸部痛は呼吸で増強し，ニトログリセリンは無効であった。血圧は正常。心膜摩擦音を聴取する。心エコー図で少量の心囊液貯留を認める。入院時の心電図(A)と翌日の心電図(B)を示す。

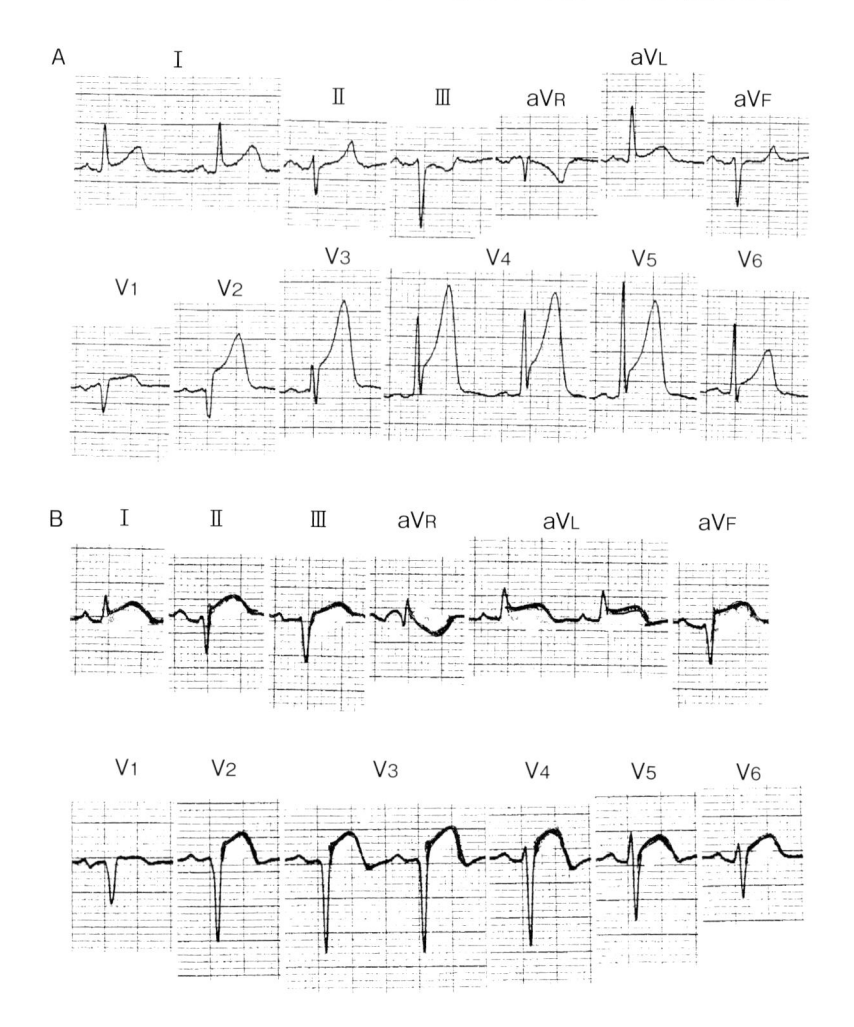

診断はどれか。正しいものを2つ選びなさい。
a．急性心筋梗塞
b．冠攣縮性狭心症
c．再灌流障害
d．心タンポナーデ
e．急性心膜炎

〔91回F問題11〕

40　心房細動を合併しやすいのはどれか。
　　a．肺動脈弁狭窄症
　　b．大動脈弁狭窄症
　　c．僧帽弁狭窄症
　　d．動脈管開存症
　　e．心室中隔欠損症

〔90回B問題25〕

41　心電図を示す。

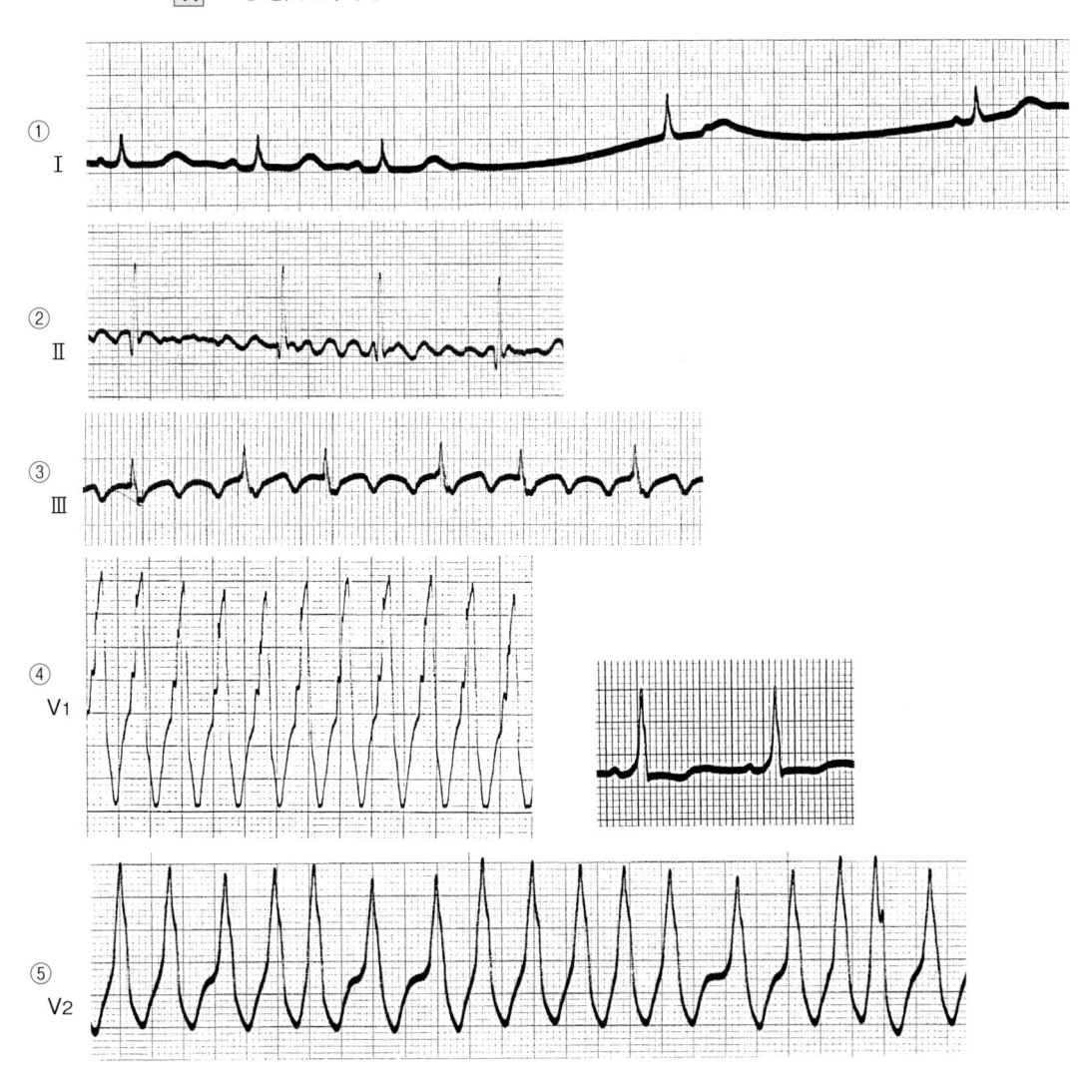

① I

② II

③ III

④ V₁

⑤ V₂

ジギタリス薬の使用が禁忌の不整脈を3つ選びなさい。

　　a．①
　　b．②
　　c．③
　　d．④
　　e．⑤

〔90回B問題26〕

42 房室伝導を抑制するものを3つ選びなさい。
 a．アトロピン
 b．ベラパミル
 c．ジルチアゼム
 d．プロプラノロール
 e．イソプロテレノール

〔90回B問題27〕

43 閉塞性肥大型心筋症について正しいものを3つ選びなさい。
 a．左室拡張末期容積は拡大する。
 b．頻拍性の心房細動時には心拍出量が低下する。
 c．僧帽弁エコーの収縮期前方運動を認める。
 d．心室性期外収縮直後の心拍で大動脈圧は低下する。
 e．左室内腔と大動脈との圧較差はイソプロテレノール投与で縮小する。

〔90回B問題29〕

44 次の文を読み，(1)，(2)の問いに答えよ。
 76歳の男性。呼吸困難を主訴として来院した。
現病歴：今朝から急に元気がなくなり，食事が摂取できず，息苦しさも訴えるようになったため家族に連れられて来院した。
既往症：約20年前から糖尿病の治療を受けている。
現症：身長163 cm，体重68 kg。呼吸数25/分。脈拍75/分，時に欠損を認める。血圧114/88 mmHg。意識清明。顔面蒼白で苦悶状を呈する。皮膚は湿潤で手足に冷感がある。心音はやや減弱。心雑音は聴取しない。両肺野で軽度に湿性ラ音を聴取する。腹部は平坦，軟。肝は触知しない。下腿に浮腫を認めない。
検査所見：血液所見：赤血球380万，Hb 10.7 g/dL，Ht 31%，白血球12,000，血小板25万。血清生化学所見：血糖134 mg/dL，総蛋白6.5 g/dL，尿素窒素30 mg/dL，クレアチニン0.9 mg/dL，総コレステロール230 mg/dL，AST 304単位（正常40以下），ALT 57単位（正常35以下），CK 2,836単位（正常10〜40），CK-MB 194単位（正常20以下），Na 136 mEq/L，K 3.8 mEq/L，Cl 98 mEq/L，動脈血ガス分析（自発呼吸，room air）：pH 7.34，PO_2 70 mmHg，PCO_2 35 mmHg，HCO_3^- 18 mEq/L。
 来院時の心電図(A)〔次頁〕を示す。

(1) 診断はどれか。
 a．心筋炎
 b．肺塞栓症
 c．急性心膜炎
 d．急性心筋梗塞
 e．心室内伝導障害

 集中治療室に入室させ心電図モニターを開始したところ心室期外収縮が多源性となり，次いで心電図B・C〔次頁〕に移行し，突然全身の痙攣とともに意識が消失した。直ちに電気的除細動を行ったところ1回の除細動で洞調律となり，以後状態は安定した。

(2) 電気的除細動に用いたエネルギーはどれか。
 a．25ジュール
 b．50ジュール
 c．100ジュール
 d．300ジュール
 e．800ジュール

〔90回C問題19・20〕

A

| I | II | III | aVR | aVL | aVF |

| V1 | V2 | V3 | V4 | V5 | V6 |

B

C

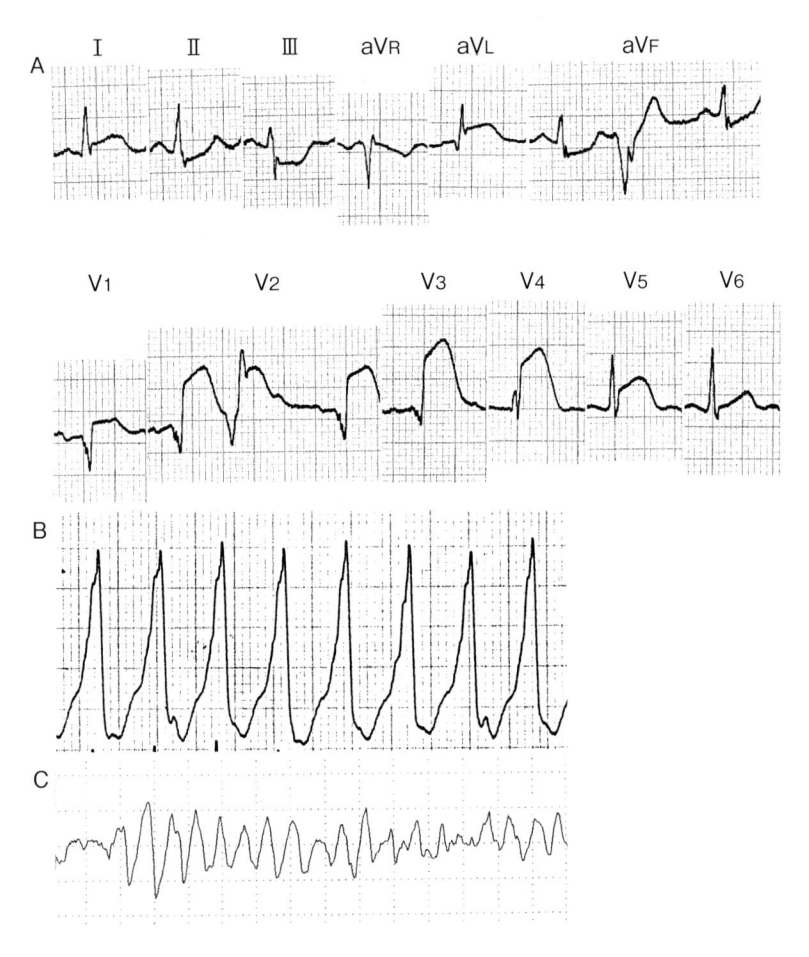

45 67歳の男性。5年前に左心不全を伴う心筋梗塞で3か月入院した。退院後も階段や坂道で息切れと動悸を感じていた。2週間前から平地を歩いても息苦しく，夜間床に就くと空咳と呼吸困難を生じるようになった。呼吸困難で寝ていられないので救急車で来院した。来院時，四肢に冷感と冷汗はない。呼吸数 24/分。脈拍 102/分，整。血圧 120/86 mmHg。全肺野に湿性ラ音を聴取する。下肢に浮腫を認め，腫大した肝を触れる。
　この患者の Swan-Ganz カテーテルの検査結果として最も考えられるのはどれか。

	平均右房圧(mmHg)	平均肺動脈楔入圧(mmHg)	心係数(L/min/m²)
a.	0	4	1.5
b.	4	21	1.5
c.	4	21	2.5
d.	15	10	1.5
e.	15	21	2.5

〔90回 D 問題 27〕

46 78歳の女性。激しい胸痛が突然起こり，顔面蒼白になった。1時間ベッドでうずくまっていたが，治まらないので徒歩で来院した。来院時の心電図(A)を示す。血圧 210/92 mmHg。直ちに降圧療法を開始した。12時間後に突然眼球が上転し意識を消失した。脈拍は触知不能で，血圧も測定不可能であった。この時点のモニター心電図(B)を示す。

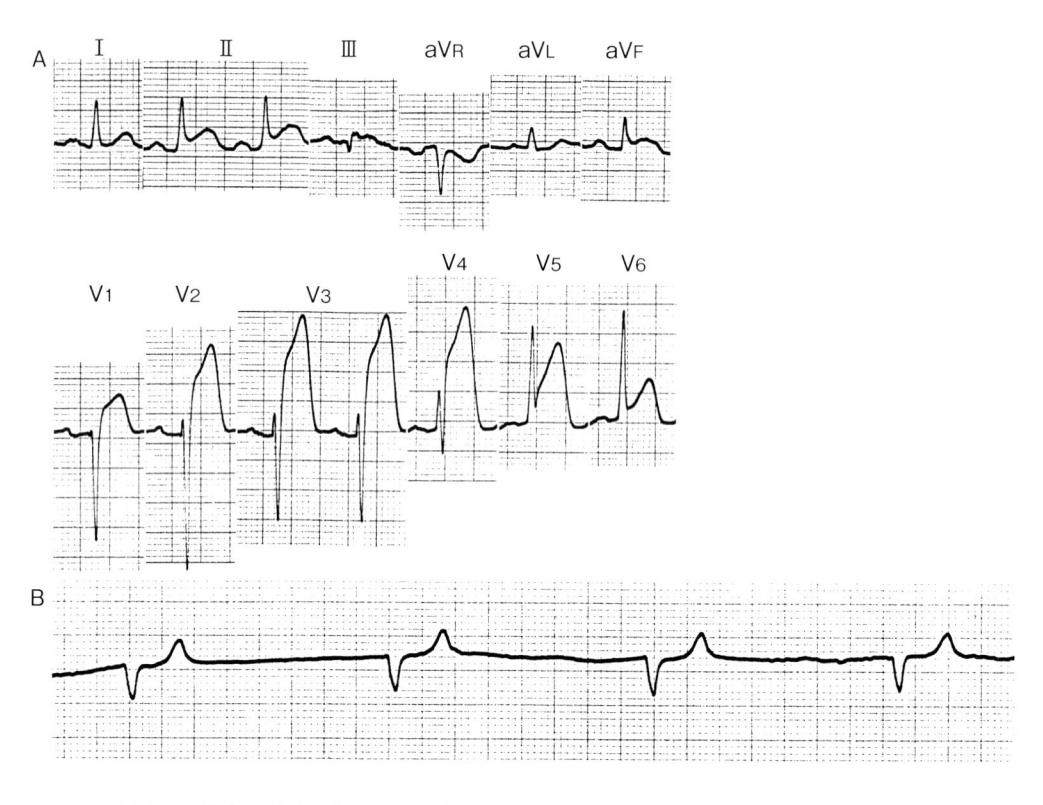

(1) この患者で最後に起こった病態はどれか。
   a．脳出血
   b．洞停止
   c．完全房室ブロック
   d．低拍出症候群
   e．心破裂
(2) 最も考えられるのはどれか。
   a．再灌流性不整脈
   b．心室中隔穿孔
   c．左室自由壁破裂
   d．左室乳頭筋断裂
   e．脳出血

〔90回 E 問題 9〕

47 正しい組合せを3つ選びなさい。
   a．僧帽弁狭窄症————V₁誘導でP波の陽性部分増高
   b．側壁梗塞————V₁誘導のR波増高
   c．左脚前枝ブロック——QRS電気軸の左軸偏位
   d．低カルシウム血症——修正QT間隔(QTc)の延長
   e．心筋虚血————陰性U波出現

〔89回 A 問題 81〕

[48] 陳旧性広汎前壁梗塞の患者で認められるものを2つ選びなさい。
 a．Ⅰ音亢進
 b．Ⅱ音亢進
 c．Ⅲ音聴取
 d．Ⅳ音聴取
 e．大動脈駆出音増強

〔89回B問題18〕

[49] 弁膜症と病態との組合せで正しいのはどれか。
 a．僧帽弁狭窄症―――左室拡張終期圧上昇
 b．僧帽弁閉鎖不全症――平均左房圧低下
 c．大動脈弁狭窄症―――左室拡大
 d．大動脈弁閉鎖不全症――上行大動脈径縮小
 e．三尖弁閉鎖不全症―――平均右房圧上昇

〔89回B問題21〕

[50] 不整脈の治療について正しいのはどれか。
 a．WPW症候群の上室頻拍発作の予防にはジギタリス薬が有効である。
 b．洞停止の予防にはβ受容体遮断薬が有効である。
 c．一過性心房細動の発作にはリドカインを用いる。
 d．上室頻拍の発作にはカルシウム拮抗薬を用いる。
 e．心室頻拍の発作にはβ受容体刺激薬を用いる。

〔89回B問題23〕

[51] 心電図を示す。最も考えられるのはどれか。

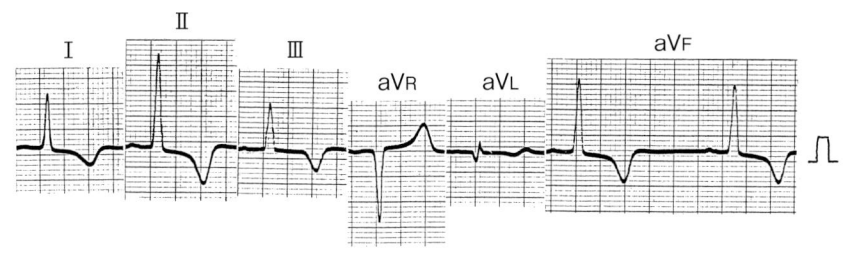

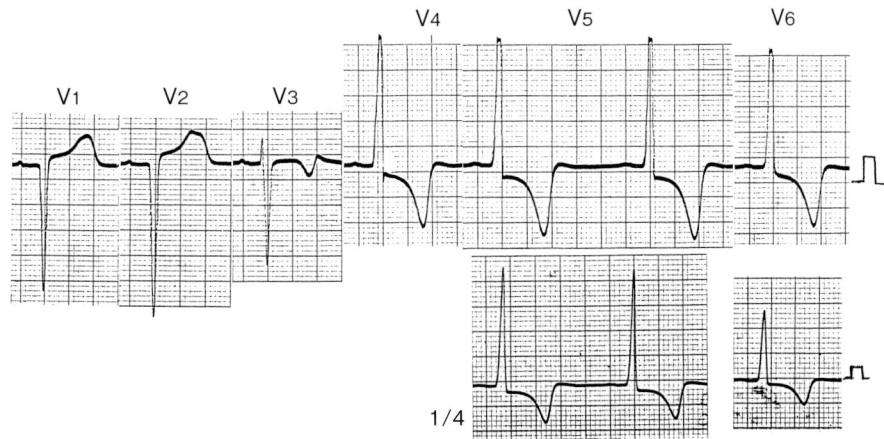

a．右室肥大
b．急性心膜炎
c．WPW症候群
d．肥大型心筋症
e．完全左脚ブロック

〔89回B問題24〕

52 次の文を読み，(1)〜(3)の問いに答えよ。
50歳の男性。激しい胸痛を主訴として来院した。
現病歴：早朝に突然激しい胸痛と腰背部痛とをきたし，軽快しないため約5時間後に救急車で来院した。2〜3分程度の意識消失発作が来院前に1回あった。
既往歴：5年前から170/100 mmHg程度の高血圧を指摘されていたが，症状がないため放置していた。また，高コレステロール血症も指摘されていた。1日20本，30年間の喫煙歴がある。従来心雑音を指摘されたことはなく，胸部X線写真で異常を指摘されたこともない。
現症：身長176 cm，体重76 kg。脈拍110/分，整。血圧，右上肢160/90 mmHg。意識は清明であるが，顔面蒼白で苦悶状を呈する。皮膚は湿潤で手足に冷感がある。胸骨左縁第3肋間に最強点を有するLevine 2/6度の拡張期雑音を聴取する。呼吸音は正常。上腹部は平坦で軟。肝，脾を触知しない。腹部に血管雑音を聴取しない。神経学的異常所見は認めない。
検査所見：血液所見：赤血球420万，Hb 13.8 g/dL，Ht 38%，白血球10,000，血小板25万。血清生化学所見：クレアチニン1.0 mg/dL，AST 60単位（正常40以下），ALT 32単位（正常35以下），CK 120単位（0〜40），Na 138 mEq/L，K 4.1 mEq/L，Cl 99 mEq/L。動脈血ガス分析（自発呼吸，room air）：pH 7.44，PO_2 72 mmHg，PCO_2 32 mmHg。眼底に乳頭浮腫は認めない。来院時に記録した心電図(A)〔次頁〕を示す。

(1) この症例の心電図で考えられるのはどれか。
a．心膜炎
b．心筋炎
c．急性心筋梗塞
d．僧帽弁腱索断裂
e．肺塞栓

(2) その後に現像されてきた胸部X線写真(B)を次頁に示す。次に行うべき検査を3つ選びなさい。
a．心エコー検査
b．胸部X線造影CT
c．心筋シンチグラフィ
d．肺シンチグラフィ
e．大動脈造影

(3) この患者に合併しやすいのはどれか。3つ選びなさい。
a．心タンポナーデ
b．胸水貯留
c．緊張性気胸
d．肺高血圧
e．下肢虚血

〔89回C問題13〜15〕

A

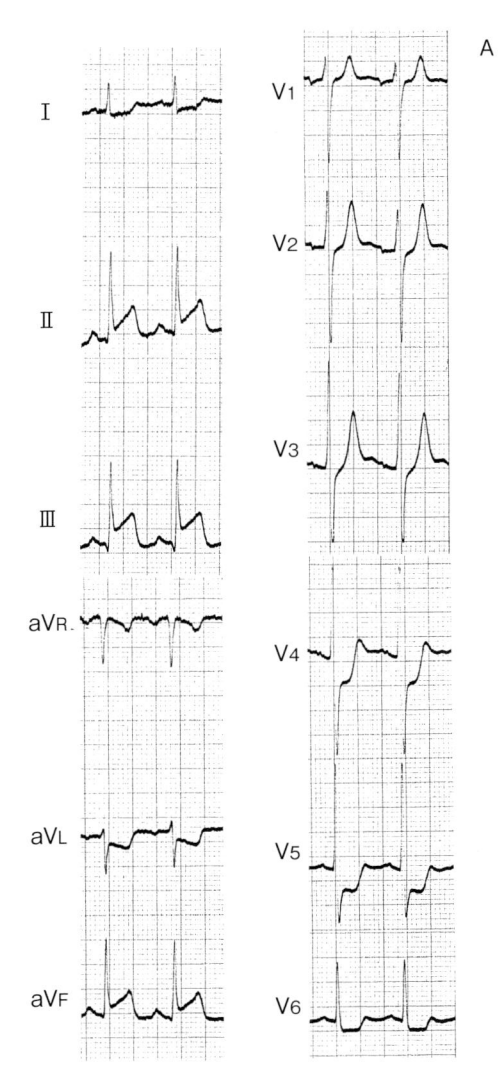

I	V₁
II	V₂
III	V₃
aVR	V₄
aVL	V₅
aVF	V₆

B

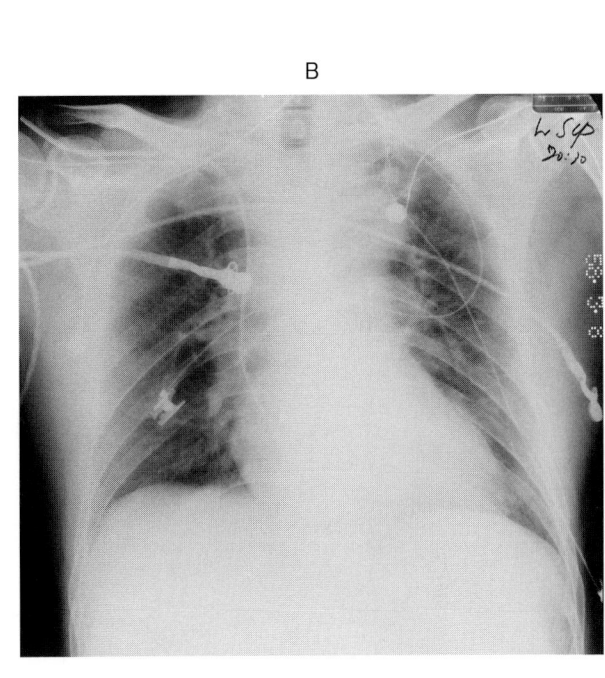

53 45歳の男性。3年前から年に3,4回強い胸痛発作で夜間に目覚めるようになった。2週前から発作が週に1,2回となり持続時間も10分と長くなり，冷汗を伴うようになったので来院した。入院時の心電図(A)と入院2日目に生じた胸痛発作時の心電図(B)を示す。発作後には入院時の心電図に戻った。

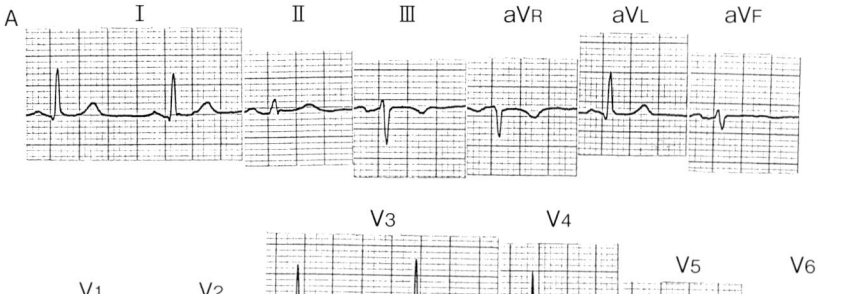

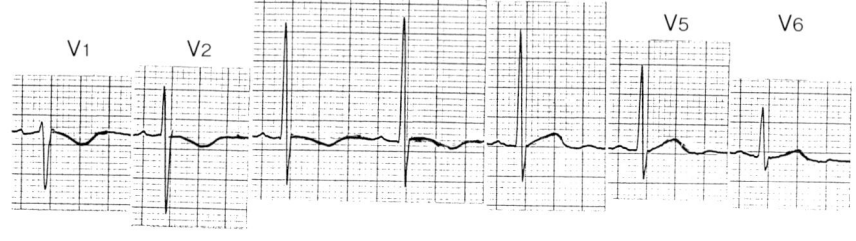

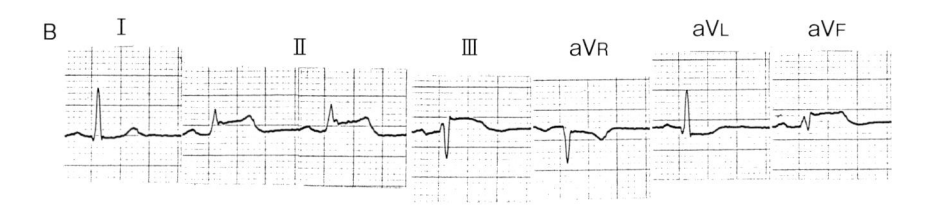

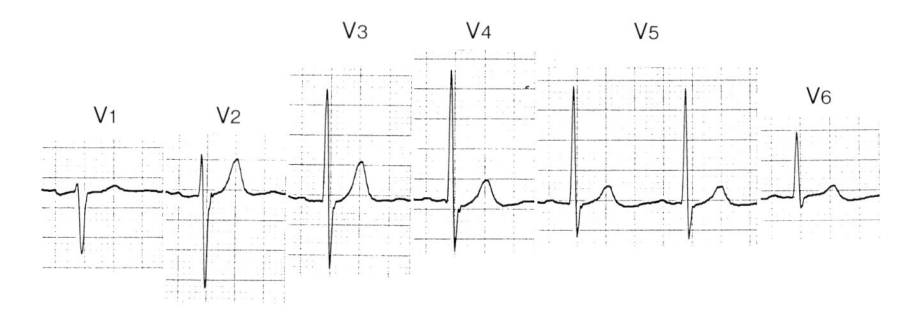

最も有効な治療薬はどれか。
a．アスピリン
b．β受容体遮断薬
c．カルシウム拮抗薬
d．モルヒネ
e．t-PA(組織プラスミノゲンアクチベーター)

〔89回 D 問題 46〕

54 ST 上昇が特徴的な症候群はどれか。
  a．Adams-Stokes 症候群
  b．Brugada 症候群
  c．LGL 症候群
  d．Lutembacher 症候群
  e．WPW 症候群

〔著者作成問題〕

55 心室細動をきたす可能性がほとんどないものはどれか。
  a．発作性上室頻拍
  b．R on T 現象
  c．Brugada 症候群
  d．偽性心室頻拍
  e．Vaughan-Williams 分類Ⅰa 群の薬剤

〔著者作成問題〕

56 45 歳の男性。夜半に意識消失発作を起こしたため受診した。一緒にいた家族の話では，突然意識を失ったが数分で目を覚まし何事もなかったようだったとのこと。生来健康であり，自分ではこれまでの生活はむしろ普通以上に健康であると自負していた。5 年前からは年 1 回の健康診断を受けていたが，心電図の異常を指摘されたことはなかった。
翌日受診したときの心電図を示す。

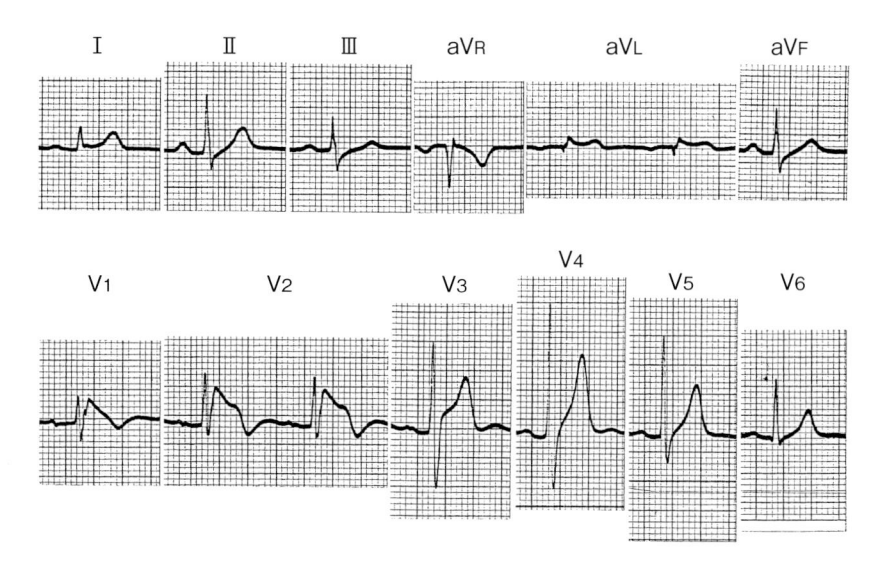

正しいものを選びなさい。
  a．CK(MB バンド)が上昇しているに違いない。
  b．直ちに再灌流療法が必要である。
  c．心室細動をきたす危険性がある。
  d．Vaughan-Williams 分類の IA 群薬を投与するのがよい。
  e．安静を保持し運動しないほうがよい。

〔著者作成問題〕

57 心不全について正しいものはどれか。
　a．心拍出量が正常より増加していれば，心不全にはならない。
　b．感染症や妊娠が誘因になる。
　c．心筋の収縮性は正常であっても弛緩障害が原因となりえる。
　d．呼吸困難は就寝から7～8時間後の明け方に起こる。
　e．Cheyne-Stokes呼吸は心不全では起こらない。
〔著者作成問題〕

58 合併症として正しい組合せはどれか。
　a．Down症候群――――――心内膜床欠損症
　b．Marfan症候群――――――大動脈弁輪拡張症
　c．Kartagener症候群――――右胸心
　d．Holt-Oram症候群――――心室中隔欠損症
　e．Williams症候群――――――大動脈弁下狭窄症
〔著者作成問題〕

59 正しい組合せはどれか。
　a．大動脈弁下狭窄症――――遅脈（pulsus tardus）
　b．肥大型心筋症――――――2段脈（pulsus bigeminus）
　c．重症の心不全――――――交互脈（pulsus alternans）
　d．急性心膜炎――――――――奇脈（pulsus paradoxus）
　e．心室性早期収縮――――――2峰性脈（pulsus bisferiens）
〔著者作成問題〕

60 巨大陰性T波を示す可能性のない疾患はどれか。
　a．心尖部肥大型心筋症。
　b．WPW症候群
　c．クモ膜下出血
　d．たこつぼ（型）心筋症
　e．心室中隔欠損症
〔著者作成問題〕

61 Brugada症候群について正しいものはどれか。
　a．断崖型（coved型）ST-T変化
　b．J波の存在
　c．欧米人に多い
　d．治療は交感神経β受容体遮断薬の投与
　e．解離の遅いNaチャネル遮断薬でSTがさらに上昇する
〔著者作成問題〕

62 50歳，男性が30～40分前から前胸部に強い絞扼痛があるとのことで来院した。来院時の心電図を示す。正しいものはどれか。

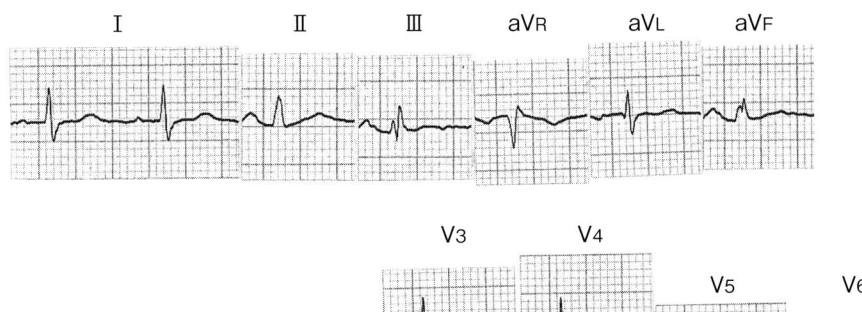

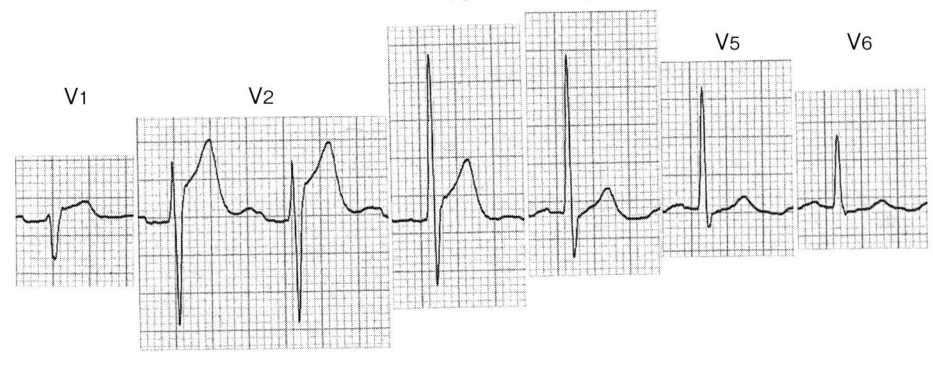

a．Brugada 症候群の可能性が高い．入院して経過を観察する．
b．対側性 ST 下降がないので正常の亜形であろう．
c．冠攣縮性狭心症が疑われる，まずニトログリセリンを舌下投与する．
d．左冠動脈前下行枝中枢側を責任血管とする急性前壁中隔梗塞の可能性が高い．すぐに冠動脈造影を行う．
e．急性心膜炎が疑われる．再灌流療法は禁忌である．

〔著者作成問題〕

63 53 歳の女性．生来健康で著変がなかった．しかし，約 2 週間前から体がだるく，右下肢が痛むなど，体調が悪く，横になることが多かった．数日前から息切れと呼吸困難が続いているため，外来を受診した．身長 155 cm，体重 70 kg．血圧は 124/76 mmHg．来院時の心電図を示す．

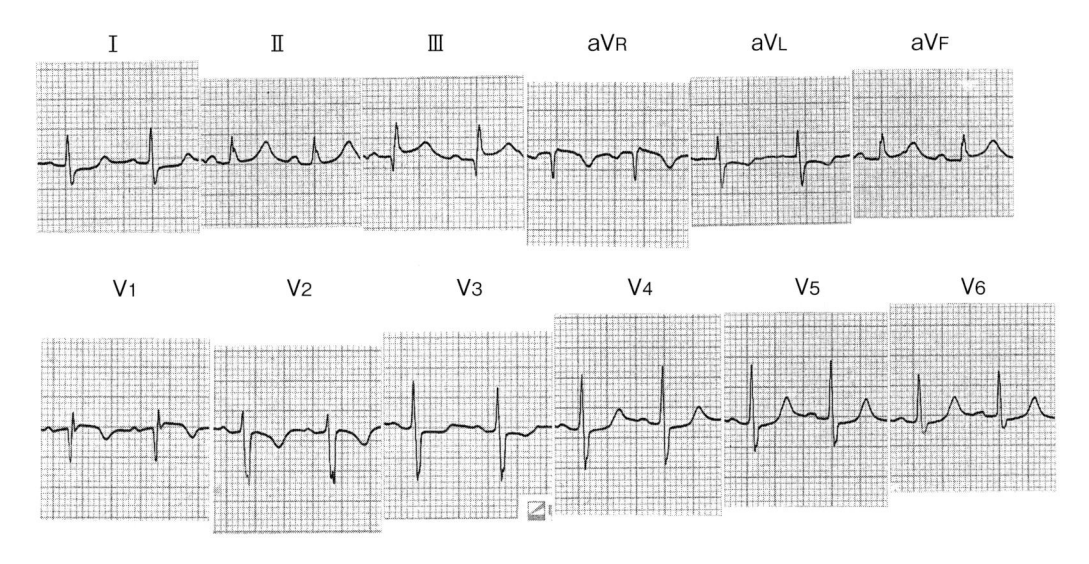

（1）まず行う検査はどれか。
　　a．胸部CT
　　b．冠動脈造影
　　c．動脈血ガス分析
　　d．胸部MRI
　　e．心エコー図
（2）診断として正しいものはどれか。
　　a．急性心筋梗塞
　　b．自然気胸
　　c．急性肺血栓塞栓症
　　d．うっ血性心不全
　　e．心房中隔欠損症

〔著者作成問題〕

64 46歳，男性。動悸を訴えて救急外来を受診したときの心電図を示す。

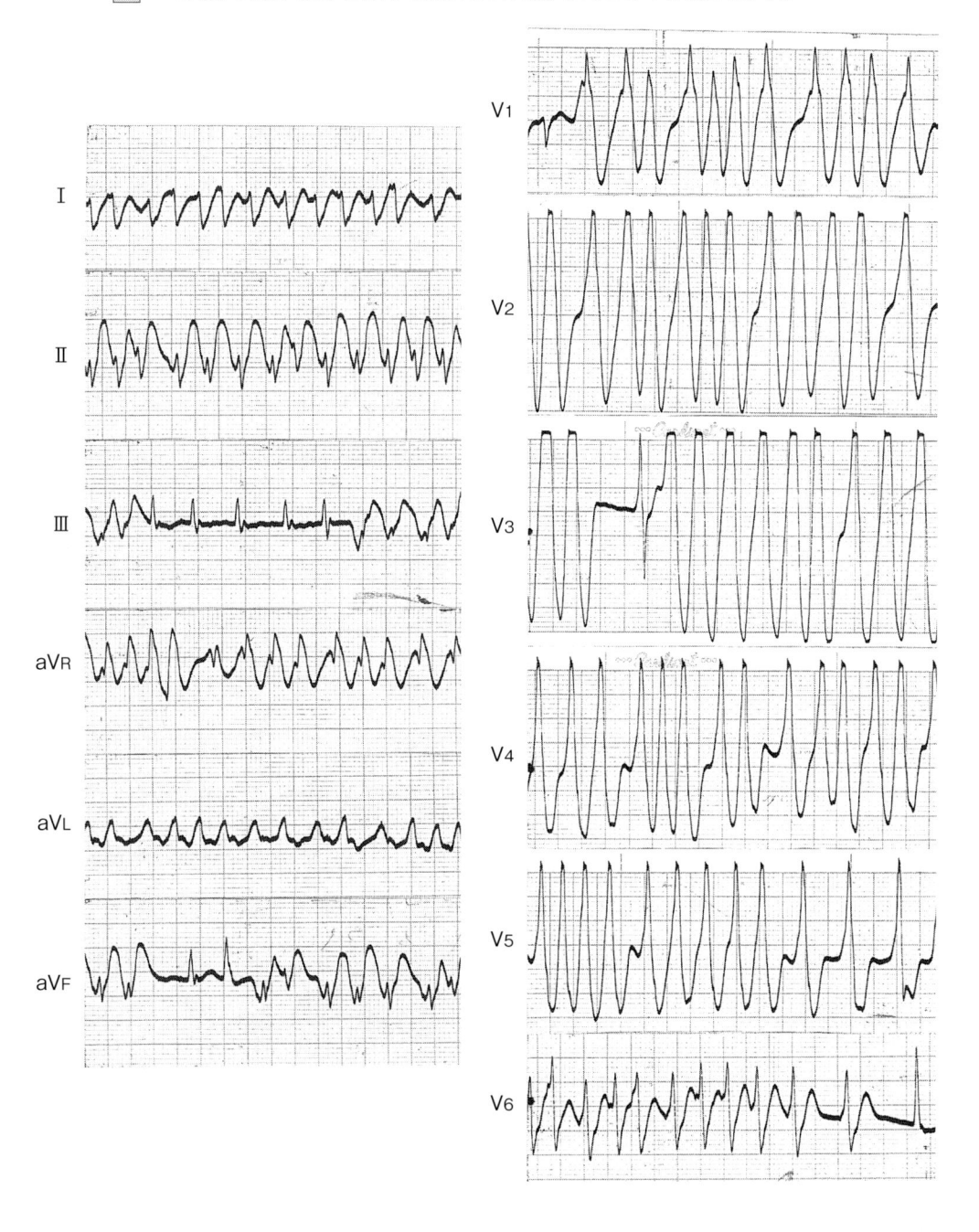

(1) 正しくないものはどれか。
　　a．R-R 間隔はまったく不規則である。
　　b．大部分の QRS 間隔は明らかに幅が広い。
　　c．最短の R-R 間隔は 0.30 秒である。
　　d．V$_{4~6}$ 誘導では δ 波が示されている。
　　e．R on T 現象がみられる。
(2) 心電図診断として正しいものはどれか。
　　a．心室頻拍
　　b．発作性上室頻拍
　　c．多発性上室早期収縮
　　d．多発性心室早期収縮
　　e．心房細動

〔著者作成問題〕

65 労作時の息切れとめまい感を訴えて受診した70歳の男性の心電図を示す。

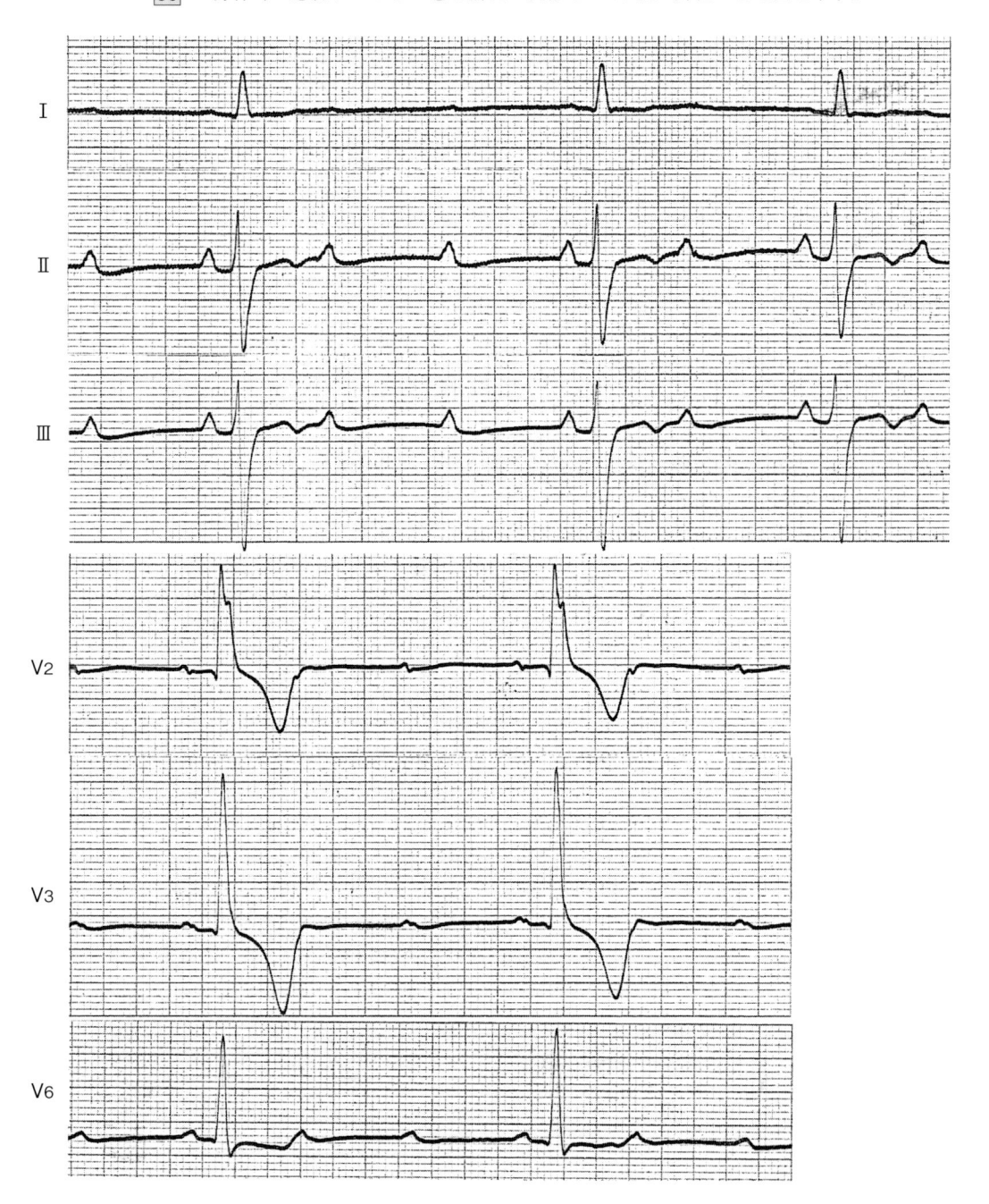

(1)心電図所見として正しいものはどれか。
    a．左脚前枝ブロック
    b．完全右脚ブロック
    c．2：1，3：1の洞房ブロック
    d．機能的な左脚後枝ブロック
    e．二次性 ST-T 変化

(2)基礎疾患として正しいものはどれか。
    a．急性心筋梗塞
    b．不安定狭心症
    c．Brugada 症候群
    d．QT 延長症候群
    e．Lev-Lenègre 病

(3)治療として正しいものはどれか。
    a．電気的除細動
    b．カテコラミン静注
    c．経過観察
    d．人工心臓ペースメーカー植込み
    e．交感神経 β 受容体遮断薬

〔著者作成問題〕

66 四肢誘導の心電図を示す。

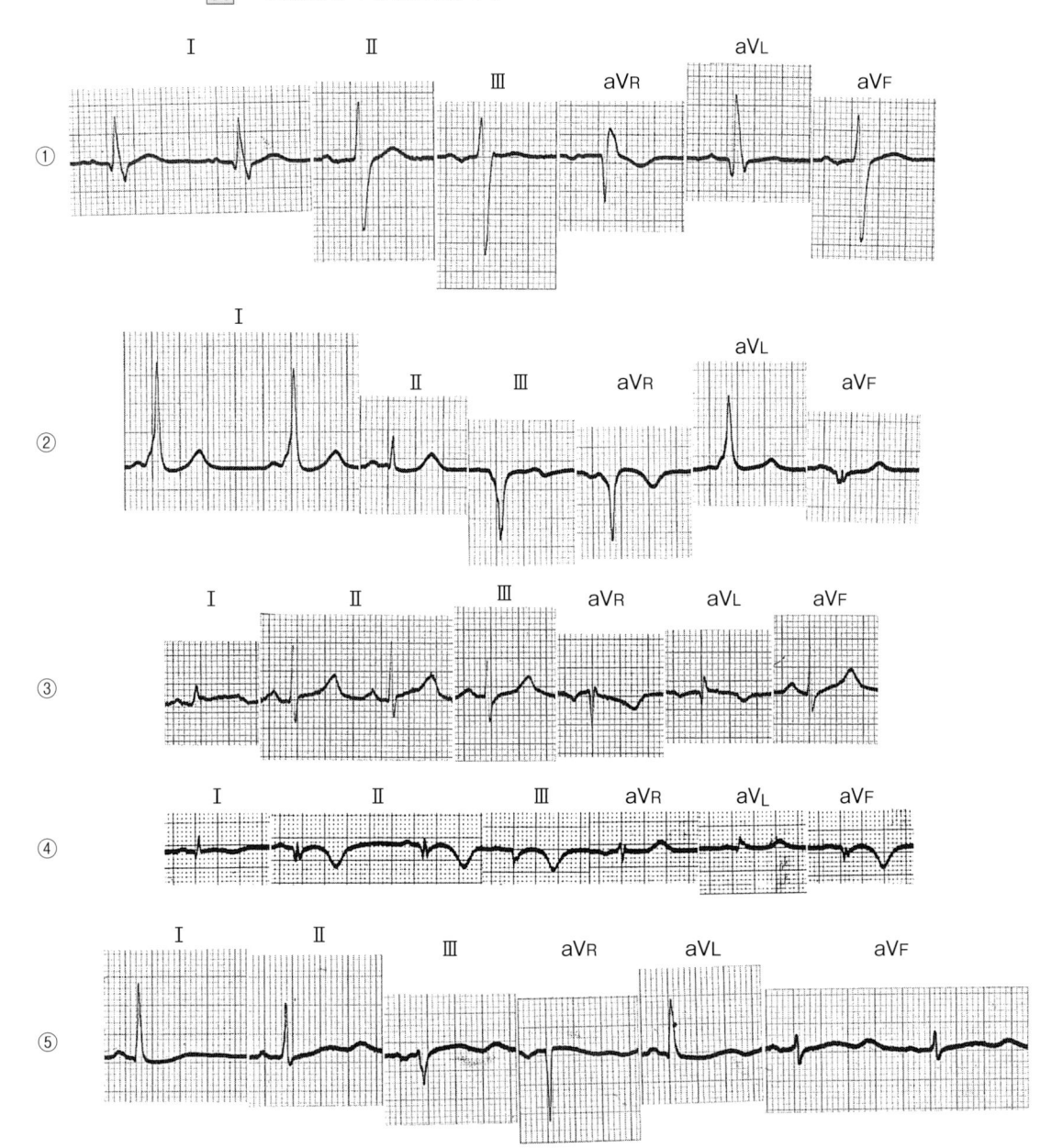

(1) 心筋梗塞の所見があるものはどれか。
- a．①
- b．②
- c．③
- d．④
- e．⑤

(2) 完全房室ブロックを招来する可能性があるものはどれか。
- a．①
- b．②
- c．③
- d．④
- e．⑤

(3) 発作性心房細動を招来する可能性があるものはどれか。
- a．①
- b．②
- c．③
- d．④
- e．⑤

(4) 四肢麻痺を招来する可能性があるものはどれか。
- a．①
- b．②
- c．③
- d．④
- e．⑤

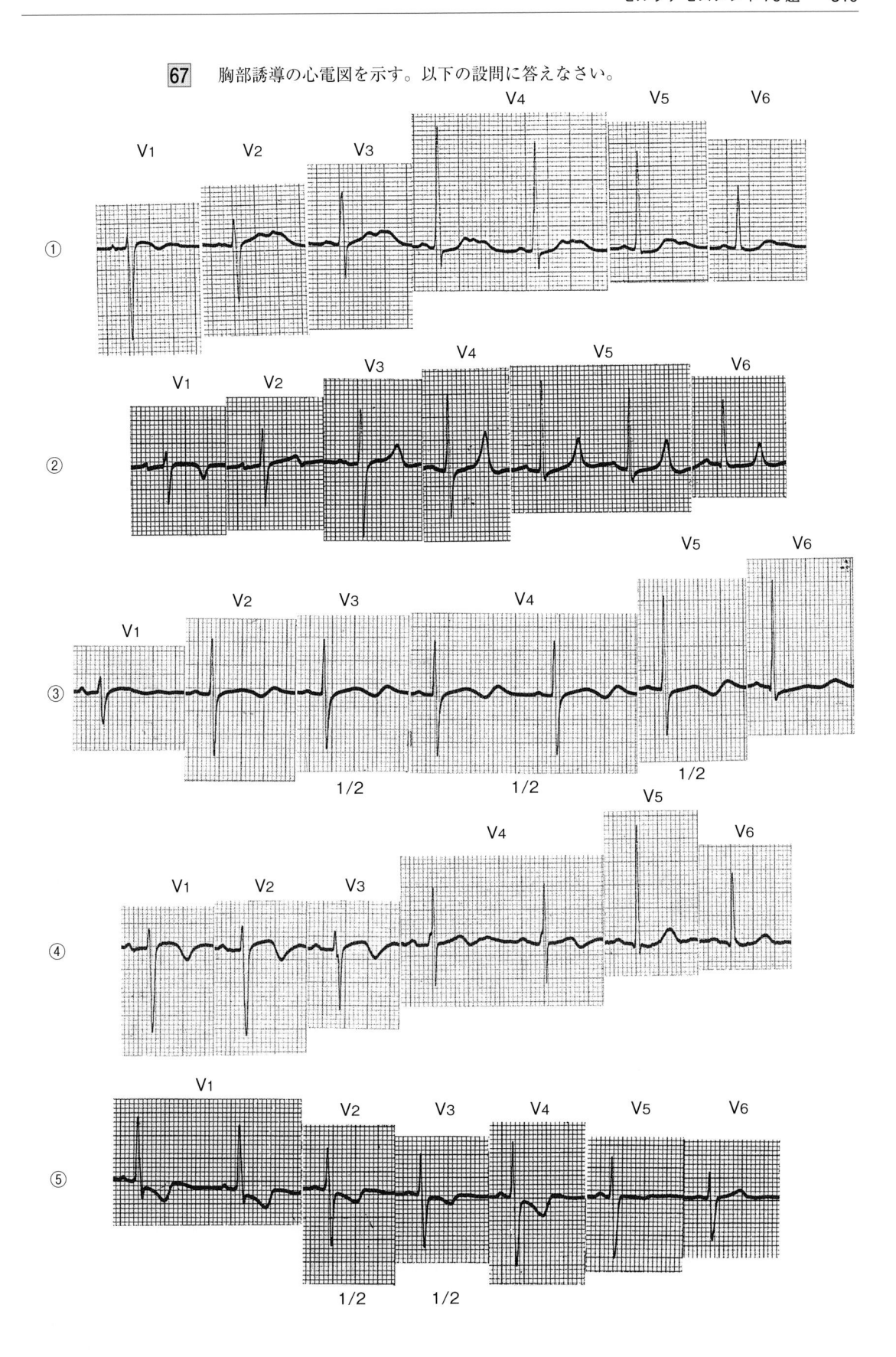

67 胸部誘導の心電図を示す。以下の設問に答えなさい。

(1) 重症の心室性不整脈をきたす可能性の高いものはどれか。
　　a．①
　　b．②
　　c．③
　　d．④
　　e．⑤
(2) 右心カテーテル検査が必要なものはどれか。
　　a．①
　　b．②
　　c．③
　　d．④
　　e．⑤
(3) 血清電解質チェックが必要なものはどれか。
　　a．①
　　b．②
　　c．③
　　d．④
　　e．⑤
(4) 冠動脈造影が必要なものはどれか。
　　a．①
　　b．②
　　c．③
　　d．④
　　e．⑤

〔著者作成問題〕

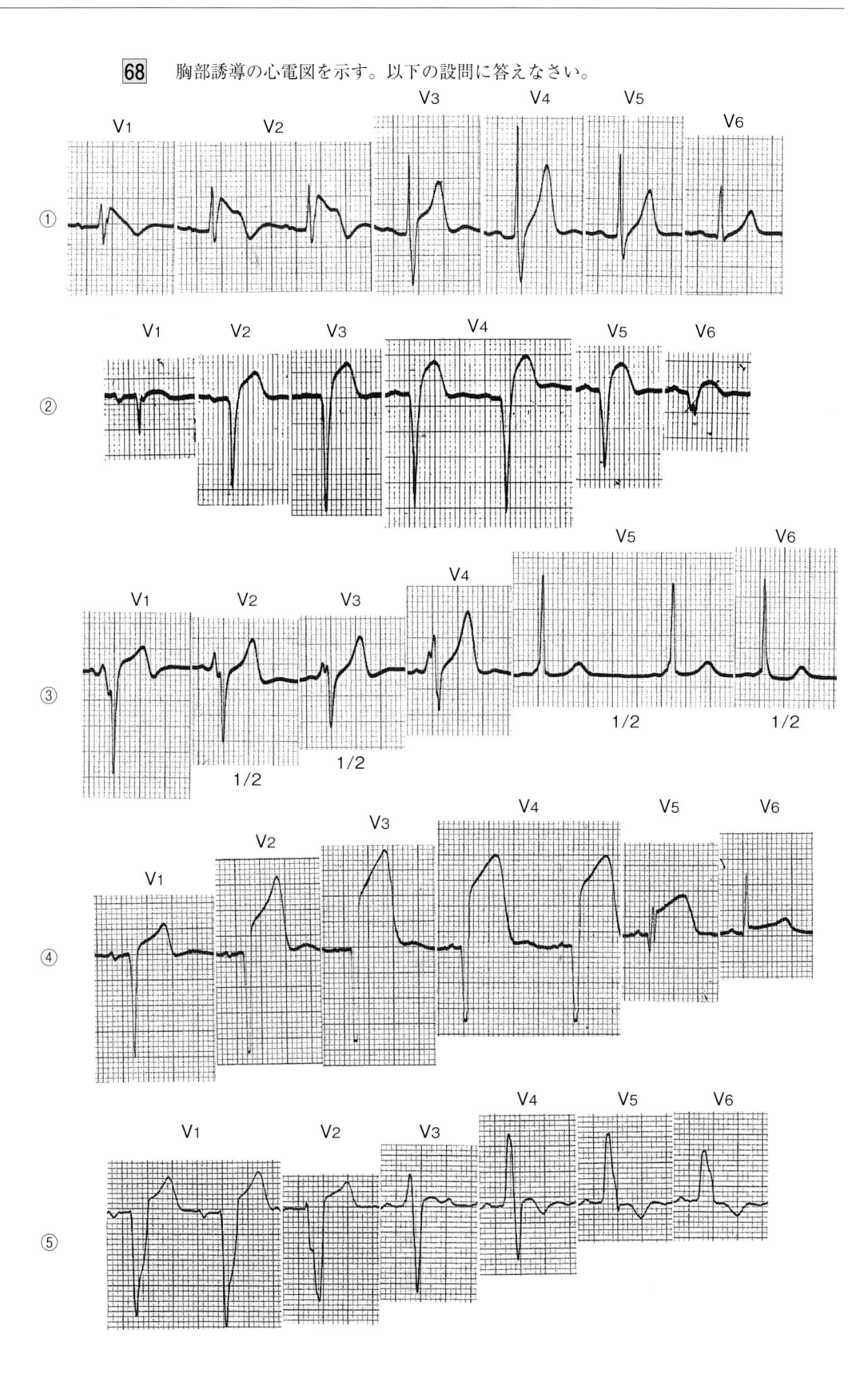

68 胸部誘導の心電図を示す。以下の設問に答えなさい。

(1) 症候群をなすものを選びなさい。
　　a．①
　　b．②
　　c．③
　　d．④
　　e．⑤
(2) 心室細動を招来する可能性が低いものはどれか。
　　a．①
　　b．②
　　c．③
　　d．④
　　e．⑤
(3) 組合せが正しいものはどれか。
　　a．①―――家族性に起こることが知られている
　　b．②―――外科的治療も考慮すべきである
　　c．③―――右室機能に関する検索が大切である
　　d．④―――責任血管は左冠動脈回旋枝であろう
　　e．⑤―――発作性上室頻拍をきたすことがある

〔著者作成問題〕

69 心電図を示す。以下の設問に答えなさい。

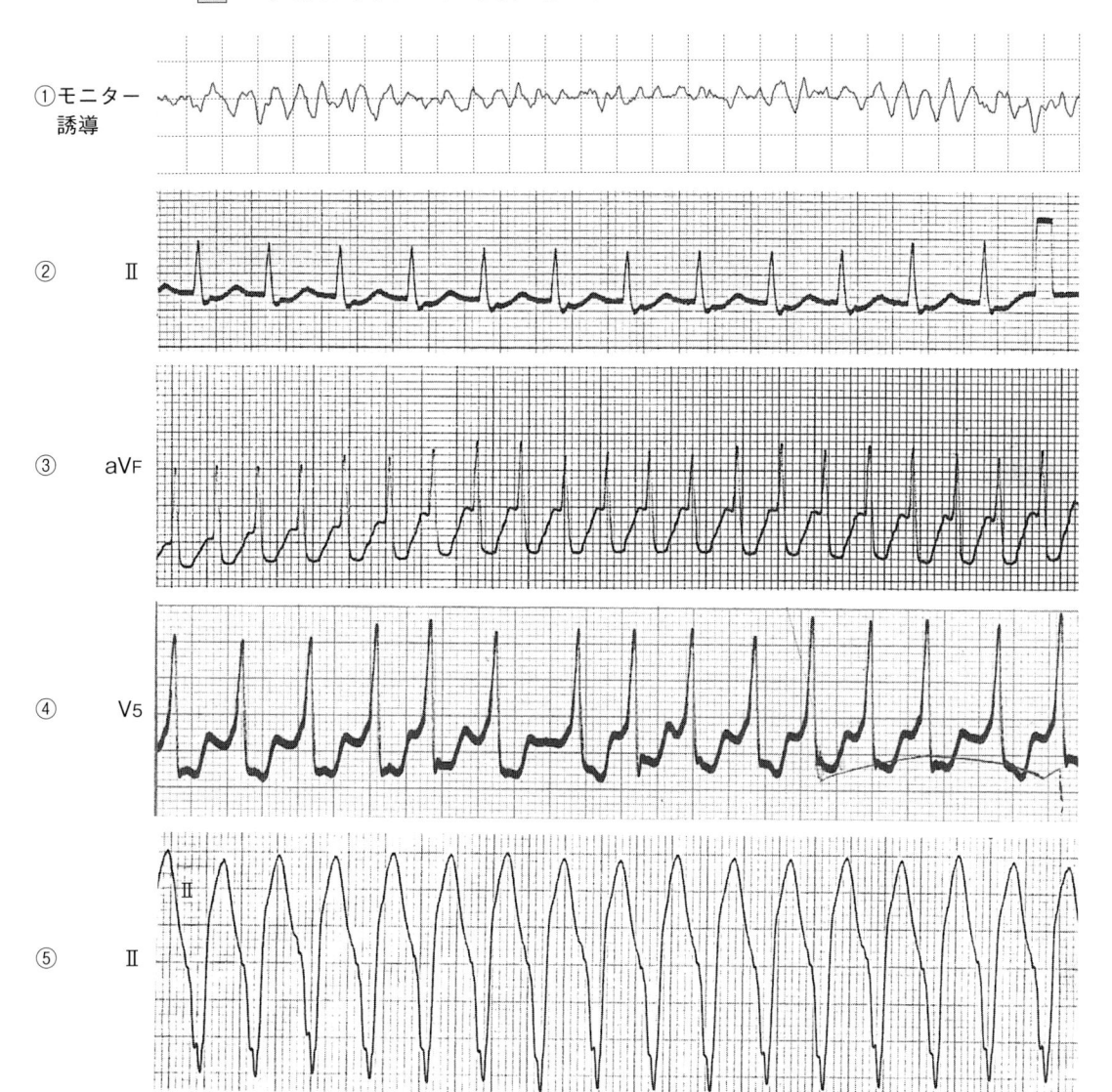

① モニター誘導

② Ⅱ

③ aVF

④ V5

⑤ Ⅱ

(1) 上室性起源であるものはどれか。
   a．①
   b．②
   c．③
   d．④
   e．⑤
(2) 直ちにDCショックの適応とならないものはどれか。
   a．①
   b．②
   c．③
   d．④
   e．⑤
(3) 組合せが正しいものはどれか。
   a．①———PEA
   b．②———潜在性WPW症候群
   c．③———発作性上室頻拍
   d．④———WPW症候群
   e．⑤———心房粗動

〔著者作成問題〕

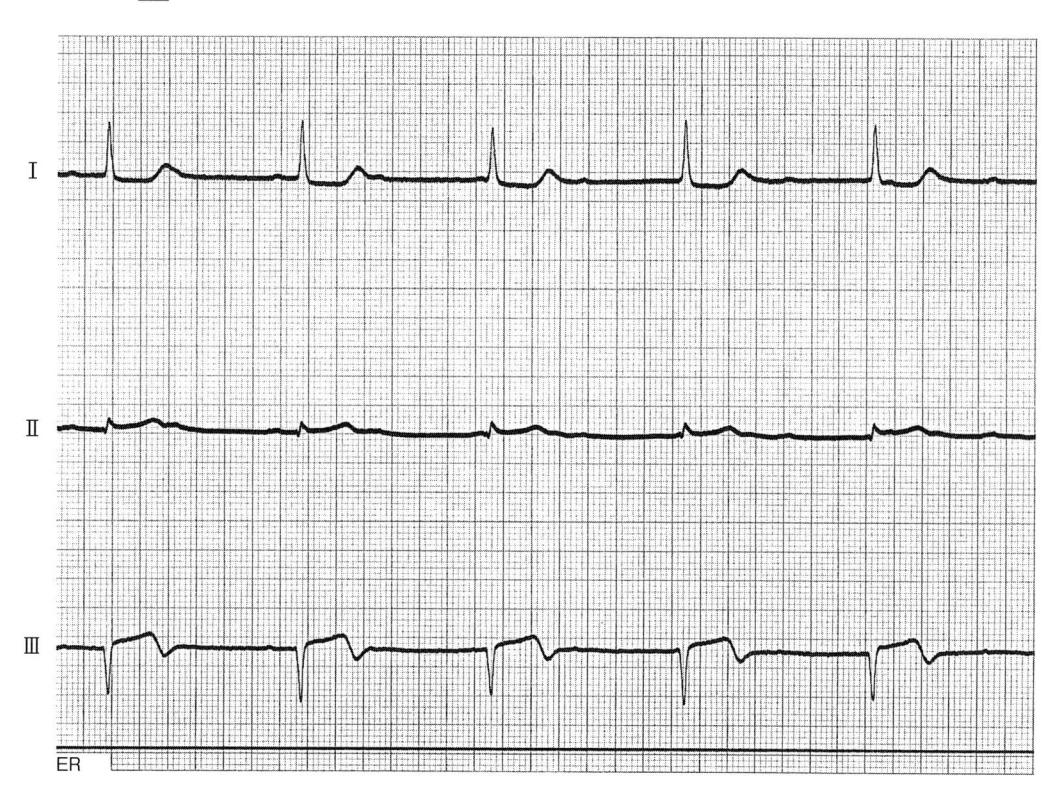

70 60歳，男性の心電図を示す．以下の設問に答えなさい．

（1）心電図所見について正しいものはどれか．
　　a．R-R 間隔は約 1.6 秒と一定である．
　　b．PQ 間隔は不定である．
　　c．P-P 間隔は約 0.7 秒と一定である．
　　d．aV_F 誘導にも異常 Q のあることが予想される．
　　e．I 誘導の ST 下降は高位側壁の虚血を示唆する．
（2）心電図所見について正しいものはどれか．
　　a．房室接合部補充調律である．
　　b．洞徐脈や洞房ブロックに基づく洞不全症候群である．
　　c．His 束以下の障害に起因している．
　　d．左冠動脈前下行枝の血栓性完全閉塞に起因している．
　　e．ジギタリス中毒に起因している．
（3）治療について正しいものはどれか．
　　a．この不整脈については経過を観察する．
　　b．I 群の抗不整脈薬を持続点滴する．
　　c．200 ジュールで直流通電する．
　　d．ジルチアゼムなどのカルシウム拮抗薬を持続点滴する．
　　e．人工心臓ペースメーカー植込みの適応である．

〔著者作成問題〕

セルフアセスメント70題——解答・解説

問題 1 a. 収縮期より拡張期のほうがやや長い。b. 心膜ノック音は石灰化した硬い心膜のために，拡張早期の心室急速充満が急激に停止するために生じる。実質的にはⅢ音。Friedreich徴候，Kussmaul徴候，心尖拍動の収縮期陥没 systolic retraction もお忘れなく。c. 大動脈弁閉鎖不全では，拡張期に大動脈弁から逆流した血液により僧帽弁前尖が押し戻されるため相対的な僧帽弁狭窄となる。この拡張期ランブルが Austin Flint 雑音。d. Ⅲ音は急速に左室に流入する血液により左室壁が振動して生じる音。若年者では生理的に心尖部で聴取されるが，中年以後は聴取されない。e. Ⅳ音は心房収縮音。心室拡張末期圧の上昇した病態では，圧の上昇分に対する流入量の増加が少ない。つまり，compliance が低下するので，収縮末期に心房収縮(atrial kick)が増大してⅣ音が亢進する。したがって，健常者では聴取されない。また，心房細動では協調的な心房収縮がないのでⅣ音は生じない。〔正解：a, b, c〕

問題 2 一過性意識消失発作の原因として予後が悪いものは，徐拍性(高度の洞不全症候群，MobitzⅡ型第2度房室ブロック，完全房室ブロック)および重症の心室頻拍性不整脈。〔正解：d〕

問題 3 この第Ⅱ誘導心電図は，PQ間隔が(0.36秒)と著しく延長しているが一定であり，時々QRSを欠落していることから，MobitzⅡ型の第2度房室ブロックと診断される。QRSはⅡ誘導で幅広くrS型なので，完全右脚ブロック＋左脚前枝ブロックが示唆される。したがって，心室内刺激伝導系の3本すべてが障害された3束ブロックである。意識消失発作は当然，高度の房室伝導障害が原因。〔正解：d, e〕

問題 4 アンジオテンシン変換酵素(ACE)阻害薬は，循環血液中や諸臓器のACEを阻害して，強力な血管収縮やその他の作用をもつアンジオテンシン(AT)Ⅱを減少させる。降圧効果以外に，心血管系の肥大抑制，インスリン抵抗性の改善，腎臓の輸出細動脈を拡張させて糸球体内圧を低下させるなど腎保護作用を有する。また，心不全や心筋梗塞後の予後改善効果も認められている。副作用はブラジキニン増量による咳嗽，腎機能障害，高カリウム血症。

ATⅠからATⅡを産生する酵素は，ACE以外にキマーゼやカテプシンGなどがあり，ACE阻害薬を投与しても，ATⅡは産生される。現在汎用されているATⅡ受容体拮抗薬は，AT₁受容体へのATⅡの作用を選択的に抑制して降圧効果をもたらす。副作用は腎機能障害と高カリウム血症。

筆者が学生の頃はもちろん，ごく最近まで，腎機能障害が進行した症例にはあまり降圧しないように教育を受けた。しかし，最近になって，とくに糖尿病に由来する腎機能障害例では収縮期血圧を120前後まで降圧するのがよい，とされるようになった。このような場合，クレアチニンが2.5前後までは，ACE阻害薬かATⅡ受容体拮抗薬を用いてコントロールするのがよい。〔正解：a, b, c〕

問題 5 心房細動の最大の合併症は脳塞栓。弁膜症とくに僧帽弁膜症は左房が拡大し，心房細動を合併しやすい。左房粘液腫では，雑音が体位や心拍数により変化しやすく，左側臥位でよく聴取される。合併症は腫瘍細胞による塞栓症，腫瘍が僧帽弁口に嵌頓して起こる失神発作が代表。心内膜炎の重大な合併症は，心不全と塞栓症。心内膜，弁膜に生じた疣贅から腎や脳への塞栓症の頻度が高い。〔正解：a〕

問題 6　術後の心電図 A は洞調律。来院時の心電図 B は心房細動である。当然，除細動が目的で抗不整脈薬を投与することになる。左房負荷所見と QRS 群の形から原疾患は僧帽弁狭窄主体で，閉鎖不全を合併したものであろう。〔正解：e〕

問題 7　第 1 拍目は洞収縮ではない。しかし QRS 幅は正常で，QT 間隔は異常に延長している。また，T 波の下行脚から QRS 幅の広い頻拍が 9 連発し，I は下向きから上向きに，II・III 誘導では上向きから下向きに変わっており torsades de pointes である。設問の自覚症状は，この不整脈によっている。QT 延長とこの不整脈は抗不整脈薬による催不整脈と遺伝性があるから，a，b は当然必要。下痢をしているので，血清電解質（K，Mg など）を測定しなければならない。低カリウム血症や低マグネシウム血症は不整脈を助長する。設問は直ちに確認すべきこととあるから…。〔正解：a，e〕

問題 8　若年～中年女性。主訴が動悸，呼吸困難，胸痛，時に失神発作がある。胸部 X 線写真で肺野はとくに異常なし。心尖部が挙上（右室肥大），肺動脈主幹部が突出し，右肺動脈下行枝が太く，末梢は細くなっている。心電図は右室肥大およびストレインで，典型的な圧負荷型の右室肥大。これらの所見から，この症例は本態性肺高血圧症。II 音肺動脈成分の亢進は，肺高血圧を示唆する所見。相対的な肺動脈弁閉鎖不全（Graham-Steell 雑音），三尖弁閉鎖不全の雑音を聴取することも少なくない。頸静脈怒張，肝腫大や下肢の浮腫は，右心不全の所見。チアノーゼは末梢性。＊本態性肺高血圧症は稀ではあるが，突然死の多い，きわめて予後の悪い疾患の一つ。治療は血管拡張薬療法が主流。重症例は心肺移植の適応。慢性肺血栓塞栓症，膠原病に合併する肺高血圧も同じような所見があり，これまで繰り返し出題されている。〔正解：(1) c, d, (2) a, b, c〕

問題 9　診断は労作性狭心症。冠動脈造影では，左冠動脈前下行枝の中枢側に限局性で高度の狭窄性病変を認める。左冠動脈回旋枝，右冠動脈は正常の 1 枝疾患。左冠動脈前下行枝の支配領域は，左室前壁と心室中隔。心電図は安静時には正常でも，運動負荷試験時には ST が下降する。求心性に狭窄している 1 枝疾患なので，経皮的冠動脈インターベンション（PCI）のよい適応である。〔正解：b, c, d〕

問題 10　若年男性で 4 日前から持続する，深呼吸によって増強する胸痛があり，炎症反応（CRP）が陽性。心電図は aVR・aVL を除いて明らかに上昇している。これらの所見から心膜炎は明らかである。白血球数，AST は正常なので，CK も正常なはずである。〔正解：d, e〕

問題 11　心エコー図から，左房にある球状の腫瘍が，拡張早期に僧帽弁を越えて左室に飛び出していることがわかる。左房粘液腫である。心房中隔の卵円窩付近から生じる良性腫瘍。雑音は僧帽弁狭窄症に似ているが，僧帽弁開放音がなく tumor plop sound が聴取される。腫瘍塞栓が最悪の合併症。診断がつきしだい摘出術が必須である。〔正解：e〕

問題 12　P，QRS に異常なく，QT 間隔が 0.60 秒と明らかに延長している。したがって，一過性の意識消失発作の原因は，多形性心室頻拍 torsades de pointes ないしは心室細動と推測される。QT 延長症候群はよく出題される。〔正解：d, e〕

問題 13　a．F 波は 250～350/分で，300 のことが多い。b．健常者では吸気時に胸腔内圧が低下して静脈還流が増加するので，II 音の大動脈成分が前に行き肺動脈成分が遅れて分裂が大となる。心房中隔欠損症では固定性分裂。吸気時に単一となり，呼気時に分裂するのが奇異性分裂で，左室駆出時間が延びる完全左脚ブロック，大動脈弁狭窄症，動脈管開存症などでみられる。c．房室接合部補充調律の心拍数は 40～50/分。e．高カルシウム血症では ST 部分が消失して QT が短縮する。低カルシウム血症では ST 部分が延びて，QT 間隔が延長する。＊カリウムについてもよく調べておくこと。〔正解：c, d, e〕

問題 14　急性心筋梗塞で新たに心雑音が聴取されたときは，心室中隔の穿孔あるいは乳頭筋の機能不全か断裂のためである．急性心筋梗塞の合併症についてはよく出題される．〔正解：c，d〕

問題 15　典型的な呼吸性不整脈である．完全に生理的な現象である．大学病院でさえ他内科から単なる呼吸性不整脈で紹介されることがある．心すべきである．〔正解：a〕

問題 16　胸部 X 線写真は肺が過膨張し，肺野の透過性が高い．心陰影では左第 2 弓が著しく突出するとともに，右肺動脈下行枝が明らかに太く（高度の肺血管性肺高血圧），末梢が突然に途切れている（pruning）．側面像では胸骨裏面を心臓が埋めており（右室肥大），肺動脈の主幹部の断端が著しく太い．
　　肺換気シンチグラムは正常．肺血流シンチグラムでは両側下肺野はほぼ正常であるが，それ以外は高度の血流障害がある．心電図は肺性 P，高度の右軸偏位，圧負荷型の右室肥大およびストレイン．
　　これらの所見を合わせると，繰り返して起こった肺血栓塞栓症が疾患の本体であることが推測される．〔正解：(1) a，b，e，(2) d〕

問題 17　心音からは大動脈弁狭窄兼閉鎖不全症．左室と大動脈の収縮期圧較差は 180－100 と 80 mmHg あるから，大動脈弁狭窄症が主体である．心電図は高度の左室肥大およびストレイン．典型的な圧負荷型の左室肥大．したがって，診断は大動脈弁狭窄症が主体．手術適応因子は，狭心痛，失神発作，左心不全，左室-大動脈の圧較差＞50 mmHg，弁口面積 0.7 cm^2 以下のいずれかに該当するとき．〔正解：a，e〕

問題 18　以前の健康診断時の心電図は Rosenbaum A 型の WPW 症候群．発作時の心電図は R-R 間隔が全く不定．QRS 群は幅広く起始部にデルタ波があることから，偽心室細動とよばれる心房細動．この場合，心房細動ではあるが，ジギタリスとカルシウム拮抗薬は禁忌である．心電図と血圧を監視しながら，Ⅰa 群のジソピラミド 50～100 mg をゆっくりと静注する．プロカインアミドでもよい．発作が停止すればその時点で静注は中止する．効果がなければ DC ショックが必要である〔正解：d〕

問題 19　a．完全右脚ブロックのみでは病的意義はない．ただし PQ 間隔，QRS 電気軸，ST-T 変化の部位，異常 Q の存在に気をつける．b．左脚前枝ブロックは－45°以上の左軸偏位．c．WPW 症候群は発作性頻拍性の上室性不整脈を合併する．d．補充調律は第 2・3 次中枢であるから，当然徐拍時に出現して心拍を維持する．e．頸動脈洞を圧迫すると迷走神経が刺激され，徐脈が誘発される．これは洞結節および心房の興奮性と自動性を抑制し，房室伝導を抑制するためである．必ず頸動脈を聴診し，雑音が聴取されたらマッサージは禁忌．粥腫が剥がれて脳梗塞を起こす可能性がある．また右側から開始するが，両側同時に圧迫してはならない．〔正解：a，d，e〕

問題 20　心エコー・Doppler 検査では，心臓の解剖学的・機械的な現象はわかるが，心臓の電気現象はわからない．Lutembacher 症候群は，心房中隔欠損症に僧帽弁狭窄症を合併したもの．〔正解：a，d，e〕

問題 21　心破裂は発作の数日後から 1 週間以内に起こる．下壁梗塞では房室ブロックの確率が高い．第 1 度房室ブロックは 10% 強，第 2 度房室ブロックは約 5% に発生しほとんど大部分が MobitzⅠ型の第 2 度房室ブロック．完全房室ブロックは，約 5% に発症から数日以内に起こる．第 1 度→第 2 度→第 3 度の経過で移行し，逆の順に回復することが多い．心室瘤，Dressler 症候群は後期の合併症．前者では，持続的な ST 上昇を示す．後者は心筋梗塞後症候群ともよばれ，4～12 週間後に発熱，胸痛，心膜炎，胸膜炎などを合併する．免疫学的機序が推測されている．〔正解：b，c，d〕

問題 22　心室頻拍は心室細動や心停止の前兆。左室駆出率＜30% は予後が悪い。1枝→2枝→3枝疾患の順に予後が悪くなる。とくに3枝疾患は明らかに悪い。日本人の1枝疾患は内科治療のみでも予後は良好である。胸痛がコントロールされ，運動耐容能さえ維持されていれば，インターベンションの必要はない。〔正解：b, c, d〕

問題 23　d. 心室早期収縮は，いかに多発性，多源性であろうとも，除細動の適応はない。e. 房室解離とは洞性の興奮が，房室ブロックか房室接合部あるいは心室の不応期に遭遇するために，房室接合部を通って心室に到達できない，つまり P 波と QRS 波が関連なく，バラバラに興奮している状態。不整脈そのものの診断名ではない。〔正解：a, b, c〕

問題 24　アナムネーゼで1年前から冠攣縮性狭心症(異型狭心症，安静狭心症)がある。胸痛後に起こった今回の失神発作は，狭心症後に生じた心室頻拍→心室細動あるいは完全房室ブロックのどちらかによるものと推測される。冠動脈危険因子も多く，高血圧，糖尿病，高コレステロール血症はコントロールされていない。また心筋由来の逸脱酸素は上昇しておらず，急性心筋梗塞ではないことがわかる。

　発作時の心電図は，PQ 間隔が延長し，第1度房室ブロックがある。またⅡ・Ⅲ・aV_F 誘導で ST 部分が上昇している。設問から右冠動脈は正常であるが，アセチルコリン負荷により攣縮が誘発されたとのこと。90% のヒトは右冠動脈から房室結節動脈が出ているので，失神発作は完全房室ブロックである可能性が高い。

　治療は冠動脈を拡張させる薬剤を投与する。β受容体遮断薬を投与するとα作用が前面に出て冠攣縮を助長するのでよくない。ジギタリスは陽性変力作用と陰性変時作用を有する薬剤。プロカインアミドは頻拍性不整脈の治療に用いる抗不整脈薬。
〔正解：(1) a, b, (2) b, (3) a, e〕

問題 25　収縮期・拡張期性高血圧があり，アナムネーゼ，肺野にクラックルを聴取することから高血圧性心疾患によるうっ血性心不全が考えられる。尿蛋白 2+ の所見，血管雑音の存在，典型的な A 型性格，喫煙，肥満といった冠動脈危険因子があり，重要臓器の動脈硬化は進展していることが予想される。胸部 X 線写真では心胸郭比が約 60%，肺動脈下行枝も太く，左側に胸水が貯留している。心電図は左房負荷。$SV_1 + SV_5 = 53$ mm と高電位で ST-T 変化もあり，左室肥大およびストレイン。

　(1) 心陰影はかなり拡大しているので，心濁音界は拡大しており，心尖拍動は前腋窩線上であろう。これだけ左室が拡大しているので，僧帽弁輪は機械的に拡大され，僧帽弁閉鎖不全雑音が聴取される可能性が高く，Ⅰ音は減弱する。重症の高血圧があるので，Ⅱ音の大動脈成分は亢進する。左室の伸展性(コンプライアンス)が悪いのと相まって大量の血液が左室に流入するので，拡張早期の流入音であるⅢ音が聴取されるであろう。〔正解：c〕

　(2) この程度の心不全は外来で十分治療できる。出題者は，患者が高度の A 型性格，仕事人間で会社の社長なので，安静を兼ねて入院を勧めたのであろう。ただし，すべて自己責任であるから，この考えが正しいかどうかはわからない。〔正解：a, b〕

問題 26　アナムネーゼから徐脈を指摘されており，めまいの既往があることから，Adams-Stokes 発作が考えられる。心電図は P 波と QRS 波は独自の周期で動いており，R-R 間隔は約 1.9 秒(心拍数は約 30)と一定している。診断は完全房室ブロック。初期治療はβ受容体を刺激する薬剤を点滴投与する。〔正解：c〕

問題 27　中年の小太りの女性が，手術後の歩行で意識消失発作を起こした。ショックと原因不明の洞頻脈，低酸素・低炭酸ガス血症があれば…。最近，economy class syndrome としてマスコミでもよく取り上げられている。ただし，business/first class の乗客でも起こる。筆者も海外旅行に行く患者によく説明する。うまいネーミングではあるが，皮肉も込められており，「私は economy class には乗らない」とむっとする患者さん(冗談)もいる。long flight syndrome のほうがよいのでは？〔正解：e〕

問題 28　骨粗鬆症のため活性型ビタミン D を 5 年間投与されている．血清 Ca 12.8 mg/dL と高値を示し高カルシウム血症．ST 部分が消失した QT 短縮が予想される．〔正解：d〕

問題 29　アナムネーゼでかぜ様症状に引き続いて心機能が著しく低下したことから，重症の心筋炎が予測される．心電図は完全房室ブロック．QRS 波は左軸偏位，右脚ブロック型．心エコー図では心室中隔・後壁とも壁運動が著しく低下（低収縮性）している．〔正解：d〕

問題 30　心尖拍動は正常では第 4～5 肋間で，鎖骨中線のやや内側にある．収縮期に血液を拍出すると，その跳ね返りでやや外側に拍動がみられ，ついで拡張期に肋間がやや内側に陥凹する．拍動がよくみられないときは，point of maximum intensity：PMI とよばれる拍動を最も強く触れる箇所を探せばよい．左室が拡大すると外側下方に移動する．仰臥位や左側臥位で観察する．胸骨下部の収縮期の膨隆を抬起性隆起 systolic thrust といい，右室肥大を示唆する所見．心尖部の拡張期雑音は，大動脈閉鎖不全症の灌水様雑音か僧帽弁狭窄症のランブル．心尖部のⅣ音は，高度の左室肥大や左心不全で心室の充満がよくないときに，収縮末期の強い左房収縮（atrial kick）によって生じる．〔正解：a〕

問題 31　① ST-T が鋸歯状にゆれており，1：1 伝導の心房粗動．② 2：1，3：1 伝導の心房粗動．③洞停止．④単発，2 連発，3 連発の心室早期収縮．⑤心室頻拍．電気的除細動の適応は①，②，⑤．ただし，②は薬物治療をする時間的余裕がある．〔正解：a，e〕

問題 32　a．アミロイドーシスは，特異な蛋白であるアミロイドが全身の諸臓器に沈着して機能障害を生じる代謝性疾患．心アミロイドーシスは限局性であり両心室にアミロイドが沈着し，見掛け上求心性肥大を示し，拘束性心筋症の形をとる．致死的不整脈も一般的である．b．心サルコイドーシスは，fatal myocardial sarcoidosis とよばれるように予後が悪い．とくに心不全と房室ブロックが重症．c．Duchenne 型進行性筋ジストロフィなどの神経筋疾患では，心筋が変性するものが少なくない．この疾患ではとくに初期には左室後壁が選択的に障害され，あたかも後壁梗塞のような心電図を呈する．d．甲状腺機能低下症では低電位差，洞徐脈，甲状腺機能亢進症では安静時や夜間睡眠中にも示される洞頻脈，頻拍性心房細動が特徴．e．全身性エリテマトーデスの心症状は心膜液貯留，非細菌性疣贅性心内膜炎（Libman-Sacks 型心内膜炎）．〔正解：a，b，c〕

問題 33　a．約 90％のヒトは房室結節動脈が右冠動脈から出ているので，急性下壁梗塞では，ヒス束より上位の房室ブロックが出現する．b．WPW 症候群は，上室性の頻拍性不整脈を合併する．c．特発性心室頻拍は基礎疾患のないヒトに生じる心室頻拍．左脚前枝ブロック＋完全右脚ブロック型をとるものと，右軸偏位＋完全左脚ブロック型を呈するものがある．d．肥大型心筋症の心電図では，ST-T 変化を伴う，著しい左室肥大を示唆する左室側の高電位，異常 Q がよく知られている．心尖部肥大型心筋症では，左室側の著しい高電位と巨大陰性 T 波が有名．重症になると頻拍性の心室性不整脈が出現するようになる．e．心筋炎ではかぜ症候群が心症状に先行することが特徴．刺激伝導系が障害され，高度の房室ブロックや重症の心室性不整脈が生じる．〔正解：a，e〕

問題 34　胸部 X 線写真では，心臓周囲に石灰沈着が認められる．側面像のほうがわかりやすいことが多い．低血圧で脈圧は狭く頻脈になる．奇脈や吸気時に頸静脈が怒張する Kussmaul 徴候が示される．心尖拍動が収縮期に陥凹する Broadbent 徴候や心膜叩打音 pericardial knock sound も有名．右室圧波形は典型的な dip and plateau を示す，平方根波 square root wave である．頸動脈波は a，v 波が増大し y 谷は急峻になる．拡張末期には右房，肺動脈楔入圧の平均圧，肺動脈，右室および左室拡張末期圧はほぼ等しくなる．治療は当然心膜切除術．〔正解：e〕

問題 35　心電図の調律は心房細動。QRS は 0.12 秒と幅広く完全右脚ブロック。電気軸は高度の右軸偏位。V_1 は上行脚にノッチのある R 型で約 20 mm と高電位，$V_{5・6}$ 誘導は RS 型で右室肥大と診断される。胸部 X 線写真では心陰影は著明に拡大している。左第 2・3 弓が一緒になって突出しており，左第 4 弓も著しく大きいが心尖部が挙上している。右第 2 弓も突出し内側に二重陰影 double density が認められる。右肺動脈下行枝も太いが末梢は細い。僧帽弁狭窄症である。2 心房と右室は拡大している。弁膜症による心不全なので当然心拍出量は低下する。〔正解：a, b, c〕

問題 36　胸部 X 線写真は左第 2 弓が突出し，心尖部が挙上している。心電図は不完全右脚ブロック型。右室容量負荷の表現である。診断は心房中隔欠損症。II 音の固定性分裂以外に，心雑音は比較的三尖弁狭窄および肺動脈弁狭窄に由来すると記憶しておく。Eisenmenger 化しない限り，逆シャントにはならない。この程度では肺動脈圧はそれほど上昇していない。40 歳を越えると，心房細動になりやすいことも重要事項。〔正解：a, b〕

問題 37　アナムネーゼから増悪労作型(変動型)の不安定狭心症。発作時の心電図は II・III・aV_F，$V_{3~6}$ 誘導で著明に ST 部分が下降している。$V_{4・5}$ 誘導では陰性 U 波も認められる。冠動脈造影では，左冠動脈前下行枝と左冠動脈回旋枝が分岐する直前の主幹部に，高度の狭窄性病変を認める。3 枝病変と左主幹部病変は，大動脈-冠動脈バイパス術の絶対的適応である。
＊不安定狭心症および急性心筋梗塞の診断と治療は，よくまとめておくこと。〔正解：d〕

問題 38　アナムネーゼから Adams-Stokes 発作が考えられる。心電図は QT 延長症候群。したがって，torsades de pointes が失神発作の原因である。
　＊突然死をきたしやすい疾患，急性心筋梗塞で出現する不整脈，QT 延長症候群，本態性肺高血圧症，洞不全症候群，電解質異常，とくに高・低カリウム血症などの心電図所見と治療をよく整理しておくこと。〔正解：c〕

問題 39　アナムネーゼから急性心筋梗塞。心電図は急性前壁中隔梗塞。呼吸で増強し，ニトログリセリンが無効の前胸部痛で心膜摩擦音が聴取されれば，まず心膜炎を考える。心電図は aV_R・aV_F 誘導を除いて ST 部分が明らかに上昇していることから診断は確実となる。急性心筋梗塞後の心膜炎は急性期(2～4 日後)に起こる貫壁性傷害により心膜へ炎症が及ぶ機械的なものと，後期(多くは 4～12 週後)に壊死心筋に由来する自己免疫反応として起こる心筋梗塞後症候群(Dressler syndrome)とがある。〔正解：a, e〕

問題 40　心房細動をよく合併する疾患は，虚血性および高血圧性心疾患，僧帽弁膜症患者，とくに僧帽弁狭窄症，甲状腺機能亢進症あるいは甲状腺機能低下症，心膜疾患，WPW 症候群，40 歳以後の心房中隔欠損症，慢性肺性心，低酸素血症などがある。ただし，原因疾患の明らかでない孤立性も少なくない。〔正解：c〕

問題 41　①洞停止，②正常な心室反応を伴う心房細動，③主として 3：1 伝導の心房粗動，④ 1：1 伝導の心房粗動で WPW 症候群が基礎疾患。⑤発作性頻拍性心房細動(偽心室頻拍)。やはり，WPW 症候群が基礎疾患。ジギタリスは，洞結節を除く心房・房室接合部・Purkinje 線維の自動能を亢進させる薬剤である。ジギタリスやカルシウム拮抗薬は，正常の房室伝導系を抑制してしまい，逆に Kent 束を介する伝導の疎通をよくしてしまうので，④⑤には禁忌である。〔正解：a, d, e〕

問題 42　アトロピンは副交感神経を遮断して心拍数を増加させる。ベラパミル，ジルチアゼムはともにカルシウム拮抗薬。洞結節・房室結節の自動能を抑制し，後者の伝導を抑制する。プロプラノロールは交感神経β受容体遮断薬。洞結節の自動能抑制，房室結節の伝導を抑制する。カルシウム拮抗薬とβ受容体遮断薬はいずれも陰性変力作用がありβ受容体遮断薬のほうが強い。イソプロテレノールは洞結節の自動能を促進し，房室結節の伝導を促進する。
〔正解：b，c，d〕

問題 43　閉塞性肥大型心筋症では求心性心肥大のため内腔はむしろ縮小する。心室の伸展性が悪いので拡張末期の心房収縮 atrial kick の関与が大となり，Ⅳ音が亢進する。頻拍性心室反応を伴う心房細動では拡張期が短くなり，伸展性の障害と相俟って心拍出量は著しく低下する。完全代償性休止期を有する心室早期収縮後は拡張期が延びるので，Starling の法則により収縮力が増強する（post-extrasystolic potentiation）。それで左室流出路の狭窄がさらに強まり，左室-大動脈間の圧較差が増大する。これを Brockenbrough 現象という。イソプロテレノールは交感神経β受容体刺激薬，収縮性を増大させるような薬剤や状態では…。
〔正解：b，c，d〕

問題 44　糖尿病があり肥満気味の高齢の男性が，息切れと普段の元気がないとのことで来院した。意識は清明なるも顔面蒼白で，肺野にクラックルを聴取する。心筋由来の逸脱酵素が上昇しており，酸素分圧が軽度に低下していることから，左心不全を合併した急性心筋梗塞と診断される。

心電図はⅠ・aV_L の他，全胸部誘導（とくに$V_{2〜5}$）でST部分が上昇している。逆にⅡ・Ⅲ・aV_F 誘導では対側性変化が示されており，急性広範囲前壁梗塞。また右脚ブロック型の心室性早期収縮も散見される。高齢者の日常生活態度が常日頃と違うときは，急性心筋梗塞をはじめとする重篤な疾患が背後に隠されている可能性を疑って，原因を探ることが大切である。高齢者はたとえ急性心筋梗塞であっても，典型的な前胸部痛を訴えることはむしろ少ない。図Bは心室頻拍，図Cは心室細動である。電気的除細動に用いるエネルギーは，心室細動では200〜300ジュールのことが多い。〔正解：（1）d，（2）d〕

問題 45　心不全を合併した急性心筋梗塞で，3か月間も入院の既往のある患者が，5年後に起座呼吸で救急外来を受診した。頻呼吸，頻脈，全肺野にクラックル，下肢の浮腫，肝腫大がある。うっ血性心不全（両心不全）である。初回の心筋梗塞後に労作時の息切れと動悸があったことから左室不全，つまり左室拡張末期圧が上昇していたはずである。左房圧が上昇するから肺動脈楔入圧は受動的に上昇する。つまり右室が頑張って左心系に血液を拍出しなければならず，後毛細間性肺高血圧が招来される。このような状態が長く続くと右室不全となり，静脈側に血液が充満し，右房圧が上昇する。心筋梗塞後の心不全なので当然低拍出性である。〔正解：e〕

問題 46　Aの心電図では，Ⅰ，aV_L，$V_{1〜6}$ 誘導のSTが著しく上昇し，Ⅱ・Ⅲ・aV_F 誘導では軽度に上昇している。診断は急性広範囲前壁梗塞。この症例でⅡ・Ⅲ・aV_F 誘導のST上昇は同時に下壁梗塞を合併したのではなく，左冠動脈前下行枝が下壁まで栄養しているからである。BはP波が示されておらず，R-R間隔が約1.8秒（心拍数33）でQRS幅が広いので心室補充調律。モニター誘導でQRS群が認められるのに，脈拍が触れず，血圧が測定できないのは，電気機械解離 electromechanical dissociation である。無脈性電気活動 pulseless electrical activity ともよばれる。つまりこの患者で起こったことは…。〔正解：（1）e，（2）c〕

問題 47　a. 僧帽弁狭窄症では，PV₁の陰性後成分(Morris 指数)が大きくなる。b. 側壁梗塞ではV₅・₆に異常 Q が生じる，RV₁が大きくなるのは心筋梗塞では後壁梗塞。c. 左脚前枝ブロックでは QRS 電気軸が－45°より左軸に偏位する。d. 低カルシウム血症では，ST 部分が延びて QT 間隔が長くなる。e. 重症例では労作や運動負荷試験で狭心痛が起こったときに陰性 U 波が出現する。〔正解：c, d, e〕

問題 48　陳旧性広汎前壁梗塞では，左室リモデリングにより左室が線維化して硬くなり，伸展性が悪くなる。つまり，圧変化に対する容量変化(コンプライアンス)が低下するので，左室は相対的に容量過重となり，心室急速充満期の終わりにⅢ音が亢進する。また拡張早・中期に血液が左室に十分流入しないので，拡張末期に左房が収縮して血液を送り込む割合が大きくなりⅣ音も聴取される。〔正解：c, d〕

問題 49　a. 僧帽弁狭窄症では，左房から左室への血液流入に抵抗があるため，左室の負担はむしろ軽くなる。b. 僧帽弁閉鎖不全では僧帽弁から左房に血液が逆流するから左房圧は…。c. 大動脈弁狭窄症では左室に高度の圧負荷がかかるから求心性肥大となる。d. 大動脈弁閉鎖不全症では大量の血液が大動脈に拍出されるから…。e. 三尖弁閉鎖不全症では，右室にある血液が三尖弁を逆流して右房に流入するから…。〔正解：e〕

問題 50　a. WPW 症候群のリエントリーを成因とする発作性上室頻拍には，房室結節の伝導を抑制し不応期を延長させる薬剤(プロカインアミド，ジソピラミド，シベンゾリン，ピルメノールなど)，あるいは房室結節の伝導を抑制する薬剤(カルシウム拮抗薬，β受容体遮断薬，ジギタリス，アデノシンなど)を投与する。上室頻拍には心房細動も入るので，その場合，ジギタリスやカルシウム拮抗薬は禁忌となる(理由は前出)。b. 洞不全症候群のような徐拍性不整脈にはβ受容体遮断薬は禁忌。c. リドカインは注射薬であり，重症の心室早期収縮や心室頻拍の治療に用いる。e. イソプロテレノールのようなβ受容体刺激薬は，高度の房室ブロックの救急治療薬として用いる。〔正解：d〕

問題 51　心電図は全体に著しい高電位。とくに V₁₋₃誘導の S，V₄₋₆誘導の R はあまり例をみないほどである。ST 部分はⅡ・Ⅲ・aV_F・V₄₋₆で下降し，T は aV_R・V₁₋₂を除いて逆転している。陰性 T は大部分が 10 mm 以上の巨大陰性 T 波であり，V₅誘導では 30 mm もある。このような左胸部誘導の著しい高電位と巨大陰性 T 波が示されたときは，心尖部肥大心筋症を念頭に置く。〔正解：d〕

問題 52　(1) 心電図は心拍数は 100 を超えているので洞頻脈。Ⅱ・Ⅲ・aV_F誘導で ST 部分が上昇しており，Ⅰ・aV_L・V₄₋₆誘導で下降している。急性下壁梗塞の所見。〔正解：c〕

(2) 胸部 X 線写真は上縦隔が明らかに拡大しており，左第 1 弓が突出していることが読み取れる。解離性大動脈瘤の可能性が高い。〔正解：a, b, e〕

(3) 解離性大動脈瘤の合併症の問題。高血圧の人に起こりやすい。激しい疼痛のため不安，恐怖，顔面蒼白，冷汗，呼吸促進，頻脈が出現し，血圧は高いのにショック状態にみえる。大動脈起始部を含むと弁輪や弁の変形のため大動脈弁閉鎖不全，心囊内に出血すると心タンポナーデになる。稀に右冠動脈を巻き込んで下壁梗塞を惹起することがある(本例)。大動脈から分岐する動脈が血腫で圧迫されると，支配領域の閉塞による阻血症状が出現する。肋間動脈の閉塞は稀ではなく，脊髄の阻血をきたして下肢の麻痺や知覚障害を起こす。
〔正解：a, b, e〕

問題 53　アナムネーゼから異型狭心症の発作があり，最近不安定化してきたものと読み取れる．入院時の心電図は $V_{1\sim3}$ 誘導で T 波が逆転している．入院 2 日目の発作時にはⅡ・Ⅲ・aV_F 誘導の ST は上昇し，$V_{1\sim3}$ 誘導の T 波も陽転した．右冠動脈の冠攣縮性狭心症である．入院時の心電図変化から，おそらく左冠動脈前下行枝に高度の狭窄性病変があり，加えて右冠動脈に攣縮が起こったものと考えられる．

アスピリンは抗血小板療法として必要である．β受容体遮断薬を投与するとα作用が増強し冠攣縮を助長するのでこの場合は禁忌．モルヒネは急性心筋梗塞の疼痛緩解に用いる．t-PA は急性心筋梗塞の血栓溶解療法に用いる．冠攣縮の解除に用いるのはカルシウム拮抗薬と硝酸薬である．〔正解：c〕

問題 54　Adams-Stokes 症候群とは，重症の頻拍性不整脈あるいは徐拍性不整脈時に心拍出量が著しく減少して起こる失神発作．急性下壁梗塞による完全房室ブロックによって起こることも稀ではないが，本来 ST 上昇とは関係ない．LGL および WPW 症候群は副伝導路を有し，特有の心電図所見と上室性の頻拍性不整脈を合併する疾患．ST 部分は上昇しない．Lutembacher 症候群は心房中隔欠損症に僧帽弁狭窄症を合併したもの．〔正解：b〕

問題 55　発作性上室頻拍そのものから心室細動へ移行する確率はないとはいえないが，特殊な病態下に起こり通常はきわめて低い．偽性心室頻拍は WPW 症候群にみられる発作性頻拍性心房細動．R-R 間隔が狭くなり R on T 現象が起こり心室細動に至ることがある．〔正解：a〕

問題 56　心電図は V_1 誘導が RSR′ 型で ST が上昇し，断崖型(coved)の ST 下降を示している．R′ 型にみえるのは ST 上昇のためで，頂点を J 波とよぶ．この ST 上昇の対側性変化はみられない．QT 間隔も正常である．診断は Brugada 症候群．東洋系の中年男性に多く，特発性心室細動をきたす疾患．急性心筋梗塞ではないので CK は上昇しないし，再灌流療法も必要ない．副交感神経の緊張亢進，クラス Ia 群薬，β受容体遮断薬，α受容体刺激薬などで ST がさらに上昇し，心室細動発作が誘発されることがある．安静の必要はない．〔正解：c〕

問題 57　心拍出量が正常より増加していても，消費量がさらに増大していれば心不全になる．high output failure である．心不全の呼吸困難は就寝から数時間で起こる．明け方に起こるのは気管支喘息．〔正解：b，c〕

問題 58　Down 症候群：心内膜床欠損症の他，心房中隔欠損症，心室中隔欠損症．Marfan 症候群：大動脈弁輪拡張症(annulo aortic ectasia)による大動脈弁閉鎖不全症．Kartagener 症候群：右胸心，内臓逆位，気管支拡張症，副鼻腔炎．Holt-Oram 症候群：心房中隔欠損症，母指形成不全および短前腕．Williams 症候群：大動脈弁上狭窄症，小妖精様顔貌，知能障害．〔正解：a，b，c〕

問題 59　大動脈弁下狭窄症：遅脈は平坦脈ともいう．立ち上がりが緩徐で，かつゆっくり小さくなる．また脈圧が小さく小脈(pulsus parvus)である．一方，大動脈閉鎖不全症は大脈(pulsus magnus)で速脈(pulsus celer)．Corrigan pulse，water hammer pulse ともよばれる．肥大型心筋症：二峰性脈．奇脈は心タンポナーデでみられる心圧迫の特徴的所見．心膜内圧が上昇し，拡張期の充満と収縮が障害され，安静吸気時の収縮期圧が 10 mmHg 以上下降する現象．心室早期収縮が洞心拍と交互にでるものが二段脈，2 拍の洞心拍に心室性早期収縮が続くものが三段脈．〔正解：a，c，d〕

問題 60　心尖部肥大型心筋症，クモ膜下出血，たこつぼ(型)心筋症は巨大陰性 T 波をきたす代表的疾患．急性心筋梗塞の発症早期に自然に再灌流したとき，あるいは再灌流療法に成功したときに出現する．〔正解：b，e〕

問題 61　欧米人ではなく，東洋人に多い．心室細動は副交感神経の活性亢進と関係する．交感神経β受容体遮断薬やNaチャネル遮断薬でSTがさらに上昇し，発作を誘発する．
〔正解：a，b，e〕

問題 62　前胸部の絞扼痛が30分以上持続しており，かつSTが$V_{1～3}$誘導で明らかに上昇している．また$V_{4～6}$誘導で陰性U波がみられる．さらにV_6誘導のSTは下降し，対側性変化が示されている．これだけの条件がそろえば……．〔正解：d〕

問題 63　中年の小太りの女性が右下肢痛があるなど安静がちな生活をしていたところ，息切れと呼吸困難が増強してきたといえば……．心電図はP-P間隔が0.58秒と洞頻脈．S_1Q_{III}型．V_1誘導が不完全右脚ブロック型でかつSTが上昇し，$V_{1～3}$のTが陰性である．診断は急性肺血栓塞栓症．〔正解：(1)c，(2)c〕

問題 64　R-R間隔は0.20～0.58秒とばらついている．最短のR-R間隔は0.20秒でR on Tの形になっている．また，全胸部誘導で起始部にスラー(δ波)がみられる．
　(1)の解説から，WPW症候群に起こった心房細動(偽性心室細動)に辿り着く．
〔正解：(1)c，(2)e〕

問題 65　P波はI・II・III誘導で陽性なので洞調律．P-P間隔は0.72秒．PQは0.20秒と一定であるが，PとQRSは2：1あるいは3：1伝導である(2：1，3：1の房室ブロック)．QRS幅は0.16秒と幅広く，V_1はqR型でRの頂点にノッチがある(完全右脚ブロック)．また，QRS電気軸は高度の左軸偏位を示す(左脚前枝ブロック)．STはIおよびV_6で下降し，Tは－＋の二相性で低電位である(一次性ST-T変化)．
　この心電図は，左脚前枝ブロック，完全右脚ブロックがあり，左脚後枝は2：1あるいは3：1伝導で辛うじて洞結節の興奮を心室へ伝えている．刺激伝導系の加齢現象に基づく退行変性が原因である．遺伝子異常によるものもある．
　心拍数を増やすことが治療の眼目．a，c，eは論外である．
〔正解：(1)a，b，d，(2)e，(3)b，d〕

問題 66　①PQ間隔は0.24秒と第1度房室ブロック．QRSは0.16秒と幅広く，IがqRs型でsが幅広いので完全右脚ブロック．加えてQRS電気軸が－60°と著しく左軸偏位しており左脚前枝ブロックが示唆される．つまり機能的な3枝ブロック．②WPW症候群．III・aV_FはQS型であるが副伝導路症候群なので心筋梗塞とは診断できない．③I・aV_L誘導のSTが上昇しており，aV_Lではqr型で冠性Tもみられる．急性高位側壁梗塞．④II・III・aV_Fに異常Q波と冠性T波がみられる．陳旧性下壁梗塞．⑤II・III・aV_F誘導にT波より大きく明瞭なU波がみられる．低カリウム血症である．〔正解：(1)c，d，(2)a，(3)b，(4)e〕

問題 67　①QT延長症候群．②高カリウム血症(腎不全)．③低カリウム血症．④心筋虚血．⑤圧負荷型の右室肥大で原疾患は本態性肺高血圧症．〔正解：(1)a，(2)e，(3)c，(4)d〕

問題 68　①Brugada症候群．②V_1からV_6までQS型でST部分が上昇しており，陳旧性前側壁梗塞による心室瘤．③B型WPW症候群．④急性前壁中隔梗塞．⑤完全左脚ブロック．〔正解：(1)a，c，(2)c，e，(3)a，b〕

問題 69　①心室細動．つまりpulseless electrical activity(PEA)．②QRS幅は正常で直後に陰性P波がある．房室結節リエントリー性か房室リエントリー性頻拍(WPW症候群)である．後者には順伝導を許さず，逆伝導のみ可能な潜在性WPW症候群もある．③1：1伝導の心房粗動．④WPW症候群による偽性心室頻拍，つまり副伝導路を介する心房細動．⑤QRSは幅広く，Tは逆方向を向いている．心室頻拍．〔正解：(1)b，c，d，(2)b，(3)a，b，d〕

問題 70　R-R 間隔は約 1.4 秒(43/分)，P-P 間隔は約 0.7 秒(85/分)とそれぞれ一定であるが PQ が不定で P と QRS は互いに関連がない。つまり完全房室ブロック。Ⅱに q，Ⅲ は QS 型で ST 上昇がみられるので，急性下壁梗塞。Ⅰ の ST 下降は対側性変化。

　QRS 幅が狭いので，補充調律は房室接合部性(His 束より上位)。この場合の急性下壁梗塞の責任血管は，右冠動脈で房室結節動脈より中枢側である。そのために完全房室ブロックが起こっている。ジギタリスは関係ない。

　心拍数が 43 あるので注意深く経過を観察すればよい。〔正解：(1)b, c, d，(2)a，(3)a〕

索引

和文

あ

アクチン　20
アコーディオン現象　201
アトロピン静注法　129
アンジオテンシン(AT)Ⅱ受容体
　　拮抗薬　327
アンジオテンシン変換酵素
　　(ACE)阻害薬　327
圧負荷　50

い

イオンチャネル病　221
イプシロン波　168
異型狭心症　67,68
異所性自動能亢進　155
異常Q波　85,87,268
移行帯　25,268
移動性ペースメーカー　119,269
移動連結性　269
一次性ST-T変化　65
陰性P波　42
陰性T波　74
陰性U波　79,80
陰性波　7
陰性変時作用　107,113,229

う

ウェンケバッハ(Wenckebach)周
　　期　178
右脚　189
右脚ブロック　190,198,269
右胸部誘導　54
右軸偏位　32,53,269

右室梗塞　93
右室肥大　53-57,269
右房性P　38,43
右房負荷　38
植込み型除細動器　214
植込み型ペースメーカー　253
運動負荷試験　129,237,269
　　――の評価　244

え

永久ペーシング法　252
永久ペースメーカー植込みの適応
　　256
遠心性右室肥大　53
遠心性肥大　45

お

オーバーシュート　20
オーバーラップ症候群　223
横行小管系　18
遅い心室頻拍　170
遅い頻拍　173
遅い頻脈　170

か

カテーテル・アブレーション
　　233
カテコラミン誘発性多形性心室頻
　　拍　221
カルディオバージョン　231
カルモデュリン　18
加算平均心電図　223
家族性心房細動　221
拡張型心筋症　269

拡張期負荷　50
拡張性肥大　53
活動電位　20,269
褐色細胞腫　74
完全右脚ブロック
　　189-191,196,197,219
完全左脚ブロック　189,192,193
完全代償性休止期　139
完全房室ブロック
　　178,181,188,220,269
冠性T波　10,74,85
冠動脈の収縮　67
冠攣縮性狭心症　66,67,269
貫壁性梗塞　88
間入性心室早期収縮　139,140
眼球圧迫試験　158,159

き

基線　7,21,32,269
基本洞周期　269
期外収縮　133
偽心室頻拍　206,207
偽正常化　240
逆方向性頻拍　206
求心性右室肥大　53
求心性肥大　45,53
急性下壁梗塞　88
急性後壁梗塞　80-82
急性心筋梗塞　66,67,74,83
急性心膜炎　67,68
急性前壁梗塞　87
巨大陰性T波　74,269
虚血性心臓病(虚血性心疾患)
　　79,269
狭心症　269
鏡像型右胸心　42,43

胸部誘導　1, 3, 13, 15, 269
　──の低電位差　62
近接様ふれ　46
筋小胞体　18
筋電図　3
緊急電気ショック　233
緊急ペーシング法　252

く

クモ膜下出血　74
クラスIa, Ic群の抗不整脈薬　162

け

経静脈的冠動脈血栓溶解法　94
経食道ペーシング　259
経皮的冠動脈インターベンション　94
経皮的経管式冠動脈形成術　94
頸動脈洞マッサージ　129, 158
撃発活動　155
血清酵素　83
結節　8
結節間経路　17

こ

固有心筋　17, 27, 269
交流障害　4
抗不整脈薬　226-231
　──の適応　229
　──の副作用　230
後壁梗塞　79, 88
後壁の虚血　79, 80
高位後壁梗塞　90
高カリウム血症　100-103, 269
　──の原因　103
高カルシウム血症　104-106, 269
　──の原因　105
高血圧　79, 269
高度房室ブロック　182
高電位(差)　61
較正曲線　269
興奮収縮連関　18
興奮旋回運動　205, 269

合胞体　18

さ

左脚　189
左脚後枝ブロック　189, 196, 199, 269
左脚後枝ヘミブロック　189
左脚前枝ブロック　189, 194-197, 199, 219, 269
左脚前肢ヘミブロック　189
左脚ブロック　190, 198, 269
左脚分枝ブロック　195, 199
左軸偏位　32, 270
左室肥大　45-48, 80, 270
左房性P　40, 43
左房調律　42
左房負荷　40, 41
作業心筋　17, 27
再灌流療法　94
再進入(再入)　205
再分極　20, 26, 27, 269
細隙結合　17
細胞間橋　17
三尖弁閉鎖不全　55
散発性　144

し

ジギタリス効果　107, 108
ジギタリス中毒　107-113, 270
　──の症状　112
ジギタリス不整脈　112
四肢誘導　13, 270
刺激生成障害　115
刺激伝導系　17, 18, 27, 183, 270
肢誘導　13, 194, 270
　──の低電位差　62
受攻期　142, 270
収縮期負荷　50, 142
修正QT間隔　77, 270
修正洞機能回復時間　130, 270
粥状硬化斑　94
除細動　231
徐拍性心房細動　129
徐拍性不整脈の治療　234
徐脈-頻脈症候群　127, 128, 270

上室早期収縮　134, 135, 270
上室調律　122, 123
食道誘導心電図　163, 270
心筋梗塞　83, 95-97, 270
　──の合併症　93
　──の部位　86, 87
心筋梗塞後症候群　332
心室興奮到達時間　8, 46
心室固有調律　176, 177, 182, 270
心室固有頻拍　170
心室細動　214
心室早期収縮　134, 141, 144, 214, 270
心室内刺激伝導系　189, 198
心室内伝導障害　189, 199, 200, 270
心室内変行伝導　137, 150, 270
心室肥大　60
心室頻拍　161, 214, 215, 270
心室補充収縮　177
心室補充調律　177, 182
心室瘤　66
心尖部肥大型心筋症　74
心臓再同期療法　262, 263
心電図　270
心内膜下梗塞　88
心迫応答型ペースメーカー　262
心拍数　29, 30, 270
心不全　225
心ブロック　116
心房細動　146-148, 151, 153, 154, 218, 270
　──, WPW症候群　206
心房粗動　149, 150, 152-154, 270
心房粗動波　151
心房早期収縮　134, 137, 144, 270
心房中隔欠損　55
心膜心筋炎　69
進行性心臓伝導障害　221
人工心臓ペースメーカー　252-266, 270
　──の適応　255

す

ストレインパターン　48, 50, 54, 55, 270

スラー　8, 192, 215

せ

正常洞調律　29, 118, 270
正方向性頻拍　205
静止膜電位　20
絶対性不整脈　149, 151, 271
絶対不応期　271
先天性洞不全症候群　221
前額面平均電気軸　271

そ

双極(肢)誘導　2, 13, 14, 16, 271
早期興奮症候群　271
早期再分極症候群　66, 213
早期収縮　133-145, 271
僧帽性P　40, 41, 43, 271
促進性心室固有調律
　　　　　　170-173, 271

た

たこつぼ(型)心筋症　66, 71, 74
田原の結節　17
多形性　142
多形性心室頻拍　219
多源性　142
大砲音　162, 271
体外式除細動器　215
体外式心臓ペースメーカー　253
対側性ST下降　85
対側性ST変化　66
待期的電気ショック　233
大動脈弁閉鎖不全　79, 271
第1度房室ブロック
　　　　　　178, 182, 186, 271
第2度房室ブロック
　　　178-180, 182, 185-188, 271
第3度房室ブロック　178, 182
脱分極　20-28, 271
単極胸部誘導　14
単極(肢)誘導　2, 13, 14, 16, 271

ち

遅延電位　223
中間性q波　26
中心電極　13
調律　29, 142, 271
直流カウンターショック　231
直流通電法　231, 232
陳旧性後壁梗塞　81
陳旧性心筋梗塞　74

て

テント状T波　10, 73, 77, 83
デルタ波　201-205, 207
低カリウム血症
　　　　　79, 80, 99-102, 271
　── の原因　102
　── の判定基準　101
低カルシウム血症　104-106, 271
　── の原因　105
低電位(差)　61-63, 73, 201
　── の原因　62
電解質異常　99
電気機械解離　333
電気軸　271

と

トルサード・ド・ポアンツ
　　（torsade de pointes）
　　　　　　164, 168, 169, 219
トレッドミル運動負荷試験　239
トロポニン　18
時計方向回転　32, 271
等電位線　21
洞機能回復時間　130, 271
洞機能低下の原因　130
洞結節　17
洞徐脈　118-121
洞調律　29, 43, 118, 121
　── のP波　37
　── の異常　118, 121
洞停止　125, 126, 220
洞頻脈　118-120
洞不整脈　119-121

洞不全症候群　127, 220, 221, 271
洞房結節　17
洞房ブロック　124, 126, 271
導出18誘導心電図　91
特殊心筋　27
特発性持続性心室頻拍　166
突然死　212

に

二次性ST-T変化　65
二相性T波　10
二段脈　124, 144

の

ノッチ　8, 192
脳出血　74

は

肺性P　38, 39, 43, 271
肺性心　271
肺動脈狭窄　53
肺動脈弁閉鎖不全　55
反時計方向回転　32, 271

ひ

ヒス(His)束　17, 183, 267
ヒステリシス　262
非ST上昇型心筋梗塞　88
非持続性　144
非代償性休止期　136
非伝導性心房早期収縮　137, 138
非特異的心室内伝導障害
　　　　　　　　　　197-199
非発作性心室頻拍　170, 271
非発作性頻拍　173
非発作性房室接合部頻拍　170
肥大型心筋症　79, 271
標準12誘導　1, 13
頻拍性不整脈の治療　226
頻発性　144

ふ

ファロー四徴　53
プルキンエ線維網　17
プロプラノロール静注法　129
不完全房室ブロック　186, 271
不整脈　115, 117, 271
　——の治療　225
不整脈源性右室心筋症
　　　　　　168, 221, 272
副伝導路　201
復元周期　136, 271
分極　20
分極状態　272
分裂　8

へ

ペーシングモード　258
ペースメーカー症候群
　　　　　　263-265, 272
ペースメーカーの合併症　263
平均 QRS 電気軸　31, 35

ほ

ホルター(Holter)心電図
　　　　　　129, 246-251, 267
補充収縮　174, 176, 177, 272

補充調律　174-177, 272
房室解離　215
房室結節　17
房室接合部　272
房室接合部早期収縮
　　　　　　134, 136, 144
房室接合部補充収縮　174, 176
房室接合部補充調律
　　　　　　174-176, 182
房室ブロック　177-188, 272
発作性上室頻拍
　　　155-160, 201, 203-206, 272
　——の治療　158
発作性心室頻拍　161-169
　——の分類　164
発作性心房細動　206
本態性高血圧症　53

み

ミオシン　20
ミトコンドリア　18
脈拍欠損　153, 272
脈拍数　272

む

無効収縮　150, 153
無痛性心筋虚血　246
無脈性収縮　150, 153, 272

無脈性電気活動　214, 333

ゆ

融合収縮　201
誘導軸　15
誘発活動　155

よ

容量負荷　50, 53
陽性冠性 T 波　74
陽性波　7
陽性変力作用　107, 113

り

リエントリー　155, 160, 205, 272
リズム　29
両脚ブロック　220
両室肥大　58-60, 272
　——の診断基準　59
両房負荷　42, 272

れ

零線　7
連結期　136, 272

欧文

3枝ブロック　190
300 ルール　30,31
Δ 波　201
δ 波　201
ε 波　168

A

A 型 WPW 症候群　204
AAI　259
aberrant ventricular contraction or aberration　137
absolute arrhythmia　146
accelerated idioventricular rhythm＝AIVR　170
actin　20
action potential　20
acute myocadial infarction＝AMI　83
Adams-Stokes 症候群　185,267,335
Adams-Stokes 発作　116,127
A-H ブロック　267
AOO　258
arrhythmogenic right ventricular cardiomyopathy＝ARVC　168
artificial cardiac pacemaker　252
Ashman 現象　150
asymmetrical negative T wave　74
atrial fibrillation＝AF　146
atrial flutter＝AFT　151
atrial premature contruction＝APC　134
automated external defibrillator＝AED　215
AV junctional escape beat(s)　174,176
AV junctional escape rhythm　174-176
AV junctional premature contruction　134

aV_F 誘導　16
aV_L 誘導　16
aV_R 誘導　16
axis of the lead　15

B

B 型 WPW 症候群　205
baseline　7,21
beat　142
biphasic T wave　10
bipolar limb leads　13
bitrial overload　42
biventricular hypertrophy＝BVH　58
bradycardia-tachycardia syndrome　127
Brockenbrough 現象　333
Brugada 症候群　66,212,213,223,237
bruit de cannon　162

C

calmodulin　18
cannon sound　162
cardiac resynchronization therapy＝CRT　262
cardioversion　231
catecholamine sensitive VT　165
CCU　83
catheter ablation　233
central terminal　13
CHADS$_2$ スコア　150
chester precordial leads　13
circus movement　205
CK　267
clockwise rotatio＝CWR　32
combined hypertrophy　45
complete AV block　178
complete left bundle branch block＝CLBBB　189,192

complete right bundle branch block＝CRBBB　188,190
concentric hypertrophy　45
concertina effect　203
coronary care unit＝CCU　83
coronary T wave　10,74,85
corrected QT interval＝QTc　77
corrected sinus node recovery time＝CSNRT　130
counter clockwise rotation＝CCWR　32
couplig period　136

D

DC counter shock　232
DDD　261
defibrillation　231
delta wave　201
depolarization　20
desmosome　17
digitalis effect　107
digitalis intoxication　107
disturbance of impuls conduction　116
disturbance of impuls initiation　115
Dressler syndrome　332
DVI　261

E

early repolarization syndrome　66,213
eccentric hypertrophy　45
Eintoven の三角　16
Eintoven の法則　13
Eisenmenger 症候群　58,267
electrocardiograph　1
electro-mechanical dissociation　333
Elektrokardiogramm＝EKG　1

en salvos 型　142,144,267
enhanced automaticity　155
excitation contraction coupling
　　＝EC coupling　18
exercise test　237
extrasystole　133

F

F 波　151
f 波　146,154
Fallot 四徴症　53,267
Ferrer 分類　127
fibrillation wave＝f wave　146
first degree AV block　178
flutter wave＝F wave　151
frequent　144
full compensatory　140

G

giant negative T wave＝GNT
　　10,74

H

high voltage　61
His 束　17,183,267
His 束上ブロック　267
His 束内ブロック　267
His 束下ブロック　267
His 束心電図　183
Holter 心電図　246-251,267
　　──の誘導法　248
HV ブロック　267
hypercalcemia　104
hyperkalemia　100
hyperpotassemia　100
hypocalcemia　104
hypokalemia　99
hypopotassemia　99
hysteresis　262

I

idiopathic sustained VT　165
idioventricular tachycardia　170

implantable cardioverter
　　defibrillator＝ICD　214
intercalated disc　17
interpolated VPC　140
intravenous coronary
　　thrombolysis＝IVCT　94
intrinsicoid deflection　46
ion channelopathies　221
isoelectric line　7,21

J

J 点　267
James 線維　208,267
Jervell and Lange-Nielsen 症候群
　　74,267
jitters　4,5

K

Katz-Wachtel 現象　58
Kent 束(bundle)　201,267

L

late potential　223
LBBB　198
left anterior fascicular block
　　＝LAFB　189,194,199
left anterior hemiblock＝LAH
　　189,194
left atrial overload　40
left atrial rhythm　42,123
left bundle branch　189
left posterior fascicular block
　　＝LPFB　189,196
left posterior hemiblock＝LPH
　　189,196
left ventricular hypertrophy
　　＝LVH　45
Lev-Lenègre 病　221
LGL(Leon-Ganong-Levine)症候
　　群　117,208,209,267
limb leads　13
low voltage　61
Lown 分類　141,267
LPFB　199

M

Master 2 階段試験　237
　　──の階段昇降回数　238
mirror image dextrocardia　42
mitochondria　18
mitral P　40
Mobitz Ⅰ型　178,179,182,186
　　──の第 2 度房室ブロック
　　　　267
Mobitz Ⅱ型
　　178,180,182,185,186
　　──の第 2 度房室ブロック
　　　　267
Morgagni-Adams＝Stokes 症候群
　　185
Morris 指数　40,41,43,267
multifocal　142
multiform　142
multiple　144
myosin　20

N

negative chronotropic effect　107
negative inotropic effect　229
negative T wave　74
nexus　17
non conducted APC　137
non-compensatory　136
non-paroxysmal AV junctional
　　tachycaldia　170
non-paroxysmal ventricular
　　tachycaldia　170
non-ST elevation myocardial
　　infarction＝NSTEMI　88
nonsustained　144
normal sinus rhythm　118
notch　8

O

occasional　144
ordinary myocardium　17
orthodromic tachycardia　205
oscillation　155

overdrive suppression test 130, 267
overlap syndrome 223
overshoot 20

P

P dextrocardiate 38
P mitrale 40
P pulmonary 38
P sinistrocardiale 40
paroxysmal supraventricular tachycaldia＝PSVT 155
paroxysmal ventricular tachycardia＝PVT 161
percutaneous coronary intervention＝PCI 94
percutaneous transluminal coronary angioplasty＝PTCA 94
plaque 94
polarization 20
positive coronary T wave 74
positive intropic effect 107
posterior MI 88
PQ 間隔 26, 31, 35, 268
── の延長 107
PR 間隔 31
premature beat＝PB 133
premature contraction beat＝PC 133
primary ST-T change 65
proarrhythmic effect 229
pseudonormalization 240
pseudo-ventricular tachycardia 206
pulmonary P 38
pulse deficit 150
pulseless electrical activuty ＝PEA 214, 333
Purkinje 線維網 17
P 波 8, 12, 26, 29, 31, 35, 37, 43, 268
── の異常 123

Q

Q 波 8

QRS 群 8, 12, 24, 26, 31, 35, 268
──, 左室肥大 45
QRS 幅 31
── の広い頻拍 215, 216, 218
QRS 平均電気軸 31, 35
QT dispersion 74
QT 延長症候群 268
QT 間隔（QT interval） 34, 35, 74-78, 268
── の異常 78
── の延長 74, 75
── の短縮 74
QT 短縮症候群 221

R

R 波 8
── の発育 25
R on T 現象 207, 218, 268
R wave progression 25, 268
rate responsive pacemaker 262
RBBB 198
reciprocal change 268
reciprocal ST change 66
reciprocal ST depression 85
reentry 155, 205, 272
reperfusion therapy 94
repolarization 20
resting membrane potential 20
return cycle 136
rhythm 29, 142
right atrial overload 38
right bundle branch 189
right ventricular hypertropy ＝RVH 53
right ventricular MI 93
Romano-Ward 症候群 74, 75, 268
Rosenbaum A 型 210, 268
Rosenbaum B 型 210, 268
Rubenstein 分類 127

S

S 波 8
sarcoplasmic reticulum 18
second degree AV block 178

secondary ST-T change 65
septal q wave 26
short run 142, 144, 268
Sicilian Gambit による分類 227, 231
sick-sinus syndrome＝SSS 127
signal-averaged ECG 223
silent myocardial ischemia 246
sinoatrial block＝SA block 124
sinoatrial node 17
sinus bradycardia 119
sinus node 17
sinus node recovery time＝SNRT 130
sinus standstill 125
sinus tachycardia 119
slow tachycardia 170
slow ventricular tachycardia 170
slur 8
Sokolow-Lyon の診断基準 268
spasm 67
specialized myocardium 17
sporadic 144
SSI 261
ST elevation myocardial infarction＝STEMI 84, 86
ST 下降（ST depression） 10, 68, 69, 77, 240, 268
── の 3 型 241
── の原因 70
ST 上昇（ST elevation） 8, 9, 66, 77, 87, 268
ST 上昇型心筋梗塞 83, 86
ST セグメント（ST segment） →ST 部分
ST の盆状降下 107
ST 部分 8, 12, 32, 63, 65, 77, 268
ST-T 波の変化 50
standard 12 leads 1, 13
stimulus conduction system 17
strain pattern 50
subendocardial MI 88
sudden death＝SD 212
sugging or scooped ST depression 107

supraventricular premature contruction＝SVPC　134
supraventricular rhythm　122
syncytium　18
synthesized 18 leads electrocardiography　91

T

T波　11,12,34,35,268
―― の異常　72,73,77
Ta波　8,120,241,242
tented T wave　10,73
third degree AV block　178
thump version　214,226
torsades de pointes（トルサード・ド・ポアンツ）　164,168,169,219,268
transitional zone　25
transverse tubular system

＝T system　18
triggered activity　155
troponin　18

U

U波　10,11,34,35,79,268

V

variant form of angina　67
vasospastic angina　67
Vaughan-Williams 分類　226,227,268
VDD　261
ventricular activation time ＝VAT　8,46
ventricular premature contruction＝VPC　134
VOO　259

vulnerable period　142
VVI　259

W

wandering pacemaker　119
Weaver-Burchell の診断基準　268
Wenckebach 周期（Wenckebach cycle）　178,186,268
wide QRS tachycardia　215
Willem Einthoven　7
working myocardium　17
WPW（Wolff-Parkinson-White）症候群　117,201-203,211,268

Z

zero line　7,21